U0310694

中国居民营养与健康状况监测报告之九：2010—2013年

中国0~5岁儿童营养与健康状况

主　　编　杨振宇

副 主 编　于冬梅　段一凡

编写人员　（以姓氏笔画为序）

丁钢强　于文涛　于冬梅　马冠生　王　杰

王　睿　王淑霞　毛德倩　卢佳希　朴　伟

毕　烨　许晓丽　孙　静　李淑娟　杨丽琛

杨振宇　杨晓光　吴景欢　何　丽　何宇纳

张环美　庞学红　房红芸　荫士安　段一凡

姜　珊

人民卫生出版社

·北京·

图书在版编目（CIP）数据

中国居民营养与健康状况监测报告之九：2010—
2013年中国0～5岁儿童营养与健康状况 / 杨振宇主编
. —北京：人民卫生出版社，2020.9
ISBN 978-7-117-30401-6

Ⅰ. ①中… Ⅱ. ①杨… Ⅲ. ①居民－合理营养－调查
报告－中国－2010-2013②居民－人体测量－调查报告－
中国－2010-2013③婴幼儿－合理营养－调查报告－中国－
2010-2013④婴幼儿－健康状况－调查报告－中国－
2010-2013 Ⅳ. ①R151.4②R194.3

中国版本图书馆CIP数据核字（2020）第160924号

| 人卫智网 | www.ipmph.com | 医学教育、学术、考试、健康，
购书智慧智能综合服务平台 |
| 人卫官网 | www.pmph.com | 人卫官方资讯发布平台 |

中国居民营养与健康状况监测报告之九：
2010—2013年 中国0～5岁儿童营养与健康状况
Zhongguo Jumin Yingyang yu Jiankang Zhuangkuang
Jiance Baogao Zhi Jiu：2010—2013 Nian
Zhongguo 0～5 Sui Ertong Yingyang yu Jiankang Zhuangkuang

主　　编：杨振宇
出版发行：人民卫生出版社（中继线 010-59780011）
地　　址：北京市朝阳区潘家园南里19号
邮　　编：100021
E - mail：pmph @ pmph.com
购书热线：010-59787592　010-59787584　010-65264830
印　　刷：保定市中画美凯印刷有限公司
经　　销：新华书店
开　　本：787×1092　1/16　印张：20
字　　数：487千字
版　　次：2020年9月第1版
印　　次：2020年11月第1次印刷
标准书号：ISBN 978-7-117-30401-6
定　　价：85.00元

打击盗版举报电话：010-59787491　E-mail：WQ @ pmph.com
质量问题联系电话：010-59787234　E-mail：zhiliang @ pmph.com

序

国民营养与健康状况是反映国家经济与社会发展、卫生保健水平和人口素质的重要指标，也是制定国家公共卫生及疾病预防控制政策不可或缺的信息基础。定期开展具有全国代表性的人群营养健康状况监测，收集国民食物消费和营养素摄入状况、身体指数等信息，是分析国民营养与健康状况的重要手段，对提高全民族健康素养、推进健康中国建设具有重要意义。

近年来，我国社会经济快速发展，国民营养健康水平有所改善，对营养健康的需求也越来越高。但与此同时，工业化、城镇化、人口老龄化进程加快，以及生态环境、生活方式、膳食结构等的不断变化，也对居民营养与健康状况造成一系列新的影响。为及时获取这一关键时期我国居民膳食模式信息，全面掌握我国城乡居民营养健康水平和营养相关慢性疾病的现况及变化规律，2010 年原卫生部疾控局将过去 10 年开展一次的中国居民营养与健康状况调查变换为常规性的营养监测，于 2010—2013 年，由中国疾病预防控制中心营养与健康所在全国组织实施。

"2010—2013 年中国居民营养与健康状况监测"覆盖全国 31 个省（自治区、直辖市）约 25 万人群，涵盖居民膳食与营养、体格发育状况、主要营养相关慢性病患病情况等。结果显示，近十年来我国居民营养素需要量基本得到满足，膳食质量有所提高，人群营养状况得到进一步改善。但居民膳食结构仍然不尽合理，微量营养素缺乏和营养失衡并存的现象依然存在，超重肥胖问题凸显，高血压、糖尿病等营养相关慢性病患病率持续增加。

当前，国民营养及健康状况日益受到政府相关部门及公众关注，《"健康中国 2030"规划纲要》指出，推进健康中国建设，是全面建成小康社会、基本实现社会主义现代化的重要基础，是全面提升中华民族健康素质、实现人民健康与经济社会协调发展的国家战略，是积极参与全球健康治理、履行 2030 年可持续发展议程国际承诺的重大举措。为全力推进健康中国建设，我们要进一步加强国民营养工作，对不同地区、不同人群进行有针对性的营养干预，不断改善国民营养素养，为实现中华民族伟大复兴的中国梦和推动人类文明进步做出更大贡献。

原卫生部副部长
中华预防医学会会长
中国工程院院士
2018 年 8 月

3

前　言

　　儿童是国家的未来,是民族复兴的希望。儿童期是决定其一生营养与健康状况的关键时期。营养是儿童健康的物质基础。婴幼儿期的营养不良可能导致儿童不可逆转的生长和认知发育迟缓,影响智力潜能的发挥,降低学习能力和成年后的劳动生产能力,导致成年后患肥胖、高血压、冠心病和糖尿病等诸多慢性疾病的风险增加。同时,儿童营养状况与死亡率的变化也有着密切的关系,据世界卫生组织报告,全球5岁以下儿童死亡归因于营养不良的比例达45%。

　　开展0～5岁儿童营养与健康状况监测对于了解我国儿童营养与健康状况及其变化趋势、及时发现儿童中存在的营养问题,分析影响儿童营养与健康的相关因素,为政府和社会采取相应的干预措施,有效改善婴幼儿营养和健康状况具有至关重要的作用。我国先后于1959年、1982年、1992年、2002年开展了4次全国性营养调查。从1990年开始,"国家食物与营养监测系统"收集5岁以下儿童营养与健康相关指标,共开展了8次调查。这些调查为制定"中国儿童发展纲要""中国食物与营养发展纲要""国民营养计划"等国家营养与健康政策、开展儿童营养与健康干预项目提供了重要基础数据。自2013年开始,"国家食物与营养监测系统"纳入"中国居民营养与健康状况监测"0～5岁儿童监测。

　　本次监测是在原国家卫生和计划生育委员会疾病预防控制局的领导下,各级卫生行政部门和疾病预防控制中心工作人员的辛勤努力下完成的。同时也得到了参与调查的家庭和儿童的大力支持与配合,在此表示衷心的感谢!

　　本书报告了我国0～5岁儿童的生长发育及营养状况、2岁以下婴幼儿喂养状况、食物与营养素摄入状况和健康状况及其影响因素,系统分析0～5岁儿童营养与健康状况,提出儿童营养与健康状况改善的建议与措施。由于编者的水平所限,可能存在疏漏,敬请广大读者批评指正。

杨振宇

2019 年 11 月

监测现场工作组成员

（按照姓氏笔画排序）

丁钢强　于文涛　于冬梅　马冠生　王　寻　王　杰　王　睿　王志宏　王丽娟
王京钟　王惠君　毛德倩　田　园　付　萍　朴建华　刘开泰　刘爱玲　许晓丽
孙　静　苏　畅　杜文雯　李　敏　李　婕　李卫东　李文仙　李丽祥　杨丽琛
杨艳华　杨振宇　杨晓光　何　丽　何宇纳　宋鹏坤　张　伋　张　宇　张　坚
张　兵　张　倩　张继国　陈　竞　庞学红　房红芸　孟丽萍　赵　彤　赵文华
赵丽云　胡小琪　胡贻椿　荫士安　段一凡　贾凤梅　贾珊珊　徐海泉　郭齐雅
黄　建　黄振武　赖建强　满青青　霍军生

目 录

第一章

调 查 方 案

一、调查背景和目的

我国正处于社会经济快速发展时期，也是营养和生活方式转型的关键时期，及时监测我国居民营养与健康状况变化、采取有效干预措施，对于保护和促进居民身体健康，提高人口素质有着重要作用。为此，2010年，原卫生部疾控局决定把10年一次的"中国居民营养与健康状况调查"调整为5年一个周期的"中国居民营养与健康状况监测"。2010—2013年中国居民营养与健康状况监测（第五次全国性营养与健康调查）的总体方案为：在全国31个省、自治区、直辖市中，2010年针对34个大城市点和16个中小城市点，2011年针对25个中小城市点和30个贫困农村点，2012年针对45个普通农村点开展6岁及以上居民营养与健康状况监测；2013年针对55个监测点开展0～5岁儿童及2岁以下儿童母亲的营养与健康监测工作，最后形成一个覆盖31省、自治区、直辖市（不含香港、澳门特别行政区及中国台湾）190个监测点（150个6岁及以上人群监测点、55个0～5岁儿童和2岁以下儿童母亲监测点，其中15个监测点重叠）约25万全人群的、具有全国代表性的膳食营养与健康数据库。按照中国居民营养与健康监测的总体方案，2013年对我国30个省、自治区、直辖市（不含西藏自治区、香港、澳门特别行政区及中国台湾）的55个监测点中0～5岁儿童和2岁以下儿童母亲的营养与健康状况开展了专项监测工作。

儿童营养与健康状况是人力资源的基础和衡量人群营养状况的敏感指标，也是国际上评价儿童营养与社会发展的常用指标。儿童营养与健康状况与社会经济发展、医疗卫生事业发展、农业生产与食物供应等息息相关。儿童期营养不良的近期后果是造成感染性疾病发病率的增加、死亡率的升高、体格生长受限和神经发育的迟缓；远期后果是认知能力的受损、受教育年限的缩短、工作能力和劳动生产率的降低以及成年期慢性病发病风险的增高，这些后果通常是不可逆的、无法挽回的。2002年中国居民营养与健康状况调查结果显示，农村0～5岁儿童的生长迟缓率和低体重率分别为14.3%和7.8%。儿童营养状况的地区差异明显，贫困农村这两项指标分别高达29.3%和14.4%。儿童缺铁性贫血问题依旧不容轻视，2岁以内儿童的贫血患病率为31.1%，其他年龄组儿童贫血患病率也较高；而且微量营养素缺乏状况依然存在。同时，城市儿童超重和肥胖率正逐年增长。陈春明教授主持的"国家食物与营养监测系统"的监测结果表明，2010年，我国5岁以下儿童低体重率为3.6%，比1990年下降了74%，生长迟缓率为9.9%，比1990年下降了70%，但2010年贫困农村儿童生长迟缓率仍然高达20.3%。

开展中国0～5岁儿童营养与健康状况监测有助于了解我国儿童营养与健康状况及其

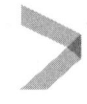

变化趋势、及时发现存在的儿童营养问题，分析影响儿童营养与健康的相关因素，为政府和社会及时采取相应的干预措施、有效改善儿童营养和健康状况提供基础数据。

（一）总目标

0～5岁儿童的营养与健康状况监测是中国居民营养与健康状况监测的重要组成部分。定期收集0～5岁儿童的营养与健康状况数据，分析并发现我国儿童营养与健康存在的问题及相关因素，完善国民营养与健康状况监测体系和信息数据库，为政府部门制定我国儿童营养与健康相关政策提供基础资料。进一步贯彻落实《营养工作规范》，加强和提高各级疾病预防控制机构专业技术人员的营养工作能力。

（二）具体目标

1. 了解我国0～5岁儿童膳食营养状况、喂养行为与健康状况。
2. 分析我国0～5岁儿童营养状况的影响因素。
3. 为政府和社会提供我国儿童营养健康状况基础数据，并为制定儿童营养改善政策和措施提供科学依据。
4. 培训各级开展儿童营养与健康相关工作的专业技术队伍，推动全国0～5岁儿童营养与健康工作发展。

二、调查内容和方法

（一）监测儿童

监测儿童来自我国30个省、自治区、直辖市（不含西藏自治区、香港、澳门特别行政区及中国台湾）的55个监测点（12个大城市、15个中小城市、18个普通农村和10个贫困农村）。每个监测点计划抽样调查0～5岁儿童630名，全国计划调查0～5岁儿童共计34 650名。本次调查通过了中国疾病预防控制中心营养与健康所（原中国疾病预防控制中心营养与食品安全所）医学伦理委员会审查。所有被调查儿童的看护人均签署了知情同意书。

（二）抽样设计和样本量确定

1. 抽样设计　2013年中国居民营养与健康监测（0～5岁儿童部分）采用了多阶段分层整群抽样方法。

（1）第一阶段：首先将全国所有县级行政单位（包括县、县级市、县级区）分为4层：大城市、中小城市、普通农村和贫困农村。各层的定义如下：

大城市：直辖市、计划单列市、城区人口100万以上的省会城市共计32个大城市的中心城区。本层共包含146个区。

中小城市：上述大城市中心城区之外的所有的区、地级市城区和县级市。包括592个贫困县中的县级市或区。本层共包含1 086个区或县级市。

贫困农村：国家确定的扶贫开发重点县。在《中国农村扶贫开发纲要（2001—2010年）》中确定的592个县中去掉县级市或区，本层共包含559个贫困县。

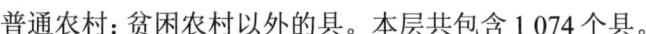

普通农村:贫困农村以外的县。本层共包含 1 074 个县。

本次监测是以"国家食物与营养监测系统"的 40 个监测点为基础,并从 2010—2012 年 "中国居民营养与健康状况监测"的 150 个监测点中选取 15 个监测点,尽量保证每个省同时覆盖城市和农村的监测点。最终在全国共抽取 55 个县(县级市、县级区)作为监测点,其中包括 12 个大城市、15 个中小城市、18 个普通农村和 10 个贫困农村。"中国食物营养监测系统"的 40 个监测点来自全国疾病监测点和国家统计局住户调查样本点。

(2)第二阶段:乡镇(街道)抽选方法

以国家统计局"统计用区划代码和城乡划分代码库"中的乡镇(街道)级单位信息为基础建立乡镇(街道)抽样框。城市监测点只抽取街道,农村监测点只抽取乡镇。每个监测点内,分别按乡镇(街道)地址码排队,采用系统抽样的方法抽取 3 个乡镇(街道)。原则上城市抽样点抽取街道,如中小城市街道数不足 3 个,在乡镇中补充抽取。

(3)第三阶段:村(居)民委员会抽选方法

由省级疾控中心负责在每个乡镇(街道)中抽取 3 个村(居)委会。如果抽中 3 个村(居)委会的 0~5 岁的儿童样本数量不能满足总体样本量,可适当扩大村(居)委会数量,以保证每个乡镇(街道)完成 210 名儿童的调查。原则上城市监测点抽取居委会,如中小城市居委会的儿童数不足,在抽中街道(乡镇)中选择靠近中心区域的村委会进行调查。

(4)第四阶段:调查儿童抽选方法

每个乡镇(街道)调查 210 名儿童,保证 7 个年龄组(0~5 月龄、6~11 月龄、12~23 月龄、24~35 月龄、36~47 月龄、48~59 月龄和 60~71 月龄)每组各 30 人,男女各半。保证每个监测点每个年龄组的儿童样本量为 90 人,男女各半,总体样本量为 630 人。

(5)第五阶段:3 天 24 小时膳食回顾调查户的选取方法

在每个监测点的样本村(居)委会中选择 1~2 个村(居)委会,完成 62 名 0~5 岁儿童以及其他所有家庭成员的 3 天 24 小时膳食回顾调查和食用油及调味品的称重调查。

2. 样本量确定

样本量计算采用公式:$N = deff \dfrac{u^2 p(1-p)}{d^2}$

本次监测以 2010 年"国家食物与营养监测系统"中 5 岁以下儿童贫血率(12.6%)作为确定样本大小的计算标识;

绝对误差在 1% 以内,以保证 1% 的精确度;

置信水平取 95%(双侧),即 u=1.96,以保证准确度;

按照城乡类型分为 4 层;

设计效率 deff 值取 2.0;

0~5 岁儿童调查总样本量为:4 231×4×2=33 848 名,每个调查点共调查 630 名 0~5 岁儿童。7 个年龄组(0~5 月龄、6~11 月龄、12~23 月龄、24~35 月龄、36~47 月龄、48~59 月龄和 60~71 月龄)均匀分布,每个年龄组 90 名。

(三)调查内容

调查内容包括询问调查、医学体检、实验室检测和膳食调查 4 个部分。

1. 询问调查 询问调查内容包括家庭基本情况、儿童喂养与健康状况、儿童大运动发

育评价、儿童饮水与活动、儿童 3 天 24 小时活动日志和监测点社区基本情况。其中，家庭基本情况调查内容包括家庭成员一般情况（年龄、民族、婚姻状况、教育、职业）、儿童看护人信息、家庭年人均收入等。儿童喂养与健康状况调查包括儿童喂养状况及喂养行为、母乳喂养、辅食添加、户外活动等。儿童饮水与活动调查表和 3 天 24 小时活动日志包括儿童家庭环境、饮水、日常活动等信息。问卷调查由经过统一培训且考核合格的调查员开展面对面询问调查。

每个调查县 / 区完成一份社区基本信息调查表，收集内容包括本县 / 区所辖区内人口、经济、社会及医疗卫生保健等方面的基本信息，由调查员按照要求，通过查阅资料、走访当地统计、卫生等部门，进行询问和记录。

2. 医学体检　医学体检由经过培训的调查员采用标准方法集中进行。对所抽中的 0～5 岁儿童进行身高（2 岁以下儿童身长）、体重和脉搏测量。

（1）身长和身高的测量

1）身长的测量

A. 工具：婴幼儿身长测量床，用于 2 岁以下儿童身长的测量。

将身长测量床放置在平坦且坚硬的桌子或床上，不倾斜和摇动，确保无接缝松动。头板与底板呈直角，足板无倾斜，钢尺校对两侧刻度保持一致。

B. 测量方法：将测量床放好后，脱去儿童的鞋帽和厚衣裤，使其仰卧于测量床底板中线上，固定儿童头部使其端正并接触头板，两耳在同一水平，两侧耳屏上缘与眼眶下缘的连线与底板平面垂直。测量者位于儿童右侧，左手置于儿童两膝，使下肢接触并贴紧底板，右手移动足板使其接触两足跟，这时双足与下肢应呈直角。然后读取足板（内侧）上的数字，两侧标尺的读数应一致（即足板内侧读数和外侧读数相同）。以 cm 为单位，记录到小数点后一位（0.1cm），测量者读数后记录。

2）身高测量

A. 工具：身高计，用于 2～5 岁儿童身高的测量。

选择平坦靠墙的地方放置身高计，立柱的刻度尺应面向光源。

测试人员测试前检查校正身高计。方法是以钢尺测量立柱标尺的刻度是否准确，一般为 10.0cm，误差不得大于 0.1cm。同时应检查立柱是否垂直，连接处是否紧密，有无晃动，零件有无松脱等情况并及时加以纠正。

B. 测量方法

①测量前校正：保证立柱与踏板垂直，靠墙置于平整地面上。滑测板与立柱垂直。

②测量时，被测者脱去鞋、帽、外衣，解开发辫。取立正姿势，站在踏板上，收腹挺胸，两臂自然下垂，脚跟靠拢，脚尖分开约 60°，双膝并拢挺直，两眼平视正前方，眼眶下缘与耳廓上缘保持在同一水平。脚跟、臀部和两肩胛间 3 个点同时接触立柱，头部保持正立。

③测量者手持滑测板轻轻向下滑动，直到底面与颅顶点相接触，确认姿势正确后读取滑测板底面立柱上所示数字，测量人员读数时用手按住被测儿童双膝，使之贴紧立柱，并注意读数时测量者的眼睛与滑测板应在同一水平面上。

身高测量以 cm 为单位，精确度为 0.1cm。测量一次。

（2）体重测量

A. 工具：电子体重秤，用于 0～5 岁儿童的体重测定。

在测量前调零，并对体重秤进行校准；用标准砝码或以 10L 水为参考物，判断体重秤测量是否准确。误差不能超过 0.1kg。

体重秤放置在平坦的地面上，调整立柱下方的水平仪使其呈水平状态。

B．测量方法：测量时应脱去鞋帽和外衣，仅穿背心和短裤。以 kg 为单位，记录到小数点后两位。

对不配合的儿童采用两次测量方法：请儿童母亲先站于秤上，稳定后按去皮功能键。当显示 0.00 后，母亲站于秤上接过儿童，此时秤显示的即是儿童的重量。

（3）脉搏的测量

A．使用器材及要求：带秒针的手表。测量所有 0～5 岁儿童。

B．测量方法：脉搏的测量在明亮安静的房间进行，避免由于环境因素使脉搏起伏。测量脉搏前嘱咐被测者，安静休息片刻，取坐位，测量者将食指、中指、无名指的指端按在被测者桡动脉表面（桡动脉位于腕后浅表）部分，先用手指按在高骨（桡骨茎突）部位的下方一指宽的位置，能清楚触到动脉波动即可。

3．实验室检测

（1）样本采集：采集 55 个监测点中儿童的指尖血测定血红蛋白值（这部分儿童不采集静脉血）。利用 10μl 血红蛋白专用毛细管采集被测儿童左手无名指的末梢血，并取平行样。此外，每个监测点抽取 30 名 3～5 岁儿童（36～47 月龄、48～59 月龄、60～71 月龄，这 3 个月龄组各抽取 10 名）采用一次性普通真空采血管（不含分离胶）采集空腹静脉血 4ml（这部分儿童不采集指尖血）。

（2）样本处理：将 4ml 真空采血管放置 30～60 分钟后，按 1 500×g，离心 15 分钟（转速根据离心机半径而确定），分离血清。现场分装，将血清和血凝块分别移入专用冻存管，贴上与真空离心管一致的二维码采血编号，避光保存。

（3）样本保存：将冻存管分别放入对应的冻存盒中，现场核对编号，无误后记录样本信息，写明取血地点所在市、区（县）、乡（村）、血样类型、起始号、终止号、缺失号、冻存条件、血样号数、日期后，由负责人签字。在冷冻盒面写明血样种类、起始号和终止号，放入 −70～−20℃冰箱保存。

（4）样本运输：每个点的现场取血工作全部结束后，由专业的冷链运输公司在尽可能短的时间内将血样运送至国家指定的实验室进行检测和保存，交由专人接收，于 −70℃冰箱储存。样本在运输和转运的过程中使用冷链运输和温度监控，确保样本不化冻。做好血液样品储存运送记录表的交接工作。

（5）样本的测定

1）现场指标测定

全血血红蛋白：在现场开始前，先进行血红蛋白盲样考核。盲样考核合格后，方能开始现场工作。采用氰化高铁法，用血红蛋白专用毛细管取末梢血测定。在样品测定过程中，每个样品均为平行样测定。

2）实验室指标测定

A．维生素 A：采用高效液相色谱法测定；

B．维生素 D：采用超高效液相色谱 - 串联质谱法测定；

C．血清铁蛋白：采用免疫比浊法测定；

D．血清转铁蛋白受体：采用免疫比浊法测定；

E．血清高敏 C 反应蛋白：采用免疫比浊法测定；

F．血清锌：采用电感耦合等离子体质谱法测定。

4．膳食调查　每个调查点选取 62 户（按照一户 1 名 0～5 岁儿童计算），完成 62 名 0～5 岁儿童（男女各半）及其所在住户全部家庭成员的膳食调查。每个调查点的膳调户儿童数见表 1-1。30 名采集空腹静脉血的 3～5 岁儿童尽量从膳食调查户中选取，不足 30 人可以从集中调查的 3～5 岁儿童中补足。

表 1-1　膳食调查儿童的样本量

儿童月龄组 / 月	儿童数量 / 名
0～5	10
6～11	10
12～23	10
24～35	10
36～47	10
48～59	6
60～71	6

采用连续 3 天 24 小时膳食回顾和家庭食用油、调味品称重法调查儿童的食物摄入量。采用食物频率法调查 0～5 岁儿童膳食模式。由经过培训的调查员进行面对面的询问调查。

连续 3 天 24 小时膳食回顾调查：询问被选中儿童的主要看护人该儿童在调查前 24 小时内的进食情况，记录儿童在家和在外吃的所有食物，包括主食、副食、零食、水果、饮料、汤、茶水、水等，连续 3 天入户询问进食情况，同时记录营养素补充剂的消费情况。

家庭食用油和调味品称重调查：采用称重记录法调查家庭 3 天各种食用油、盐、酱油、味精等主要调味品的消费量。

食物频率调查：利用统一的食物频率调查问卷，收集 0～5 岁儿童一段时间内各种食物的食用频率及食用量。

三、质量控制与评价

（一）质量控制工作的组织和技术措施

1．加强质量控制工作的组织领导　在原国家卫生和计划生育委员会疾病预防与控制局和中国疾病预防控制中心的领导下，中国疾病预防控制中心营养与健康所（原中国疾病预防控制中心营养与食品安全所）成立了国家项目工作组和专家组，全面负责组织、协调、落实项目有关工作，为调查方案的实施提供组织保障，指导各省（自治区、直辖市）开展调查全过程的质量控制。

2．成立专门的质量控制队伍　中国疾病预防控制中心营养与健康所组建国家质量控制工作组，制定总的质量控制方案，制定统一的调查方案与调查工具。各省（自治区、直辖市）成立质量控制工作组，按抽样、问卷调查、医学体检、实验室检测、膳食调查、数据管理设立省级质控员，按项目质量控制工作规范及方法完成本省调查的质量控制。各调查点设立专人负责质量控制工作，并在省级质量控制工作组的领导下开展调查点的质量控制工作。

3．统一方法　为保证调查顺利实施和调查的质量，国家项目工作组和专家组经过反复论证，最终形成监测的总体方案。统一提供全部调查表格及调查手册；统一提供专用条形码标记，标识所有调查对象，并要求每个数据录入点统一购置条形码识别器；统一提供符合计量标准的身长测量床、血压计、食物秤、腰围尺，并指定统一型号的体重秤和身高计；现场所用的全部试剂（包括质控试剂和盲样）、采血针、采血管均采用统一的型号或规格，并配备专用的 10μl 毛细管和 20μl 的定量取样器确保关键环节的准确度。国家项目工作组统一发放质控试剂与质控盲样。开展现场调查前上报盲样检测结果，合格后方可启动现场调查。

4. 调查人员的培训　国家工作组分片组织省级和 55 个县（市）级调查点的项目技术负责人和骨干人员集中培训。培训内容包括现场调查方法和实验室操作技术的培训。通过培训，要求每个调查员必须明确调查意义，了解调查的设计，熟悉调查内容，掌握调查方法和实际操作技能。所有调查员培训后均通过考核。省级项目工作组，按国家培训方案对本省（自治区、直辖市）市、县区级所有参与监测工作人员组织省级（二级）培训，培训合格后方能参与监测工作。

（二）质量控制的内容和结果评价

国家级质量控制工作组和省级质量控制工作组对现场调查、体格检查和实验室检测的各个环节进行了质量控制，质量控制的结果如下：

1. 询问调查　国家级质量控制工作组对 42%（23/55）的县（市）级调查点进行了质控。省级质控覆盖了全部 55 个调查点。国家级质量控制工作组审阅了 340 份问卷，其中 7.1% 的问卷存在漏项，6.8% 的问卷存在逻辑错误，5.9% 的问卷有填写不清楚的情况。省级质量控制工作组完成了 10 102 份问卷的质控，其中 9.1% 的问卷存在漏项，9.2% 的问卷存在逻辑错误，4.5% 的问卷有填写不清的情况。

2. 体格检查　国家级和省级质量控制员在现场质控过程中，对部分测量结果进行复测。质控员与调查员的身长（身高）测量值之差在 ±1cm 之内判定为符合。国家级质控员对 55 名调查对象进行了复测，符合率为 97.1%。省级质控员对 115 名调查对象进行了复测，符合率为 91.1%。质控员与调查员的体重测量值之差在 ±0.2kg 之内判定为符合。国家级质控员复测了 100 名调查对象，100% 符合。省级质控员复测了 130 名调查对象，符合率为 98.9%。

3. 实验室检测质量控制

（1）血红蛋白检测质控

1）分析前质控：全血血红蛋白的检测采用氰化高铁法，在开展现场检测前，先进行血红蛋白盲样考核。由国家项目工作组实验室相关人员向各调查点实验室发放考核盲样，各调查点实验室相关人员进行血红蛋白盲样的测定，测定 10 次以上计算均值，上报国家项目工作组。国家项目工作组实验室相关人员收到各调查点实验室上报的数据后，用偏离指数 DI 法进行评分。偏离尺度定义为靶值的 5%，偏离靶值 5% 即 DI=1.0。全血血红蛋白的 DI 计算公式如下：

$$DI = \frac{\dfrac{|x - \bar{x}|}{x} \times 100\%}{5\%} = \frac{|x - \bar{x}|}{x} \times 20$$

注：式中 $\bar{x}$ 为各调查点上报的均值，x 为血红蛋白盲样靶值，5% 为计算 DI 偏离率（常数，即 5% 相当于 1 个 DI），此公式所得 DI 为绝对值，不计正负。如果 DI≤0.5 结果判定为优秀；0.5<DI≤1.0 判定为良好；1.0<DI≤1.6 判定为及格；DI>1.6 判定为不及格。判定不及格者，应查找原因，重新测量至盲样考核结果为及格后，才能开始现场实验室检测工作。

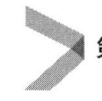

2）分析中质控：每天的现场工作开始前，均需先测定一次质控系列（包括标准液，质控液）及盲样。现场检测采用氰化高铁法，用血红蛋白专用毛细管取末梢血测定，在样本测定过程中，每个样品均为平行样测定。每天的测定过程中至少要进行一次质控系列的测定，约30个样本测定一次。

质控物（包括质控液和盲样）均需随每批样品同时测定。即把质控物当作一个样品来测定，具体步骤如下：先将装有溶血液的安瓿充分混匀，用酒精棉球消毒后打开。用10μl毛细管吸满血，擦净管壁外余血放入装有2.5ml血红蛋白试剂的试管中，15分钟后比色。其余步骤与样品测定相同。开封后的安瓿用封瓶纸封好竖直放在小烧杯内，在4℃冰箱保存，以备下次测定使用。

绘制质量控制图：

第一，以测定结果为纵坐标，测定次数为横坐标。首先将纵轴上居中位置定为靶值（T），从此点出发作出一条与横轴平行的直线称为靶值线，然后分别在纵轴上定出允许误差的警告界线和最大允许界限的上下界限值共4个点，再分别通过这4个点，作出4条平行于靶值的直线，分别称为警告线和最大允许线。

第二，4个界限值点的确定方法：以T±0.05T为上下警告界限，以T±0.08T为最大界限。比如一份定质溶血液的值（T）为115g/L，则上下警告界限分别为120.8g/L和109.2g/L，上下最大允许界限为124.2g/L和105.8g/L。

第三，测定每批样品时，将测定值标注在上述质控图的相应位置上，用垂直线连接，再用红点标出垂线的中点（代表重复测定的均值），用细线将相邻红点连接起来，将测定日期标在横坐标下面。如果测定均值超出警告线但仍在最大允许线内，测定结果仍然有效，但表明误差较大，应仔细检查质控液、试剂、仪器等。如测定均值超出最大允许线，则表示失控，该批样品测定结果无效。应查明产生误差的原因，予以清除后重新测定。如每个均值（红点）连续落在靶值线一侧，应检查原因。在定值溶血液质控图中，重复测定值垂直连线的长短指示精密度的大小，愈长则愈差。红点离靶值线的远近指示测定结果准确度的大小，离得愈近，准确度愈好，愈远则愈差。可根据垂线的长短和红点所处的位置，分析判断测定结果的精密度和准确度及其误差的大小和性质。

在每次测定中，能做到质控物不逾限，则可保证能满足本监测准确度和精密度的需要。如保证在警告线以内，则在总质控中DI值小于1，即可获得优秀或良好的结果。在质控图中，测定值应落在最大允许线内，而测定值的均值都应落在警告线内。

（2）微量营养素检测质控

1）每个检测指标检测过程中，使用至少2个浓度水平的质控品。质控样本与送检样本同条件操作。

2）每个检测工作日开始前均需先进行质控样本的检测，每个批次检测前先进行1次至少2个浓度水平的质控样本检测，质控结果符合要求后开始检测样本。每天的质控数据检测后需存储留档，与检测结果一同提交，实时监控精密度与准确度。

3）应用2个水平的质控样本在性能验证阶段的检测数据分别计算出均值、标准差作为日常检测时各浓度水平判断质控数据的靶值和标准差。

4）失控判断与处理：当某一浓度水平质控检测值超出靶值±2SD时，则判断为质控失控。应立刻启动失控后处理程序分析原始数据及初步估计失控原因，做出纠正。

5）只有在质控结果合格情况下才能开始检测；对于失控受影响的样本需重新检测。

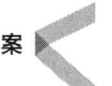

（3）实验室检测质量控制结果

1）血清维生素 A 质控结果：血清维生素 A 质控采用 3 个水平质控样本，共检测质控样本 684 个，应用性能验证阶段的检测数据计算出的均值和标准差分别为：（0.552±0.009）mg/L，（1.034±0.017）mg/L，（1.475±0.024）mg/L，样本检测时各浓度水平的判断质控数据均在靶值 ±2SD 范围内，详见图 1-1。

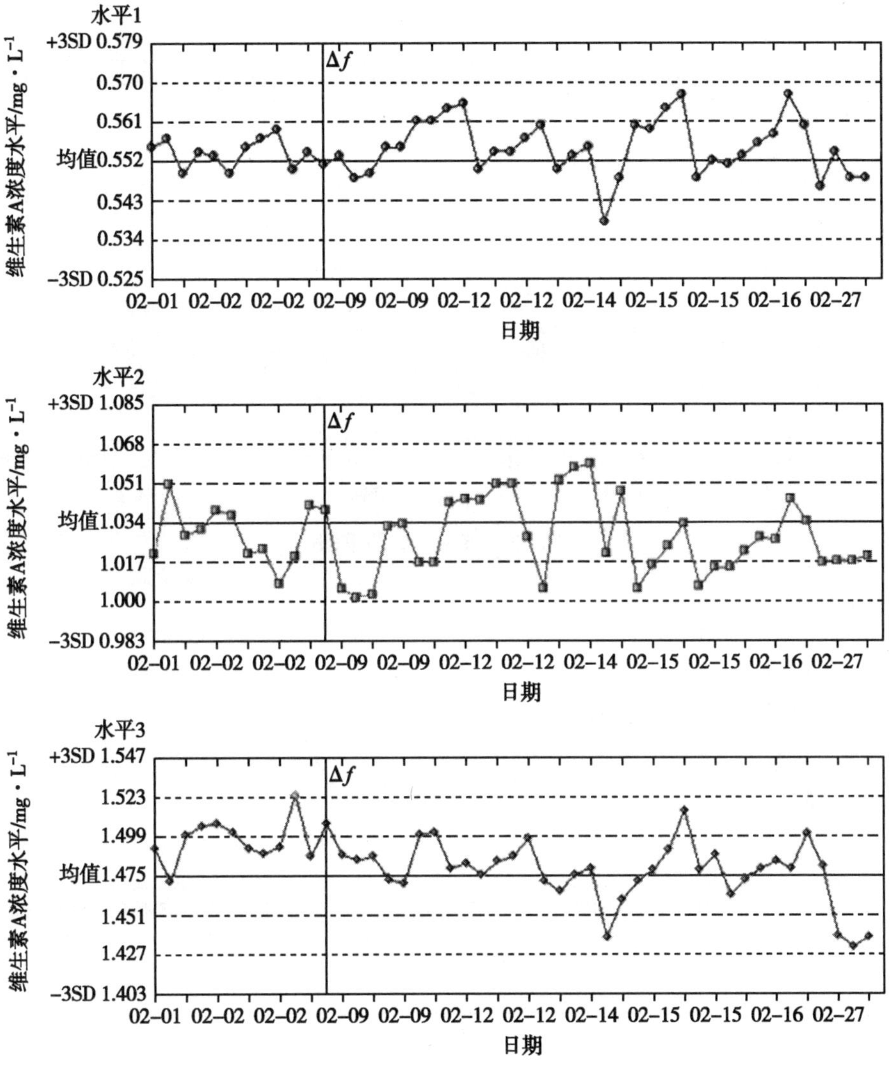

图 1-1　维生素 A 质控图

2）血清维生素 D 质控结果：血清维生素 D 质控采用 2 个水平质控样本，共检测质控样本 1 536 个，应用性能验证阶段的检测数据计算出的均值和标准差分别为：（21.52±0.94）ng/ml 和（85.77±3.03）ng/ml，样本检测时各浓度水平的判断质控数据均在靶值 ±2SD 范围内，详见图 1-2。

3）血清转铁蛋白受体：血清转铁蛋白受体质控采用 2 个水平质控样本，共检测质控样本 58 个，应用性能验证阶段的检测数据计算出的均值和标准差分别为：（2.49±0.14）ng/ml 和（7.46±0.21）ng/ml，检测时各浓度水平的判断质控数据均在靶值 ±2SD 范围内，详见图 1-3。

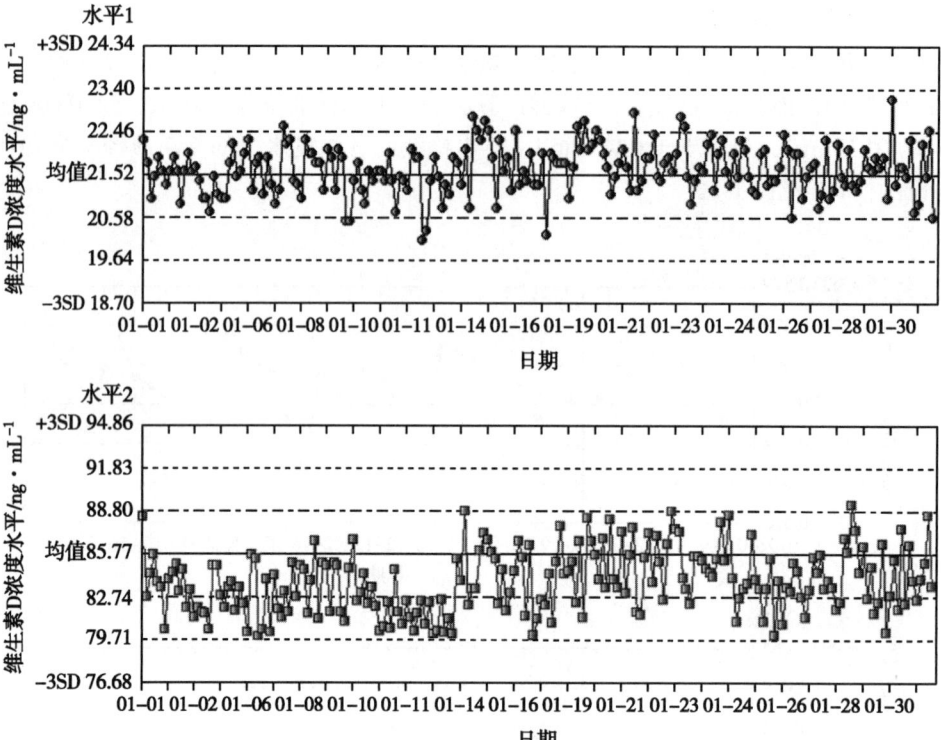

图 1-2　维生素 D 质控图

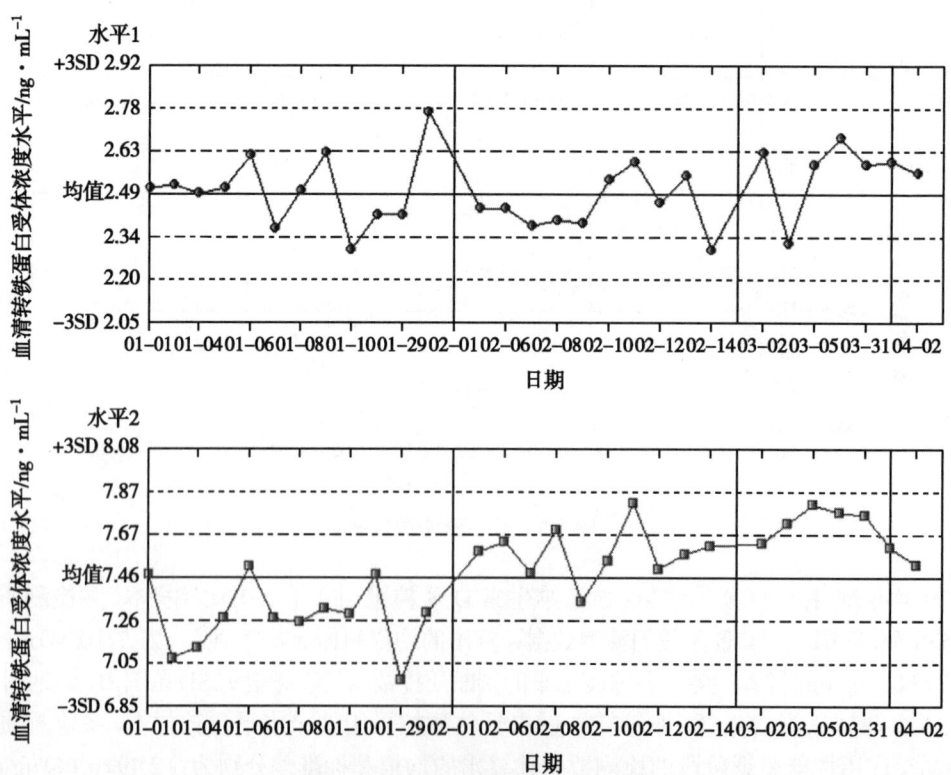

图 1-3　血清转铁蛋白受体质控图

4）血清高敏 C 反应蛋白：血清高敏 C 反应蛋白质控采用 2 个水平质控样本，共检测质控样本 210 个，应用性能验证阶段的检测数据计算出的均值和标准差分别为：（1.23±0.03）mg/L 和（14.49±0.38）mg/L，检测时各浓度水平的判断质控数据均在靶值 ±2SD 范围内，详见图 1-4。

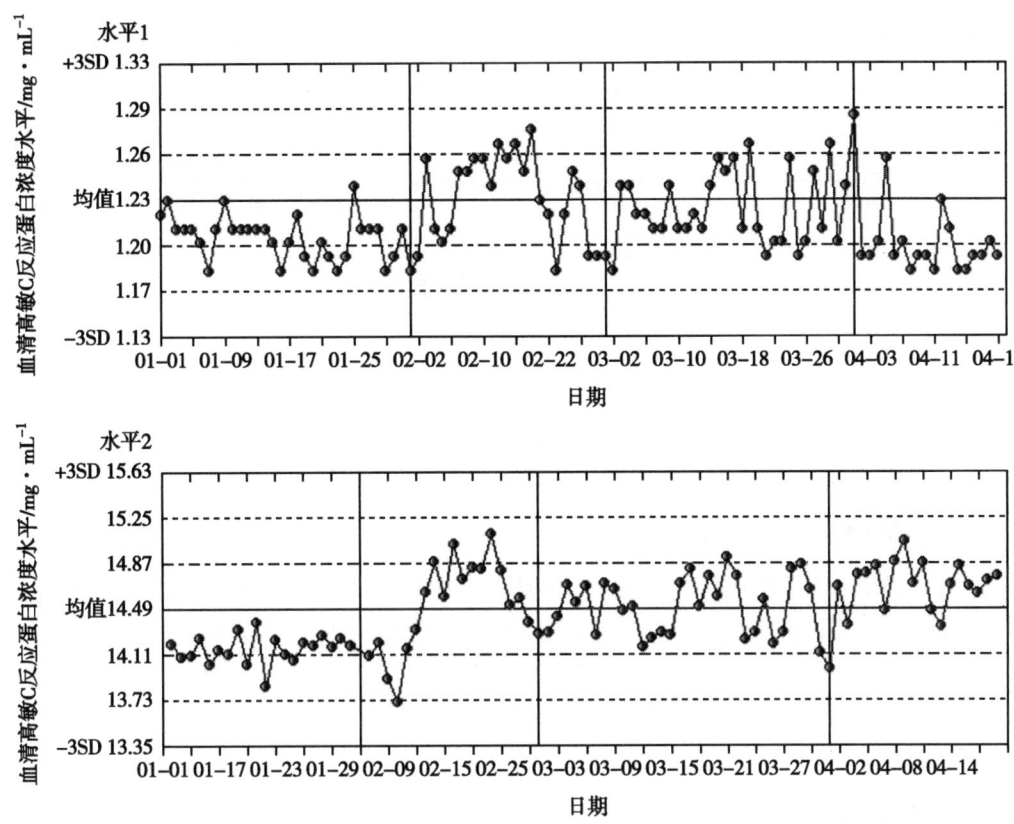

图 1-4　血清高敏 C 反应蛋白质控图

5）血清锌：血清锌质控采用 2 个水平质控样本，共检测质控样本 278 个，应用性能验证阶段的检测数据计算出的均值和标准差分别为：（1.63±0.04）mg/L 和（2.80±0.05）mg/L，检测时各浓度水平的判断质控数据均在靶值 ±2SD 范围内，详见图 1-5。

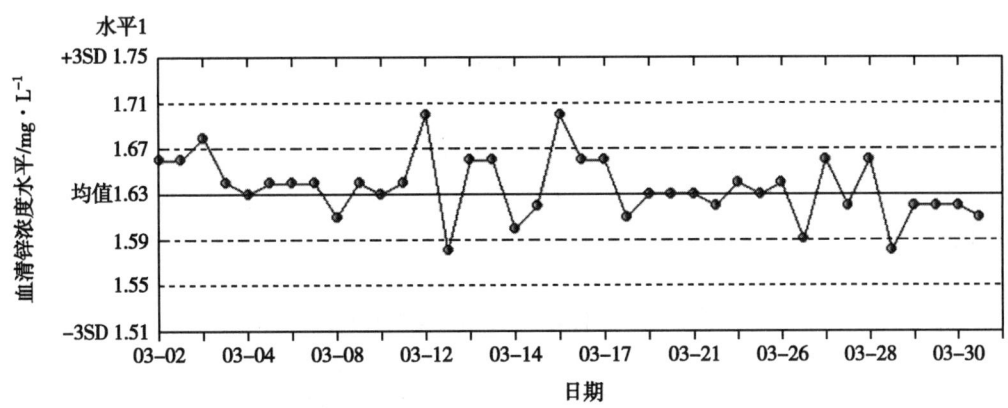

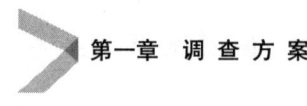

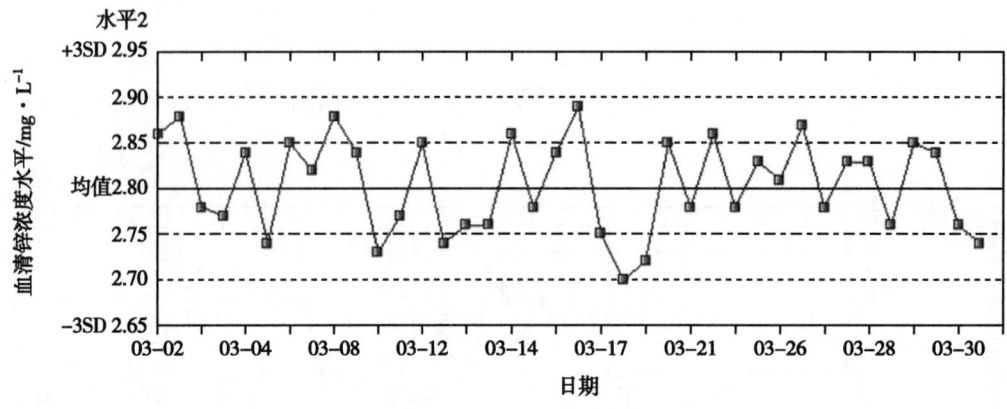

图 1-5 血清锌质控图

四、数据分析

（一）数据清理

1. 数据录入　采用国家项目组统一编制的"中国居民营养与健康状况监测系统平台"进行录入。以 ACCESS 数据库格式导出，然后统一转换为 SAS 数据库进行清理。

2. 数据清理　清理主要包括变量逻辑关系的检查，各变量的描述性分析（分类变量的频数分布、连续变量的异常值和极值）。根据变量的特征确定异常值的范围（如 1%～5%）。数据清理发现变量的异常值返回调查点进行核查，进一步更正后建立最终数据库。

（二）数据分析

本次调查采用了复杂抽样，对均值和率的描述进行了复杂抽样加权处理。采用 SAS 9.4 版本中 SURVEYFREQ 过程估计各种率及其 95% 置信区间（95%CI）和 SURVEYMEANS 过程估计各种变量的均值及其标准误。

本次调查使用国家统计局第六次人口普查的人口数据，作为权重计算的依据。包括基础抽样权重和事后分层权重两部分。

1. 基础抽样权重计算：本次调查采用了多阶段分层整群抽样，各阶段为不等概率抽样，根据抽样设计对样本进行抽样加权。按照本次调查的抽样设计，样本个体各阶段抽样权重如下，这里用 i 表示某一样本个体：

第 1 阶段：全国按照地区特征分为大城市、中小城市、普通农村、贫困农村 4 层，共抽取 55 个调查点，其中大城市 12 个、中小城市 15 个、普通农村 18 个，贫困农村 10 个。各层的权重（Wsi）计算如下：

$$大城市 \quad Wsi_1 = \frac{全国大城市中心城区数}{样本个体所在大城市样本区数}$$

$$中小城市 \quad Wsi_1 = \frac{全国非中心城区数和县级市数}{样本个体所在非中心城区数和县级市样本数}$$

$$普通农村\ Wsi_1 = \frac{全国非贫困县数}{样本个体所在非贫困县数}$$

$$贫困农村\ Wsi_1 = \frac{全国贫困县数}{样本个体所在贫困县数}$$

第2阶段：每街道（乡镇）的抽样权重——每个监测点抽取3个乡镇（街道）。

$$Wsi_2 = \frac{样本区/市/县乡镇（街道）总数}{3}$$

第3阶段：两个年龄组儿童在街道（乡镇）的抽样权重——分别统计各抽样街道小于2岁和2～5岁儿童数量。

$$Wsi_3 = \frac{样本街道（乡镇）小于2岁（2～5岁）儿童总数}{此街道（乡镇）参与调查的小于2岁（2～5岁）儿童数}$$

个体的基础抽样权重 $Wsi = Wsi_1 \times Wsi_2 \times Wsi_3$

2. 事后分层权重：为了调整由于抽样造成的某些重要指标在样本与总体分布上的偏差，需要进行事后分层调整。调整的方法是通过对每一样本个体赋予事后分层权重，使这些指标按照权重计算的样本分布与总体分布相一致。事后分层加权率与标化率的结果一致。

（1）关于总体和样本的定义：总体为2010年全国0～5岁儿童人口，资料来源于第六次人口普查；样本为经过抽样加权调整后的样本人口。

（2）分层指标的选择：根据本次监测产出的需要，由这些指标相互交叉得到分层48层，见表1-2。

表1-2　分层指标及其层数

分层指标	层数/层	分层标准
地区	4	大城市、中小城市、普通农村、贫困农村
月龄	6	0～11月龄，12～23月龄，24～35月龄，36～47月龄，48～59月龄，60～71月龄
性别	2	男性、女性

个体事后分层权重的计算方法：$w_{pk} = \dfrac{总体在第k层的人口数}{样本在第k层的加权后人口数}$

（3）最终权重：儿童最终权重为以上抽样权重和事后分层权重的乘积：

$$w_{finali} = w_{si} \times w_{pk}$$

（三）指标定义、判定标准及计算方法

1. 年龄组的界定　0～5岁处于儿童快速生长发育期，涵盖多个年龄段，每个年龄段儿童的生理特点不同、营养需求不同，喂养方式和膳食变化较大，评价指标及相应的判定标准差别也较大，因此本报告中大多数评价指标的结果和描述均对儿童的年龄或月龄进行了细分，个别指标的计算有特定的年龄或月龄的限制。对于在报告中出现的年龄组或月龄组的描述，表1-3中给出了相应月龄的界定及含义。

表 1-3 0~5 岁儿童的年龄组界定及含义

年/月龄组	月龄界定	含义
0~5 岁（6 岁以下）	0~71 月龄	出生至不满 72 月龄
0~4 岁（5 岁以下）	0~59 月龄	出生至不满 60 月龄
0~2 岁（3 岁以下）	0~35 月龄	出生至不满 36 月龄
3~5 岁	36~71 月龄	满 36 月龄至不满 72 月龄
2 岁以下	0~23 月龄	出生至不满 24 月龄，日龄小于 730 天
2~5 岁	24~71 月龄	满 24 月龄至不满 72 月龄
0~5 月龄（6 月龄以下）	0~5.9 月龄	出生至不满 6 月龄，日龄小于 183 天
6~11 月龄	6~11.9 月龄	满 6 月龄至不满 12 月龄
12~23 月龄	12~23.9 月龄	满 12 月龄至不满 24 月龄
4~5 月龄	4~5.9 月龄	日龄满 122 天至不满 183 天
6~8 月龄	6~8.9 月龄	日龄满 183 天至不满 274 天
6~23 月龄	6~23.9 月龄	日龄满 183 天至不满 730 天
12~15 月龄	12~15.9 月龄	日龄满 365 天至不满 487 天
20~23 月龄	20~23.9 月龄	日龄满 608 天至不满 730 天

2．低出生体重和巨大儿　低出生体重指出生体重低于 2 500g；巨大儿指出生体重大于 4 000g。

3．营养不足和超重肥胖　5 岁以下儿童（出生至不满 60 月龄者）采用世界卫生组织（WHO）2006 年的生长标准进行评价。生长发育评价方法采用 Z 评分法。Z 评分是指实测值与参考人群中位数之间的差值和参考人群标准差之比。其中年龄别体重 Z 评分（WAZ）<−2 为低体重，年龄别身高（长）Z 评分（HAZ）<−2 为生长迟缓，身高（长）别体重 Z 评分（WHZ）<−2 为消瘦，2<WHZ≤3 为超重，WHZ>3 为肥胖。5 岁组儿童（60~71.9 月龄）采用 WHO 2007 年生长发育参考值，WAZ<−2 为低体重，HAZ<−2 为生长迟缓，BMIZ<−2 为消瘦，1<BMIZ≤2 为超重，BMIZ>2 为肥胖。

4．贫血　采用 WHO 制定的贫血诊断标准，即 5 岁以下儿童血红蛋白<110g/L，5 岁组儿童（60~71.9 月龄）血红蛋白<115g/L，并经海拔高度调整后进行评价。海拔校正方法依据 2001 年 WHO 建议进行校正，见表 1-4。

表 1-4 WHO 贫血诊断标准的校正

海拔高度 /m	血红蛋白界值增加量 /g·L^{-1}	海拔高度 /m	血红蛋白界值增加量 /g·L^{-1}
<1 000	+0	3 000~	+19
1 000~	+2	3 500~	+27
1 500~	+5	4 000~	+35
2 000~	+8	4 500~	+45
2 500~	+13		

注：在 WHO 贫血诊断标准的基础上加上海拔血红蛋白校正值为判定值，并对实测值进行判定。

5．铁缺乏　采用 2017 年 WHO 发布的《营养性贫血防控策略》建议，结合血清 C 反应蛋白（C-reactive protein，CRP）和血清铁蛋白含量进行铁缺乏的判定。血清 C 反应蛋白和血

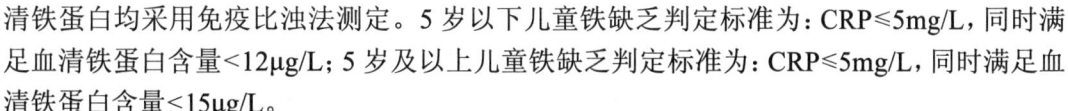

清铁蛋白均采用免疫比浊法测定。5 岁以下儿童铁缺乏判定标准为：CRP≤5mg/L，同时满足血清铁蛋白含量<12μg/L；5 岁及以上儿童铁缺乏判定标准为：CRP≤5mg/L，同时满足血清铁蛋白含量<15μg/L。

6. 缺铁性贫血　采用 WHO 判定贫血和铁缺乏的标准，贫血和铁缺乏同时存在时判定为缺铁性贫血。

7. 维生素 D 缺乏和不足　采用超高效液相色谱 - 串联质谱法测定。依照 2011 年美国医学研究所标准判定儿童维生素 D 的状况，血清 25（OH）D<12ng/ml 判定为维生素 D 缺乏，12ng/ml≤血清 25（OH）D<20ng/ml 判定为维生素 D 不足。

8. 维生素 A 缺乏　血清维生素 A 采用高效液相色谱法测定，以 2011 年 WHO 发布的《血清视黄醇浓度用于确定人群维生素 A 缺乏的患病率》中推荐的判定标准进行维生素 A 缺乏和边缘缺乏的判定，详见表 1-5。

表 1-5　维生素 A 缺乏判定标准

营养状况	血清维生素 A /mg·L⁻¹
缺乏	<0.2
边缘缺乏	≥0.2 且<0.3

9. 锌缺乏　血清锌采用电感耦合等离子体质谱法进行测定。依照美国疾病预防控制中心标准，血清锌<70μg/dl 判定为锌缺乏。

10. 婴幼儿喂养评价指标定义及计算方法　根据 WHO 推荐的婴幼儿喂养状况评价指标的计算公式和定义，日龄小于 730 天的婴幼儿应用以下指标进行评价，本报告中涉及的婴幼儿喂养评价的定义和指标包括：

（1）纯母乳喂养：指以母乳为婴儿提供全部液体、能量和营养素来源的喂养方式，不添加除药物、维生素和矿物质补充剂和口服补液盐以外的任何其他食物或液体（包括白开水）。6 月龄内纯母乳喂养率是指在 0～5 月龄的婴儿中过去 24 小时只吃过母乳的婴儿人数占总的 0～5 月龄婴儿人数的比例。

（2）基本纯母乳喂养：指以母乳作为最主要的能量和营养素来源，可少量添加白水或液体、药物、维生素和矿物质补充剂和口服补液盐的喂养方式。除此之外，不可以添加其他食物或液体。6 月龄内基本纯母乳喂养率是指在 0～5 月龄的婴儿中过去 24 小时内只吃过母乳或添加过少量白水或液体的婴儿人数占总的 0～5 月龄婴儿人数的比例。

（3）母乳喂养率：指 2 岁以内婴幼儿吃过母乳的人数占总的 2 岁以下婴幼儿人数的比例，吃过一口即符合。母乳包括母亲亲自哺喂的母乳或从乳房挤出再哺喂的母乳。

（4）1 岁继续母乳喂养率：指 12～15 月龄（日龄满 365 天至不满 487 天）婴幼儿过去 24 小时吃过母乳的婴儿人数占总的 12～15 月龄婴儿人数的比例。母乳包括母亲亲自哺喂的母乳或从乳房挤出再哺喂的母乳。

（5）2 岁继续母乳喂养率：指 20～23 月龄（日龄满 608 天至不满 730 天）婴幼儿过去 24 小时吃过母乳的婴儿人数占总的 20～23 月龄婴儿人数的比例。母乳包括母亲亲自哺喂的母乳或从乳房挤出再哺喂的母乳。

（6）适龄母乳喂养率：指 0～23 月龄婴幼儿得到适宜母乳喂养的人数占总的 0～23 月龄婴幼儿人数的比例。即：0～5 月龄内满足纯母乳喂养，6～23 月龄满足继续母乳喂养的同时添加了固体、半固体或糊状食物。

（7）奶瓶喂养率：指 0～23 月龄婴幼儿过去 24 小时内用过奶瓶喂哺的人数占总的 0～23 月龄婴幼儿人数的比例，包括用奶瓶喂哺水、母乳或其他任何液体。

（8）辅食添加及时率：指 6～8 月龄（日龄满 183 天至不满 274 天）婴儿已经添加了固体、半固体或糊状食物的人数占总的 6～8 月龄婴儿人数的比例。

（9）辅食种类多样化合格率：指 6～23 月龄婴幼儿过去 24 小时内食用过 4 类或更多食物种类的人数占总的 6～23 月龄婴幼儿人数的比例。评价这个指标的食物种类划分为 7 大类，包括谷类和根茎类、豆类和坚果、奶制品（牛奶 / 酸奶 / 奶酪）、肉制品（肉 / 鱼 / 禽类 / 肝脏等内脏）、蛋类、富含维生素 A 的水果和蔬菜，以及其他水果和蔬菜类。满足食用以上 7 类食物中的 4 类或更多的食物种类才可评价为辅食种类的多样化合格。

（10）辅食频次合格率：指 6～23 月龄婴幼儿过去 24 小时内食用固体、半固体或糊状食物（非母乳喂养儿包括牛奶的摄入）的次数满足最低频次的人数占总的 6～23 月龄婴幼儿人数的比例。辅食添加的最低频次定义为：6～8 月龄母乳喂养儿 2 次，9～23 月龄母乳喂养儿 3 次，6～23 月龄非母乳喂养儿 4 次。

（11）可接受辅食添加率：指 6～23 月龄婴幼儿过去 24 小时内辅食添加的种类多样化和频次均满足最低要求的人数比例。可接受辅食是指：母乳喂养儿同时满足辅食种类多样化和辅食添加最低频次，非母乳喂养儿需同时满足至少 2 次的牛奶摄入和辅食种类多样化和辅食添加频次的最低要求。

11. 膳食调查分析方法及结果表述　本报告中对于 2 岁以下婴幼儿采用膳食回顾法收集三日个人食物摄入量计算膳食营养素摄入量；对于 2～5 岁儿童采用膳食回顾法收集三日个人食物摄入量，结合称重法收集家庭三日食用油和调味品摄入量，计算膳食营养素摄入量和各类食物的食用率及食用人群中该类食物的每日摄入量。

膳食营养素参考摄入量（dietary reference intakes，DRIs）是一组每日平均膳食营养素摄入量的参考值，本报告中涉及其中的几个主要指标用于评价儿童能量和营养素的摄入情况，包括：平均需要量（estimated average requirement，EAR）、推荐摄入量（recommended nutrient intake，RNI）、适宜摄入量（adequate intake，AI）、可耐受最高摄入量（tolerable upper intake level，UL）。EAR 是能够满足群体中 50% 的成员的需要，不能满足另外 50% 的成员的需要的水平。RNI 是可以满足某一群体中绝大多数（97%～98%）个体需要量的摄入水平。长期摄入 RNI 水平，可以满足身体对该营养素的需要，保持健康和维持组织中有适当的储备。当某种营养素的个体需要量的资料不足，没有办法计算出 EAR，因而不能求得 RNI 时，可设定 AI 来代替 RNI。UL 是营养素或食物成分的每日摄入量的安全上限，是一个健康人群中几乎所有个体都不会产生毒副作用的最高摄入水平。在进行群体评价时，人群中低于 EAR 的个体数占人群总数的比例，即为该人群摄入不足的比例。

（1）2 岁以下婴幼儿膳食营养素摄入量计算方法和结果描述如下：

应用个人三日食物的摄入数据库结合食物成分数据库进行计算。按照食物成分表中的可食部将实际摄入量折合成每百克食物摄入量（AMOUNT）；以食物编码连接食物摄入数据库和食物成分表数据库：AMOUNT× 可食部 × 百克可食部中的营养素含量 = 所摄入每种食物的营养素含量；将每人摄入的所有食物中营养素的量累加除以调查天数得到每人每日的营养素摄入量。

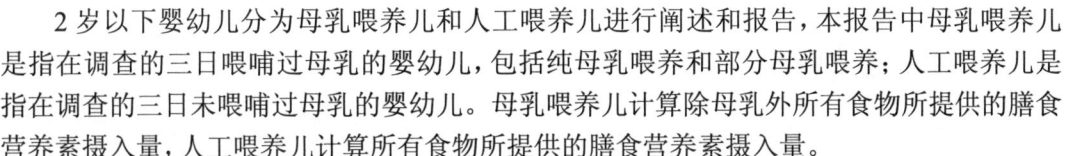

2 岁以下婴幼儿分为母乳喂养儿和人工喂养儿进行阐述和报告,本报告中母乳喂养儿是指在调查的三日喂哺过母乳的婴幼儿,包括纯母乳喂养和部分母乳喂养;人工喂养儿是指在调查的三日未喂哺过母乳的婴幼儿。母乳喂养儿计算除母乳外所有食物所提供的膳食营养素摄入量,人工喂养儿计算所有食物所提供的膳食营养素摄入量。

(2)2~5 岁儿童膳食营养素摄入量和各类食物的食用率及食用人群中该类食物的每日摄入量计算方法和结果描述如下:

1)标准人系数的计算:标准人是指 18 岁从事轻体力劳动的男性,能量需要量为 2 250kcal。参照 DRIs 能量推荐摄入量,按照每个家庭成员的年龄、性别、劳动强度、生理状况所对应的推荐摄入量(estimated energy requirement,EER)值除以 2 250,所得到的系数即为标准人系数。

2)食用油和调味品分配:食用油和调味品的摄入量在个人膳食回顾调查中没有记录,需要通过在家庭食物称重记账调查中食用油和调味品的消费量,按照每个家庭成员日均来自除食用油和调味品以外所有食物的能量摄入量的比例分配到每个人。

3)个人食物摄入量:首先计算每人进餐的总人日数,如果三日中每天的早、中、晚三餐记录完整总人日数则记为 3。计算每种食物的日均摄入量:食物的日均摄入量 = 食物摄入总量 / 总人日数。依照《中国食物成分表 2002》食物编码分类将食物归类,计算每个 2~5 岁儿童各类食物的摄入总量。其中,米、面、奶、豆类制品需进行折算后再计算摄入总量。具体折算方法如下:米类食物摄入量按照每百克各种米类制品中提供能量值与每百克稻米中能量值(347kcal)的比作为系数,折算成稻米的量;面类食物摄入量按照每百克各种面制品中提供能量值与每百克面粉中能量值(348kcal)的比作为系数,折算成面粉的量;奶类食物摄入量按照每百克各种奶制品中蛋白质的含量与每百克鲜奶中蛋白质的含量(3.0g)的比作为系数,折算成鲜奶的量;豆类及其制品的摄入量按照每百克各种豆类及其制品中蛋白质的含量与每百克黄豆中蛋白质的含量(35.0g)的比作为系数,折算成黄豆的量。

4)营养素摄入量:应用个人每日所有食物的摄入数据库结合食物成分表数据库计算。按照食物成分表中的可食部将实际摄入量折合成百克可食部的量(AMOUNT)。以食物编码连接食物摄入数据库和食物成分表数据库:AMOUNT× 可食部 × 百克可食部中的营养素含量 = 所摄入每种食物的营养素含量。将每个人所摄入的所有食物中的营养素的量累加得到每人每日的营养素摄入量。

5)能量及营养素摄入量来源分布

能量的食物来源百分比:将食物分为 8 类,即谷类、大豆类、薯类杂豆类、动物性食物、食用油(植物油 + 动物油)、糖、酒和其他。按照 8 类食物分别计算各类食物提供的能量摄入量及能量总和,得到各类食物提供的能量占总能量的百分比。

能量的营养素来源百分比:蛋白质供能比 =(蛋白质摄入量×4/ 能量摄入量)×100%

脂肪供能比 =(脂肪摄入量×9/ 能量摄入量)×100%

蛋白质的食物来源百分比:将食物分为 4 类,即谷类、大豆类、动物性食物和其他。按照 4 类食物分别计算各类食物提供的蛋白质摄入量及蛋白质总和,得到各类食物提供的蛋白质占总蛋白质的百分比。

脂肪的食物来源:将食物分为动物性食物和植物性食物,分别计算动物性食物和植物性食物提供的脂肪摄入量和脂肪总量,得到各类食物提供的脂肪占总脂肪的百分比。

第二章
调查儿童基本情况

一、地区分布

本次调查覆盖除西藏之外全国 30 个省（自治区、直辖市）的 55 个县、市、区。共纳入分析的有效样本量见表 2-1。总样本量为 34 367 人，其中，2 岁以下儿童 14 458 名，包括大城市 3 251 名，中小城市 4 045 名，普通农村 4 677 名，贫困农村 2 485 名；2～5 岁儿童 19 909 名，包括大城市 4 354 名，中小城市 5 468 名，普通农村 6 554 名，贫困农村 3 533 名。

表 2-1　调查儿童的地区分布

	合计	城市小计	农村小计	大城市	中小城市	普通农村	贫困农村
调查县、市、区 / 个	55	27	28	12	15	18	10
2 岁以下儿童数 / 名	14 458	7 296	7 162	3 251	4 045	4 677	2 485
2～5 岁儿童数 / 名	19 909	9 822	10 087	4 354	5 468	6 554	3 533
体格测量儿童数 / 名	32 862	16 302	16 560	7 234	9 068	10 739	5 821
血红蛋白测定儿童数 / 名	31 367	15 549	15 818	6 834	8 715	10 347	5 471
静脉血采集儿童数 / 名	1 481	744	737	356	388	503	234
膳食调查儿童数*/ 名	4 893	2 126	2 767	916	1 210	1 804	963

注：* 3 天 24 小时回顾性膳食调查中，最终纳入膳食分析的 2 岁以下儿童样本量为 1 503 人，膳食数据均来源于 2013 年 0～5 岁儿童和乳母的监测数据；2～5 岁儿童样本量为 3 390 人。其中，1 577 名 2～5 岁儿童的膳食数据来源于 2010—2012 年的中国居民营养与健康状况监测数据，另外的 1 813 名 2～5 岁儿童数据来源于 2013 年 0～5 岁儿童和乳母的监测数据。

二、年龄分布和性别构成

调查儿童中包括男童 17 677 名，其中 0～5 月龄男童占全部调查男童的 12.6%，6～11 月龄男童占 13.3%，1 岁～，2 岁～，3 岁～，4 岁～和 5 岁～男童所占比例分别为 16.3%、14.4%、15.0%、14.8% 和 13.6%。调查儿童中包括女童 16 685 名，其中 0～5 月龄女童占全部调查女童的 12.7%，6～11 月龄女童占 13.4%，1～5 岁每岁女童所占比例分别为 15.6%、14.3%、15.0%、14.9% 和 13.8%（见表 2-2）。男女童之间的性别比为 1.06。各年龄组儿童城乡比例相近，男童城乡比例为 0.97，女童城乡比例为 1.02。

表 2-2　调查儿童的年龄分布和性别构成［n（%）］　　　　　　单位：名（%）

月龄/月	男			女		
	全国	城市	农村	全国	城市	农村
合计*	17 677（100.0）	8 701（100.0）	8 976（100.0）	16 685（100.0）	8 417（100.0）	8 268（100.0）
0～	56（0.3）	23（0.3）	33（0.4）	53（0.3）	18（0.2）	35（0.4）
1～	338（1.9）	147（1.7）	191（2.1）	323（1.9）	160（1.9）	163（2.0）
2～	392（2.2）	187（2.1）	205（2.3）	369（2.2）	169（2.0）	200（2.4）
3～	490（2.8）	266（3.1）	224（2.5）	488（2.9）	296（3.5）	192（2.3）
4～	484（2.7）	269（3.1）	215（2.4）	485（2.9）	285（3.4）	200（2.4）
5～	485（2.7）	282（3.2）	203（2.3）	420（2.5）	215（2.6）	205（2.5）
6～	774（4.4）	409（4.7）	365（4.1）	678（4.1）	379（4.5）	299（3.6）
8～	778（4.4）	412（4.7）	366（4.1）	773（4.6）	421（5.0）	352（4.3）
10～	801（4.5）	367（4.2）	434（4.8）	790（4.7）	365（4.3）	425（5.1）
12～	876（5.0）	419（4.8）	457（5.1）	807（4.8）	401（4.8）	406（4.9）
15～	629（3.6）	283（3.3）	346（3.9）	571（3.4）	269（3.2）	302（3.7）
18～	665（3.8）	349（4.0）	316（3.5）	608（3.6）	356（4.2）	252（3.0）
21～	692（3.9）	268（3.1）	424（4.7）	628（3.8）	281（3.3）	347（4.2）
24～	1 312（7.4）	626（7.2）	686（7.6）	1 233（7.4）	590（7.0）	643（7.8）
30～	1 230（7.0）	590（6.8）	640（7.1）	1 145（6.9）	586（7.0）	559（6.8）
36～	1 379（7.8）	698（8.0）	681（7.6）	1 250（7.5）	625（7.4）	625（7.6）
42～	1 265（7.2）	582（6.7）	683（7.6）	1 258（7.5）	618（7.3）	640（7.7）
48～	1 369（7.7）	708（8.1）	661（7.4）	1 258（7.5）	631（7.5）	627（7.6）
54～	1 263（7.1）	609（7.0）	654（7.3）	1 243（7.4）	594（7.1）	649（7.8）
60～	1 317（7.5）	644（7.4）	673（7.5）	1 252（7.5）	627（7.4）	625（7.6）
66～<72	1 082（6.1）	563（6.5）	519（5.8）	1 053（6.3）	531（6.3）	522（6.3）

注：* 4 名男童和 1 名女童月龄不符剔除。

三、民族分布

本次共调查汉族男童 15 076 名，占男童总数的 85.3%；汉族女童 14 427 名，占女童总数的 86.5%。共调查少数民族男童 2 596 名，占男童总数的 14.7%；少数民族女童 2 254 名，占女童总数的 13.5%（见表 2-3）。

表2-3　调查对象的民族分布[n(%)]　　　　　　　　　　　　　单位: 名(%)

月龄/月	男			女		
	全国	汉族	少数民族	全国	汉族	少数民族
合计*	17 672(100.0)	15 076(100.0)	2 596(100.0)	16 681(100.0)	14 427(100.0)	2 254(100.0)
0~	56(0.3)	51(0.3)	5(0.2)	53(0.3)	49(0.3)	4(0.2)
1~	338(1.9)	296(2.0)	42(1.6)	323(1.9)	292(2.0)	31(1.4)
2~	392(2.2)	336(2.2)	56(2.2)	369(2.2)	329(2.3)	40(1.8)
3~	490(2.8)	424(2.8)	66(2.5)	488(2.9)	439(3.0)	49(2.2)
4~	484(2.7)	426(2.8)	58(2.2)	485(2.9)	427(3.0)	58(2.6)
5~	484(2.7)	419(2.8)	65(2.5)	419(2.5)	365(2.5)	54(2.4)
6~	773(4.4)	688(4.6)	85(3.3)	678(4.1)	602(4.2)	76(3.4)
8~	778(4.4)	668(4.4)	110(4.2)	773(4.6)	676(4.7)	97(4.3)
10~	801(4.5)	688(4.6)	113(4.4)	790(4.7)	710(4.9)	80(3.5)
12~	876(5.0)	733(4.9)	143(5.5)	806(4.8)	683(4.7)	123(5.5)
15~	629(3.6)	525(3.5)	104(4.0)	571(3.4)	483(3.3)	88(3.9)
18~	664(3.8)	566(3.8)	98(3.8)	608(3.6)	524(3.6)	84(3.7)
21~	692(3.9)	586(3.9)	106(4.1)	628(3.8)	530(3.7)	98(4.3)
24~	1 312(7.4)	1 082(7.2)	230(8.9)	1 233(7.4)	1 056(7.3)	177(7.9)
30~	1 230(7.0)	1 028(6.8)	202(7.8)	1 145(6.9)	952(6.6)	193(8.6)
36~	1 379(7.8)	1 185(7.9)	194(7.5)	1 250(7.5)	1 087(7.5)	163(7.2)
42~	1 265(7.2)	1 057(7.0)	208(8.0)	1 258(7.5)	1 072(7.4)	186(8.3)
48~	1 369(7.7)	1 191(7.9)	178(6.9)	1 257(7.5)	1 100(7.6)	157(7.0)
54~	1 263(7.1)	1 062(7.0)	201(7.7)	1 242(7.4)	1 042(7.2)	200(8.9)
60~	1 316(7.4)	1 152(7.6)	164(6.3)	1 252(7.5)	1 099(7.6)	153(6.8)
66~<72	1 081(6.1)	913(6.1)	168(6.5)	1 053(6.3)	910(6.3)	143(6.3)

注: * 4名男童和1名女童月龄不符排除; 9名儿童民族信息缺失。

四、母亲的文化程度和职业

本次共调查32 416名儿童母亲的文化程度, 初中文化程度占比最高(47.4%), 小学及以下文化程度占比为13.0%, 高中/中专、大专/职大和大学及以上文化程度占比分别为17.9%、10.8%和10.6%(见表2-4)。大城市母亲具有大学及以上文化程度占比最高(30.0%), 而中小城市、普通农村和贫困农村母亲的文化程度以初中居多(见表2-5)。

表2-4　调查儿童母亲文化程度的城乡分布[n(%)]　　　　　　　　单位: 名(%)

	全国	城市	农村
合计*	32 416(99.7)	16 534(99.6)	15 882(99.6)
小学及以下	4 213(13.0)	1 007(6.1)	3 206(20.2)
初中	15 369(47.4)	5 262(31.8)	10 107(63.6)
高中/中专	5 795(17.9)	3 841(23.2)	1 954(12.3)
大专/职大	3 498(10.8)	3 081(18.6)	417(2.6)
大学及以上	3 431(10.6)	3 292(19.9)	139(0.9)

注: *110例缺失。

表 2-5　调查儿童母亲文化程度的四类地区分布 [n(%)]　　　　单位: 名(%)

	大城市	中小城市	普通农村	贫困农村
合计*	7 390(99.7)	9 144(99.8)	10 245(99.8)	5 637(99.5)
小学及以下	242(3.3)	765(8.4)	1 689(16.5)	1 517(27.0)
初中	1 369(18.5)	3 893(42.6)	6 690(65.3)	3 417(60.6)
高中/中专	1 744(23.6)	2 097(22.9)	1 409(13.8)	545(9.7)
大专/职大	1 796(24.3)	1 285(14.1)	329(3.2)	88(1.6)
大学及以上	2 215(30.0)	1 077(11.8)	104(1.0)	35(0.6)

注: *110例缺失。

调查儿童母亲的职业以家务为主, 商业服务业和农林牧渔水利业为其次。大城市母亲从事商业服务业居多(见表2-6)。中小城市、普通农村和贫困农村母亲职业以家务最多, 其次中小城市母亲职业为商业服务业, 农村母亲职业为农林牧渔水利业(见表2-7)。98.1% 的调查儿童母亲婚姻状况为已婚(见表2-8、表2-9)。

表 2-6　调查儿童母亲职业的城乡分布 [n(%)]　　　　单位: 名(%)

	全国	城市	农村
合计	32 416(100.0)	16 533(100.0)	15 883(100.0)
家务	11 663(36.0)	4 372(26.4)	7 291(45.9)
商业服务业人员	5 097(15.7)	3 565(21.6)	1 532(9.6)
农林牧渔水利工作人员	4 716(14.6)	562(3.4)	4 154(26.1)
单位负责人	1 025(3.2)	884(5.4)	141(0.9)
专业技术人员	2 402(7.4)	1 888(11.4)	514(3.2)
办事人员	1 296(4.0)	1 175(7.1)	121(0.8)
生产运输设备工人	913(2.8)	459(2.8)	454(2.9)
待业	1 807(5.6)	1 355(8.2)	452(2.9)
其他	3 497(10.8)	2 273(13.8)	1 224(7.7)

表 2-7　调查儿童母亲职业的四类地区分布 [n(%)]　　　　单位: 名(%)

	大城市	中小城市	普通农村	贫困农村
合计	7 389(100.0)	9 144(100.0)	10 246(100.0)	5 637(100.0)
家务	1 509(20.4)	2 863(31.3)	4 507(44.0)	2 784(49.4)
商业服务业人员	1 701(23.0)	1 864(20.4)	1 069(10.4)	463(8.2)
农林牧渔水利工作人员	16(0.2)	546(6.0)	2 737(26.7)	1 417(25.1)
单位负责人	525(7.1)	359(3.9)	100(1.0)	41(0.7)
专业技术人员	1 030(13.9)	858(9.4)	420(4.1)	94(1.7)
办事人员	648(8.8)	527(5.8)	110(1.1)	11(0.2)
生产运输设备工人	70(1.0)	389(4.3)	383(3.7)	71(1.3)
待业	573(7.8)	782(8.6)	214(2.1)	238(4.2)
其他	1 317(17.8)	956(10.5)	706(6.9)	518(9.2)

表 2-8　调查儿童母亲婚姻状况的城乡分布[n(%)]　　　　　单位：名(%)

	全国	城市	农村
合计	32 417(100.0)	16 535(100.0)	15 882(100.0)
在婚	31 788(98.1)	16 240(98.2)	15 548(97.9)
非在婚	629(1.9)	295(1.8)	334(2.1)

表 2-9　调查儿童母亲婚姻状况的四类地区分布[n(%)]　　　　　单位：名(%)

	大城市	中小城市	普通农村	贫困农村
合计	7 390(100.0)	9 145(100.0)	10 246(100.0)	5 636(100.0)
在婚	7 266(98.3)	8 974(98.1)	10 033(97.9)	5 515(97.8)
非在婚	124(1.7)	171(1.9)	213(2.1)	121(2.2)

五、母亲的流动状况

在调查儿童母亲中，91.2% 在家居住，6.9% 的母亲外出半年及以上（见表 2-10）。普通农村和贫困农村母亲流动超过半年的比例高于大城市和中小城市母亲（见表 2-11）。

表 2-10　调查儿童母亲流动状况的城乡分布[n(%)]　　　　　单位：名(%)

	全国	城市	农村
合计	32 411(100.0)	16 529(100.0)	15 882(100.0)
在家	29 561(91.2)	15 712(95.0)	13 849(87.2)
外出<6 月	607(1.9)	159(1.0)	448(2.8)
外出≥6 月	2 243(6.9)	658(4.0)	1 585(10.0)

表 2-11　调查儿童母亲流动状况的四类地区分布[n(%)]　　　　　单位：名(%)

	大城市	中小城市	普通农村	贫困农村
合计	7 384(100.0)	9 145(100.0)	10 245(100.0)	5 637(100.0)
在家	7 170(97.1)	8 542(93.4)	8 968(87.5)	4 881(86.6)
外出<6 月	51(0.7)	108(1.2)	270(2.6)	178(3.2)
外出≥6 月	163(2.2)	495(5.4)	1 007(9.8)	578(10.3)

六、家庭饮用水和厕所类型

51.7% 的调查儿童家庭使用自来水，21.1% 的家庭使用公共水管，10.9% 的家庭使用受保护的井水或泉水，10.0% 的家庭使用不受保护的水源，6.3% 的家庭使用桶装水（见表 2-12）。大城市和中小城市的自来水使用比例远高于普通农村和贫困农村，普通农村尤其低，仅 1/4 左右家庭使用自来水。普通农村家庭使用不受保护水源的比例达 22.6%（见表 2-13）。

调查儿童家庭使用厕所类型见表 2-14、表 2-15。57.4% 的家庭使用水冲式卫生厕所，另有 33.0% 的家庭使用旱厕或无厕所。

表 2-12　调查儿童家庭饮用水水源的城乡分布［n（%）］　　　　　单位：名（%）

	全国	城市	农村
合计	34 347（100.0）	17 107（99.9）	17 240（100.0）
自来水	17 753（51.7）	12 409（72.5）	5 344（31.0）
公共水管	7 238（21.1）	1 627（9.5）	5 611（32.6）
受保护井泉水	3 760（10.9）	1 067（6.2）	2 693（15.6）
不受保护水源	3 442（10.0）	212（1.2）	3 230（18.7）
桶装水	2 154（6.3）	1 792（10.5）	362（2.1）

表 2-13　调查儿童家庭饮用水水源的四类地区分布［n（%）］　　　　　单位：名（%）

	大城市	中小城市	普通农村	贫困农村
合计	7 599（100.0）	9 508（100.0）	11 226（100.0）	6 014（100.0）
自来水	5 616（73.9）	6 793（71.4）	2 834（25.2）	2 510（41.7）
公共水管	851（11.2）	776（8.2）	3 293（29.3）	2 318（38.5）
受保护井泉水	277（3.6）	790（8.3）	2 317（20.6）	376（6.3）
不受保护水源	30（0.4）	182（1.9）	2 539（22.6）	691（11.5）
桶装水	825（10.9）	967（10.2）	243（2.2）	119（2.0）

表 2-14　调查儿童家庭厕所类型的城乡分布［n（%）］　　　　　单位：名（%）

	全国	城市	农村
合计	34 348（100.0）	17 103（100.0）	17 245（100.0）
水冲式卫生厕所	19 719（57.4）	14 479（84.7）	5 240（30.4）
水冲式非卫生厕所	1 416（4.1）	301（1.8）	1 115（6.5）
卫生旱厕	1 877（5.5）	337（2.0）	1 540（8.9）
旱厕或无厕所	11 336（33.0）	1 986（11.6）	9 350（54.2）

表 2-15　调查儿童家庭厕所类型的四类地区分布［n（%）］　　　　　单位：名（%）

	大城市	中小城市	普通农村	贫困农村
合计	7 598（100.0）	9 505（100.0）	11 227（100.0）	6 018（100.0）
水冲式卫生厕所	7 275（95.7）	7 204（75.8）	3 411（30.4）	1 829（30.4）
水冲式非卫生厕所	146（1.9）	155（1.6）	588（5.2）	527（8.8）
卫生旱厕	17（0.2）	320（3.4）	1 116（9.9）	424（7.0）
旱厕或无厕所	160（2.1）	1 826（19.2）	6 112（54.4）	3 238（53.8）

七、环境暴露

调查儿童家庭居住环境为单元楼房的比例为 38.9%，无院墙平房或独栋的比例为 16.1%，有院墙的平房或独栋的比例为 44.3%（见表 2-16、表 2-17）。调查儿童有总是或经常饭前洗手习惯的比例为 70.3%，很少或从不洗手的比例为 14.1%（见表 2-18、表 2-19）。

表 2-16　调查儿童家庭居住场所类型的城乡分布[n（%）]　　　　单位：名（%）

	全国	城市	农村
合计	34 042（100.0）	16 945（100.0）	17 097（100.0）
单元楼房	13 229（38.9）	11 840（69.9）	1 389（8.1）
无院墙的平房或独栋	5 486（16.1）	1 621（9.6）	3 865（22.6）
有院墙的平房或独栋	15 090（44.3）	3 389（20.0）	11 701（68.4）
其他	237（0.7）	95（0.6）	142（0.8）

表 2-17　调查儿童家庭居住场所类型的四类地区分布[n（%）]　　　　单位：名（%）

	大城市	中小城市	普通农村	贫困农村
合计	7 500（100.0）	9 445（100.0）	11 138（100.0）	5 959（100.0）
单元楼房	6 702（89.4）	5 138（54.4）	635（5.7）	754（12.7）
无院墙的平房或独栋	472（6.3）	1 149（12.2）	2 150（19.3）	1 715（28.8）
有院墙的平房或独栋	286（3.8）	3 103（32.9）	8 284（74.4）	3 417（57.3）
其他	40（0.5）	55（0.6）	69（0.6）	73（1.2）

表 2-18　调查儿童饭前洗手习惯的城乡分布[n（%）]　　　　单位：名（%）

	全国	城市	农村
合计	34 029（100.0）	16 933（100.0）	17 096（100.0）
总是洗手	11 911（35.0）	7 723（45.6）	4 188（24.5）
经常洗手	12 013（35.3）	5 267（31.1）	6 746（39.5）
偶尔洗手	5 316（15.6）	1 927（11.4）	3 389（19.8）
很少洗手	2 371（7.0）	844（5.0）	1 527（8.9）
从不洗手	2 418（7.1）	1 172（6.9）	1 246（7.3）

表 2-19　调查儿童饭前洗手习惯的四类地区分布[n（%）]　　　　单位：名（%）

	大城市	中小城市	普通农村	贫困农村
合计	7 495（100.0）	9 438（100.0）	11 137（100.0）	5 959（100.0）
总是洗手	4 032（53.8）	3 691（39.1）	3 297（29.6）	891（15.0）
经常洗手	1 933（25.8）	3 334（35.3）	4 380（39.3）	2 366（39.7）
偶尔洗手	705（9.4）	1 222（13.0）	1 800（16.2）	1 589（26.7）
很少洗手	351（4.7）	493（5.2）	831（7.5）	696（11.7）
从不洗手	474（6.3）	698（7.4）	829（7.4）	417（7.0）

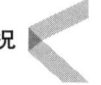

八、家庭人口数和收入水平

调查儿童的家庭人口数以 3 人居多，占比为 58.3%。家庭人口数为 4 人和 5 人所占比例分别为 22.8% 和 12.3%（见表 2-20、表 2-21）。家庭人均收入在 20 000 元以下的调查儿童家庭所占比例为 63.0%（见表 2-22、表 2-23）。

表 2-20　调查儿童家庭人口数的城乡分布[n（%）]　　　　　单位：名（%）

家庭人口数 / 人	全国	城市	农村
合计	34 347（100.0）	17 103（100.0）	17 244（100.0）
≤2	617（1.8）	192（1.1）	425（2.5）
3	20 013（58.3）	11 057（64.6）	8 956（51.9）
4	7 827（22.8）	3 172（18.6）	4 655（27.0）
5	4 221（12.3）	1 963（11.5）	2 258（13.1）
≥6	1 669（4.9）	719（4.2）	950（5.5）

表 2-21　调查儿童家庭人口数的四类地区分布[n（%）]　　　　　单位：名（%）

家庭人口数 / 人	大城市	中小城市	普通农村	贫困农村
合计	7 596（100.0）	9 507（100.0）	11 226（100.0）	6 018（100.0）
≤2	97（1.3）	95（1.0）	143（1.3）	282（4.7）
3	5 349（70.4）	5 708（60.0）	6 161（54.9）	2 795（46.4）
4	1 345（17.7）	1 827（19.2）	3 151（28.1）	1 504（25.0）
5	671（8.8）	1 292（13.6）	1 269（11.3）	989（16.4）
≥6	134（1.8）	585（6.2）	502（4.5）	448（7.4）

表 2-22　调查儿童家庭人均年收入的城乡分布[n（%）]　　　　　单位：名（%）

家庭人均年收入 / 元	全国	城市	农村
合计	34 351（100.0）	17 109（100.0）	17 242（100.0）
<5 000	5 653（16.5）	1 515（8.9）	4 138（24.0）
5 000～9 999	6 560（19.1）	2 157（12.6）	4 403（25.5）
10 000～14 999	6 142（17.9）	2 254（13.2）	3 888（22.6）
15 000～19 999	3 260（9.5）	1 494（8.7）	1 766（10.2）
20 000～24 999	2 429（7.1）	1 421（8.3）	1 008（5.9）
25 000～29 999	1 289（3.8）	903（5.3）	386（2.2）
30 000～34 999	1 401（4.1）	1 113（6.5）	288（1.7）
35 000～39 999	912（2.7）	737（4.3）	175（1.0）
≥40 000	3 226（9.4）	2 706（15.8）	520（3.0）
拒答	3 479（10.1）	2 809（16.4）	670（3.9）

表 2-23　调查儿童家庭人均年收入的四类地区分布[n(%)]　　　　　　单位：名(%)

家庭人均年收入/元	大城市	中小城市	普通农村	贫困农村
合计	7 600(100.0)	9 509(100.0)	11 225(100.0)	6 017(100.0)
<5 000	335(4.4)	1 180(12.4)	2 031(18.1)	2 107(35.0)
5 000~9 999	465(6.1)	1 692(17.8)	3 153(28.1)	1 250(20.8)
10 000~14 999	582(7.7)	1 672(17.6)	3 032(27.0)	856(14.2)
15 000~19 999	519(6.8)	975(10.3)	1 301(11.6)	465(7.7)
20 000~24 999	586(7.7)	835(8.8)	713(6.4)	295(4.9)
25 000~29 999	459(6.0)	444(4.7)	226(2.0)	160(2.7)
30 000~34 999	590(7.8)	523(5.5)	142(1.3)	146(2.4)
35 000~39 999	403(5.3)	334(3.5)	68(0.6)	107(1.8)
≥40 000	1 793(23.6)	913(9.6)	187(1.7)	333(5.5)
拒答	1 868(24.6)	941(9.9)	372(3.3)	298(5.0)

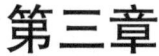

第三章
0~5岁儿童的生长发育及营养状况

一、调查儿童基本特征

2013年实际调查的0~5岁儿童中,剔除未参加体检者、基本信息不全者、身长/身高和体重极值后,获得有效分析样本量为32 862名,城市儿童16 302名,农村儿童16 560名,男童16 880名,女童15 982名(见表3-1);大城市、中小城市、普通农村和贫困农村儿童样本量分别为7 234名、9 068名、10 739名和5 821名(见表3-2)。

表3-1 调查儿童的年龄、性别和城乡分布 / 名

月龄 / 月	全国			城市			农村		
	合计	男	女	小计	男	女	小计	男	女
合计	32 862	16 880	15 982	16 302	8 287	8 015	16 560	8 593	7 967
0~	96	46	50	34	16	18	62	30	32
1~	631	323	308	297	144	153	334	179	155
2~	722	367	355	331	176	155	391	191	200
3~	955	485	470	544	261	283	411	224	187
4~	955	476	479	543	267	276	412	209	203
5~	887	477	410	493	280	213	394	197	197
6~	1 408	744	664	757	389	368	651	355	296
8~	1 537	771	766	824	406	418	713	365	348
10~	1 570	788	782	725	360	365	845	428	417
12~	1 667	867	800	805	413	392	862	454	408
15~	1 210	634	576	549	279	270	661	355	306
18~	1 283	660	623	702	345	357	581	315	266
21~	1 353	713	640	562	277	285	791	436	355
24~	2 441	1 261	1 180	1 159	605	554	1 282	656	626
30~	2 278	1 183	1 095	1 123	561	562	1 155	622	533
36~	2 537	1 323	1 214	1 277	671	606	1 260	652	608
42~	2 410	1 209	1 201	1 145	557	588	1 265	652	613
48~	2 539	1 313	1 226	1 275	671	604	1 264	642	622
54~	2 361	1 181	1 180	1 119	561	558	1 242	620	622
60~	1 969	1 017	952	991	507	484	978	510	468
66~<72	2 053	1 042	1 011	1 047	541	506	1 006	501	505

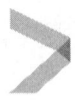

表 3-2　调查儿童的年龄、性别和地区分布 / 名

月龄/月	大城市			中小城市			普通农村			贫困农村		
	小计	男	女	小计	男	女	小计	男	女	小计	男	女
合计	7 234	3 647	3 587	9 068	4 640	4 428	10 739	5 511	5 228	5 821	3 082	2 739
0～	15	8	7	19	8	11	42	22	20	20	8	12
1～	144	64	80	153	80	73	228	116	112	106	63	43
2～	137	73	64	194	103	91	254	126	128	137	65	72
3～	260	117	143	284	144	140	274	145	129	137	79	58
4～	246	118	128	297	149	148	253	124	129	159	85	74
5～	239	136	103	254	144	110	283	138	145	111	59	52
6～	376	207	169	381	182	199	434	242	192	217	113	104
8～	405	189	216	419	217	202	479	251	228	234	114	120
10～	279	131	148	446	229	217	553	278	275	292	150	142
12～	370	191	179	435	222	213	526	277	249	336	177	159
15～	200	89	111	349	190	159	406	203	203	255	152	103
18～	332	163	169	370	182	188	362	197	165	219	118	101
21～	201	96	105	361	181	180	530	292	238	261	144	117
24～	557	295	262	602	310	292	840	418	422	442	238	204
30～	451	216	235	602	310	292	764	401	363	391	221	170
36～	550	300	250	727	371	356	799	397	402	461	255	206
42～	510	250	260	635	307	328	816	420	396	449	232	217
48～	588	302	286	687	369	318	782	397	385	482	245	237
54～	435	215	220	684	346	338	795	396	399	447	224	223
60～	454	227	227	537	280	257	665	344	321	313	166	147
66～<72	485	260	225	562	281	281	654	327	327	352	174	178

二、生长发育状况

（一）出生体重

0～5岁儿童出生体重分布见表 3-3。0～5岁儿童的平均出生体重为 3 292g，男童和女童出生体重分别为 3 332g 和 3 244g。城市 0 岁组～5 岁组男童和女童的平均出生体重分别为 3 341～3 372g 和 3 238～3 294g，农村 0 岁组～5 岁组男童和女童的平均出生体重分别为 3 288～3 329g 和 3 205～3 262g。0 岁组～5 岁组男童和女童城乡合计的平均出生体重分别为 3 307～3 359g 和 3 211～3 278g（见表 3-4）。四类地区男童和女童的出生体重情况见表 3-5。

表3-3　0～5岁儿童出生体重的城乡、性别和年龄分布 /g

地区	性别	年龄/岁	n/名	$\bar{x}$	SD	P_5	P_{10}	P_{25}	P_{50}	P_{75}	P_{90}	P_{95}
城市	男	0～	2 330	3 372	488	2 600	2 800	3 100	3 400	3 640	4 000	4 120
		1～	1 297	3 357	507	2 550	2 750	3 035	3 400	3 650	4 000	4 100
		2～	1 176	3 341	492	2 500	2 750	3 050	3 350	3 600	3 950	4 100
		3～	1 239	3 355	488	2 510	2 785	3 050	3 350	3 650	4 000	4 200
		4～	1 238	3 360	491	2 550	2 800	3 000	3 381	3 650	4 000	4 150
		5～<6	1 128	3 355	485	2 550	2 800	3 050	3 325	3 650	4 000	4 100
	女	0～	2 286	3 283	480	2 500	2 720	3 000	3 300	3 580	3 890	4 000
		1～	1 274	3 294	481	2 510	2 700	3 000	3 300	3 580	3 850	4 050
		2～	1 127	3 261	471	2 500	2 700	3 000	3 250	3 500	3 850	4 000
		3～	1 172	3 238	462	2 500	2 700	3 000	3 250	3 500	3 800	4 000
		4～	1 162	3 255	466	2 500	2 650	3 000	3 250	3 500	3 850	4 000
		5～<6	1 090	3 252	449	2 500	2 700	3 000	3 250	3 500	3 800	4 000
农村	男	0～	2 137	3 329	483	2 545	2 800	3 000	3 300	3 600	3 900	4 100
		1～	1 438	3 326	500	2 503	2 750	3 000	3 300	3 600	3 950	4 100
		2～	1 179	3 292	486	2 500	2 700	3 000	3 250	3 600	3 900	4 000
		3～	1 230	3 295	476	2 500	2 700	3 000	3 250	3 560	3 950	4 000
		4～	1 150	3 288	494	2 500	2 750	3 000	3 250	3 500	3 900	4 050
		5～<6	1 054	3 322	506	2 500	2 700	3 000	3 300	3 600	4 000	4 100
	女	0～	1 993	3 262	471	2 550	2 750	3 000	3 200	3 500	3 800	4 000
		1～	1 225	3 247	486	2 500	2 700	3 000	3 200	3 500	3 800	4 000
		2～	1 085	3 215	474	2 450	2 600	3 000	3 200	3 500	3 800	4 000
		3～	1 146	3 205	477	2 500	2 600	3 000	3 200	3 500	3 800	4 000
		4～	1 102	3 239	481	2 500	2 700	3 000	3 200	3 500	3 800	4 000
		5～<6	1 018	3 224	475	2 500	2 600	3 000	3 200	3 500	3 800	4 000

表3-4　0～5岁儿童分城乡、性别和年龄的出生体重平均水平 /g（加权调整后）

性别	年龄/岁	合计		城市		农村	
		$\bar{x}$	SE	$\bar{x}$	SE	$\bar{x}$	SE
	合计	3 292	29	3 291	22	3 293	50
男	0～	3 352	29	3 354	24	3 350	48
	1～	3 346	40	3 343	23	3 348	70
	2～	3 312	32	3 320	22	3 304	56
	3～	3 320	30	3 335	27	3 307	51
	4～	3 307	33	3 316	35	3 299	50
	5～<6	3 359	30	3 357	29	3 360	49
女	0～	3 273	30	3 263	17	3 281	52
	1～	3 278	34	3 290	29	3 267	59
	2～	3 231	27	3 243	31	3 220	42
	3～	3 211	30	3 195	27	3 225	49
	4～	3 237	33	3 204	31	3 266	52
	5～<6	3 240	28	3 221	22	3 257	46

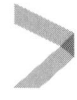

表3-5 0~5岁儿童分四类地区、性别和年龄的出生体重平均水平/g（加权调整后）

性别	年龄/岁	大城市		中小城市		普通农村		贫困农村	
		$\bar{x}$	SE	$\bar{x}$	SE	$\bar{x}$	SE	$\bar{x}$	SE
男	0~	3 395	22	3 348	28	3 358	41	3 334	127
	1~	3 383	38	3 338	27	3 365	54	3 312	188
	2~	3 362	21	3 315	26	3 331	46	3 240	144
	3~	3 389	29	3 328	32	3 307	41	3 307	146
	4~	3 405	31	3 306	40	3 303	27	3 289	156
	5~<6	3 347	28	3 358	34	3 348	34	3 388	139
女	0~	3 296	25	3 259	20	3 290	39	3 262	145
	1~	3 276	35	3 292	35	3 301	44	3 193	150
	2~	3 258	28	3 241	37	3 242	38	3 171	102
	3~	3 289	26	3 182	31	3 216	34	3 242	143
	4~	3 288	40	3 194	36	3 262	31	3 273	160
	5~<6	3 289	43	3 212	25	3 268	35	3 233	130

总体上，母亲文化程度与儿童出生体重之间存在显著关联（$P=0.013$）。母亲文化程度与男童出生体重之间存在显著关联（四类地区均有 $P<0.05$）。采用多重比较 Tukey-Kramer 调整的方法，在中小城市，母亲学历为大学及以上的男童的出生体重显著高于母亲学历为小学、初中和高中的男童（$P=0.011$、$P=0.005$ 和 $P=0.002$）；在普通农村，母亲学历为大学及以上的男童的出生体重显著低于母亲学历为小学的男童（$P=0.042$）；在贫困农村，母亲学历为大专和高中的男童的出生体重显著高于母亲学历为小学的男童（$P<0.001$ 和 $P<0.001$）。除贫困农村外，母亲文化程度与女童出生体重之间无显著统计学关联（$P>0.05$）。在贫困农村，母亲学历为大学的女童的出生体重显著高于母亲学历为小学、高中和大专的女童（$P<0.001$、$P=0.016$、$P<0.001$）（见表 3-6 和表 3-7）。

表3-6 0~5岁儿童分城乡、性别和母亲文化程度的出生体重平均水平/g（加权调整后）

性别	母亲文化程度	合计		城市		农村	
		$\bar{x}$	SE	$\bar{x}$	SE	$\bar{x}$	SE
男	小学及以下	3 268	47	3 249	33	3 276	64
	初中	3 341	33	3 319	26	3 354	49
	高中/中专	3 340	28	3 358	23	3 312	59
	大专/职大	3 384	27	3 381	26	3 400	100
	大学及以上	3 400	18	3 413	17	3 243	63
女	小学及以下	3 177	43	3 142	26	3 191	59
	初中	3 255	32	3 211	26	3 284	48
	高中/中专	3 262	33	3 264	31	3 258	71
	大专/职大	3 284	23	3 290	22	3 259	68
	大学及以上	3 319	26	3 321	27	3 297	96

表3-7　0～5岁儿童分四类地区、性别和母亲文化程度的出生体重平均水平 /g（加权调整后）

性别	母亲文化程度	大城市		中小城市		普通农村		贫困农村	
		$\bar{x}$	SE	$\bar{x}$	SE	$\bar{x}$	SE	$\bar{x}$	SE
男	小学及以下	3 298	34	3 250	43	3 366	35	3 196	129
	初中	3 410	29	3 314	29	3 353	32	3 357	165
	高中/中专	3 366	24	3 357	27	3 293	69	3 373	99
	大专/职大	3 365	32	3 385	34	3 370	127	3 480	110
	大学及以上	3 403	22	3 416	23	3 144	61	3 546	90
女	小学及以下	3 267	45	3 172	35	3 261	30	3 038	87
	初中	3 282	33	3 207	28	3 279	28	3 298	150
	高中/中专	3 290	33	3 260	37	3 247	91	3 288	96
	大专/职大	3 288	29	3 291	29	3 252	79	3 254	76
	大学及以上	3 278	28	3 337	36	3 212	76	3 585	30

总体上，家庭人均收入水平与儿童出生体重之间无显著关联（$P=0.219$）。在中小城市，年人均收入在 20 000～39 999 元的家庭中男童的出生体重显著高于年人均收入<5 000 元家庭男童的出生体重（$P=0.046$）。女童出生体重与家庭年人均收入无显著关联（见表3-8 和表3-9）。

表3-8　0～5岁儿童分城乡、性别和家庭年人均收入的出生体重平均水平 /g（加权调整后）

性别	家庭年人均收入 / 元	合计		城市		农村	
		$\bar{x}$	SE	$\bar{x}$	SE	$\bar{x}$	SE
男	<5 000	3 299	44	3 284	32	3 306	60
	5 000～9 999	3 332	47	3 314	48	3 341	72
	10 000～14 999	3 337	34	3 358	24	3 324	50
	15 000～19 999	3 351	38	3 350	32	3 353	64
	20 000～39 999	3 375	13	3 390	33	3 347	30
	≥40 000	3 348	27	3 343	14	3 370	35
女	<5 000	3 219	38	3 187	31	3 287	51
	5 000～9 999	3 240	48	3 195	27	3 258	70
	10 000～14 999	3 261	34	3 254	32	3 259	52
	15 000～19 999	3 271	34	3 265	30	3 242	58
	20 000～39 999	3 250	19	3 262	24	3 234	31
	≥40 000	3 280	25	3 283	29	3 378	45

表3-9　0～5岁儿童分四类地区、性别和家庭年人均收入的出生体重平均水平 /g（加权调整后）

性别	家庭年人均收入 / 元	大城市		中小城市		普通农村		贫困农村	
		$\bar{x}$	SE	$\bar{x}$	SE	$\bar{x}$	SE	$\bar{x}$	SE
男	<5 000	3 404	65	3 279	51	3 356	33	3 225	127
	5 000～9 999	3 402	23	3 311	26	3 340	33	3 346	258
	10 000～14 999	3 306	28	3 362	36	3 319	54	3 346	135
	15 000～19 999	3 399	56	3 344	39	3 322	37	3 440	194

31

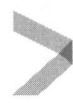

续表

性别	家庭年人均收入/元	大城市 $\bar{x}$	SE	中小城市 $\bar{x}$	SE	普通农村 $\bar{x}$	SE	贫困农村 $\bar{x}$	SE
女	20 000~39 999	3 409	31	3 387	16	3 340	34	3 355	54
	≥40 000	3 384	26	3 333	42	3 376	46	3 368	48
	<5 000	3 232	43	3 185	33	3 287	29	3 146	102
	5 000~9 999	3 256	53	3 192	30	3 258	35	3 278	249
	10 000~14 999	3 311	33	3 250	35	3 259	52	3 297	172
	15 000~19 999	3 320	69	3 260	34	3 242	48	3 375	149
	20 000~39 999	3 283	26	3 258	29	3 234	39	3 208	55
	≥40 000	3 321	22	3 272	38	3 378	74	3 242	67

（二）身高/身长

0~5 岁男童的平均身高/身长介于 55.4~113.6cm，女童身高/身长介于 53.1~112.2cm。不论是男童还是女童，城市儿童的身高/身长总体上高于农村儿童，贫困农村儿童身高最低（见表 3-10 至表 3-14）。

表 3-10　0~5 岁儿童的身高/身长性别和年龄分布/cm

性别	月龄/月	n/名	$\bar{x}$	SD	P_5	P_{10}	P_{25}	P_{50}	P_{75}	P_{90}	P_{95}
男	0~	46	54.3	3.0	50.8	51.0	52.0	53.7	57.0	59.6	60.0
	1~	323	56.8	3.1	52.0	53.0	54.5	57.0	58.7	60.1	61.5
	2~	367	60.7	3.0	56.0	57.0	59.0	60.7	62.6	64.2	66.0
	3~	485	63.3	3.1	58.0	59.5	61.7	63.5	65.0	67.0	67.7
	4~	476	65.5	3.2	60.5	61.9	63.3	65.3	67.1	69.5	70.5
	5~	477	67.8	3.2	62.3	64.0	66.0	68.0	70.0	72.0	72.8
	6~	744	70.1	3.2	65.0	66.8	68.0	70.0	72.0	74.0	75.0
	8~	771	72.5	3.4	67.0	68.4	70.2	72.5	75.0	76.5	78.0
	10~	788	75.0	3.6	69.5	71.0	72.5	75.0	77.0	80.0	81.0
	12~	867	77.4	3.9	71.0	72.3	75.0	77.0	80.0	82.0	84.0
	15~	634	80.0	4.1	74.0	75.0	77.3	80.0	82.5	85.0	86.8
	18~	660	83.1	4.1	76.5	78.0	80.7	83.0	86.0	88.0	90.0
	21~	713	85.4	4.3	78.0	80.1	83.0	85.2	88.0	90.1	92.0
	24~	1 261	89.1	4.7	81.2	83.0	86.0	89.0	92.0	95.0	97.0
	30~	1 183	93.6	4.8	85.6	87.5	91.0	93.9	96.3	99.5	101.1
	36~	1 323	97.2	5.2	89.0	91.0	94.0	97.1	100.2	103.0	105.2
	42~	1 209	101.0	5.2	93.0	95.0	97.8	101.0	104.4	107.5	110.0
	48~	1 313	104.5	5.5	95.6	98.0	101.0	104.5	108.0	111.5	114.0
	54~	1 181	107.7	5.4	98.1	101.0	104.4	107.7	111.3	114.5	116.0
	60~	1 017	111.3	5.8	102.0	104.2	107.5	111.1	115.0	118.3	120.0
	66~<72	1 042	114.0	6.2	103.3	106.0	110.5	114.3	118.0	121.1	123.3

续表

性别	月龄/月	n/名	$\bar{x}$	SD	P_5	P_{10}	P_{25}	P_{50}	P_{75}	P_{90}	P_{95}
女	0~	50	52.7	2.7	48.5	49.2	50.8	53.0	55.0	55.8	56.2
	1~	308	55.8	3.1	51.4	52.0	53.6	55.5	58.0	60.0	60.5
	2~	355	59.2	3.5	54.0	55.0	57.0	59.0	61.0	64.0	66.0
	3~	470	62.0	3.1	57.0	58.4	60.0	62.0	64.0	65.8	67.0
	4~	479	64.1	3.2	58.5	60.0	62.2	64.0	66.0	68.0	69.0
	5~	410	66.4	3.4	61.1	62.4	64.1	66.0	68.5	70.0	72.0
	6~	664	68.6	3.3	63.8	65.0	66.5	68.8	71.0	72.9	74.0
	8~	766	71.2	3.1	66.1	67.5	69.1	71.0	73.0	75.0	76.6
	10~	782	73.6	3.4	68.5	70.0	71.5	73.4	75.6	78.0	79.6
	12~	800	76.0	4.0	70.0	71.5	73.5	76.0	78.2	81.0	83.0
	15~	576	79.4	4.1	72.6	74.7	77.0	79.2	81.9	84.4	86.0
	18~	623	81.9	4.1	75.6	77.4	79.5	82.0	84.0	87.0	88.4
	21~	640	84.5	4.7	77.1	79.1	82.0	84.4	87.0	90.0	92.0
	24~	1 180	88.3	4.8	81.0	82.3	85.0	88.0	91.0	94.1	96.3
	30~	1 095	92.5	4.8	85.0	86.6	89.4	92.4	95.5	98.2	100.0
	36~	1 214	96.2	5.0	88.2	90.0	93.1	96.0	99.1	102.1	104.0
	42~	1 201	100.0	5.5	91.0	93.5	96.5	100.0	103.5	106.4	109.0
	48~	1 226	103.4	5.6	95.0	96.4	100.0	103.5	107.0	110.0	112.0
	54~	1 180	106.7	5.3	98.1	100.0	103.0	106.7	110.0	113.5	115.4
	60~	952	110.1	5.9	100.1	102.5	106.3	110.0	114.0	117.5	120.0
	66~<72	1 011	112.9	7.0	102.0	104.6	109.0	113.0	117.2	121.0	124.0

表3-11 0~5岁男童的身高/身长城乡、性别和年龄分布/cm

城乡	月龄/月	n/名	$\bar{x}$	SD	P_5	P_{10}	P_{25}	P_{50}	P_{75}	P_{90}	P_{95}
城市	0~	16	53.3	2.9	50.0	50.0	51.0	52.8	54.5	57.1	61.0
	1~	144	56.6	2.8	52.0	53.0	54.5	57.0	58.5	59.5	61.0
	2~	176	60.5	2.8	55.5	57.0	58.7	60.6	62.0	63.8	64.8
	3~	261	63.6	2.8	59.5	60.3	62.0	64.0	65.0	67.0	67.7
	4~	267	65.8	3.1	61.0	62.0	64.0	65.7	67.8	70.0	71.0
	5~	280	68.3	3.0	63.0	65.0	66.3	68.0	70.3	72.0	73.0
	6~	389	70.3	3.0	65.7	67.0	68.4	70.0	72.0	74.0	75.0
	8~	406	72.9	3.1	68.0	69.2	71.0	73.0	75.0	77.0	78.0
	10~	360	75.4	3.1	71.0	72.0	73.0	75.0	77.0	79.6	81.0
	12~	413	77.7	3.5	72.0	73.0	75.5	77.5	80.0	82.0	83.2
	15~	279	80.6	3.8	75.0	76.0	78.0	80.5	83.0	85.2	86.7
	18~	345	83.7	3.8	78.0	79.6	81.3	84.0	86.3	88.0	89.9
	21~	277	86.0	4.3	78.2	81.0	83.5	86.0	89.0	91.0	92.5
	24~	605	90.3	4.4	83.2	84.6	87.6	90.1	93.0	95.5	97.5

续表

城乡	月龄/月	n/名	$\bar{x}$	SD	P_5	P_{10}	P_{25}	P_{50}	P_{75}	P_{90}	P_{95}
	30~	561	94.3	4.3	87.3	89.1	92.0	94.2	96.6	100.0	101.1
	36~	671	98.4	5.0	90.3	92.0	95.0	98.8	101.5	104.5	106.0
	42~	557	102.3	5.1	94.0	96.0	99.0	102.2	105.4	108.6	111.0
	48~	671	106.1	5.1	98.0	100.0	103.0	106.0	109.2	113.0	115.0
	54~	561	108.8	4.9	101.8	103.0	105.7	108.9	112.0	115.0	117.0
	60~	507	112.8	5.5	104.2	106.0	109.4	112.8	116.2	119.5	121.1
	66~<72	541	115.4	5.8	106.0	108.2	112.0	115.5	119.3	122.5	124.7
农村	0~	30	54.9	3.0	51.0	51.3	52.0	54.1	57.0	59.7	60.0
	1~	179	57.0	3.4	52.0	52.6	54.7	57.0	59.5	61.0	62.0
	2~	191	60.9	3.3	56.0	56.5	59.0	60.7	63.0	65.0	66.4
	3~	224	62.9	3.3	57.2	58.2	61.0	63.0	65.0	66.6	67.5
	4~	209	65.1	3.2	60.0	61.0	63.0	65.0	67.0	69.0	70.0
	5~	197	67.2	3.4	61.8	63.0	65.0	67.0	69.3	71.0	72.0
	6~	355	69.9	3.4	64.2	66.0	68.0	70.0	72.0	74.0	75.1
	8~	365	72.1	3.6	66.5	67.8	70.0	72.0	74.1	76.3	78.2
	10~	428	74.7	3.9	68.2	70.0	72.0	74.5	76.8	80.0	81.0
	12~	454	77.1	4.2	70.5	72.0	74.2	77.0	79.5	82.2	85.0
	15~	355	79.5	4.3	73.5	74.5	77.0	79.6	82.0	85.0	87.0
	18~	315	82.4	4.4	76.0	77.0	79.6	82.1	85.0	88.0	90.0
	21~	436	85.0	4.3	78.0	80.0	82.6	85.0	88.0	90.0	92.0
	24~	656	88.0	4.7	80.5	82.0	85.0	88.0	91.0	94.5	96.0
	30~	622	93.0	5.1	85.0	86.5	90.0	93.0	96.0	99.0	101.1
	36~	652	95.9	5.0	88.0	90.0	93.0	96.0	99.0	102.0	104.0
	42~	652	99.9	5.1	92.0	94.0	96.9	99.8	103.0	106.3	108.2
	48~	642	102.8	5.4	94.5	96.0	99.4	103.0	106.0	110.0	112.0
	54~	620	106.7	5.6	97.4	100.0	103.2	106.9	110.5	113.6	115.5
	60~	510	109.8	5.6	101.0	102.9	106.0	109.6	113.5	117.3	118.8
	66~<72	501	112.5	6.2	102.0	104.0	109.0	113.0	117.0	120.0	121.8

表3-12　0~5岁女童的身高/身长城乡、性别和年龄分布/cm

城乡	月龄/月	n/名	$\bar{x}$	SD	P_5	P_{10}	P_{25}	P_{50}	P_{75}	P_{90}	P_{95}
城市	0~	18	53.5	2.3	49.3	50.0	51.6	53.8	55.3	56.2	57.0
	1~	153	55.6	2.7	52.0	52.4	53.8	55.5	57.1	59.1	60.0
	2~	155	59.5	3.2	54.0	56.0	57.5	59.0	61.3	63.5	65.0
	3~	283	62.2	2.9	57.6	59.0	60.3	62.0	64.0	65.8	67.0
	4~	276	64.4	2.8	59.5	61.0	62.5	64.5	66.1	68.0	69.0
	5~	213	66.6	3.0	62.0	63.0	64.5	66.5	68.5	70.0	72.0
	6~	368	68.9	3.1	64.0	65.0	67.0	69.0	71.0	73.0	73.7
	8~	418	71.2	2.8	66.6	68.0	69.5	71.0	73.0	75.0	76.0

续表

城乡	月龄/月	n/名	$\bar{x}$	SD	P_5	P_{10}	P_{25}	P_{50}	P_{75}	P_{90}	P_{95}
	10~	365	73.8	3.1	69.2	70.0	72.0	73.5	75.5	78.0	79.5
	12~	392	76.1	3.6	70.2	72.1	74.0	76.1	78.0	80.0	81.5
	15~	270	80.0	3.6	75.0	76.0	77.2	80.0	82.0	85.0	86.5
	18~	357	82.3	3.9	76.0	78.0	80.0	82.3	84.5	87.0	88.2
	21~	285	85.2	4.1	79.0	81.0	83.0	85.0	87.4	90.0	91.2
	24~	554	89.1	4.3	82.3	84.0	86.0	89.0	92.0	94.5	96.3
	30~	562	93.4	4.7	86.2	88.0	90.2	93.5	96.1	99.0	101.0
	36~	606	97.1	4.4	90.1	91.5	94.1	97.0	100.0	102.1	104.1
	42~	588	101.3	5.0	94.0	95.2	98.1	101.0	104.5	107.2	110.0
	48~	604	104.5	5.2	96.1	98.2	101.5	104.5	108.0	110.8	112.1
	54~	558	107.9	4.9	100.0	102.0	104.5	107.5	111.3	114.7	116.0
	60~	484	111.4	5.6	103.0	104.7	108.0	111.0	115.0	118.9	120.5
	66~<72	506	114.6	6.6	105.0	107.5	111.0	115.0	119.0	122.0	124.9
农村	0~	32	52.3	2.9	47.2	49.0	50.6	52.0	54.1	55.0	56.0
	1~	155	55.9	3.4	50.7	52.0	53.0	55.9	58.0	60.0	62.0
	2~	200	58.9	3.8	53.0	54.5	56.5	59.0	61.0	64.0	66.0
	3~	187	61.6	3.3	56.5	58.0	59.8	61.2	63.5	65.8	67.0
	4~	203	63.8	3.6	58.0	59.1	62.0	63.5	66.0	68.0	69.5
	5~	197	66.2	3.7	60.0	61.6	64.0	65.5	68.1	71.0	72.5
	6~	296	68.3	3.5	63.0	64.0	66.0	68.0	70.5	72.9	74.0
	8~	348	71.3	3.4	66.0	67.1	69.0	71.0	73.0	76.0	77.2
	10~	417	73.5	3.6	68.0	69.8	71.0	73.2	75.6	78.0	79.7
	12~	408	76.0	4.3	70.0	71.0	73.0	75.1	79.0	81.0	84.0
	15~	306	78.8	4.4	71.0	73.4	76.0	79.0	81.1	84.0	85.8
	18~	266	81.3	4.2	75.0	77.0	78.9	81.0	83.7	86.0	89.0
	21~	355	83.9	5.1	76.0	78.0	80.6	84.0	86.6	90.0	93.0
	24~	626	87.6	5.2	80.0	81.3	84.3	87.4	90.5	94.0	96.5
	30~	533	91.7	4.8	84.0	86.0	88.4	91.5	95.0	98.0	99.6
	36~	608	95.4	5.3	87.0	89.0	92.0	95.3	98.8	102.0	103.1
	42~	613	98.9	5.6	89.2	91.6	95.5	99.0	102.6	105.2	108.0
	48~	622	102.3	5.7	94.0	96.0	98.5	102.0	106.0	109.1	111.8
	54~	622	105.6	5.4	97.0	99.0	102.0	105.8	109.3	112.5	115.0
	60~	468	108.8	5.9	100.0	101.0	105.0	109.0	113.0	115.5	117.5
	66~<72	505	111.1	7.0	100.3	103.0	107.0	111.3	115.4	119.9	122.0

表3-13 0～5岁儿童分城乡、性别和年龄的身高/身长平均水平/cm（加权调整后）

性别	月龄/月	合计		城市		农村	
		$\bar{x}$	SE	$\bar{x}$	SE	$\bar{x}$	SE
男	0～	55.4	1.1	52.8	0.5	56.1	1.2
	1～	57.1	0.3	57.4	0.5	57.0	0.4
	2～	61.0	0.2	60.7	0.3	61.3	0.4
	3～	63.5	0.2	63.7	0.3	63.2	0.3
	4～	65.4	0.3	65.5	0.5	65.4	0.3
	5～	67.8	0.3	68.2	0.3	67.3	0.4
	6～	69.9	0.3	70.1	0.3	69.8	0.5
	8～	72.4	0.3	72.7	0.4	72.1	0.5
	10～	74.7	0.3	75.4	0.3	74.3	0.3
	12～	77.1	0.3	77.5	0.3	76.8	0.4
	15～	79.7	0.4	80.3	0.5	79.3	0.5
	18～	82.5	0.3	83.2	0.4	81.8	0.5
	21～	85.3	0.4	85.7	0.6	85.1	0.6
	24～	88.6	0.5	90.0	0.6	87.5	0.5
	30～	93.3	0.4	94.3	0.6	92.5	0.6
	36～	96.8	0.4	97.9	0.6	95.8	0.4
	42～	100.6	0.4	101.9	0.6	99.6	0.5
	48～	103.9	0.4	105.4	0.6	102.6	0.6
	54～	107.6	0.4	108.4	0.6	107.0	0.7
	60～	110.8	0.6	112.5	0.5	109.5	0.8
	66～<72	113.6	0.5	115.3	0.7	112.2	0.8
女	0～	53.1	0.3	53.8	0.6	52.7	0.4
	1～	55.9	0.3	55.4	0.3	56.2	0.5
	2～	59.6	0.5	59.7	0.3	59.5	0.8
	3～	62.3	0.3	62.6	0.5	61.9	0.3
	4～	64.1	0.4	64.5	0.4	63.8	0.5
	5～	66.3	0.3	66.5	0.4	66.1	0.5
	6～	68.5	0.2	68.8	0.3	68.2	0.3
	8～	71.2	0.2	71.3	0.3	71.2	0.3
	10～	73.5	0.3	73.7	0.3	73.3	0.4
	12～	76.0	0.3	75.9	0.4	76.0	0.4
	15～	78.9	0.2	79.5	0.4	78.4	0.3
	18～	81.6	0.3	82.0	0.4	81.2	0.4
	21～	84.2	0.5	84.6	0.4	83.9	0.8
	24～	87.8	0.4	89.0	0.4	87.0	0.5
	30～	92.0	0.4	93.0	0.6	91.1	0.5
	36～	95.9	0.3	96.7	0.4	95.3	0.4
	42～	99.7	0.4	100.7	0.5	98.7	0.6
	48～	103.1	0.4	103.8	0.4	102.4	0.6
	54～	106.6	0.4	107.5	0.5	105.8	0.7
	60～	109.6	0.6	110.9	0.7	108.5	0.8
	66～<72	112.2	0.5	114.4	0.7	110.4	0.7

表 3-14　0~5岁儿童分四类地区、性别和年龄的身高／身长平均水平 /cm（加权调整后）

性别	月龄／月	大城市		中小城市		普通农村		贫困农村	
		$\bar{x}$	SE	$\bar{x}$	SE	$\bar{x}$	SE	$\bar{x}$	SE
男	0~	54.4	0.9	52.5	0.5	55.6	1.6	57.1	1.2
	1~	56.3	0.5	57.5	0.6	57.2	0.5	56.6	0.7
	2~	60.7	0.5	60.7	0.4	61.5	0.3	60.9	0.8
	3~	63.6	0.2	63.7	0.4	63.5	0.4	62.6	0.6
	4~	66.3	0.3	65.3	0.6	65.7	0.5	64.8	0.4
	5~	68.4	0.2	68.2	0.4	67.4	0.6	67.1	0.5
	6~	70.5	0.4	70.0	0.4	69.8	0.7	69.8	0.7
	8~	73.2	0.2	72.7	0.5	72.3	0.6	71.7	0.5
	10~	75.3	0.3	75.4	0.4	74.4	0.4	74.1	0.6
	12~	77.8	0.3	77.4	0.4	77.1	0.4	76.1	0.9
	15~	81.4	0.4	80.2	0.5	79.9	0.5	78.3	0.8
	18~	84.5	0.3	83.0	0.5	82.6	0.5	80.2	0.7
	21~	86.0	0.4	85.6	0.6	85.8	0.6	83.0	0.6
	24~	90.8	0.3	89.9	0.6	88.0	0.5	86.4	1.0
	30~	94.0	0.4	94.3	0.6	93.3	0.6	90.6	1.2
	36~	98.8	0.4	97.7	0.7	96.7	0.5	94.0	0.8
	42~	102.5	0.4	101.8	0.6	100.6	0.4	97.4	0.9
	48~	106.8	0.7	105.2	0.7	103.9	0.7	100.4	0.8
	54~	109.1	0.5	108.3	0.6	108.3	0.5	104.1	1.0
	60~	113.5	0.7	112.4	0.6	110.7	1.0	107.0	1.0
	66~<72	115.1	0.6	115.3	0.8	113.7	0.9	109.1	1.1
女	0~	52.9	0.6	53.8	0.6	52.6	0.4	52.8	0.6
	1~	56.4	0.5	55.2	0.4	56.1	0.6	56.5	0.4
	2~	59.2	0.6	59.8	0.3	60.0	1.2	58.6	0.4
	3~	62.1	0.3	62.7	0.5	62.4	0.4	60.6	0.5
	4~	64.1	0.3	64.6	0.5	63.6	0.8	64.0	0.6
	5~	66.6	0.2	66.5	0.5	66.2	0.6	65.7	0.5
	6~	69.4	0.3	68.7	0.3	68.7	0.3	67.2	0.5
	8~	71.2	0.3	71.3	0.4	71.5	0.2	70.6	0.5
	10~	73.9	0.3	73.7	0.4	73.5	0.5	73.0	0.7
	12~	76.4	0.4	75.8	0.5	76.3	0.5	75.4	0.5
	15~	80.6	0.4	79.4	0.4	78.8	0.3	77.4	0.5
	18~	82.3	0.2	81.9	0.4	81.8	0.7	80.0	0.5
	21~	86.2	0.4	84.4	0.5	84.9	0.7	81.2	1.0
	24~	89.5	0.2	88.9	0.5	88.0	0.3	84.8	1.1
	30~	94.2	0.5	92.9	0.7	91.9	0.5	89.5	0.7
	36~	97.7	0.4	96.6	0.4	95.9	0.4	93.8	0.8
	42~	101.8	0.6	100.6	0.6	100.2	0.5	96.1	0.8
	48~	105.2	0.4	103.6	0.5	104.3	0.4	99.1	0.5
	54~	108.4	0.5	107.4	0.5	107.2	0.6	102.7	0.7
	60~	112.5	0.6	110.7	0.8	109.6	1.1	106.1	0.8
	66~<72	114.6	0.9	114.3	0.8	112.1	0.7	107.2	1.0

（三）体重

0~5岁男童的平均体重介于4.8~20.8kg，女童平均体重介于4.5~19.9kg。不论是男童还是女童，城市儿童的平均体重总体上高于农村儿童，贫困农村儿童平均体重最低（见表3-15至表3-19）。

表3-15　0~5岁儿童的体重性别和年龄分布/kg

性别	月龄/月	n/名	$\bar{x}$	SD	P_5	P_{10}	P_{25}	P_{50}	P_{75}	P_{90}	P_{95}
男	0~	46	4.7	0.8	3.6	3.8	4.0	4.7	5.3	6.0	6.0
	1~	323	5.5	0.9	4.1	4.4	4.9	5.4	6.1	6.7	7.2
	2~	367	6.6	1.0	5.0	5.5	6.0	6.5	7.1	7.9	8.1
	3~	485	7.3	1.0	5.8	6.0	6.6	7.3	8.0	8.5	9.0
	4~	476	7.9	1.1	6.0	6.5	7.1	7.9	8.6	9.4	9.9
	5~	477	8.5	1.2	6.7	7.2	7.8	8.5	9.3	10.1	10.5
	6~	744	9.0	1.2	7.0	7.5	8.2	9.0	9.9	10.6	11.1
	8~	771	9.6	1.3	7.5	8.0	8.7	9.6	10.5	11.1	11.8
	10~	788	10.1	1.3	8.0	8.5	9.2	10.0	11.0	12.0	12.5
	12~	867	10.6	1.4	8.6	8.9	9.7	10.5	11.5	12.5	13.0
	15~	634	11.1	1.5	9.0	9.2	10.0	11.0	12.0	13.0	13.6
	18~	660	11.7	1.4	9.5	10.0	11.0	11.8	12.6	13.5	14.0
	21~	713	12.3	1.6	10.0	10.5	11.3	12.2	13.3	14.1	15.0
	24~	1 261	13.3	1.8	10.5	11.1	12.0	13.1	14.3	15.4	16.5
	30~	1 183	14.4	1.9	11.6	12.1	13.1	14.2	15.4	16.6	17.5
	36~	1 323	15.4	2.1	12.1	12.9	14.0	15.2	16.6	18.0	19.0
	42~	1 209	16.4	2.2	13.2	14.0	15.0	16.2	17.8	19.4	20.1
	48~	1 313	17.6	2.7	13.9	14.6	15.7	17.3	19.0	21.0	22.4
	54~	1 181	18.5	2.7	14.6	15.3	16.7	18.2	20.0	21.8	23.0
	60~	1 017	19.8	3.0	15.7	16.5	17.7	19.3	21.3	23.7	25.3
	66~<72	1 042	20.9	3.5	16.0	17.1	18.7	20.5	22.5	25.2	27.3
女	0~	50	4.4	0.8	3.4	3.4	3.9	4.4	5.0	5.5	5.7
	1~	308	5.1	0.9	3.8	4.0	4.5	5.1	5.6	6.2	6.8
	2~	355	6.0	1.0	4.4	5.0	5.4	6.0	6.5	7.1	7.6
	3~	470	6.7	1.0	5.3	5.6	6.1	6.7	7.3	8.0	8.6
	4~	479	7.4	1.0	5.8	6.2	6.6	7.3	8.2	8.9	9.2
	5~	410	7.8	1.1	6.0	6.4	7.1	7.8	8.6	9.2	9.8
	6~	664	8.4	1.2	6.6	7.0	7.6	8.4	9.1	10.0	10.4
	8~	766	9.0	1.2	7.2	7.6	8.1	9.0	9.7	10.5	11.0
	10~	782	9.5	1.2	7.6	8.0	8.7	9.4	10.2	11.0	11.5
	12~	800	10.0	1.4	7.9	8.4	9.0	9.9	10.8	12.0	12.5
	15~	576	10.7	1.4	8.5	9.1	9.8	10.5	11.4	12.4	13.3
	18~	623	11.1	1.4	9.0	9.5	10.2	11.0	12.0	13.0	13.6

续表

性别	月龄/月	n/名	$\bar{x}$	SD	P_5	P_{10}	P_{25}	P_{50}	P_{75}	P_{90}	P_{95}
	21~	640	11.6	1.6	9.4	9.9	10.6	11.5	12.6	13.6	14.2
	24~	1 180	12.7	1.8	10.0	10.6	11.6	12.5	13.9	15.0	15.5
	30~	1 095	13.8	2.0	11.0	11.5	12.5	13.7	15.0	16.2	17.3
	36~	1 214	14.9	2.0	11.9	12.4	13.5	14.8	16.0	17.3	18.5
	42~	1 201	15.7	2.1	12.5	13.2	14.3	15.5	17.0	18.5	19.6
	48~	1 226	16.7	2.4	13.1	14.0	15.2	16.5	18.0	19.8	21.0
	54~	1 180	17.8	2.7	14.1	14.9	16.0	17.6	19.2	21.1	22.8
	60~	952	19.0	3.1	14.8	15.6	17.0	18.6	20.7	23.0	24.6
	66~<72	1 011	20.1	3.7	15.2	16.1	17.8	19.6	21.9	25.0	27.2

表 3-16　0~5岁男童的体重城乡、性别和年龄分布 /kg

城乡	月龄/月	n/名	$\bar{x}$	SD	P_5	P_{10}	P_{25}	P_{50}	P_{75}	P_{90}	P_{95}
城市	0~	16	4.5	0.7	3.7	3.8	3.9	4.5	5.0	5.4	6.0
	1~	144	5.4	0.9	4.0	4.5	4.8	5.3	6.0	6.5	7.0
	2~	176	6.6	0.9	5.2	5.5	6.0	6.5	7.0	7.7	8.2
	3~	261	7.4	0.9	6.0	6.3	6.7	7.4	8.0	8.5	8.9
	4~	267	8.1	1.1	6.5	6.8	7.3	8.0	8.8	9.6	10.0
	5~	280	8.6	1.2	6.8	7.3	7.8	8.5	9.4	10.1	10.5
	6~	389	9.2	1.2	7.2	7.6	8.3	9.1	10.0	10.8	11.2
	8~	406	9.8	1.3	8.0	8.2	9.0	9.8	10.6	11.3	11.9
	10~	360	10.3	1.3	8.4	8.7	9.5	10.2	11.0	12.0	12.6
	12~	413	10.8	1.4	8.6	9.0	9.8	10.7	11.8	12.5	13.2
	15~	279	11.3	1.5	9.2	9.7	10.4	11.1	12.1	13.2	14.0
	18~	345	11.9	1.5	9.7	10.2	11.0	12.0	12.9	14.0	14.3
	21~	277	12.5	1.6	10.0	10.5	11.4	12.4	13.5	14.4	15.3
	24~	605	13.6	1.9	11.0	11.5	12.4	13.5	14.6	16.0	17.1
	30~	561	14.5	1.9	11.8	12.3	13.3	14.2	15.5	16.7	17.8
	36~	671	15.8	2.2	12.6	13.2	14.3	15.6	17.0	18.5	19.9
	42~	557	16.8	2.3	13.4	14.1	15.1	16.5	18.0	19.7	21.0
	48~	671	18.2	2.9	14.2	15.0	16.0	17.9	19.9	21.7	23.9
	54~	561	19.0	2.7	15.1	15.9	17.1	18.7	20.4	22.4	24.1
	60~	507	20.3	3.2	16.0	16.8	18.1	20.0	22.0	24.9	26.6
	66~<72	541	21.5	3.8	16.6	17.5	19.1	21.0	23.2	26.3	28.3
农村	0~	30	4.9	0.9	3.3	3.7	4.1	5.0	5.5	6.0	6.1
	1~	179	5.6	1.0	4.2	4.3	4.9	5.5	6.2	6.9	7.5
	2~	191	6.6	1.0	4.7	5.3	6.0	6.6	7.2	8.0	8.1
	3~	224	7.2	1.1	5.6	6.0	6.5	7.1	8.0	8.6	9.0
	4~	209	7.7	1.1	6.0	6.2	7.0	7.6	8.3	9.1	9.6
	5~	197	8.4	1.2	6.5	7.0	7.6	8.3	9.1	10.0	10.5

续表

城乡	月龄/月	n/名	$\bar{x}$	SD	P_5	P_{10}	P_{25}	P_{50}	P_{75}	P_{90}	P_{95}
	6～	355	8.9	1.2	7.0	7.2	8.0	9.0	9.8	10.4	11.0
	8～	365	9.4	1.3	7.1	8.0	8.5	9.4	10.2	11.0	11.6
	10～	428	10.0	1.4	7.8	8.3	9.1	10.0	10.8	11.9	12.5
	12～	454	10.5	1.4	8.5	8.9	9.6	10.3	11.3	12.5	13.0
	15～	355	10.8	1.4	8.8	9.0	10.0	10.7	11.9	12.8	13.3
	18～	315	11.5	1.3	9.4	9.8	10.7	11.6	12.3	13.1	13.5
	21～	436	12.2	1.5	10.0	10.4	11.1	12.1	13.2	14.0	14.7
	24～	656	13.0	1.7	10.2	11.0	11.9	12.9	14.0	15.0	16.0
	30～	622	14.2	1.8	11.4	12.0	13.0	14.1	15.3	16.5	17.2
	36～	652	14.9	1.9	11.9	12.7	13.7	14.9	16.1	17.6	18.2
	42～	652	16.1	2.1	13.1	13.7	14.8	16.0	17.4	19.0	20.0
	48～	642	16.9	2.4	13.5	14.1	15.3	16.8	18.4	20.0	20.9
	54～	620	18.0	2.5	14.2	15.0	16.2	17.8	19.5	21.0	22.2
	60～	510	19.2	2.7	15.6	16.1	17.5	18.9	20.4	22.6	24.0
	66～<72	501	20.2	3.1	15.6	16.6	18.3	20.0	21.8	23.8	25.6

表3-17　0～5岁女童的体重城乡、性别和年龄分布 /kg

城乡	月龄/月	n/名	$\bar{x}$	SD	P_5	P_{10}	P_{25}	P_{50}	P_{75}	P_{90}	P_{95}
城市	0～	18	4.4	0.8	3.0	3.4	3.7	4.3	5.1	5.7	5.8
	1～	153	5.0	0.8	3.8	4.0	4.5	5.0	5.5	6.0	6.4
	2～	155	6.1	0.9	4.9	5.2	5.5	6.0	6.5	7.1	7.6
	3～	283	6.8	1.0	5.4	5.8	6.1	6.6	7.3	8.1	8.6
	4～	276	7.5	1.1	5.8	6.2	6.7	7.4	8.3	9.0	9.2
	5～	213	7.9	1.1	6.2	6.5	7.1	7.8	8.7	9.2	10.0
	6～	368	8.5	1.1	7.0	7.2	7.7	8.4	9.1	10.0	10.3
	8～	418	9.0	1.1	7.4	7.7	8.2	9.0	9.6	10.4	11.0
	10～	365	9.5	1.2	7.7	8.0	8.8	9.5	10.3	11.1	11.5
	12～	392	10.0	1.3	8.0	8.4	9.0	9.9	10.7	11.7	12.3
	15～	270	10.8	1.4	9.0	9.3	10.0	10.7	11.5	12.6	13.3
	18～	357	11.3	1.4	9.2	9.5	10.3	11.2	12.1	13.1	13.6
	21～	285	11.9	1.5	9.6	10.0	11.0	11.8	12.9	13.9	14.4
	24～	554	13.0	1.7	10.2	11.0	12.0	12.9	14.0	15.1	16.0
	30～	562	14.1	2.2	11.0	11.6	12.5	14.0	15.0	16.8	18.0
	36～	606	15.1	2.0	12.2	12.8	13.8	15.0	16.0	17.5	18.9
	42～	588	16.1	2.2	12.7	13.6	14.7	16.0	17.3	18.9	20.0
	48～	604	17.1	2.5	13.4	14.3	15.5	17.0	18.5	20.2	21.5
	54～	558	18.3	2.9	14.5	15.1	16.3	18.0	20.0	22.0	23.5
	60～	484	19.5	3.0	15.1	16.1	17.6	19.0	21.2	23.5	24.9
	66～<72	506	20.8	4.0	15.6	16.6	18.2	20.1	22.9	25.7	28.0

续表

城乡	月龄/月	n/名	$\bar{x}$	SD	P_5	P_{10}	P_{25}	P_{50}	P_{75}	P_{90}	P_{95}
农村	0~	32	4.4	0.7	3.4	3.5	4.0	4.4	4.9	5.5	5.7
	1~	155	5.2	0.9	3.9	4.1	4.5	5.1	5.8	6.4	6.9
	2~	200	5.9	1.0	4.2	4.6	5.2	5.9	6.5	7.0	7.6
	3~	187	6.7	1.0	5.1	5.5	6.1	6.8	7.3	8.0	8.5
	4~	203	7.3	1.0	5.8	6.2	6.6	7.2	8.0	8.7	9.1
	5~	197	7.8	1.2	6.0	6.3	7.1	7.8	8.5	9.3	9.8
	6~	296	8.4	1.3	6.5	6.9	7.5	8.3	9.2	10.0	10.4
	8~	348	9.0	1.2	7.1	7.5	8.1	9.0	9.8	10.5	11.1
	10~	417	9.5	1.3	7.5	8.0	8.6	9.4	10.1	11.0	11.5
	12~	408	10.0	1.5	7.8	8.4	9.0	10.0	10.8	12.0	12.5
	15~	306	10.5	1.5	8.2	8.8	9.6	10.4	11.3	12.1	13.0
	18~	266	10.9	1.4	8.6	9.3	10.0	10.8	11.6	12.8	13.3
	21~	355	11.5	1.6	9.1	9.8	10.3	11.4	12.3	13.4	14.0
	24~	626	12.5	1.7	9.8	10.2	11.4	12.3	13.6	14.7	15.3
	30~	533	13.6	1.8	10.8	11.5	12.3	13.5	14.7	16.0	16.5
	36~	608	14.6	2.0	11.5	12.1	13.2	14.6	15.9	17.1	18.0
	42~	613	15.4	2.0	12.4	13.0	14.0	15.1	16.5	18.0	19.0
	48~	622	16.3	2.2	13.0	13.8	14.9	16.1	17.7	19.1	20.1
	54~	622	17.4	2.4	14.0	14.6	15.8	17.2	18.8	20.5	21.5
	60~	468	18.5	3.0	14.5	15.3	16.5	18.0	20.0	22.2	24.0
	66~<72	505	19.4	3.3	15.1	15.9	17.3	19.0	20.9	23.5	26.3

表 3-18　0~5岁儿童分城乡、性别和年龄的体重平均水平/kg（加权调整后）

性别	月龄/月	合计		城市		农村	
		$\bar{x}$	SE	$\bar{x}$	SE	$\bar{x}$	SE
男	0~	4.8	0.1	4.4	0.2	5.0	0.1
	1~	5.7	0.1	5.8	0.2	5.7	0.1
	2~	6.6	0.1	6.7	0.1	6.6	0.1
	3~	7.5	0.1	7.6	0.1	7.4	0.1
	4~	7.9	0.1	8.1	0.2	7.7	0.1
	5~	8.6	0.1	8.7	0.1	8.5	0.1
	6~	9.0	0.1	9.2	0.2	8.9	0.1
	8~	9.6	0.1	9.9	0.2	9.4	0.1
	10~	10.1	0.1	10.4	0.2	9.9	0.1
	12~	10.6	0.1	10.8	0.2	10.5	0.2
	15~	11.0	0.1	11.4	0.2	10.8	0.2
	18~	11.7	0.1	11.8	0.2	11.5	0.1
	21~	12.4	0.1	12.6	0.2	12.3	0.2
	24~	13.1	0.2	13.5	0.3	12.9	0.2

续表

性别	月龄/月	合计 $\bar{x}$	合计 SE	城市 $\bar{x}$	城市 SE	农村 $\bar{x}$	农村 SE
	30~	14.3	0.2	14.4	0.2	14.3	0.2
	36~	15.3	0.2	15.7	0.3	14.9	0.2
	42~	16.3	0.1	16.6	0.3	16.1	0.2
	48~	17.4	0.2	17.9	0.3	16.9	0.2
	54~	18.3	0.2	18.8	0.3	18.0	0.2
	60~	19.5	0.2	20.1	0.3	19.1	0.3
	66~<72	20.8	0.3	21.6	0.4	20.1	0.3
女	0~	4.5	0.1	4.5	0.3	4.6	0.1
	1~	5.2	0.1	5.2	0.2	5.3	0.1
	2~	6.1	0.1	6.3	0.1	6.0	0.2
	3~	6.8	0.1	6.9	0.1	6.7	0.1
	4~	7.5	0.1	7.6	0.2	7.3	0.1
	5~	7.8	0.1	8.0	0.1	7.8	0.1
	6~	8.4	0.1	8.5	0.1	8.3	0.1
	8~	9.0	0.1	9.1	0.2	9.0	0.1
	10~	9.4	0.1	9.5	0.1	9.4	0.2
	12~	10.0	0.1	9.9	0.2	10.0	0.2
	15~	10.6	0.1	10.7	0.2	10.5	0.2
	18~	11.1	0.1	11.3	0.2	10.9	0.2
	21~	11.6	0.2	11.7	0.2	11.5	0.3
	24~	12.6	0.2	13.0	0.2	12.4	0.2
	30~	13.7	0.2	13.9	0.3	13.6	0.1
	36~	14.8	0.2	15.0	0.2	14.6	0.2
	42~	15.7	0.2	16.0	0.2	15.5	0.2
	48~	16.6	0.2	16.9	0.2	16.4	0.2
	54~	17.8	0.2	18.3	0.3	17.5	0.2
	60~	18.9	0.3	19.4	0.4	18.5	0.5
	66~<72	19.9	0.3	20.7	0.6	19.2	0.3

表3-19 0~5岁儿童分四类地区、性别和年龄的体重平均水平/kg（加权调整后）

性别	月龄/月	大城市 $\bar{x}$	大城市 SE	中小城市 $\bar{x}$	中小城市 SE	普通农村 $\bar{x}$	普通农村 SE	贫困农村 $\bar{x}$	贫困农村 SE
男	0~	4.7	0.3	4.4	0.2	4.8	0.1	5.3	0.3
	1~	5.2	0.2	5.8	0.2	5.8	0.1	5.5	0.2
	2~	6.6	0.2	6.7	0.2	6.7	0.1	6.5	0.2
	3~	7.2	0.1	7.6	0.1	7.5	0.1	7.0	0.2
	4~	8.1	0.2	8.1	0.2	7.8	0.1	7.4	0.2
	5~	8.6	0.1	8.7	0.1	8.6	0.2	8.2	0.2

续表

性别	月龄/月	大城市		中小城市		普通农村		贫困农村	
		$\bar{x}$	SE	$\bar{x}$	SE	$\bar{x}$	SE	$\bar{x}$	SE
	6~	9.2	0.1	9.2	0.2	9.0	0.1	8.7	0.1
	8~	9.7	0.1	9.9	0.2	9.6	0.1	9.0	0.3
	10~	10.4	0.3	10.4	0.2	10.1	0.1	9.5	0.2
	12~	10.9	0.3	10.8	0.2	10.8	0.2	10.0	0.2
	15~	11.4	0.2	11.4	0.2	10.9	0.3	10.5	0.3
	18~	12.0	0.2	11.8	0.2	11.6	0.1	11.3	0.2
	21~	12.3	0.1	12.6	0.2	12.5	0.2	11.7	0.1
	24~	13.7	0.2	13.5	0.3	13.0	0.3	12.6	0.3
	30~	14.5	0.2	14.4	0.3	14.6	0.3	13.6	0.4
	36~	15.8	0.1	15.7	0.3	15.1	0.2	14.6	0.2
	42~	16.7	0.2	16.6	0.3	16.3	0.2	15.7	0.3
	48~	18.3	0.3	17.8	0.4	17.2	0.3	16.4	0.3
	54~	19.1	0.2	18.7	0.3	18.4	0.2	17.1	0.5
	60~	20.7	0.3	20.0	0.4	19.3	0.4	18.7	0.5
	66~<72	21.1	0.4	21.6	0.5	20.6	0.3	19.2	0.5
女	0~	4.0	0.1	4.6	0.3	4.4	0.1	4.8	0.2
	1~	5.1	0.2	5.2	0.2	5.2	0.2	5.4	0.1
	2~	5.8	0.1	6.4	0.1	6.1	0.2	5.9	0.3
	3~	6.6	0.1	7.0	0.2	6.8	0.1	6.5	0.2
	4~	7.3	0.1	7.7	0.2	7.3	0.2	7.4	0.1
	5~	7.8	0.1	8.0	0.2	7.8	0.2	7.5	0.1
	6~	8.5	0.1	8.5	0.1	8.5	0.2	7.9	0.3
	8~	9.0	0.2	9.1	0.2	9.1	0.2	8.9	0.2
	10~	9.6	0.1	9.5	0.2	9.5	0.2	9.2	0.2
	12~	9.9	0.1	9.9	0.2	10.1	0.2	9.7	0.3
	15~	11.1	0.1	10.6	0.2	10.6	0.2	10.2	0.3
	18~	11.2	0.2	11.3	0.2	11.1	0.2	10.5	0.3
	21~	12.0	0.2	11.7	0.2	11.8	0.3	10.7	0.2
	24~	13.1	0.2	13.0	0.3	12.6	0.2	11.9	0.4
	30~	14.3	0.3	13.9	0.3	13.8	0.2	13.2	0.3
	36~	15.2	0.1	15.0	0.3	14.7	0.3	14.4	0.3
	42~	16.1	0.2	16.0	0.3	15.8	0.2	14.9	0.3
	48~	17.1	0.2	16.9	0.3	16.9	0.2	15.7	0.3
	54~	18.3	0.2	18.3	0.4	17.9	0.2	16.5	0.3
	60~	19.5	0.3	19.4	0.5	18.8	0.7	17.8	0.3
	66~<72	20.3	0.4	20.7	0.7	19.7	0.4	18.2	0.4

（四）年龄别身高(长)Z评分

0～5岁男童的平均年龄别身高Z评分/年龄别身长Z评分（HAZ/LAZ）介于 −0.45～1.07，女童平均年龄别身高Z评分/年龄别身长Z评分介于 −0.32～0.63。不论男童还是女童，城市儿童的平均年龄别身高Z评分/年龄别身长Z评分总体上高于农村儿童，贫困农村儿童年龄别身高Z评分/年龄别身长Z评分最低。整体上，随着月龄增加，年龄别身高Z评分/年龄别身长Z评分呈下降趋势。特别是从6月龄开始持续下降，到2岁左右年龄别身长Z评分达到低谷，2岁以后年龄别身高Z评分仍然维持在低水平（见表3-20至表3-24）。

表 3-20　0～5岁儿童的 HAZ/LAZ 性别和年龄分布

性别	月龄/月	n/名	$\bar{x}$	SD	P_5	P_{10}	P_{25}	P_{50}	P_{75}	P_{90}	P_{95}
男	0～	46	0.56	1.55	−1.39	−1.23	−0.53	0.13	1.71	2.86	3.75
	1～	323	0.20	1.49	−2.09	−1.66	−0.84	0.20	1.07	1.85	2.54
	2～	367	0.40	1.49	−2.11	−1.43	−0.59	0.37	1.32	2.22	2.82
	3～	485	0.36	1.48	−2.03	−1.50	−0.32	0.41	1.21	2.04	2.48
	4～	476	0.29	1.48	−1.96	−1.50	−0.68	0.23	1.21	2.07	2.65
	5～	477	0.52	1.49	−2.26	−1.28	−0.40	0.54	1.47	2.29	2.74
	6～	744	0.49	1.40	−1.79	−1.12	−0.33	0.47	1.35	2.18	2.67
	8～	771	0.28	1.47	−2.12	−1.49	−0.65	0.27	1.25	2.05	2.69
	10～	788	0.22	1.51	−2.00	−1.53	−0.72	0.14	1.11	2.15	2.79
	12～	867	0.00	1.57	−2.40	−1.93	−1.06	−0.05	0.94	2.00	2.53
	15～	634	−0.26	1.53	−2.62	−2.03	−1.21	−0.27	0.67	1.48	2.15
	18～	660	−0.21	1.48	−2.50	−2.07	−1.15	−0.18	0.73	1.57	2.06
	21～	713	−0.41	1.43	−2.84	−2.11	−1.24	−0.42	0.53	1.23	1.90
	24～	1 261	−0.07	1.41	−2.35	−1.83	−0.99	−0.11	0.80	1.74	2.34
	30～	1 183	−0.13	1.32	−2.32	−1.78	−0.92	−0.13	0.66	1.46	2.02
	36～	1 323	−0.16	1.31	−2.21	−1.78	−1.03	−0.14	0.69	1.36	1.87
	42～	1 209	−0.16	1.31	−2.23	−1.64	−0.99	−0.16	0.64	1.41	1.92
	48～	1 313	−0.09	1.26	−2.15	−1.63	−0.89	−0.07	0.72	1.53	2.05
	54～	1 181	−0.17	1.19	−2.25	−1.60	−0.89	−0.17	0.63	1.34	1.77
	60～	1 017	−0.05	1.22	−2.01	−1.54	−0.84	−0.04	0.72	1.47	1.89
	66～<72	1 042	−0.10	1.25	−2.30	−1.71	−0.84	−0.01	0.73	1.40	1.90
女	0～	50	0.24	1.47	−2.06	−1.74	−0.85	0.30	1.23	2.08	2.48
	1～	308	0.21	1.44	−1.97	−1.43	−0.83	0.12	1.08	2.04	2.86
	2～	355	0.41	1.65	−2.12	−1.65	−0.57	0.32	1.34	2.46	3.24
	3～	470	0.53	1.42	−1.58	−1.03	−0.41	0.45	1.44	2.30	2.95
	4～	479	0.51	1.43	−1.93	−1.33	−0.35	0.50	1.35	2.23	2.72
	5～	410	0.69	1.46	−1.61	−1.03	−0.22	0.64	1.56	2.37	3.26
	6～	664	0.63	1.39	−1.58	−1.12	−0.21	0.57	1.59	2.29	2.76
	8～	766	0.47	1.30	−1.50	−1.09	−0.31	0.43	1.21	2.03	2.90
	10～	782	0.35	1.30	−1.60	−1.12	−0.50	0.25	1.16	1.98	2.56

续表

性别	月龄/月	n/名	$\bar{x}$	SD	P_5	P_{10}	P_{25}	P_{50}	P_{75}	P_{90}	P_{95}
	12~	800	0.17	1.48	−2.01	−1.53	−0.73	0.10	1.00	1.95	2.57
	15~	576	0.11	1.41	−2.13	−1.55	−0.73	0.11	0.90	1.78	2.45
	18~	623	−0.07	1.33	−2.09	−1.60	−0.87	−0.07	0.76	1.50	2.00
	21~	640	−0.19	1.48	−2.52	−1.88	−1.03	−0.20	0.64	1.60	2.17
	24~	1 180	0.03	1.37	−2.18	−1.63	−0.82	0.03	0.81	1.66	2.25
	30~	1 095	−0.12	1.26	−2.14	−1.68	−0.98	−0.08	0.66	1.38	1.81
	36~	1 214	−0.19	1.24	−2.21	−1.68	−0.93	−0.17	0.54	1.27	1.71
	42~	1 201	−0.22	1.28	−2.40	−1.78	−1.01	−0.19	0.60	1.26	1.80
	48~	1 226	−0.21	1.25	−2.14	−1.69	−1.01	−0.17	0.56	1.31	1.74
	54~	1 180	−0.27	1.12	−2.05	−1.67	−1.02	−0.27	0.53	1.18	1.62
	60~	952	−0.13	1.21	−2.15	−1.66	−0.90	−0.11	0.61	1.36	1.84
	66~<72	1 011	−0.16	1.39	−2.38	−1.82	−0.91	−0.10	0.70	1.46	1.98

表 3-21 0~5岁男童的 HAZ/LAZ 城乡、性别和年龄分布

城乡	月龄/月	n/名	$\bar{x}$	SD	P_5	P_{10}	P_{25}	P_{50}	P_{75}	P_{90}	P_{95}
城市	0~	16	0.08	1.45	−1.74	−1.54	−0.60	−0.20	0.32	2.86	3.63
	1~	144	0.23	1.30	−1.87	−1.54	−0.58	0.29	1.05	1.74	2.34
	2~	176	0.35	1.36	−2.02	−1.28	−0.44	0.37	1.21	1.92	2.32
	3~	261	0.52	1.35	−1.67	−0.91	−0.20	0.52	1.27	2.07	2.67
	4~	267	0.45	1.42	−1.79	−1.31	−0.56	0.38	1.35	2.12	2.73
	5~	280	0.73	1.38	−1.48	−0.86	−0.20	0.76	1.63	2.43	2.84
	6~	389	0.60	1.29	−1.56	−0.88	−0.22	0.55	1.43	2.16	2.64
	8~	406	0.49	1.35	−1.65	−1.12	−0.34	0.53	1.39	2.17	2.64
	10~	360	0.39	1.30	−1.59	−1.08	−0.53	0.26	1.25	2.12	2.83
	12~	413	0.16	1.39	−2.06	−1.65	−0.77	0.11	1.12	1.92	2.31
	15~	279	−0.05	1.40	−1.97	−1.65	−1.01	0.00	0.76	1.69	2.19
	18~	345	0.05	1.38	−1.85	−1.49	−0.77	0.12	0.90	1.66	2.00
	21~	277	−0.19	1.38	−2.53	−1.77	−1.01	−0.18	0.76	1.49	1.98
	24~	605	0.32	1.29	−1.73	−1.21	−0.46	0.30	1.12	1.93	2.47
	30~	561	0.08	1.18	−1.79	−1.42	−0.66	0.08	0.79	1.56	2.02
	36~	671	0.16	1.26	−1.83	−1.43	−0.63	0.22	0.97	1.64	2.07
	42~	557	0.15	1.22	−1.89	−1.34	−0.68	0.14	0.89	1.71	2.31
	48~	671	0.28	1.17	−1.58	−1.12	−0.49	0.24	1.01	1.73	2.30
	54~	561	0.09	1.08	−1.49	−1.17	−0.62	0.11	0.79	1.51	1.92
	60~	507	0.27	1.16	−1.54	−1.09	−0.49	0.25	0.96	1.73	2.09
	66~<72	541	0.18	1.17	−1.70	−1.27	−0.50	0.24	0.92	1.57	2.09
农村	0~	30	0.82	1.56	−1.23	−1.06	−0.53	0.45	1.87	3.31	3.77
	1~	179	0.18	1.63	−2.21	−1.78	−1.06	0.10	1.09	2.04	2.67
	2~	191	0.45	1.60	−2.23	−1.48	−0.62	0.37	1.40	2.44	3.17

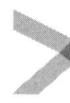

续表

城乡	月龄/月	n/名	$\bar{x}$	SD	P_5	P_{10}	P_{25}	P_{50}	P_{75}	P_{90}	P_{95}
	3~	224	0.18	1.60	−2.60	−1.93	−0.70	0.27	1.13	1.99	2.42
	4~	209	0.08	1.52	−2.10	−1.83	−0.82	0.08	1.02	1.97	2.54
	5~	197	0.22	1.60	−2.51	−1.92	−0.75	0.35	1.27	1.99	2.35
	6~	355	0.37	1.50	−1.95	−1.31	−0.49	0.32	1.28	2.23	2.87
	8~	365	0.05	1.56	−2.41	−1.78	−0.94	−0.03	1.08	1.90	2.80
	10~	428	0.07	1.66	−2.47	−1.83	−0.99	0.01	1.02	2.18	2.76
	12~	454	−0.14	1.71	−2.79	−2.17	−1.31	−0.22	0.83	2.05	2.91
	15~	355	−0.43	1.61	−2.84	−2.43	−1.38	−0.43	0.56	1.35	2.15
	18~	315	−0.49	1.55	−3.00	−2.39	−1.54	−0.50	0.50	1.48	2.18
	21~	436	−0.55	1.44	−2.91	−2.24	−1.39	−0.58	0.30	1.12	1.87
	24~	656	−0.43	1.42	−2.61	−2.13	−1.41	−0.45	0.40	1.54	2.00
	30~	622	−0.31	1.40	−2.54	−2.06	−1.20	−0.30	0.49	1.32	1.95
	36~	652	−0.49	1.28	−2.39	−2.04	−1.28	−0.48	0.26	0.99	1.48
	42~	652	−0.43	1.22	−2.40	−1.81	−1.19	−0.44	0.34	1.01	1.60
	48~	642	−0.47	1.25	−2.45	−1.99	−1.27	−0.45	0.28	1.08	1.66
	54~	620	−0.41	1.22	−2.41	−1.96	−1.12	−0.40	0.43	1.12	1.61
	60~	510	−0.36	1.19	−2.32	−1.84	−1.18	−0.41	0.44	1.21	1.63
	66~<72	501	−0.40	1.27	−2.58	−2.13	−1.10	−0.36	0.44	1.04	1.46

表3-22　0~5岁女童的 HAZ/LAZ 城乡、性别和年龄分布

城乡	月龄/月	n/名	$\bar{x}$	SD	P_5	P_{10}	P_{25}	P_{50}	P_{75}	P_{90}	P_{95}
城市	0~	18	0.67	1.33	−1.97	−1.48	0.14	0.79	1.38	2.45	3.00
	1~	153	0.25	1.33	−1.70	−1.31	−0.70	0.15	1.08	1.88	2.69
	2~	155	0.60	1.50	−1.74	−1.20	−0.27	0.55	1.44	2.39	3.18
	3~	283	0.64	1.35	−1.43	−0.88	−0.21	0.63	1.50	2.31	2.95
	4~	276	0.62	1.28	−1.46	−1.06	−0.17	0.64	1.39	2.23	2.63
	5~	213	0.78	1.29	−1.29	−0.83	−0.06	0.76	1.59	2.28	2.90
	6~	368	0.75	1.28	−1.24	−0.88	−0.07	0.70	1.63	2.29	2.76
	8~	418	0.49	1.16	−1.27	−0.88	−0.29	0.45	1.21	1.93	2.50
	10~	365	0.41	1.20	−1.50	−1.00	−0.34	0.31	1.18	2.05	2.50
	12~	392	0.23	1.32	−1.83	−1.22	−0.54	0.22	0.97	1.76	2.29
	15~	270	0.36	1.21	−1.29	−1.03	−0.53	0.29	1.10	2.00	2.52
	18~	357	0.09	1.28	−2.00	−1.34	−0.73	0.13	0.95	1.53	1.93
	21~	285	0.06	1.29	−1.96	−1.17	−0.66	0.10	0.72	1.69	2.03
	24~	554	0.30	1.20	−1.78	−1.16	−0.50	0.29	1.02	1.81	2.30
	30~	562	0.11	1.19	−1.78	−1.37	−0.65	0.16	0.82	1.50	1.99
	36~	606	0.04	1.11	−1.70	−1.30	−0.64	0.03	0.67	1.30	1.80
	42~	588	0.07	1.15	−1.71	−1.26	−0.67	0.09	0.81	1.54	1.97
	48~	604	0.04	1.16	−1.80	−1.36	−0.65	0.08	0.76	1.49	1.89

续表

城乡	月龄/月	n/名	$\bar{x}$	SD	P_5	P_{10}	P_{25}	P_{50}	P_{75}	P_{90}	P_{95}
	54~	558	0.00	1.05	−1.70	−1.36	−0.74	0.01	0.72	1.41	1.76
	60~	484	0.13	1.16	−1.70	−1.28	−0.58	0.09	0.84	1.62	2.04
	66~<72	506	0.18	1.32	−1.73	−1.31	−0.57	0.26	1.01	1.70	2.15
农村	0~	32	0.00	1.51	−2.51	−1.86	−1.01	−0.10	1.04	1.49	2.48
	1~	155	0.17	1.55	−2.26	−1.71	−0.86	0.08	1.08	2.25	2.87
	2~	200	0.26	1.75	−2.48	−1.93	−0.77	0.17	1.25	2.52	3.30
	3~	187	0.36	1.51	−1.87	−1.25	−0.60	0.16	1.26	2.13	2.93
	4~	203	0.35	1.61	−2.27	−1.67	−0.63	0.41	1.29	2.28	2.89
	5~	197	0.59	1.63	−1.84	−1.50	−0.42	0.49	1.48	2.59	3.35
	6~	296	0.48	1.50	−1.83	−1.35	−0.38	0.39	1.54	2.36	2.83
	8~	348	0.46	1.44	−1.79	−1.22	−0.39	0.39	1.21	2.36	3.16
	10~	417	0.29	1.38	−1.70	−1.26	−0.62	0.20	1.14	1.96	2.61
	12~	408	0.12	1.61	−2.09	−1.67	−0.92	−0.03	1.04	2.16	3.08
	15~	306	−0.10	1.54	−2.74	−1.91	−0.96	−0.10	0.70	1.61	2.29
	18~	266	−0.29	1.37	−2.44	−1.72	−1.05	−0.38	0.54	1.30	2.08
	21~	355	−0.39	1.59	−2.83	−2.06	−1.44	−0.45	0.43	1.50	2.47
	24~	626	−0.21	1.46	−2.40	−1.96	−1.12	−0.26	0.62	1.52	2.25
	30~	533	−0.37	1.29	−2.47	−1.93	−1.26	−0.36	0.41	1.22	1.72
	36~	608	−0.41	1.31	−2.43	−2.07	−1.28	−0.44	0.41	1.18	1.64
	42~	613	−0.50	1.33	−2.73	−2.25	−1.29	−0.49	0.35	0.99	1.54
	48~	622	−0.45	1.28	−2.32	−1.96	−1.27	−0.42	0.26	1.16	1.65
	54~	622	−0.50	1.14	−2.24	−1.89	−1.30	−0.49	0.24	0.89	1.40
	60~	468	−0.41	1.19	−2.30	−1.93	−1.18	−0.43	0.38	0.98	1.38
	66~<72	505	−0.50	1.38	−2.56	−2.14	−1.33	−0.44	0.34	1.13	1.68

表3-23 0~5岁儿童分城乡、性别和年龄的 HAZ/LAZ 平均水平（加权调整后）

性别	月龄/月	合计		城市		农村	
		$\bar{x}$	SE	$\bar{x}$	SE	$\bar{x}$	SE
男	0~	1.07	0.55	−0.28	0.31	1.42	0.60
	1~	0.29	0.14	0.44	0.28	0.20	0.16
	2~	0.53	0.11	0.40	0.16	0.61	0.15
	3~	0.41	0.12	0.53	0.16	0.28	0.17
	4~	0.25	0.14	0.28	0.24	0.23	0.15
	5~	0.50	0.15	0.69	0.16	0.28	0.23
	6~	0.39	0.14	0.46	0.15	0.35	0.22
	8~	0.21	0.13	0.37	0.17	0.07	0.20
	10~	0.10	0.12	0.40	0.15	−0.12	0.15
	12~	−0.13	0.11	0.04	0.13	−0.27	0.16
	15~	−0.35	0.13	−0.14	0.18	−0.53	0.17

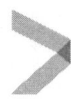

续表

性别	月龄/月	合计		城市		农村	
		$\bar{x}$	SE	$\bar{x}$	SE	$\bar{x}$	SE
	18~	−0.43	0.13	−0.17	0.15	−0.67	0.18
	21~	−0.45	0.13	−0.28	0.18	−0.57	0.19
	24~	−0.25	0.14	0.19	0.15	−0.59	0.17
	30~	−0.21	0.12	0.07	0.16	−0.46	0.17
	36~	−0.28	0.10	0.01	0.16	−0.53	0.11
	42~	−0.26	0.09	0.05	0.13	−0.51	0.11
	48~	−0.22	0.10	0.12	0.14	−0.51	0.14
	54~	−0.22	0.08	−0.02	0.12	−0.37	0.13
	60~	−0.15	0.12	0.20	0.11	−0.41	0.16
	66~<72	−0.16	0.11	0.16	0.14	−0.45	0.16
女	0~	0.47	0.18	0.86	0.24	0.27	0.25
	1~	0.25	0.15	0.09	0.19	0.36	0.20
	2~	0.58	0.21	0.67	0.13	0.52	0.34
	3~	0.63	0.14	0.78	0.23	0.47	0.15
	4~	0.52	0.16	0.71	0.19	0.35	0.24
	5~	0.62	0.14	0.72	0.17	0.55	0.22
	6~	0.54	0.08	0.68	0.12	0.42	0.11
	8~	0.47	0.09	0.52	0.14	0.43	0.10
	10~	0.29	0.11	0.40	0.13	0.22	0.16
	12~	0.12	0.11	0.11	0.17	0.14	0.15
	15~	−0.05	0.09	0.20	0.14	−0.25	0.10
	18~	−0.18	0.09	−0.03	0.11	−0.34	0.14
	21~	−0.30	0.15	−0.18	0.16	−0.39	0.24
	24~	−0.11	0.11	0.24	0.11	−0.37	0.16
	30~	−0.25	0.11	0.02	0.17	−0.52	0.13
	36~	−0.26	0.07	−0.06	0.10	−0.43	0.10
	42~	−0.32	0.10	−0.06	0.11	−0.55	0.15
	48~	−0.29	0.08	−0.11	0.09	−0.43	0.13
	54~	−0.31	0.08	−0.08	0.09	−0.48	0.13
	60~	−0.25	0.12	0.03	0.14	−0.47	0.17
	66~<72	−0.27	0.10	0.13	0.13	−0.62	0.14

表3-24　0~5岁儿童分四类地区、性别和年龄的 HAZ/LAZ 平均水平（加权调整后）

性别	月龄/月	大城市		中小城市		普通农村		贫困农村	
		$\bar{x}$	SE	$\bar{x}$	SE	$\bar{x}$	SE	$\bar{x}$	SE
男	0~	0.97	0.38	−0.54	0.29	1.10	0.82	2.21	0.78
	1~	0.21	0.15	0.47	0.31	0.30	0.19	0.05	0.33
	2~	0.50	0.21	0.39	0.18	0.74	0.14	0.40	0.28
	3~	0.56	0.13	0.53	0.18	0.40	0.20	0.00	0.33

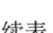

性别	月龄/月	大城市		中小城市		普通农村		贫困农村	
		$\bar{x}$	SE	$\bar{x}$	SE	$\bar{x}$	SE	$\bar{x}$	SE
	4~	0.71	0.13	0.22	0.27	0.42	0.23	−0.04	0.17
	5~	0.76	0.09	0.68	0.18	0.32	0.31	0.20	0.22
	6~	0.66	0.15	0.42	0.17	0.38	0.29	0.28	0.26
	8~	0.62	0.11	0.34	0.19	0.14	0.26	−0.09	0.21
	10~	0.33	0.11	0.41	0.16	−0.07	0.18	−0.23	0.26
	12~	0.27	0.15	0.01	0.15	−0.11	0.17	−0.59	0.34
	15~	0.21	0.16	−0.17	0.19	−0.31	0.21	−0.89	0.26
	18~	0.35	0.10	−0.27	0.17	−0.37	0.18	−1.25	0.27
	21~	−0.16	0.14	−0.29	0.20	−0.32	0.19	−1.25	0.22
	24~	0.51	0.10	0.14	0.18	−0.38	0.16	−0.99	0.32
	30~	0.00	0.09	0.08	0.18	−0.21	0.15	−0.99	0.32
	36~	0.29	0.08	−0.02	0.18	−0.30	0.12	−0.99	0.19
	42~	0.23	0.10	0.02	0.14	−0.26	0.09	−1.04	0.22
	48~	0.44	0.15	0.07	0.16	−0.23	0.15	−1.02	0.19
	54~	0.21	0.11	−0.05	0.13	−0.10	0.08	−1.00	0.22
	60~	0.42	0.15	0.18	0.12	−0.17	0.22	−0.94	0.21
	66~<72	0.13	0.13	0.17	0.16	−0.13	0.19	−1.09	0.21
女	0~	0.36	0.36	0.89	0.25	0.07	0.22	0.52	0.46
	1~	0.56	0.18	0.01	0.21	0.26	0.27	0.58	0.18
	2~	0.51	0.26	0.69	0.14	0.81	0.49	0.01	0.20
	3~	0.58	0.13	0.81	0.27	0.69	0.19	−0.14	0.26
	4~	0.47	0.13	0.74	0.22	0.30	0.35	0.44	0.26
	5~	0.81	0.08	0.70	0.19	0.62	0.28	0.33	0.20
	6~	0.97	0.13	0.64	0.13	0.61	0.13	0.06	0.21
	8~	0.50	0.10	0.52	0.16	0.56	0.09	0.19	0.20
	10~	0.48	0.13	0.39	0.14	0.27	0.20	0.09	0.27
	12~	0.41	0.18	0.06	0.19	0.27	0.18	−0.09	0.17
	15~	0.52	0.13	0.15	0.15	−0.11	0.14	−0.55	0.15
	18~	0.11	0.09	−0.05	0.13	−0.11	0.20	−0.75	0.17
	21~	0.38	0.12	−0.24	0.17	−0.06	0.20	−1.25	0.33
	24~	0.43	0.09	0.21	0.13	−0.09	0.09	−0.98	0.34
	30~	0.34	0.12	−0.02	0.19	−0.29	0.15	−0.96	0.21
	36~	0.22	0.12	−0.10	0.11	−0.25	0.10	−0.85	0.21
	42~	0.19	0.14	−0.10	0.12	−0.19	0.11	−1.18	0.22
	48~	0.20	0.09	−0.16	0.10	0.00	0.08	−1.19	0.12
	54~	0.13	0.10	−0.11	0.10	−0.20	0.10	−1.12	0.14
	60~	0.38	0.12	−0.01	0.16	−0.25	0.24	−0.94	0.15
	66~<72	0.20	0.18	0.12	0.15	−0.29	0.13	−1.25	0.20

（五）年龄别体重Z评分

0～5岁男童的平均年龄别体重Z评分（WAZ）介于0.09～1.25，女童平均年龄别体重Z评分介于−0.08～1.28。不论男童还是女童，城市儿童的平均年龄别体重Z评分总体上高于农村儿童，贫困农村儿童年龄别体重Z评分最低。整体上，随着月龄增加，年龄别体重Z评分呈下降趋势。特别是从6月龄开始持续下降，到5岁左右年龄别体重Z评分达到低谷（表3-25至表3-29）。

表3-25　0～5岁儿童的WAZ性别和年龄分布

性别	月龄/月	n/名	$\bar{x}$	SD	P_5	P_{10}	P_{25}	P_{50}	P_{75}	P_{90}	P_{95}
男	0～	46	1.12	1.22	−0.98	−0.56	0.22	1.12	2.18	2.66	2.66
	1～	323	0.72	1.25	−1.22	−0.82	−0.07	0.69	1.38	2.34	3.05
	2～	367	0.74	1.24	−1.49	−0.76	0.06	0.76	1.57	2.17	2.77
	3～	485	0.75	1.20	−1.23	−0.75	−0.02	0.77	1.62	2.22	2.66
	4～	476	0.68	1.26	−1.50	−0.86	−0.15	0.73	1.52	2.30	2.78
	5～	477	0.85	1.31	−1.34	−0.62	0.02	0.81	1.67	2.46	2.85
	6～	744	0.75	1.23	−1.30	−0.99	−0.06	0.80	1.58	2.27	2.72
	8～	771	0.63	1.24	−1.47	−0.79	−0.11	0.67	1.45	2.11	2.61
	10～	788	0.62	1.21	−1.37	−0.95	−0.16	0.65	1.39	2.18	2.76
	12～	867	0.53	1.23	−1.39	−1.01	−0.27	0.51	1.40	2.11	2.56
	15～	634	0.29	1.18	−1.62	−1.21	−0.44	0.26	1.11	1.79	2.21
	18～	660	0.33	1.07	−1.45	−1.06	−0.31	0.36	1.00	1.70	2.08
	21～	713	0.27	1.09	−1.47	−1.07	−0.47	0.27	1.00	1.58	1.97
	24～	1 261	0.32	1.13	−1.54	−1.07	−0.39	0.32	1.05	1.74	2.21
	30～	1 183	0.24	1.06	−1.45	−1.05	−0.46	0.24	0.93	1.55	1.97
	36～	1 323	0.23	1.08	−1.54	−1.12	−0.46	0.25	0.97	1.58	1.93
	42～	1 209	0.20	1.05	−1.44	−1.08	−0.48	0.15	0.88	1.58	1.95
	48～	1 313	0.25	1.14	−1.47	−1.14	−0.55	0.23	0.95	1.67	2.16
	54～	1 181	0.15	1.06	−1.57	−1.15	−0.54	0.15	0.80	1.47	1.85
	60～	1 017	0.24	1.10	−1.43	−1.05	−0.51	0.17	0.92	1.62	2.22
	66～<72	1 042	0.23	1.19	−1.68	−1.20	−0.48	0.20	0.86	1.72	2.21
女	0～	50	1.03	1.34	−0.93	−0.73	0.07	0.95	1.93	2.96	3.28
	1～	308	0.64	1.21	−1.39	−0.89	−0.13	0.69	1.37	2.28	2.66
	2～	355	0.65	1.23	−1.65	−0.84	−0.02	0.69	1.34	2.11	2.39
	3～	470	0.70	1.16	−1.25	−0.61	0.04	0.71	1.42	2.19	2.59
	4～	479	0.78	1.14	−1.15	−0.60	0.01	0.69	1.65	2.30	2.64
	5～	410	0.73	1.20	−1.37	−0.83	0.02	0.79	1.55	2.18	2.60
	6～	664	0.74	1.14	−1.09	−0.71	0.05	0.77	1.48	2.13	2.44
	8～	766	0.66	1.02	−1.07	−0.58	−0.05	0.63	1.36	1.94	2.23
	10～	782	0.63	1.02	−1.11	−0.62	0.00	0.66	1.28	1.91	2.16
	12～	800	0.54	1.08	−1.25	−0.77	−0.16	0.54	1.21	1.94	2.34

续表

性别	月龄/月	n/名	$\bar{x}$	SD	P_5	P_{10}	P_{25}	P_{50}	P_{75}	P_{90}	P_{95}
	15~	576	0.50	1.06	−1.35	−0.74	−0.12	0.50	1.12	1.74	2.27
	18~	623	0.37	1.03	−1.24	−0.82	−0.28	0.38	1.04	1.65	2.03
	21~	640	0.25	1.07	−1.44	−1.03	−0.43	0.25	0.97	1.61	1.83
	24~	1 180	0.33	1.07	−1.51	−1.07	−0.29	0.33	1.03	1.64	1.97
	30~	1 095	0.21	1.07	−1.59	−1.15	−0.52	0.23	0.89	1.49	1.94
	36~	1 214	0.16	1.01	−1.51	−1.11	−0.50	0.18	0.78	1.36	1.80
	42~	1 201	0.00	0.96	−1.58	−1.24	−0.61	0.02	0.62	1.23	1.60
	48~	1 226	−0.02	0.99	−1.67	−1.24	−0.65	−0.03	0.59	1.21	1.59
	54~	1 180	−0.05	1.00	−1.61	−1.21	−0.70	−0.03	0.55	1.16	1.64
	60~	952	0.01	1.05	−1.70	−1.28	−0.65	−0.02	0.71	1.38	1.78
	66~<72	1 011	0.01	1.18	−1.83	−1.36	−0.68	−0.03	0.68	1.51	2.02

表3-26 0~5岁男童的WAZ城乡、性别和年龄分布

城乡	月龄/月	n/名	$\bar{x}$	SD	P_5	P_{10}	P_{25}	P_{50}	P_{75}	P_{90}	P_{95}
城市	0~	16	0.84	1.04	−1.07	−0.56	0.06	0.75	1.65	2.46	2.66
	1~	144	0.70	1.11	−0.95	−0.77	−0.07	0.74	1.35	2.05	2.85
	2~	176	0.82	1.13	−0.94	−0.40	0.15	0.71	1.57	2.23	2.82
	3~	261	0.85	1.08	−0.82	−0.54	0.14	0.84	1.67	2.17	2.48
	4~	267	0.89	1.20	−1.02	−0.55	0.11	0.89	1.73	2.59	2.86
	5~	280	0.94	1.29	−1.32	−0.53	0.14	0.90	1.80	2.49	2.87
	6~	389	0.89	1.20	−1.21	−0.62	0.09	0.89	1.67	2.41	2.85
	8~	406	0.81	1.18	−0.96	−0.59	0.03	0.87	1.63	2.25	2.66
	10~	360	0.80	1.13	−1.05	−0.56	0.03	0.80	1.53	2.22	2.72
	12~	413	0.65	1.21	−1.27	−0.93	−0.13	0.62	1.49	2.13	2.62
	15~	279	0.52	1.13	−1.25	−0.83	−0.24	0.46	1.20	1.94	2.56
	18~	345	0.49	1.10	−1.29	−0.89	−0.16	0.48	1.17	1.91	2.21
	21~	277	0.41	1.11	−1.45	−0.98	−0.26	0.39	1.16	1.67	2.28
	24~	605	0.54	1.14	−1.27	−0.82	−0.18	0.52	1.19	1.90	2.48
	30~	561	0.33	1.06	−1.40	−0.95	−0.33	0.27	0.99	1.62	2.07
	36~	671	0.45	1.10	−1.36	−0.96	−0.20	0.44	1.12	1.77	2.26
	42~	557	0.35	1.08	−1.40	−0.93	−0.38	0.33	1.04	1.70	2.18
	48~	671	0.50	1.16	−1.28	−0.90	−0.31	0.45	1.25	1.96	2.64
	54~	561	0.37	1.05	−1.22	−0.92	−0.35	0.36	0.99	1.66	2.21
	60~	507	0.45	1.14	−1.34	−0.89	−0.28	0.37	1.09	1.99	2.57
	66~<72	541	0.44	1.24	−1.48	−0.99	−0.30	0.36	1.14	1.99	2.51
农村	0~	30	1.27	1.29	−0.98	−0.58	0.29	1.47	2.45	2.66	2.73
	1~	179	0.73	1.35	−1.45	−0.92	−0.07	0.65	1.43	2.48	3.29
	2~	191	0.67	1.34	−1.83	−1.03	−0.08	0.84	1.57	2.17	2.77
	3~	224	0.63	1.31	−1.51	−1.05	−0.22	0.64	1.53	2.30	2.80

续表

城乡	月龄/月	n/名	$\bar{x}$	SD	P_5	P_{10}	P_{25}	P_{50}	P_{75}	P_{90}	P_{95}
	4～	209	0.41	1.28	−1.88	−1.32	−0.33	0.51	1.19	2.21	2.49
	5～	197	0.72	1.31	−1.41	−0.70	−0.09	0.60	1.57	2.35	2.85
	6～	355	0.60	1.24	−1.50	−1.15	−0.23	0.69	1.51	2.12	2.59
	8～	365	0.43	1.27	−1.91	−1.03	−0.47	0.47	1.28	1.94	2.45
	10～	428	0.47	1.26	−1.63	−1.16	−0.33	0.51	1.28	2.13	2.79
	12～	454	0.43	1.23	−1.51	−1.08	−0.36	0.33	1.20	2.01	2.51
	15～	355	0.11	1.18	−1.73	−1.38	−0.70	0.11	0.97	1.63	2.04
	18～	315	0.17	1.00	−1.75	−1.25	−0.41	0.24	0.82	1.45	1.68
	21～	436	0.19	1.06	−1.48	−1.11	−0.54	0.17	0.94	1.49	1.81
	24～	656	0.12	1.09	−1.76	−1.21	−0.62	0.14	0.83	1.49	1.91
	30～	622	0.16	1.05	−1.54	−1.18	−0.56	0.20	0.86	1.52	1.87
	36～	652	0.01	1.02	−1.85	−1.26	−0.63	0.03	0.69	1.33	1.61
	42～	652	0.06	1.02	−1.47	−1.17	−0.57	0.05	0.70	1.30	1.74
	48～	642	−0.01	1.06	−1.74	−1.26	−0.76	0.00	0.64	1.28	1.69
	54～	620	−0.05	1.04	−1.77	−1.34	−0.73	−0.02	0.64	1.21	1.56
	60～	510	0.03	1.02	−1.47	−1.20	−0.66	−0.03	0.60	1.31	1.78
	66～<72	501	0.00	1.10	−1.84	−1.40	−0.64	−0.01	0.67	1.27	1.72

表3-27　0～5岁女童的WAZ城乡、性别和年龄分布

城乡	月龄/月	n/名	$\bar{x}$	SD	P_5	P_{10}	P_{25}	P_{50}	P_{75}	P_{90}	P_{95}
城市	0～	18	0.99	1.54	−1.16	−1.06	0.07	0.86	1.98	3.28	4.51
	1～	153	0.61	1.17	−1.38	−0.99	−0.19	0.62	1.37	2.09	2.55
	2～	155	0.81	1.14	−0.68	−0.35	0.16	0.91	1.42	2.14	2.49
	3～	283	0.73	1.13	−1.03	−0.43	0.08	0.66	1.39	2.20	2.73
	4～	276	0.86	1.18	−1.15	−0.59	0.09	0.80	1.83	2.38	2.71
	5～	213	0.77	1.12	−1.22	−0.82	0.05	0.80	1.62	2.19	2.59
	6～	368	0.81	1.06	−0.93	−0.50	0.18	0.81	1.45	2.13	2.47
	8～	418	0.67	0.96	−0.93	−0.52	0.00	0.62	1.31	1.91	2.19
	10～	365	0.65	0.98	−1.05	−0.60	0.04	0.69	1.29	1.94	2.16
	12～	392	0.54	1.02	−1.17	−0.76	−0.15	0.56	1.16	1.81	2.30
	15～	270	0.66	0.97	−0.89	−0.56	0.00	0.67	1.20	1.80	2.27
	18～	357	0.50	1.01	−1.09	−0.80	−0.16	0.53	1.19	1.75	2.04
	21～	285	0.42	1.02	−1.22	−0.81	−0.24	0.46	1.18	1.67	1.98
	24～	554	0.52	1.02	−1.26	−0.73	−0.09	0.50	1.15	1.75	2.18
	30～	562	0.33	1.10	−1.54	−1.06	−0.43	0.36	1.00	1.68	2.23
	36～	606	0.29	0.96	−1.28	−0.91	−0.33	0.28	0.86	1.51	1.93
	42～	588	0.16	0.96	−1.44	−1.02	−0.44	0.17	0.81	1.33	1.68
	48～	604	0.14	1.01	−1.50	−1.09	−0.46	0.13	0.80	1.32	1.73
	54～	558	0.14	1.03	−1.40	−1.09	−0.50	0.13	0.76	1.46	1.89

续表

城乡	月龄/月	n/名	$\bar{x}$	SD	P_5	P_{10}	P_{25}	P_{50}	P_{75}	P_{90}	P_{95}
	60~	484	0.20	1.02	−1.54	−1.05	−0.41	0.18	0.88	1.53	1.89
	66~<72	506	0.23	1.21	−1.67	−1.19	−0.50	0.19	0.97	1.75	2.10
农村	0~	32	1.05	1.24	−0.73	−0.56	0.04	0.98	1.88	2.70	2.99
	1~	155	0.66	1.25	−1.60	−0.84	−0.02	0.72	1.36	2.38	2.66
	2~	200	0.52	1.29	−1.81	−1.05	−0.32	0.58	1.34	2.06	2.37
	3~	187	0.65	1.20	−1.31	−0.79	0.00	0.75	1.44	2.15	2.51
	4~	203	0.68	1.08	−1.04	−0.62	−0.04	0.66	1.52	2.11	2.56
	5~	197	0.68	1.28	−1.59	−0.84	0.02	0.74	1.49	2.17	2.70
	6~	296	0.65	1.24	−1.26	−0.93	−0.17	0.71	1.52	2.16	2.39
	8~	348	0.64	1.09	−1.18	−0.66	−0.09	0.63	1.41	1.99	2.42
	10~	417	0.60	1.06	−1.23	−0.65	−0.04	0.61	1.27	1.87	2.22
	12~	408	0.54	1.14	−1.32	−0.81	−0.18	0.50	1.27	2.06	2.36
	15~	306	0.37	1.11	−1.62	−0.90	−0.29	0.37	1.02	1.63	2.23
	18~	266	0.19	1.02	−1.69	−0.99	−0.38	0.17	0.79	1.46	1.83
	21~	355	0.10	1.09	−1.72	−1.09	−0.65	0.11	0.76	1.36	1.74
	24~	626	0.16	1.09	−1.69	−1.25	−0.48	0.20	0.86	1.52	1.80
	30~	533	0.08	1.03	−1.67	−1.26	−0.57	0.11	0.78	1.30	1.70
	36~	608	0.03	1.04	−1.79	−1.24	−0.59	0.07	0.68	1.29	1.65
	42~	613	−0.15	0.95	−1.66	−1.35	−0.74	−0.17	0.49	1.05	1.49
	48~	622	−0.18	0.94	−1.71	−1.31	−0.79	−0.13	0.41	1.04	1.42
	54~	622	−0.22	0.94	−1.75	−1.36	−0.80	−0.18	0.39	0.95	1.25
	60~	468	−0.18	1.05	−1.81	−1.44	−0.90	−0.25	0.47	1.15	1.62
	66~<72	505	−0.22	1.11	−1.89	−1.55	−0.90	−0.24	0.41	1.15	1.83

表3-28 0~5岁儿童分城乡、性别和年龄的 WAZ 平均水平(加权调整后)

性别	月龄/月	合计		城市		农村	
		$\bar{x}$	SE	$\bar{x}$	SE	$\bar{x}$	SE
男	0~	1.25	0.23	0.58	0.32	1.42	0.25
	1~	0.92	0.12	1.05	0.24	0.85	0.13
	2~	0.80	0.10	0.94	0.16	0.70	0.11
	3~	0.90	0.10	1.04	0.15	0.75	0.14
	4~	0.66	0.12	0.91	0.19	0.41	0.13
	5~	0.90	0.11	1.01	0.13	0.78	0.16
	6~	0.75	0.08	0.94	0.16	0.61	0.08
	8~	0.64	0.11	0.89	0.18	0.42	0.11
	10~	0.58	0.10	0.86	0.15	0.39	0.12
	12~	0.50	0.12	0.65	0.17	0.38	0.16
	15~	0.28	0.12	0.56	0.12	0.05	0.17
	18~	0.28	0.08	0.40	0.12	0.17	0.09

续表

性别	月龄/月	合计		城市		农村	
		$\bar{x}$	SE	$\bar{x}$	SE	$\bar{x}$	SE
	21～	0.31	0.10	0.44	0.15	0.22	0.14
	24～	0.23	0.11	0.47	0.15	0.06	0.14
	30～	0.23	0.10	0.30	0.14	0.17	0.14
	36～	0.19	0.09	0.41	0.17	−0.01	0.09
	42～	0.15	0.07	0.29	0.12	0.05	0.08
	48～	0.17	0.08	0.39	0.14	−0.02	0.10
	54～	0.09	0.07	0.28	0.10	−0.05	0.10
	60～	0.16	0.09	0.35	0.13	0.01	0.11
	66～<72	0.19	0.09	0.44	0.14	−0.04	0.12
女	0～	1.28	0.27	1.28	0.57	1.29	0.29
	1～	0.80	0.13	0.85	0.26	0.76	0.14
	2～	0.81	0.14	1.07	0.15	0.66	0.21
	3～	0.81	0.11	0.92	0.17	0.68	0.14
	4～	0.86	0.12	1.05	0.19	0.68	0.12
	5～	0.72	0.11	0.82	0.17	0.62	0.15
	6～	0.70	0.09	0.81	0.12	0.60	0.15
	8～	0.70	0.09	0.75	0.15	0.65	0.08
	10～	0.58	0.09	0.66	0.13	0.52	0.13
	12～	0.50	0.10	0.50	0.15	0.50	0.14
	15～	0.43	0.08	0.53	0.12	0.35	0.11
	18～	0.33	0.08	0.48	0.11	0.16	0.11
	21～	0.20	0.11	0.32	0.11	0.12	0.18
	24～	0.27	0.10	0.49	0.14	0.10	0.13
	30～	0.16	0.09	0.25	0.17	0.06	0.09
	36～	0.13	0.08	0.25	0.12	0.03	0.10
	42～	0.00	0.07	0.13	0.10	−0.12	0.09
	48～	−0.07	0.07	0.05	0.10	−0.16	0.09
	54～	−0.08	0.07	0.10	0.12	−0.22	0.08
	60～	−0.04	0.12	0.16	0.14	−0.20	0.17
	66～<72	−0.08	0.10	0.17	0.18	−0.29	0.11

表3-29　0～5岁儿童分四类地区、性别和年龄的 WAZ 平均水平（加权调整后）

性别	月龄/月	大城市		中小城市		普通农村		贫困农村	
		$\bar{x}$	SE	$\bar{x}$	SE	$\bar{x}$	SE	$\bar{x}$	SE
男	0～	1.47	0.24	0.39	0.35	1.11	0.21	2.18	0.58
	1～	0.47	0.17	1.12	0.26	1.03	0.15	0.58	0.25
	2～	0.87	0.19	0.95	0.18	0.82	0.15	0.49	0.19
	3～	0.71	0.07	1.07	0.17	0.95	0.15	0.32	0.20

续表

性别	月龄/月	大城市		中小城市		普通农村		贫困农村	
		$\bar{x}$	SE	$\bar{x}$	SE	$\bar{x}$	SE	$\bar{x}$	SE
	4～	0.89	0.19	0.91	0.22	0.61	0.14	0.13	0.23
	5～	0.89	0.13	1.02	0.15	0.87	0.22	0.55	0.19
	6～	0.90	0.12	0.95	0.18	0.73	0.10	0.34	0.10
	8～	0.77	0.08	0.91	0.20	0.59	0.10	0.03	0.25
	10～	0.82	0.23	0.86	0.16	0.59	0.10	−0.01	0.24
	12～	0.74	0.26	0.64	0.19	0.62	0.16	−0.10	0.21
	15～	0.54	0.16	0.56	0.13	0.19	0.22	−0.16	0.24
	18～	0.53	0.12	0.37	0.14	0.25	0.09	0.02	0.17
	21～	0.27	0.11	0.46	0.17	0.39	0.14	−0.25	0.13
	24～	0.63	0.10	0.44	0.18	0.18	0.18	−0.19	0.19
	30～	0.32	0.08	0.30	0.16	0.37	0.14	−0.24	0.22
	36～	0.50	0.05	0.40	0.19	0.09	0.12	−0.21	0.13
	42～	0.33	0.08	0.28	0.14	0.15	0.08	−0.17	0.14
	48～	0.57	0.13	0.36	0.15	0.11	0.13	−0.25	0.13
	54～	0.46	0.09	0.26	0.11	0.10	0.09	−0.42	0.24
	60～	0.58	0.10	0.32	0.15	0.10	0.14	−0.18	0.20
	66～<72	0.30	0.14	0.46	0.16	0.14	0.13	−0.40	0.20
女	0～	0.40	0.21	1.33	0.59	0.84	0.19	1.84	0.53
	1～	0.63	0.15	0.89	0.29	0.62	0.17	1.09	0.15
	2～	0.50	0.12	1.14	0.15	0.85	0.26	0.34	0.33
	3～	0.55	0.12	0.98	0.20	0.79	0.16	0.39	0.29
	4～	0.65	0.11	1.11	0.22	0.64	0.16	0.76	0.16
	5～	0.68	0.11	0.84	0.19	0.73	0.20	0.30	0.16
	6～	0.85	0.07	0.80	0.13	0.82	0.16	0.20	0.32
	8～	0.67	0.16	0.76	0.17	0.72	0.09	0.54	0.14
	10～	0.71	0.12	0.66	0.14	0.59	0.17	0.37	0.16
	12～	0.55	0.12	0.50	0.17	0.66	0.13	0.24	0.22
	15～	0.85	0.09	0.49	0.14	0.45	0.13	0.13	0.23
	18～	0.42	0.12	0.49	0.13	0.33	0.13	−0.14	0.23
	21～	0.52	0.13	0.30	0.12	0.36	0.17	−0.51	0.19
	24～	0.60	0.12	0.48	0.17	0.25	0.13	−0.21	0.27
	30～	0.43	0.13	0.23	0.19	0.18	0.10	−0.16	0.19
	36～	0.39	0.08	0.23	0.13	0.10	0.13	−0.13	0.16
	42～	0.18	0.09	0.12	0.12	0.03	0.08	−0.38	0.16
	48～	0.12	0.08	0.04	0.12	0.05	0.08	−0.54	0.13
	54～	0.14	0.08	0.10	0.14	−0.08	0.06	−0.55	0.12
	60～	0.19	0.11	0.16	0.16	−0.11	0.25	−0.39	0.13
	66～<72	0.07	0.13	0.18	0.21	−0.13	0.13	−0.60	0.16

（六）身高（长）别体重 Z 评分

因缺乏 5 岁组儿童身高别体重 Z 评分参考值,所以无法计算 5 岁组儿童身高别体重 Z 评分。0~4 岁男童的平均身高别体重 Z 评分(WHZ)介于 0.28~1.11,女童平均身高别体重 Z 评分介于 0.13~1.12。不论是男童还是女童,0~4 岁城市儿童的平均身高别体重 Z 评分总体上高于农村儿童。整体上,随着月龄增加,身高别体重 Z 评分呈下降趋势。特别是从 6 月龄开始持续下降,到 54~<60 月龄身高别体重 Z 评分达到最低点(见表 3-30 至表 3-34)。

表 3-30　0~4 岁儿童的 WHZ 性别和年龄分布

性别	月龄/月	n/名	$\bar{x}$	SD	P_5	P_{10}	P_{25}	P_{50}	P_{75}	P_{90}	P_{95}
男	0~	46	0.81	1.85	−3.05	−1.64	−0.12	0.88	2.00	2.98	3.19
	1~	323	0.91	1.54	−1.54	−0.93	0.02	0.93	1.80	2.80	3.48
	2~	367	0.74	1.47	−1.67	−0.93	−0.04	0.67	1.65	2.66	3.25
	3~	485	0.78	1.42	−1.51	−1.01	−0.12	0.75	1.70	2.53	3.09
	4~	476	0.75	1.37	−1.59	−0.99	−0.04	0.80	1.70	2.41	2.99
	5~	477	0.82	1.32	−1.37	−0.79	0.03	0.81	1.70	2.38	2.99
	6~	744	0.75	1.32	−1.43	−0.91	−0.12	0.78	1.61	2.37	2.91
	8~	771	0.72	1.32	−1.45	−0.80	−0.13	0.72	1.59	2.34	2.88
	10~	788	0.72	1.23	−1.27	−0.78	−0.08	0.71	1.48	2.30	2.74
	12~	867	0.71	1.28	−1.40	−0.89	−0.08	0.70	1.50	2.36	2.88
	15~	634	0.56	1.19	−1.31	−0.91	−0.15	0.56	1.31	2.03	2.49
	18~	660	0.59	1.07	−1.16	−0.75	−0.07	0.61	1.29	1.91	2.37
	21~	713	0.65	1.11	−1.14	−0.68	−0.05	0.66	1.34	2.00	2.43
	24~	1 261	0.48	1.15	−1.34	−0.90	−0.22	0.48	1.22	1.86	2.28
	30~	1 183	0.45	1.13	−1.38	−0.93	−0.19	0.40	1.10	1.84	2.32
	36~	1 323	0.48	1.13	−1.29	−0.83	−0.28	0.49	1.19	1.82	2.28
	42~	1 209	0.44	1.13	−1.35	−0.93	−0.28	0.44	1.15	1.81	2.34
	48~	1 313	0.44	1.12	−1.35	−0.90	−0.27	0.40	1.14	1.82	2.29
	54~<60	1 181	0.32	1.14	−1.38	−1.00	−0.33	0.26	0.93	1.70	2.30
女	0~	50	1.00	1.77	−2.48	−0.90	−0.23	1.05	2.27	3.39	4.07
	1~	308	0.74	1.68	−1.97	−1.52	−0.22	0.70	1.86	2.89	3.40
	2~	355	0.64	1.58	−2.02	−1.30	−0.18	0.72	1.53	2.52	3.09
	3~	470	0.59	1.24	−1.45	−0.95	−0.13	0.57	1.46	2.13	2.51
	4~	479	0.76	1.17	−1.11	−0.75	−0.02	0.78	1.59	2.22	2.64
	5~	410	0.58	1.33	−1.76	−0.99	−0.23	0.62	1.43	2.20	2.63
	6~	664	0.68	1.26	−1.31	−0.81	−0.08	0.66	1.46	2.26	2.82
	8~	766	0.66	1.10	−1.03	−0.65	−0.06	0.65	1.31	2.02	2.44
	10~	782	0.67	1.19	−1.28	−0.87	−0.06	0.69	1.38	2.08	2.63
	12~	800	0.64	1.15	−1.15	−0.69	−0.07	0.66	1.33	2.06	2.51
	15~	576	0.61	1.10	−1.24	−0.61	−0.07	0.60	1.24	1.90	2.28
	18~	623	0.53	1.05	−1.16	−0.74	−0.10	0.54	1.22	1.84	2.18

续表

性别	月龄/月	n/名	$\bar{x}$	SD	P_5	P_{10}	P_{25}	P_{50}	P_{75}	P_{90}	P_{95}
	21～	640	0.42	1.07	−1.31	−0.87	−0.18	0.45	1.06	1.72	2.11
	24～	1 180	0.37	1.15	−1.45	−1.09	−0.31	0.40	1.07	1.71	2.19
	30～	1 095	0.35	1.07	−1.42	−0.99	−0.34	0.39	1.01	1.66	2.17
	36～	1 214	0.38	1.06	−1.31	−0.89	−0.32	0.38	1.03	1.74	2.17
	42～	1 201	0.21	1.02	−1.44	−0.96	−0.40	0.19	0.84	1.44	1.88
	48～	1 226	0.16	1.10	−1.59	−1.10	−0.49	0.16	0.81	1.38	1.91
	54～<60	1 180	0.13	1.11	−1.56	−1.11	−0.51	0.12	0.77	1.39	1.95

表3-31 0～4岁男童的WHZ城乡、性别和年龄分布

城乡	月龄/月	n/名	$\bar{x}$	SD	P_5	P_{10}	P_{25}	P_{50}	P_{75}	P_{90}	P_{95}
城市	0～	16	1.02	1.65	−3.06	−0.52	0.23	0.85	2.12	2.98	3.98
	1～	144	0.82	1.36	−1.53	−0.97	0.01	0.85	1.59	2.58	2.94
	2～	176	0.89	1.24	−0.90	−0.49	0.04	0.66	1.59	2.87	3.21
	3～	261	0.76	1.17	−1.02	−0.73	−0.05	0.71	1.55	2.25	2.53
	4～	267	0.89	1.34	−1.34	−0.89	0.05	0.95	1.79	2.51	3.04
	5～	280	0.77	1.29	−1.59	−0.89	0.07	0.80	1.69	2.37	2.80
	6～	389	0.84	1.25	−1.27	−0.74	0.05	0.87	1.60	2.46	2.88
	8～	406	0.82	1.17	−0.95	−0.56	0.06	0.80	1.56	2.33	2.71
	10～	360	0.83	1.17	−0.97	−0.57	0.10	0.79	1.57	2.45	2.79
	12～	413	0.77	1.19	−1.20	−0.73	−0.02	0.72	1.52	2.38	2.82
	15～	279	0.74	1.13	−1.08	−0.65	0.03	0.62	1.45	2.22	2.83
	18～	345	0.63	1.04	−0.99	−0.61	−0.02	0.61	1.30	1.98	2.45
	21～	277	0.68	1.09	−0.97	−0.53	0.06	0.66	1.37	2.00	2.28
	24～	605	0.50	1.13	−1.27	−0.90	−0.20	0.45	1.20	1.83	2.25
	30～	561	0.41	1.12	−1.38	−0.97	−0.22	0.38	1.03	1.77	2.17
	36～	671	0.54	1.14	−1.20	−0.81	−0.25	0.51	1.22	1.85	2.42
	42～	557	0.39	1.15	−1.44	−0.94	−0.37	0.31	1.13	1.86	2.36
	48～	671	0.47	1.19	−1.42	−0.95	−0.29	0.44	1.18	1.92	2.49
	54～<60	561	0.41	1.14	−1.32	−0.88	−0.30	0.34	0.97	1.75	2.37
农村	0～	30	0.69	1.96	−3.05	−1.74	−0.29	1.04	1.98	2.98	3.19
	1～	179	0.98	1.67	−2.29	−0.78	0.02	1.02	2.07	3.01	3.61
	2～	191	0.61	1.65	−2.24	−1.42	−0.44	0.73	1.67	2.55	3.53
	3～	224	0.79	1.68	−1.83	−1.32	−0.32	0.86	2.00	2.99	3.70
	4～	209	0.57	1.40	−1.62	−1.24	−0.22	0.52	1.48	2.26	2.72
	5～	197	0.89	1.35	−1.21	−0.67	−0.07	0.87	1.78	2.41	3.20
	6～	355	0.65	1.38	−1.61	−1.18	−0.25	0.58	1.65	2.34	2.97
	8～	365	0.62	1.47	−1.84	−1.19	−0.30	0.61	1.62	2.42	2.99
	10～	428	0.63	1.28	−1.48	−0.91	−0.16	0.65	1.42	2.16	2.58
	12～	454	0.67	1.35	−1.50	−0.96	−0.16	0.66	1.47	2.36	3.09

续表

城乡	月龄/月	n/名	$\bar{x}$	SD	P_5	P_{10}	P_{25}	P_{50}	P_{75}	P_{90}	P_{95}
	15~	355	0.42	1.22	−1.58	−1.13	−0.32	0.47	1.23	2.01	2.35
	18~	315	0.55	1.10	−1.36	−0.85	−0.13	0.62	1.27	1.86	2.28
	21~	436	0.63	1.12	−1.14	−0.77	−0.10	0.66	1.33	2.07	2.44
	24~	656	0.46	1.18	−1.55	−0.96	−0.25	0.49	1.25	1.91	2.30
	30~	622	0.47	1.14	−1.40	−0.86	−0.18	0.42	1.18	1.91	2.43
	36~	652	0.42	1.11	−1.31	−0.84	−0.30	0.48	1.15	1.77	2.07
	42~	652	0.48	1.11	−1.29	−0.90	−0.15	0.52	1.15	1.72	2.28
	48~	642	0.40	1.05	−1.25	−0.86	−0.26	0.36	1.08	1.65	2.09
	54~<60	620	0.25	1.14	−1.43	−1.05	−0.40	0.17	0.90	1.57	2.28

表3-32 0~4岁女童的WHZ城乡、性别和年龄分布

城乡	月龄/月	n/名	$\bar{x}$	SD	P_5	P_{10}	P_{25}	P_{50}	P_{75}	P_{90}	P_{95}
城市	0~	18	0.39	1.63	−2.48	−1.60	−0.51	0.09	1.11	2.40	4.78
	1~	153	0.63	1.52	−1.77	−1.36	−0.30	0.53	1.71	2.88	3.12
	2~	155	0.65	1.42	−1.82	−1.13	−0.12	0.72	1.50	2.19	2.88
	3~	283	0.53	1.16	−1.45	−0.92	−0.13	0.45	1.35	1.91	2.20
	4~	276	0.75	1.14	−1.11	−0.76	−0.01	0.76	1.54	2.27	2.63
	5~	213	0.56	1.15	−1.32	−0.89	−0.21	0.62	1.33	2.02	2.33
	6~	368	0.68	1.17	−1.19	−0.69	0.03	0.64	1.32	2.08	2.70
	8~	418	0.66	1.01	−0.92	−0.55	−0.01	0.66	1.30	1.97	2.39
	10~	365	0.67	1.10	−1.20	−0.81	0.03	0.70	1.39	2.02	2.36
	12~	392	0.61	1.04	−0.99	−0.62	−0.04	0.64	1.28	1.89	2.27
	15~	270	0.66	1.11	−1.06	−0.47	−0.02	0.67	1.31	1.89	2.27
	18~	357	0.61	0.98	−1.10	−0.68	−0.01	0.66	1.22	1.88	2.18
	21~	285	0.48	1.02	−1.07	−0.69	−0.16	0.49	1.18	1.73	2.00
	24~	554	0.43	1.12	−1.37	−0.96	−0.27	0.47	1.10	1.78	2.28
	30~	562	0.34	1.08	−1.38	−0.99	−0.36	0.34	1.00	1.72	2.27
	36~	606	0.38	1.03	−1.07	−0.85	−0.32	0.35	0.96	1.77	2.13
	42~	588	0.18	1.09	−1.63	−1.13	−0.42	0.16	0.80	1.57	2.05
	48~	604	0.17	1.09	−1.39	−1.09	−0.49	0.14	0.81	1.38	1.90
	54~<60	558	0.16	1.13	−1.67	−1.16	−0.48	0.15	0.86	1.50	1.95
农村	0~	32	1.34	1.78	−2.70	−0.89	0.17	1.55	2.44	3.44	4.07
	1~	155	0.84	1.82	−2.65	−1.71	−0.13	1.06	2.04	2.94	3.42
	2~	200	0.63	1.70	−2.06	−1.79	−0.22	0.73	1.59	2.63	3.71
	3~	187	0.69	1.34	−1.47	−1.01	−0.13	0.67	1.64	2.34	2.67
	4~	203	0.78	1.21	−1.09	−0.67	−0.05	0.84	1.65	2.17	2.64
	5~	197	0.60	1.50	−2.25	−1.30	−0.26	0.67	1.57	2.54	3.02
	6~	296	0.68	1.37	−1.49	−0.98	−0.15	0.66	1.60	2.50	2.96
	8~	348	0.65	1.20	−1.15	−0.85	−0.13	0.64	1.44	2.19	2.70

续表

城乡	月龄/月	n/名	$\bar{x}$	SD	P_5	P_{10}	P_{25}	P_{50}	P_{75}	P_{90}	P_{95}
	10~	417	0.67	1.26	−1.32	−0.94	−0.10	0.68	1.37	2.16	2.83
	12~	408	0.67	1.25	−1.22	−0.72	−0.09	0.70	1.37	2.16	2.86
	15~	306	0.57	1.09	−1.32	−0.75	−0.12	0.57	1.22	1.93	2.28
	18~	266	0.43	1.13	−1.26	−0.92	−0.26	0.44	1.19	1.82	2.30
	21~	355	0.38	1.10	−1.40	−0.96	−0.24	0.41	0.99	1.67	2.24
	24~	626	0.32	1.17	−1.55	−1.19	−0.36	0.37	1.06	1.67	2.15
	30~	533	0.36	1.06	−1.53	−0.95	−0.32	0.44	1.01	1.60	2.04
	36~	608	0.38	1.09	−1.58	−0.94	−0.27	0.40	1.05	1.74	2.19
	42~	613	0.24	0.95	−1.34	−0.88	−0.38	0.20	0.88	1.42	1.81
	48~	622	0.14	1.12	−1.73	−1.10	−0.49	0.17	0.81	1.37	1.93
	54~<60	622	0.11	1.09	−1.49	−1.10	−0.52	0.09	0.72	1.31	1.94

表3-33 0~4岁儿童分城乡、性别和年龄的 WHZ 平均水平（加权调整后）

性别	月龄/月	合计		城市		农村	
		$\bar{x}$	SE	$\bar{x}$	SE	$\bar{x}$	SE
男	0~	0.35	0.59	1.11	0.19	0.16	0.71
	1~	1.11	0.11	1.09	0.20	1.11	0.14
	2~	0.70	0.12	1.02	0.20	0.49	0.14
	3~	0.92	0.14	0.99	0.15	0.85	0.23
	4~	0.77	0.11	1.06	0.12	0.47	0.15
	5~	0.92	0.08	0.89	0.14	0.96	0.09
	6~	0.82	0.11	1.00	0.17	0.70	0.13
	8~	0.78	0.12	0.99	0.16	0.60	0.16
	10~	0.75	0.11	0.90	0.13	0.65	0.16
	12~	0.76	0.13	0.84	0.16	0.69	0.19
	15~	0.60	0.11	0.83	0.12	0.40	0.16
	18~	0.66	0.08	0.66	0.09	0.66	0.12
	21~	0.73	0.08	0.79	0.14	0.68	0.10
	24~	0.50	0.09	0.50	0.12	0.49	0.13
	30~	0.50	0.09	0.37	0.10	0.61	0.12
	36~	0.51	0.09	0.59	0.15	0.43	0.10
	42~	0.46	0.06	0.38	0.10	0.52	0.08
	48~	0.44	0.06	0.45	0.10	0.44	0.08
	54~<60	0.28	0.08	0.37	0.09	0.20	0.11
女	0~	1.12	0.29	0.59	0.71	1.39	0.23
	1~	0.93	0.19	1.17	0.28	0.78	0.23
	2~	0.72	0.16	0.90	0.18	0.60	0.22
	3~	0.65	0.09	0.67	0.13	0.63	0.13
	4~	0.85	0.10	0.94	0.15	0.77	0.12

续表

性别	月龄/月	合计		城市		农村	
		$\bar{x}$	SE	$\bar{x}$	SE	$\bar{x}$	SE
	5~	0.63	0.12	0.69	0.14	0.58	0.19
	6~	0.69	0.10	0.72	0.11	0.66	0.15
	8~	0.72	0.08	0.74	0.13	0.70	0.08
	10~	0.64	0.11	0.69	0.13	0.61	0.15
	12~	0.63	0.09	0.63	0.11	0.62	0.12
	15~	0.61	0.08	0.59	0.11	0.63	0.12
	18~	0.54	0.09	0.65	0.13	0.42	0.13
	21~	0.45	0.09	0.52	0.09	0.40	0.14
	24~	0.40	0.09	0.44	0.13	0.37	0.12
	30~	0.39	0.09	0.31	0.14	0.47	0.10
	36~	0.40	0.08	0.41	0.10	0.40	0.12
	42~	0.29	0.07	0.25	0.11	0.32	0.08
	48~	0.16	0.06	0.18	0.10	0.14	0.09
	54~<60	0.13	0.07	0.19	0.12	0.08	0.07

表3-34　0~4岁儿童分四类地区、性别和年龄的 WHZ 平均水平（加权调整后）

性别	月龄/月	大城市		中小城市		普通农村		贫困农村	
		$\bar{x}$	SE	$\bar{x}$	SE	$\bar{x}$	SE	$\bar{x}$	SE
男	0~	0.74	0.51	1.19	0.21	0.12	0.98	0.24	0.27
	1~	0.51	0.27	1.16	0.21	1.24	0.21	0.93	0.09
	2~	0.81	0.12	1.04	0.22	0.52	0.21	0.44	0.17
	3~	0.54	0.11	1.04	0.16	0.97	0.29	0.58	0.28
	4~	0.68	0.22	1.11	0.13	0.6	0.14	0.29	0.3
	5~	0.68	0.13	0.92	0.15	1.06	0.09	0.69	0.16
	6~	0.81	0.09	1.03	0.20	0.84	0.15	0.36	0.2
	8~	0.68	0.10	1.03	0.17	0.77	0.20	0.21	0.23
	10~	0.90	0.28	0.90	0.14	0.87	0.18	0.2	0.19
	12~	0.83	0.26	0.84	0.18	0.91	0.25	0.26	0.11
	15~	0.61	0.18	0.86	0.13	0.45	0.21	0.32	0.22
	18~	0.49	0.15	0.69	0.11	0.58	0.15	0.82	0.19
	21~	0.47	0.12	0.82	0.15	0.75	0.12	0.51	0.15
	24~	0.49	0.09	0.50	0.14	0.52	0.19	0.45	0.13
	30~	0.46	0.08	0.36	0.11	0.69	0.16	0.43	0.16
	36~	0.50	0.07	0.60	0.16	0.39	0.13	0.52	0.17
	42~	0.29	0.08	0.40	0.12	0.45	0.09	0.67	0.13
	48~	0.42	0.11	0.45	0.12	0.37	0.10	0.56	0.12
	54~<60	0.43	0.10	0.37	0.1	0.18	0.12	0.27	0.19

续表

性别	月龄/月	大城市 $\bar{x}$	SE	中小城市 $\bar{x}$	SE	普通农村 $\bar{x}$	SE	贫困农村 $\bar{x}$	SE
女	0～	−0.10	0.17	0.63	0.74	1.05	0.26	1.81	0.41
	1～	0.30	0.15	1.31	0.3	0.68	0.33	0.99	0.12
	2～	0.31	0.23	0.97	0.19	0.56	0.24	0.67	0.43
	3～	0.34	0.11	0.72	0.15	0.56	0.14	0.82	0.30
	4～	0.59	0.10	0.99	0.17	0.77	0.14	0.78	0.21
	5～	0.41	0.13	0.72	0.15	0.68	0.24	0.28	0.19
	6～	0.58	0.12	0.74	0.12	0.80	0.18	0.39	0.32
	8～	0.65	0.16	0.76	0.14	0.69	0.11	0.70	0.12
	10～	0.69	0.11	0.69	0.15	0.67	0.19	0.48	0.23
	12～	0.51	0.10	0.65	0.13	0.75	0.12	0.40	0.22
	15～	0.83	0.15	0.55	0.12	0.68	0.13	0.52	0.27
	18～	0.48	0.13	0.67	0.14	0.50	0.11	0.28	0.31
	21～	0.39	0.10	0.53	0.1	0.49	0.17	0.17	0.18
	24～	0.44	0.13	0.44	0.15	0.35	0.14	0.41	0.21
	30～	0.31	0.11	0.31	0.16	0.45	0.09	0.49	0.21
	36～	0.37	0.09	0.41	0.11	0.35	0.16	0.51	0.10
	42～	0.11	0.10	0.28	0.13	0.23	0.08	0.48	0.16
	48～	−0.01	0.13	0.21	0.11	0.07	0.11	0.27	0.12
	54～<60	0.03	0.07	0.21	0.14	0.02	0.08	0.2	0.13

（七）体质指数Z评分

0～5岁男童的平均体质指数Z评分（BMIZ）介于0.35～1.11，女童平均BMIZ评分介于0.13～1.56。不论是男童还是女童，城市儿童的平均BMIZ评分总体上高于农村儿童。整体上，随着月龄增加，BMIZ评分呈下降趋势，到5岁BMIZ评分达到低谷（见表3-35至表3-39）。

表3-35　0～5岁儿童的BMIZ性别和年龄分布

性别	月龄/月	n/名	$\bar{x}$	SD	P_5	P_{10}	P_{25}	P_{50}	P_{75}	P_{90}	P_{95}
男	0～	46	1.28	1.51	−1.24	−0.90	0.23	1.27	2.43	3.22	3.55
	1～	323	0.89	1.37	−1.41	−0.74	0.02	0.84	1.77	2.56	3.11
	2～	367	0.73	1.40	−1.53	−0.77	−0.18	0.69	1.56	2.69	3.13
	3～	485	0.74	1.34	−1.35	−0.93	−0.15	0.76	1.67	2.41	2.80
	4～	476	0.69	1.36	−1.60	−1.00	−0.10	0.74	1.60	2.37	2.85
	5～	477	0.72	1.33	−1.44	−0.90	−0.09	0.71	1.60	2.31	2.85
	6～	744	0.62	1.34	−1.65	−1.03	−0.24	0.68	1.51	2.28	2.82
	8～	771	0.63	1.37	−1.61	−0.97	−0.22	0.60	1.54	2.33	2.89
	10～	788	0.68	1.28	−1.50	−0.87	−0.08	0.68	1.47	2.27	2.73
	12～	867	0.73	1.33	−1.44	−0.91	−0.09	0.71	1.53	2.44	2.92

续表

性别	月龄/月	n/名	$\bar{x}$	SD	P_5	P_{10}	P_{25}	P_{50}	P_{75}	P_{90}	P_{95}
	15~	634	0.63	1.24	−1.41	−0.95	−0.09	0.66	1.40	2.27	2.64
	18~	660	0.67	1.13	−1.25	−0.67	−0.06	0.67	1.44	2.05	2.49
	21~	713	0.77	1.16	−1.13	−0.55	0.08	0.77	1.49	2.19	2.55
	24~	1 261	0.51	1.20	−1.30	−0.88	−0.25	0.54	1.25	1.88	2.37
	30~	1 183	0.45	1.18	−1.51	−0.95	−0.22	0.40	1.17	1.88	2.40
	36~	1 323	0.50	1.16	−1.22	−0.88	−0.26	0.49	1.22	1.84	2.39
	42~	1 209	0.46	1.17	−1.41	−0.93	−0.24	0.46	1.17	1.84	2.37
	48~	1 313	0.49	1.15	−1.33	−0.86	−0.23	0.46	1.20	1.89	2.37
	54~	1 181	0.40	1.14	−1.30	−0.90	−0.26	0.35	1.02	1.80	2.44
	60~	1 017	0.39	1.17	−1.29	−0.94	−0.37	0.31	1.00	1.89	2.58
	66~<72	1 042	0.41	1.30	−1.48	−1.08	−0.39	0.33	1.14	2.08	2.70
女	0~	50	1.36	1.64	−1.67	−0.43	0.16	1.21	2.62	3.65	3.95
	1~	308	0.76	1.50	−1.69	−1.09	−0.19	0.75	1.74	2.60	3.45
	2~	355	0.61	1.42	−1.72	−1.27	−0.13	0.66	1.43	2.41	2.94
	3~	470	0.57	1.22	−1.44	−0.90	−0.12	0.53	1.41	2.13	2.48
	4~	479	0.70	1.17	−1.19	−0.77	−0.11	0.68	1.52	2.22	2.66
	5~	410	0.48	1.35	−1.89	−1.18	−0.37	0.50	1.34	2.20	2.60
	6~	664	0.54	1.30	−1.45	−1.02	−0.23	0.50	1.31	2.17	2.71
	8~	766	0.54	1.13	−1.24	−0.83	−0.19	0.51	1.24	1.92	2.42
	10~	782	0.60	1.25	−1.46	−0.97	−0.16	0.63	1.33	2.04	2.64
	12~	800	0.63	1.20	−1.25	−0.74	−0.06	0.61	1.30	2.05	2.55
	15~	576	0.63	1.13	−1.22	−0.72	−0.06	0.63	1.28	1.95	2.46
	18~	623	0.59	1.09	−1.12	−0.77	−0.06	0.59	1.30	1.95	2.33
	21~	640	0.53	1.12	−1.30	−0.80	−0.14	0.54	1.23	1.89	2.34
	24~	1 180	0.42	1.22	−1.50	−1.06	−0.28	0.47	1.17	1.83	2.44
	30~	1 095	0.40	1.12	−1.46	−1.01	−0.31	0.43	1.09	1.75	2.33
	36~	1 214	0.41	1.10	−1.33	−0.90	−0.29	0.39	1.07	1.78	2.24
	42~	1 201	0.22	1.04	−1.46	−0.97	−0.39	0.21	0.87	1.43	1.93
	48~	1 226	0.17	1.08	−1.50	−1.06	−0.48	0.16	0.82	1.39	1.92
	54~	1 180	0.16	1.07	−1.50	−1.07	−0.47	0.13	0.81	1.39	1.89
	60~	952	0.14	1.09	−1.51	−1.09	−0.53	0.10	0.80	1.47	2.03
	66~<72	1 011	0.14	1.27	−1.73	−1.26	−0.59	0.03	0.83	1.70	2.40

表3-36 0~5岁男童的BMIZ城乡、性别和年龄分布

城乡	月龄/月	n/名	$\bar{x}$	SD	P_5	P_{10}	P_{25}	P_{50}	P_{75}	P_{90}	P_{95}
城市	0~	16	1.24	1.33	−0.90	−0.21	0.15	1.15	2.03	2.87	4.24
	1~	144	0.83	1.22	−1.05	−0.85	0.10	0.84	1.68	2.20	2.54
	2~	176	0.88	1.19	−0.77	−0.46	0.09	0.74	1.57	2.70	3.10
	3~	261	0.76	1.10	−0.94	−0.71	−0.03	0.75	1.59	2.15	2.49

续表

城乡	月龄/月	n/名	$\bar{x}$	SD	P_5	P_{10}	P_{25}	P_{50}	P_{75}	P_{90}	P_{95}
	4～	267	0.84	1.33	−1.36	−0.91	−0.02	0.89	1.74	2.52	3.05
	5～	280	0.68	1.30	−1.65	−0.98	−0.07	0.70	1.59	2.30	2.73
	6～	389	0.72	1.27	−1.42	−0.93	−0.03	0.74	1.48	2.37	2.81
	8～	406	0.71	1.20	−1.14	−0.69	−0.06	0.64	1.51	2.31	2.69
	10～	360	0.77	1.22	−1.20	−0.69	0.01	0.76	1.56	2.36	2.74
	12～	413	0.76	1.20	−1.28	−0.83	0.01	0.73	1.53	2.34	2.73
	15～	279	0.77	1.16	−1.30	−0.61	0.04	0.73	1.52	2.35	2.77
	18～	345	0.66	1.05	−1.05	−0.58	−0.06	0.64	1.38	1.94	2.48
	21～	277	0.77	1.12	−0.90	−0.48	0.22	0.76	1.50	2.06	2.47
	24～	605	0.47	1.14	−1.28	−0.89	−0.27	0.46	1.16	1.76	2.31
	30～	561	0.39	1.15	−1.49	−1.01	−0.30	0.36	1.01	1.73	2.24
	36～	671	0.52	1.17	−1.21	−0.90	−0.29	0.49	1.23	1.86	2.56
	42～	557	0.39	1.19	−1.48	−1.03	−0.36	0.33	1.11	1.92	2.39
	48～	671	0.51	1.23	−1.43	−0.91	−0.26	0.47	1.26	1.98	2.60
	54～	561	0.48	1.15	−1.25	−0.83	−0.21	0.42	1.06	1.88	2.51
	60～	507	0.39	1.26	−1.40	−1.09	−0.42	0.26	1.07	2.08	2.77
	66～<72	541	0.45	1.41	−1.65	−1.08	−0.42	0.34	1.23	2.25	2.89
农村	0～	30	1.30	1.62	−1.59	−1.16	0.25	1.41	2.59	3.35	3.55
	1～	179	0.93	1.47	−1.60	−0.56	−0.01	0.86	1.95	2.81	3.20
	2～	191	0.60	1.56	−2.18	−1.26	−0.34	0.66	1.56	2.59	3.13
	3～	224	0.73	1.56	−1.89	−1.28	−0.40	0.76	1.82	2.74	3.12
	4～	209	0.49	1.37	−2.01	−1.23	−0.28	0.44	1.39	2.19	2.43
	5～	197	0.78	1.37	−1.39	−0.80	−0.22	0.79	1.66	2.38	3.13
	6～	355	0.52	1.41	−1.78	−1.29	−0.39	0.46	1.53	2.19	2.92
	8～	365	0.54	1.52	−2.00	−1.43	−0.41	0.50	1.60	2.39	3.06
	10～	428	0.59	1.33	−1.77	−1.04	−0.20	0.59	1.38	2.16	2.72
	12～	454	0.70	1.44	−1.63	−0.93	−0.21	0.69	1.56	2.55	3.02
	15～	355	0.51	1.29	−1.49	−1.04	−0.24	0.63	1.28	2.23	2.51
	18～	315	0.67	1.21	−1.39	−0.78	−0.06	0.69	1.46	2.13	2.51
	21～	436	0.77	1.19	−1.22	−0.68	0.00	0.82	1.48	2.20	2.79
	24～	656	0.54	1.25	−1.48	−0.85	−0.21	0.59	1.36	1.99	2.40
	30～	622	0.51	1.21	−1.51	−0.92	−0.16	0.43	1.25	2.03	2.50
	36～	652	0.47	1.15	−1.31	−0.81	−0.25	0.51	1.19	1.82	2.25
	42～	652	0.52	1.14	−1.36	−0.85	−0.15	0.56	1.20	1.77	2.35
	48～	642	0.46	1.06	−1.19	−0.83	−0.18	0.43	1.11	1.76	2.15
	54～	620	0.32	1.13	−1.36	−0.96	−0.31	0.26	0.99	1.62	2.28
	60～	510	0.38	1.07	−1.21	−0.81	−0.31	0.33	0.97	1.71	2.28
	66～<72	501	0.37	1.18	−1.38	−1.08	−0.36	0.32	1.05	2.00	2.58

表 3-37 0~5岁女童的 BMIZ 城乡、性别和年龄分布

城乡	月龄/月	n/名	$\bar{x}$	SD	P_5	P_{10}	P_{25}	P_{50}	P_{75}	P_{90}	P_{95}
城市	0~	18	0.93	1.68	−1.77	−1.25	−0.25	0.74	1.79	3.89	4.13
	1~	153	0.68	1.40	−1.61	−0.98	−0.27	0.56	1.52	2.53	3.47
	2~	155	0.69	1.31	−1.38	−0.86	−0.04	0.72	1.43	2.32	2.88
	3~	283	0.53	1.15	−1.31	−0.87	−0.12	0.45	1.25	1.97	2.36
	4~	276	0.71	1.17	−1.22	−0.83	−0.07	0.65	1.53	2.34	2.72
	5~	213	0.46	1.17	−1.47	−1.05	−0.30	0.48	1.24	1.96	2.24
	6~	368	0.54	1.21	−1.34	−0.89	−0.13	0.53	1.23	2.02	2.51
	8~	418	0.55	1.04	−0.99	−0.69	−0.16	0.54	1.20	1.86	2.20
	10~	365	0.59	1.14	−1.25	−0.90	−0.14	0.64	1.31	1.97	2.31
	12~	392	0.58	1.05	−1.03	−0.61	−0.04	0.60	1.25	1.88	2.34
	15~	270	0.64	1.14	−1.00	−0.56	−0.05	0.63	1.29	1.92	2.32
	18~	357	0.65	1.00	−1.10	−0.63	0.02	0.67	1.30	1.95	2.32
	21~	285	0.56	1.05	−1.10	−0.59	−0.10	0.55	1.31	1.84	2.13
	24~	554	0.46	1.18	−1.48	−0.97	−0.28	0.49	1.17	1.84	2.46
	30~	562	0.36	1.12	−1.37	−1.02	−0.36	0.37	1.09	1.79	2.39
	36~	606	0.39	1.06	−1.13	−0.89	−0.31	0.34	1.03	1.78	2.22
	42~	588	0.17	1.10	−1.63	−1.12	−0.43	0.16	0.83	1.56	2.05
	48~	604	0.18	1.07	−1.41	−1.02	−0.47	0.15	0.85	1.41	1.92
	54~	558	0.20	1.10	−1.62	−1.07	−0.43	0.21	0.86	1.55	2.00
	60~	484	0.17	1.16	−1.80	−1.10	−0.48	0.19	0.85	1.59	2.00
	66~<72	506	0.16	1.38	−1.93	−1.38	−0.64	0.07	0.95	1.78	2.48
农村	0~	32	1.60	1.59	−1.67	−0.24	0.51	1.77	3.10	3.46	3.95
	1~	155	0.83	1.59	−2.13	−1.09	−0.09	0.94	1.81	2.63	3.38
	2~	200	0.55	1.51	−1.84	−1.43	−0.36	0.58	1.38	2.45	3.01
	3~	187	0.64	1.32	−1.55	−1.07	−0.10	0.66	1.51	2.35	2.62
	4~	203	0.68	1.18	−1.07	−0.66	−0.14	0.72	1.51	2.09	2.51
	5~	197	0.49	1.52	−2.34	−1.36	−0.46	0.53	1.42	2.50	2.90
	6~	296	0.54	1.40	−1.61	−1.19	−0.34	0.44	1.48	2.45	2.91
	8~	348	0.53	1.24	−1.44	−0.98	−0.22	0.48	1.32	2.09	2.69
	10~	417	0.61	1.33	−1.65	−1.02	−0.18	0.60	1.37	2.24	2.84
	12~	408	0.67	1.32	−1.29	−0.84	−0.09	0.65	1.39	2.20	3.03
	15~	306	0.62	1.12	−1.29	−0.81	−0.06	0.64	1.27	2.02	2.48
	18~	266	0.52	1.20	−1.17	−0.87	−0.19	0.51	1.29	1.97	2.40
	21~	355	0.50	1.17	−1.35	−0.96	−0.21	0.52	1.20	1.93	2.44
	24~	626	0.39	1.26	−1.63	−1.17	−0.28	0.45	1.15	1.80	2.36
	30~	533	0.44	1.12	−1.57	−0.94	−0.25	0.51	1.11	1.73	2.23
	36~	608	0.42	1.13	−1.55	−0.95	−0.23	0.46	1.12	1.79	2.26
	42~	613	0.26	0.97	−1.32	−0.87	−0.36	0.23	0.92	1.40	1.88
	48~	622	0.16	1.09	−1.67	−1.09	−0.48	0.16	0.80	1.37	1.90
	54~	622	0.13	1.04	−1.38	−1.06	−0.47	0.11	0.72	1.28	1.82
	60~	468	0.11	1.02	−1.42	−1.09	−0.56	0.03	0.76	1.40	2.05
	66~<72	505	0.12	1.15	−1.56	−1.14	−0.57	0.02	0.75	1.58	2.21

表3-38 0～5岁儿童分城乡、性别和年龄的BMIZ平均水平（加权调整后）

性别	月龄/月	合计		城市		农村	
		$\bar{x}$	SE	$\bar{x}$	SE	$\bar{x}$	SE
男	0～	1.07	0.36	1.12	0.29	1.06	0.45
	1～	1.11	0.11	1.17	0.19	1.07	0.13
	2～	0.71	0.12	1.00	0.18	0.50	0.14
	3～	0.90	0.13	0.99	0.15	0.81	0.21
	4～	0.69	0.11	0.99	0.12	0.39	0.14
	5～	0.81	0.08	0.80	0.14	0.83	0.08
	6～	0.70	0.11	0.89	0.18	0.56	0.13
	8～	0.69	0.12	0.90	0.16	0.51	0.17
	10～	0.72	0.11	0.84	0.12	0.63	0.17
	12～	0.79	0.13	0.85	0.15	0.74	0.20
	15～	0.68	0.11	0.89	0.13	0.52	0.15
	18～	0.77	0.09	0.72	0.09	0.83	0.14
	21～	0.86	0.08	0.89	0.14	0.83	0.10
	24～	0.55	0.09	0.49	0.11	0.60	0.13
	30～	0.52	0.09	0.35	0.09	0.68	0.12
	36～	0.54	0.09	0.59	0.14	0.50	0.11
	42～	0.49	0.07	0.39	0.10	0.57	0.08
	48～	0.50	0.06	0.49	0.10	0.50	0.08
	54～	0.35	0.08	0.45	0.09	0.28	0.11
	60～	0.36	0.08	0.31	0.12	0.40	0.11
	66～<72	0.42	0.08	0.48	0.14	0.36	0.09
女	0～	1.56	0.32	1.20	0.75	1.74	0.30
	1～	0.96	0.17	1.16	0.30	0.84	0.19
	2～	0.71	0.15	0.98	0.18	0.55	0.19
	3～	0.64	0.10	0.68	0.13	0.60	0.14
	4～	0.79	0.10	0.91	0.17	0.68	0.11
	5～	0.51	0.12	0.58	0.14	0.46	0.19
	6～	0.55	0.10	0.59	0.11	0.51	0.15
	8～	0.60	0.08	0.63	0.12	0.58	0.08
	10～	0.58	0.11	0.61	0.13	0.56	0.16
	12～	0.62	0.08	0.63	0.10	0.61	0.12
	15～	0.66	0.08	0.60	0.10	0.71	0.12
	18～	0.62	0.10	0.71	0.13	0.52	0.14
	21～	0.57	0.09	0.62	0.09	0.53	0.14
	24～	0.47	0.09	0.48	0.13	0.46	0.12
	30～	0.45	0.09	0.34	0.14	0.56	0.10
	36～	0.43	0.08	0.42	0.10	0.45	0.12
	42～	0.30	0.07	0.25	0.11	0.35	0.08
	48～	0.18	0.06	0.19	0.09	0.16	0.09
	54～	0.16	0.07	0.23	0.12	0.11	0.07
	60～	0.17	0.08	0.21	0.11	0.14	0.12
	66～<72	0.13	0.10	0.12	0.18	0.14	0.11

表 3-39 0~5岁儿童分四类地区、性别和年龄的 BMIZ 平均水平（加权调整后）

性别	月龄/月	大城市		中小城市		普通农村		贫困农村	
		$\bar{x}$	SE	$\bar{x}$	SE	$\bar{x}$	SE	$\bar{x}$	SE
男	0~	1.49	0.39	1.05	0.33	0.87	0.58	1.52	0.30
	1~	0.53	0.24	1.25	0.21	1.25	0.19	0.81	0.12
	2~	0.83	0.14	1.03	0.20	0.58	0.21	0.38	0.14
	3~	0.54	0.08	1.04	0.17	0.97	0.27	0.46	0.24
	4~	0.64	0.22	1.04	0.13	0.51	0.13	0.21	0.29
	5~	0.59	0.14	0.83	0.15	0.92	0.09	0.58	0.16
	6~	0.69	0.09	0.92	0.21	0.69	0.16	0.24	0.21
	8~	0.56	0.10	0.94	0.17	0.68	0.22	0.12	0.21
	10~	0.85	0.28	0.84	0.13	0.86	0.19	0.18	0.18
	12~	0.79	0.26	0.86	0.17	0.94	0.26	0.35	0.10
	15~	0.59	0.18	0.92	0.14	0.52	0.20	0.51	0.21
	18~	0.47	0.16	0.77	0.10	0.68	0.17	1.09	0.21
	21~	0.55	0.12	0.93	0.14	0.86	0.12	0.75	0.17
	24~	0.44	0.09	0.49	0.12	0.59	0.19	0.62	0.14
	30~	0.44	0.09	0.33	0.10	0.73	0.16	0.58	0.16
	36~	0.46	0.08	0.61	0.16	0.42	0.12	0.65	0.18
	42~	0.28	0.08	0.41	0.11	0.48	0.10	0.78	0.15
	48~	0.46	0.11	0.50	0.12	0.42	0.09	0.65	0.12
	54~	0.49	0.10	0.45	0.10	0.25	0.12	0.35	0.18
	60~	0.47	0.11	0.29	0.14	0.29	0.13	0.64	0.16
	66~<72	0.29	0.12	0.51	0.16	0.31	0.07	0.46	0.22
女	0~	0.31	0.07	1.25	0.78	1.23	0.23	2.37	0.53
	1~	0.47	0.13	1.27	0.33	0.71	0.25	1.13	0.14
	2~	0.32	0.18	1.05	0.19	0.58	0.18	0.49	0.41
	3~	0.33	0.11	0.74	0.16	0.57	0.15	0.67	0.31
	4~	0.54	0.10	0.96	0.18	0.67	0.12	0.71	0.21
	5~	0.31	0.13	0.62	0.16	0.55	0.24	0.17	0.18
	6~	0.43	0.13	0.61	0.13	0.66	0.18	0.24	0.31
	8~	0.53	0.17	0.64	0.14	0.57	0.11	0.60	0.12
	10~	0.60	0.10	0.62	0.14	0.61	0.20	0.44	0.26
	12~	0.45	0.10	0.65	0.11	0.73	0.12	0.42	0.22
	15~	0.78	0.17	0.57	0.11	0.74	0.12	0.65	0.27
	18~	0.52	0.13	0.74	0.15	0.57	0.12	0.42	0.32
	21~	0.43	0.10	0.64	0.10	0.58	0.18	0.40	0.20
	24~	0.46	0.13	0.48	0.15	0.41	0.15	0.57	0.22
	30~	0.31	0.11	0.35	0.16	0.52	0.10	0.62	0.22
	36~	0.36	0.09	0.43	0.11	0.39	0.16	0.59	0.09
	42~	0.09	0.10	0.27	0.13	0.23	0.08	0.55	0.16
	48~	0.00	0.13	0.22	0.11	0.09	0.11	0.29	0.11
	54~	0.09	0.07	0.24	0.14	0.07	0.07	0.19	0.13
	60~	−0.07	0.18	0.25	0.12	0.08	0.16	0.27	0.11
	66~<72	−0.08	0.13	0.14	0.20	0.07	0.13	0.27	0.20

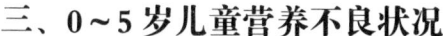

三、0～5岁儿童营养不良状况

按照第二届国际营养大会的定义,营养不良包括营养不足、微量营养素缺乏和超重肥胖。本节主要描述了0～5岁儿童的低出生体重、巨大儿、生长迟缓、低体重、消瘦、超重和肥胖的流行状况。

(一)低出生体重和巨大儿

0～5岁儿童低出生体重率介于3.0%～4.0%(见表3-40和表3-41);巨大儿率介于4.5%～6.6%(见表3-46和表3-47)。母亲教育水平与低出生体重率和巨大儿率之间的关联无统计学差异(P=0.051)。按照性别或城乡分层分析显示,母亲教育水平与男童低出生体重率和巨大儿率之间无显著关联(P=0.571),但与女童低出生体重率和巨大儿率之间的关联具有统计学意义,母亲具有小学及以下的教育水平女童的低出生体重率高于母亲教育水平为初中及以上(P=0.007)(见表3-42和表3-48);不论城市还是农村,母亲教育水平与儿童低出生体重率和巨大儿率之间存在统计学关联(P=0.002和P=0.009),随着母亲教育水平的提高,儿童低出生体重率呈现下降趋势,巨大儿率呈上升趋势(表3-43和表3-49)。

低出生体重率和巨大儿率与家庭人均年收入之间无显著关联(P=0.714)(见表3-44和表3-50)。不论男童还是女童,城市还是农村,家庭年人均收入与低出生体重率和巨大儿率之间均未见显著关联(见表3-44和表3-45,表3-50和表3-51)。

表3-40　0～5岁儿童分性别、年龄的低出生体重率 /%

年龄/岁	合计		男		女	
	%	95%CI	%	95%CI	%	95%CI
0～	3.2	2.5～3.8	2.9	2.0～3.7	3.5	2.7～4.3
1～	3.4	2.4～4.4	3.2	2.0～4.5	3.7	2.7～4.6
2～	3.5	2.4～4.7	3.1	1.9～4.4	3.9	2.6～5.3
3～	4.0	3.1～4.9	3.5	2.4～4.6	4.7	3.3～6.1
4～	3.8	2.7～4.9	3.2	1.9～4.6	4.5	3.0～5.9
5～<6	3.0	2.1～3.9	2.1	1.2～3.0	4.0	2.5～5.5

表3-41　0～5岁儿童分城乡、性别和年龄的低出生体重率 /%

年龄/岁	城市						农村					
	合计		男		女		合计		男		女	
	%	95%CI	%	95%CI	%	95%CI	%	95%CI	%	95%CI	%	95%CI
0～	3.6	3.1～4.0	3.0	2.1～4.0	4.2	3.2～5.2	2.8	1.7～3.9	2.7	1.5～3.9	2.9	1.8～4.0
1～	3.3	2.1～4.5	3.6	1.8～5.4	3.0	2.0～4.0	3.5	2.1～4.9	2.9	1.3～4.4	4.3	2.9～5.7
2～	3.2	2.0～4.4	3.3	1.9～4.7	3.0	1.4～4.5	3.8	2.0～5.6	3.0	1.1～4.9	4.8	2.9～6.7
3～	4.3	3.4～5.1	3.1	2.0～4.2	5.7	3.8～7.6	3.8	2.3～5.3	3.8	2.1～5.5	3.7	1.9～5.6
4～	3.9	2.5～5.2	3.3	1.9～4.7	4.5	2.8～6.3	3.7	2.0～5.5	3.2	1.0～5.3	4.4	2.4～6.5
5～<6	3.1	1.9～4.4	2.6	1.3～3.8	3.7	1.5～6.0	2.9	1.7～4.0	1.7	0.6～2.8	4.2	2.4～6.1

表 3-42　0~5岁儿童分性别和母亲文化程度的低出生体重率 /%

母亲文化程度	合计		男		女	
	%	95%CI	%	95%CI	%	95%CI
小学及以下	4.8	3.3~6.3	3.7	2.3~5.1	6.0	4.1~7.8
初中	3.3	2.5~4.0	3.0	2.1~3.9	3.6	2.8~4.4
高中/中专	3.2	2.5~3.9	2.6	1.9~3.4	3.9	2.7~5.0
大专	2.6	2.0~3.2	2.6	2.0~3.2	2.6	1.7~3.4
大学及以上	2.4	1.8~3.0	2.2	1.5~2.8	2.7	1.8~3.6

表 3-43　0~5岁儿童分城乡、性别和母亲文化程度的低出生体重率 /%

母亲文化程度	城市						农村					
	合计		男		女		合计		男		女	
	%	95%CI	%	95%CI	%	95%CI	%	95%CI	%	95%CI	%	95%CI
小学及以下	5.3	4.2~6.3	4.6	3.3~5.8	6.0	3.9~8.1	4.6	2.6~6.6	3.3	1.5~5.2	5.9	3.6~8.3
初中	3.6	2.6~4.6	3.1	2.1~4.1	4.2	2.8~5.6	3.0	2.0~4.1	2.9	1.7~4.2	3.2	2.3~4.1
高中/中专	3.5	2.5~4.4	3.0	2.1~3.9	4.0	2.5~5.5	2.7	1.7~3.8	2.0	0.8~3.2	3.7	2.1~5.3
大专	2.7	2.1~3.4	2.9	2.2~3.6	2.5	1.6~3.4	2.0	0.8~3.3	1.2	0.0~2.5	2.7	0.6~4.8
大学及以上	2.4	1.8~3.0	2.3	1.6~2.9	2.6	1.8~3.5	2.3	0.0~5.1	1.0	0.0~2.6	3.4	0.0~8.4

表 3-44　0~5岁儿童分性别和家庭人均年收入的低出生体重率 /%

人均年收入/元	合计		男		女	
	%	95%CI	%	95%CI	%	95%CI
<5 000	4.2	2.9~5.5	3.5	2.5~4.6	5.0	3.2~6.8
5 000~9 999	3.6	2.2~5.1	2.9	1.4~4.4	4.5	3.2~5.9
10 000~14 999	2.8	2.0~3.5	2.5	1.7~3.2	3.1	2.0~4.3
15 000~19 999	2.8	1.9~3.6	2.8	1.7~3.9	2.7	1.8~3.6
20 000~39 999	3.2	2.7~3.7	2.6	2.1~3.1	4.0	3.0~4.9
≥40 000	3.5	2.3~4.8	3.4	2.0~4.7	3.8	2.1~5.4
拒答	4.2	3.0~5.3	4.3	2.9~5.6	4.1	2.6~5.5

表 3-45　0~5岁儿童分城乡、性别和家庭人均年收入的低出生体重率

人均年收入/元	城市						农村					
	合计		男		女		合计		男		女	
	%	95%CI	%	95%CI	%	95%CI	%	95%CI	%	95%CI	%	95%CI
<5 000	4.1	3.0~5.3	3.8	2.8~4.8	4.5	2.6~6.4	4.2	2.5~6.0	3.4	2.0~4.9	5.2	2.6~7.9
5 000~9 999	3.5	2.2~4.8	2.4	1.3~3.5	4.9	3.0~6.9	3.7	1.7~5.7	3.2	0.9~5.4	4.3	2.5~6.2
10 000~14 999	3.4	2.5~4.4	3.1	1.9~4.4	3.8	2.5~5.1	2.3	1.4~3.3	2.0	1.2~2.9	2.7	1.1~4.3

续表

人均年收入/元	城市						农村					
	合计		男		女		合计		男		女	
	%	95%CI	%	95%CI	%	95%CI	%	95%CI	%	95%CI	%	95%CI
15 000~19 999	2.5	1.7~3.4	2.5	1.3~3.8	2.5	1.5~3.5	3.0	1.6~4.3	3.0	1.2~4.7	2.9	1.5~4.3
20 000~39 999	3.4	2.7~4.0	2.8	2.1~3.5	4.1	2.9~5.3	2.9	2.1~3.6	2.2	1.6~2.9	3.6	2.1~5.2
≥40 000	3.6	2.1~5.1	3.6	2.0~5.3	3.6	1.6~5.6	3.3	2.1~4.5	2.4	1.6~3.1	4.3	1.9~6.7
拒答	4.0	2.7~5.4	4.4	2.8~6.0	3.6	1.9~5.3	4.7	3.1~6.3	3.9	1.6~6.2	5.6	3.0~8.1

表3-46 0~5岁儿童分性别和年龄的巨大儿率/%

年龄/岁	合计		男		女	
	%	95%CI	%	95%CI	%	95%CI
0~	5.6	3.7~7.6	6.3	4.3~8.3	4.9	2.8~6.9
1~	6.6	3.9~9.2	7.5	4.1~10.9	5.5	3.3~7.6
2~	4.5	3.0~6.0	5.2	3.2~7.2	3.7	2.4~5.1
3~	5.3	3.0~7.6	6.6	4.1~9.1	3.8	1.7~5.9
4~	5.2	2.4~8.0	5.8	3.0~8.7	4.4	1.5~7.3
5~<6	5.1	3.1~7.2	6.5	4.0~9.1	3.5	1.8~5.2

表3-47 0~5岁儿童分城乡、性别和年龄的巨大儿率/%

年龄/岁	城市						农村					
	合计		男		女		合计		男		女	
	%	95%CI	%	95%CI	%	95%CI	%	95%CI	%	95%CI	%	95%CI
0~	5.5	4.5~6.6	6.7	5.4~8.1	4.1	2.9~5.3	5.7	2.6~8.9	6.0	2.8~9.1	5.5	2.1~8.9
1~	5.9	4.3~7.5	6.8	4.2~9.4	4.9	3.3~6.5	7.1	2.8~11.5	8.1	2.8~13.4	6.0	2.5~9.4
2~	4.9	3.9~5.8	5.4	4.0~6.8	4.2	2.1~6.3	4.2	1.8~6.7	5.0	1.6~8.4	3.3	1.8~4.9
3~	5.1	3.6~6.5	6.9	4.8~9.0	2.8	1.8~3.9	5.6	1.7~9.5	6.3	2.1~10.5	4.7	1.0~8.4
4~	5.2	3.4~7.1	6.7	4.2~9.3	3.4	1.9~5.0	5.1	0.4~9.9	5.1	0.4~9.7	5.2	0.2~10.3
5~<6	5.0	4.0~5.9	6.3	4.6~8.0	3.4	2.4~4.4	5.3	1.7~8.9	6.7	2.3~11.1	3.6	0.7~6.4

表3-48 0~5岁儿童分性别和母亲文化程度的巨大儿率/%

母亲文化程度	合计					
	合计		男		女	
	%	95%CI	%	95%CI	%	95%CI
小学及以下	4.4	1.9~7.0	5.5	2.3~8.8	3.3	1.3~5.2
初中	5.6	2.8~8.4	6.5	3.5~9.4	4.5	1.9~7.2
高中/中专	5.3	4.1~6.6	6.0	4.8~7.2	4.5	2.8~6.3
大专	6.0	4.4~7.6	7.5	5.1~10.0	4.3	2.7~6.0
大学及以上	6.6	4.9~8.2	7.6	5.7~9.5	5.4	3.7~7.0

表3-49　0~5岁儿童分城乡、性别和母亲文化程度的巨大儿率 /%

母亲文化程度	城市						农村					
	合计		男		女		合计		男		女	
	%	95%CI	%	95%CI	%	95%CI	%	95%CI	%	95%CI	%	95%CI
小学及以下	4.6	3.0~6.3	6.2	3.7~8.7	2.9	1.5~4.3	4.4	1.1~7.6	5.3	1.1~9.4	3.4	0.9~5.9
初中	4.7	3.2~6.1	5.9	4.1~7.6	3.3	2.0~4.5	6.2	1.9~10.5	6.8	2.4~11.3	5.4	1.3~9.5
高中/中专	5.7	4.4~6.9	6.8	5.6~8.1	4.3	2.6~5.9	4.8	2.5~7.1	4.6	2.8~6.4	5.0	1.3~8.7
大专	5.6	4.1~7.1	6.7	4.5~8.9	4.3	2.6~6.0	7.9	2.7~13.2	11.9	3.7~20	4.4	0.6~8.2
大学及以上	6.9	5.3~8.5	8.1	6.3~10	5.4	3.8~7.0	2.7	0.0~6.1	—	—	5.2	0.0~11.7

注:"—"未检出。

表3-50　0~5岁儿童分性别和家庭人均年收入的巨大儿率 /%

人均年收入/元	合计					
	合计		男		女	
	%	95%CI	%	95%CI	%	95%CI
<5 000	4.7	2.2~7.2	6.0	3.2~8.8	3.3	1.4~5.2
5 000~9 999	6.3	1.7~10.9	6.8	2.3~11.4	5.6	1.4~9.9
10 000~14 999	5.3	3.6~7.1	6.0	4.4~7.7	4.5	2.4~6.6
15 000~19 999	5.3	2.6~8.1	6.5	3.0~10.1	4.0	2.2~5.7
20 000~39 999	5.3	4.2~6.5	6.7	5.2~8.2	3.8	2.5~5.1
≥40 000	5.4	4.1~6.8	6.1	4.8~7.5	4.6	3.1~6.2

表3-51　0~5岁儿童分城乡、性别和家庭人均年收入的巨大儿率 /%

人均年收入/元	城市						农村					
	合计		男		女		合计		男		女	
	%	95%CI	%	95%CI	%	95%CI	%	95%CI	%	95%CI	%	95%CI
<5 000	4.6	2.3~7.0	6.1	2.3~10.0	2.9	2.0~3.9	4.8	1.5~8.1	5.9	2.1~9.6	3.5	0.7~6.3
5 000~9 999	4.7	3.2~6.1	5.7	3.8~7.5	3.4	2.2~4.6	7.2	0.5~13.9	7.5	0.5~14.5	6.8	0.4~13.2
10 000~14 999	6.1	4.2~8.0	7.9	5.5~10.3	4.1	2.0~6.1	4.9	2.5~7.2	4.9	2.9~7.0	4.8	1.7~7.9
15 000~19 999	5.1	3.3~7.0	6.1	3.9~8.3	4.1	2.1~6.0	5.5	1.0~10.0	6.9	0.8~13.0	3.9	1.1~6.7
20 000~39 999	5.7	4.4~7.0	7.1	5.3~8.8	4.2	2.6~5.9	4.6	2.6~6.5	5.9	3.0~8.8	2.8	1.3~4.4
≥40 000	5.5	4.0~7.0	6.4	4.8~7.9	4.4	2.6~6.3	5.2	2.9~7.6	5.2	2.1~8.2	5.3	3.1~7.4

(二)生长迟缓

0~5岁儿童生长迟缓率为 8.1%,城市为 4.2%,农村为 11.3%,贫困农村为 19.0%;男童、女童分别为 8.7% 和 7.4%。不同性别、地区每个月龄段儿童的生长迟缓率见表 3-52 至表 3-55。与 2002 年相比,全国 0~5 岁儿童生长迟缓率下降了 8.2 个百分点,城市、农村分别下降了 3.0

个百分点和 12.5 个百分点。0～5 岁儿童生长迟缓率在 1 岁以内为 4.9%～5.3%，1 岁时达到高峰（9.9%），2～5 岁维持在 7.2%～9.3% 的较高水平（见表 3-56）。城乡 0～5 岁各年龄组儿童生长迟缓情况见表 3-57。其中，大城市中各年龄组儿童生长迟缓率维持在 0.9%～4.2%，随年龄变化的趋势不明显。中小城市、普通农村和贫困农村儿童生长迟缓率在 1 岁内维持在相对较低水平，1 岁时（12～月龄）达到最高，随后仍然维持在较高水平（见表 3-58 和表 3-59）。

表 3-52 0～5 岁儿童分性别和年龄的生长迟缓率 /%

月龄 / 月	合计		男		女	
	%	95%CI	%	95%CI	%	95%CI
1～	6.1	3.8～8.5	7.3	3.2～11.5	4.8	1.7～7.8
2～	6.5	3.6～9.5	6.3	2.5～10.1	6.8	3.4～10.2
3～	3.8	2.2～5.5	5.2	2.8～7.7	2.2	0.6～3.7
4～	5.4	3.0～7.7	5.3	1.8～8.8	5.4	1.4～9.5
5～	5.3	1.2～9.4	7.4	2.7～12.1	2.6	0.0～6.0
6～	4.0	2.0～6.0	4.2	1.1～7.3	3.8	1.9～5.6
8～	5.1	3.3～7.0	7.0	3.9～10.1	2.9	1.3～4.6
10～	5.5	3.0～8.0	7.4	2.7～12.2	3.3	1.7～4.9
12～	8.6	5.3～11.8	10.6	6.0～15.3	6.1	2.7～9.4
15～	9.8	6.4～13.2	11.9	6.8～17.0	7.1	5.0～9.2
18～	9.4	5.9～12.8	12.4	7.3～17.5	6.0	3.6～8.4
21～	11.9	7.5～16.4	13.1	7.8～18.3	10.6	5.8～15.4
24～	9.7	5.3～14.1	10.5	5.8～15.3	8.7	4.6～12.8
30～	8.8	5.7～11.9	9.1	5.2～13.0	8.4	5.9～11.0
36～	8.3	6.0～10.7	9.0	5.8～12.1	7.5	5.6～9.5
42～	8.7	5.6～11.9	7.6	4.9～10.2	10.0	5.9～14.1
48～	7.6	4.5～10.6	7.8	4.4～11.2	7.3	4.4～10.2
54～	6.9	4.5～9.3	6.8	3.5～10.1	7.1	4.7～9.4
60～	7.5	3.8～11.3	7.5	2.9～12.1	7.6	4.2～11.0
66～<72	8.8	5.8～11.9	8.8	4.8～12.9	8.9	5.8～11.9

表 3-53 0～5 岁儿童分城乡、性别和年龄的生长迟缓率 /%

月龄 / 月	城市						农村					
	合计		男		女		合计		男		女	
	%	95%CI	%	95%CI	%	95%CI	%	95%CI	%	95%CI	%	95%CI
1～	4.0	1.2～6.7	5.3	0.7～10.0	2.5	0.0～5.5	4.0	1.2～6.7	5.3	0.7～10.0	2.5	0.0～5.5
2～	3.2	0.7～5.6	3.5	0.0～7.3	2.8	0.0～6.2	3.2	0.7～5.6	3.5	0.0～7.3	2.8	0.0～6.2
3～	1.5	0.3～2.6	1.9	0.0～3.9	1.0	0.0～2.1	1.5	0.3～2.6	1.9	0.0～3.9	1.0	0.0～2.1
4～	3.3	1.0～5.7	4.5	1.0～8.0	2.0	0.0～4.0	3.3	1.0～5.7	4.5	1.0～8.0	2.0	0.0～4.0
5～	2.5	1.0～4.1	4.1	1.6～6.7	0.2	0.0～0.5	2.5	1.0～4.1	4.1	1.6～6.7	0.2	0.0～0.5
6～	2.1	0.2～4.1	2.3	0.0～5.9	1.9	0.0～4.1	2.1	0.2～4.1	2.3	0.0～5.9	1.9	0.0～4.1
8～	2.8	0.9～4.8	5.0	1.4～8.5	0.5	0.0～1.2	2.8	0.9～4.8	5.0	1.4～8.5	0.5	0.0～1.2

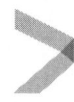

续表

月龄/月	城市						农村					
	合计		男		女		合计		男		女	
	%	95%CI	%	95%CI	%	95%CI	%	95%CI	%	95%CI	%	95%CI
10~	2.6	1.1~4.0	2.6	0.5~4.8	2.5	0.6~4.3	2.6	1.1~4.0	2.6	0.5~4.8	2.5	0.6~4.3
12~	6.4	3.6~9.3	6.6	4.0~9.1	6.3	0.9~11.6	6.4	3.6~9.3	6.6	4.0~9.1	6.3	0.9~11.6
15~	4.6	2.4~6.7	5.6	2.4~8.7	3.3	0.7~5.9	4.6	2.4~6.7	5.6	2.4~8.7	3.3	0.7~5.9
18~	5.1	3.3~6.9	4.7	1.6~7.8	5.5	3.4~7.7	5.1	3.3~6.9	4.7	1.6~7.8	5.5	3.4~7.7
21~	8.1	4.4~11.8	9.6	4.4~14.8	6.3	3.4~9.3	8.1	4.4~11.8	9.6	4.4~14.8	6.3	3.4~9.3
24~	3.7	1.5~5.9	4.2	1.8~6.5	3.1	0.6~5.6	3.7	1.5~5.9	4.2	1.8~6.5	3.1	0.6~5.6
30~	4.6	2.1~7.0	4.3	1.4~7.2	4.8	1.9~7.8	4.6	2.1~7.0	4.3	1.4~7.2	4.8	1.9~7.8
36~	4.8	2.4~7.2	5.3	1.5~9.2	4.2	2.2~6.2	4.8	2.4~7.2	5.3	1.5~9.2	4.2	2.2~6.2
42~	4.9	1.5~8.2	4.5	0.9~8.0	5.3	1.4~9.1	4.9	1.5~8.2	4.5	0.9~8.0	5.3	1.4~9.1
48~	3.2	1.0~5.5	2.5	0.0~5.1	4.1	2.0~6.2	3.2	1.0~5.5	2.5	0.0~5.1	4.1	2.0~6.2
54~	4.1	2.0~6.2	4.5	0.8~8.2	3.7	2.0~5.3	4.1	2.0~6.2	4.5	0.8~8.2	3.7	2.0~5.3
60~	3.3	1.4~5.2	2.3	0.8~3.8	4.5	1.5~7.5	3.3	1.4~5.2	2.3	0.8~3.8	4.5	1.5~7.5
66~<72	4.2	1.1~7.3	4.8	0.0~9.7	3.4	1.3~5.6	4.2	1.1~7.3	4.8	0.0~9.7	3.4	1.3~5.6

表3-54　0~5岁城市儿童分性别和年龄的生长迟缓率/%

月龄/月	大城市						中小城市					
	合计		男		女		合计		男		女	
	%	95%CI	%	95%CI	%	95%CI	%	95%CI	%	95%CI	%	95%CI
1~	3.2	0.4~5.9	4.6	0.0~10.2	2.0	0.0~6.3	4.1	0.9~7.3	5.4	0.0~10.8	2.6	0.0~6.2
2~	7.4	0.1~14.8	9.2	0.0~19.1	5.3	0.0~11.1	2.7	0.0~5.4	2.8	0.0~7.0	2.6	0.0~6.4
3~	3.2	0.1~6.3	3.0	0.0~7.0	3.4	0.2~6.6	1.2	0.0~2.5	1.7	0.0~4.0	0.6	0.0~1.8
4~	2.5	0.0~5.7	2.0	0.0~6.4	3.1	0.0~6.6	3.5	0.7~6.2	4.8	0.7~8.9	1.9	0.0~4.2
5~	3.0	0.0~6.7	4.1	0.0~8.8	1.3	0.0~4.1	2.5	0.7~4.2	4.1	1.2~7.1	—	—
6~	1.8	0.0~4.2	2.1	0.0~5.5	1.3	0.0~3.5	2.2	0.0~4.5	2.4	0.0~6.7	2.0	0.0~4.6
8~	0.9	0.0~1.9	0.6	0.0~1.6	1.1	0.0~2.6	3.1	0.8~5.4	5.5	1.3~9.6	0.4	0.0~1.3
10~	—	—	—	—	—	—	2.8	1.2~4.4	2.9	0.4~5.3	2.8	0.60~4.9
12~	4.8	2.1~7.6	6.6	2.0~11.3	2.6	0.0~5.3	6.7	3.3~10.1	6.6	3.6~9.5	6.8	0.5~13.2
15~	1.0	0.0~2.5	2.1	0.0~5.4	—	—	5.0	2.6~7.4	5.9	2.3~9.5	3.7	0.7~6.7
18~	3.7	1.0~6.3	3.3	0.9~5.6	4.2	0.0~8.4	5.4	3.2~7.6	5.0	1.1~8.9	5.8	3.2~8.3
21~	4.1	1.8~6.3	6.5	2.3~10.8	1.4	0.0~3.6	8.5	4.3~12.7	9.9	4.1~15.8	6.9	3.6~10.2
24~	1.9	0.1~3.6	2.7	0.3~5.1	0.8	0.0~2.6	4.0	1.3~6.6	4.4	1.6~7.2	3.5	0.4~6.5
30~	3.2	0.8~5.6	5.2	1.0~9.4	1.1	0.0~2.5	4.7	1.9~7.6	4.2	0.9~7.6	5.3	1.9~8.8
36~	2.0	0.4~3.6	3.7	0.8~6.6	—	—	5.2	2.4~8.0	5.5	1.1~10.0	4.8	2.4~7.1
42~	2.4	0.4~4.3	3.7	0.7~6.5	1.1	0.0~2.4	5.2	1.2~9.2	4.6	0.4~8.8	5.9	1.4~10.5
48~	1.5	0.3~2.8	1.4	0.0~3.5	1.6	0.0~3.7	3.5	0.8~6.2	2.6	0.0~5.7	4.5	2.0~7.0
54~	1.3	0.1~2.5	1.2	0.0~3.5	1.3	0.0~3.1	4.4	2.1~6.8	4.9	0.7~9.1	3.9	2.0~5.9
60~	3.0	0.9~5.1	2.6	0.4~4.8	3.4	0.4~6.4	3.3	1.1~5.5	2.3	0.5~4.0	4.6	1.1~8.1
66~<72	5.4	2.3~8.4	4.4	2.7~6.1	6.5	0.7~12.3	4.0	0.4~7.7	4.9	0.0~10.6	3.0	0.7~5.4

注:"—"未检出。

表3-55 0～5岁农村儿童分性别和年龄的生长迟缓率/%

月龄/月	普通农村						贫困农村					
	合计		男		女		合计		男		女	
	%	95%CI	%	95%CI	%	95%CI	%	95%CI	%	95%CI	%	95%CI
1～	6.6	0.0～16.8	—	—	16.2	0.0～34.1	4.8	0.0～17.4	—	—	8.3	0.0～29.4
2～	8.6	4.2～13.1	10.5	2.2～18.7	6.7	0.8～12.7	5.3	0.0～11.5	5.4	0.0～14.5	5.1	0.0～13.4
3～	5.5	0.7～10.3	5.5	0.0～12.0	5.4	0.0～11.2	14.2	7.1～21.4	12.8	1.2～24.3	15.7	9.9～21.5
4～	4.2	1.2～7.3	7.1	2.0～12.2	0.9	0.0～2.5	11.7	3.9～19.5	12.2	3.4～21.0	11.0	1.2～20.8
5～	7.8	2.6～13.0	5.2	0.0～14.0	10.4	0.0～20.9	6.6	0.1～13.2	7.5	0.0～18.0	5.6	0.0～13.3
6～	7.3	0.0～17.8	10.1	0.0～22.1	4.0	0.0～12.0	9.9	3.6～16.3	12.6	7.6～17.7	6.6	0.0～16.7
8～	6.1	1.3～11.0	7.3	0.9～13.6	4.5	1.2～7.8	4.0	1.5～6.6	1.3	0.0～3.1	7.2	0.3～14.2
10～	6.2	2.5～9.9	8.3	1.6～15.0	3.2	0.0～6.6	9.4	4.0～14.8	9.8	1.3～18.2	9.0	3.8～14.1
12～	7.0	2.5～11.5	10.5	0.1～20.9	3.2	0.3～6.2	8.5	0.0～17.1	11.6	0.5～22.7	4.9	0.0～10.1
15～	7.6	2.6～12.6	11.4	2.3～20.4	2.7	0.2～5.2	15.4	4.3～26.5	19.1	2.8～35.5	11.3	4.0～18.7
18～	10.4	5.2～15.6	12.7	2.8～22.7	7.7	5.2～10.3	21.1	10.3～31.9	24.5	11.7～37.4	15.7	7.5～23.9
21～	9.1	5.4～12.8	13.0	9.2～16.8	4.4	0.0～9.0	22.0	8.5～35.5	32.2	15.4～49.1	10.0	0.7～19.4
24～	9.2	4.5～14.0	10.6	2.4～18.8	7.5	2.7～12.4	29.2	11.4～47.1	28.9	11.1～46.7	29.6	10.5～48.7
30～	8.9	6.7～11.2	10.2	6.3～14.1	7.5	6.1～9.0	24.8	8.5～41.1	25.3	9.1～41.5	24.1	7.3～40.9
36～	7.9	5.0～10.8	7.8	3.7～11.9	8.1	5.5～10.6	22.6	9.9～35.3	25.3	9.6～41.0	19.3	9.9～28.7
42～	8.0	4.9～11.1	8.7	4.3～13.1	7.2	4.7～9.7	18.4	9.3～27.6	18.8	7.1～30.5	17.9	9.0～26.8
48～	7.7	5.1～10.4	7.7	4.7～10.8	7.8	3.5～12.1	20.1	7.3～32.8	15.2	4.2～26.2	25.1	11.5～38.6
54～	5.5	1.6～9.4	7.1	2.1～12.1	3.6	0.1～7.2	21.3	10.6～31.9	21.5	9.0～34.1	20.9	12.4～29.5
60～	5.3	3.1～7.6	4.6	1.9～7.3	6.2	2.5～9.9	17.5	6.6～28.4	17.3	2.4～32.3	17.6	9.6～25.7
66～<72	8.5	0.0～16.9	9.5	0.0～19.5	7.2	0.0～14.3	15.8	5.1～26.5	15.5	3.6～27.3	16.2	4.1～28.4

注:"—"未检出。

表3-56 0～5岁儿童分性别和年龄的生长迟缓率/%

月龄/月	合计		男		女	
	%	95%CI	%	95%CI	%	95%CI
0～5	5.3	3.8～6.9	6.1	3.9～8.2	4.5	3.0～6.0
6～11	4.9	3.0～6.8	6.3	3.1～9.5	3.3	2.1～4.4
12～23	9.9	6.8～13.0	11.9	7.8～16.1	7.5	4.9～10.1
24～35	9.3	5.6～12.9	9.8	5.6～14.1	8.6	5.5～11.6
36～47	8.5	5.9～11.1	8.3	5.6～11.0	8.7	6.0～11.4
48～59	7.2	4.8～9.7	7.3	4.6～10.0	7.2	4.8～9.5
60～<72	8.2	5.2～11.2	8.1	4.3～12.0	8.2	5.8～10.7

表 3-57 0~5岁儿童分城乡、性别和年龄的生长迟缓率 /%

月龄/月	城市						农村					
	合计		男		女		合计		男		女	
	%	95%CI	%	95%CI	%	95%CI	%	95%CI	%	95%CI	%	95%CI
0~5	2.7	2.0~3.4	3.7	2.6~4.7	1.6	2.6~4.7	7.5	4.9~10.1	8.1	4.2~12.0	6.8	4.6~9.1
6~11	2.5	0.9~4.2	3.4	0.8~5.9	1.6	0.5~2.7	6.8	3.8~9.9	8.5	3.4~13.7	4.7	2.8~6.6
12~23	6.1	4.3~8.0	6.7	5.1~8.3	5.5	3.0~8.0	13.1	8.0~18.1	16.2	9.7~22.7	9.2	4.8~13.7
24~35	4.1	2.1~6.2	4.2	1.7~6.7	4.0	2.1~5.9	13.5	7.5~19.4	14.4	7.6~21.2	12.4	7.3~17.4
36~47	4.8	2.2~7.4	4.9	1.5~8.3	4.7	2.5~7.0	11.6	7.4~15.8	11.2	7.1~15.3	12.1	7.5~16.7
48~59	3.7	1.9~5.4	3.5	1.1~5.9	3.9	2.2~5.6	10.1	5.8~14.3	10.3	5.5~15.1	9.8	5.9~13.7
60~<72	3.8	1.5~6.0	3.6	0.7~6.5	3.9	1.9~5.9	11.8	6.8~16.9	11.8	5.5~18.2	11.8	7.7~15.9

表 3-58 0~5岁城市儿童分性别和年龄的生长迟缓率 /%

月龄/月	大城市						中小城市					
	合计		男		女		合计		男		女	
	%	95%CI	%	95%CI	%	95%CI	%	95%CI	%	95%CI	%	95%CI
0~5	3.5	1.0~6.1	4.0	0.2~7.9	3.0	1.2~4.7	2.6	1.8~3.4	3.6	2.5~4.7	1.4	0.2~2.5
6~11	0.9	0.0~1.8	1.0	0.0~2.4	0.8	0.0~1.8	2.7	0.8~4.6	3.6	0.6~6.6	1.7	0.4~3.0
12~23	3.6	2.2~5.1	4.8	2.4~7.2	2.3	1.2~3.4	6.5	4.3~8.6	6.9	5.1~8.8	5.9	3.1~8.8
24~35	2.5	0.7~4.3	3.8	1.0~6.5	1.0	0.0~2.0	4.4	2.0~6.8	4.3	1.4~7.2	4.4	2.2~6.7
36~47	2.2	0.7~3.7	3.6	1.2~6.1	0.5	0.0~1.2	5.2	2.2~8.3	5.1	1.1~9.1	5.3	2.7~7.9
48~59	1.4	0.5~2.3	1.4	0.0~3.0	1.5	0.2~2.8	4.0	2.0~6.0	3.8	1.0~6.5	4.2	2.2~6.2
60~<72	4.2	1.9~6.6	3.6	1.9~5.2	5.0	1.3~8.7	3.7	1.0~6.4	3.6	0.2~7.0	3.8	1.5~6.1

表 3-59 0~5岁农村儿童分性别和年龄的生长迟缓率 /%

月龄/月	普通农村						贫困农村					
	合计		男		女		合计		男		女	
	%	95%CI	%	95%CI	%	95%CI	%	95%CI	%	95%CI	%	95%CI
0~5	6.6	2.8~10.4	7.4	1.7~13.0	5.8	2.7~8.8	9.4	5.9~12.8	9.5	4.4~14.7	9.1	5.0~13.3
6~11	6.5	2.5~10.5	8.8	1.5~16.0	3.6	2.0~5.2	7.5	2.4~12.6	8.0	2.0~14.1	6.9	1.8~12.0
12~23	9.0	5.7~12.3	11.7	5.4~18.0	5.7	3.1~8.3	21.4	9.9~33.0	25.5	11.6~39.4	16.4	7.2~25.7
24~35	8.5	6.2~10.7	9.0	5.6~12.5	7.8	6.4~9.2	23.7	9.3~38.2	25.3	9.6~41.1	21.8	9.1~34.6
36~47	7.9	5.1~10.7	8.2	5.1~11.3	7.5	4.8~10.1	19.2	8.4~30.0	17.2	6.0~28.4	21.7	10.5~32.9
48~59	5.4	3.0~7.8	5.7	2.9~8.6	5.0	2.7~7.4	19.4	9.6~29.3	19.5	7.8~31.2	19.3	11.2~27.5
60~<72	7.5	0.9~14.1	8.1	0.0~17.1	6.7	2.7~10.7	20.7	12.1~29.3	19.4	10~28.8	22.2	13.8~30.6

（三）低体重

0~5 岁儿童低体重率为 2.5%，城市为 1.7%，农村为 3.2%，贫困农村为 5.1%；男童、女童分别为 2.6% 和 2.4%。不同性别、地区每个月龄段儿童的低体重率见表 3-60 至表 3-63。与 2002 年相比，全国 0~5 岁儿童低体重率下降了 3.2 个百分点，城市、农村分别下降了 0.5

个百分点和 5.3 个百分点。0～5 岁各年龄组儿童低体重率维持在 1.6%～3.2%（见表 3-64）。城市各年龄组儿童的低体重率均低于 2.5%，即正常人群期望水平（见表 3-65）。农村低体重率维持在 2.2%～3.8%，主要表现在贫困农村儿童低体重率达 3.9%～6.0%，在 1 岁组达到 6.0% 的峰值，随后维持在 5% 左右的高水平（见表 3-66 和表 3-67）。

表 3-60　0～5 岁儿童分性别和年龄的低体重率 /%

月龄 / 月	合计		男		女	
	%	95%CI	%	95%CI	%	95%CI
1～	1.7	0.4～2.9	0.9	0.0～1.9	2.6	0.3～4.8
2～	2.1	0.6～3.6	2.7	0.0～5.6	1.5	0.1～2.9
3～	1.5	0.5～2.5	1.3	0.0～2.7	1.8	0.3～3.2
4～	1.7	0.7～2.8	2.8	1.0～4.7	0.5	0.0～1.0
5～	1.7	0.4～2.9	2.3	0.3～4.2	0.8	0.0～1.8
6～	1.1	0.4～1.8	0.9	0.0～1.9	1.3	0.0～2.5
8～	1.9	0.8～3.1	3.3	1.2～5.4	0.3	0.0～0.9
10～	1.6	0.6～2.6	2.4	0.8～4.0	0.7	0.0～1.6
12～	1.4	0.7～2.0	1.8	0.8～2.8	0.8	0.2～1.4
15～	1.8	0.8～2.8	2.5	0.9～4.1	0.9	0.0～1.7
18～	1.7	0.7～2.8	1.7	0.8～2.7	1.8	0.4～3.2
21～	2.5	0.9～4.1	1.4	0.5～2.3	3.9	1.2～6.5
24～	3.1	1.3～5.0	3.5	1.2～5.7	2.7	1.0～4.4
30～	2.0	0.8～3.2	2.1	0.7～3.4	1.9	0.5～3.3
36～	3.2	1.9～4.6	3.6	1.6～5.7	2.8	1.5～4.1
42～	2.3	1.4～3.2	2.4	1.4～3.4	2.1	1.0～3.3
48～	2.2	1.1～3.3	2.1	0.7～3.5	2.4	1.0～3.7
54～	3.6	2.0～5.1	3.0	1.1～4.8	4.3	2.5～6.0
60～	2.4	0.9～4.0	2.2	0.7～3.7	2.7	0.7～4.7
66～<72	3.9	2.0～5.8	3.7	1.6～5.7	4.1	1.5～6.8

表 3-61　0～5 岁儿童分城乡、性别和年龄的低体重率 /%

月龄 / 月	城市						农村					
	合计		男		女		合计		男		女	
	%	95%CI	%	95%CI	%	95%CI	%	95%CI	%	95%CI	%	95%CI
1～	1.8	0.0～4.3	1.2	0.0～3.3	2.4	0.0～6.1	1.6	0.1～3.0	0.7	0.0～1.7	2.6	0.0～5.5
2～	0.3	0.0～0.8	0.3	0.0～1.0	0.3	0.0～0.9	3.3	0.7～5.8	4.3	0.0～9.3	2.2	0.0～4.5
3～	0.6	0.0～1.2	0.2	0.0～0.4	1.1	0.0～2.3	2.5	0.4～4.6	2.5	0.0～5.4	2.5	0.0～5.4
4～	0.9	0.0～1.7	1.2	0.0～2.7	0.5	0.0～1.3	2.5	0.7～4.4	4.5	1.2～7.9	0.4	0.0～1.3
5～	1.1	0.0～2.8	1.7	0.0～4.7	0.1	0.0～0.3	2.2	0.5～4.0	2.9	0.5～5.3	1.4	0.0～3.3
6～	0.3	0.0～0.8	0.5	0.0～1.4	0.1	0.0～0.3	1.7	0.5～2.9	1.3	0.0～2.8	2.3	0.0～4.8
8～	1.4	0.0～3.1	2.7	0.0～5.9	—	—	2.4	0.9～4.0	3.8	1.0～6.6	0.7	0.0～1.7
10～	0.5	0.0～1.1	0.9	0.0～2.1	0.1	0.0～0.2	2.4	0.8～4.0	3.5	0.9～6.1	1.2	0.0～2.5
12～	0.9	0.1～1.7	1.5	0.1～2.9	0.2	0.0～0.5	1.8	0.7～2.8	2.1	0.6～3.5	1.4	0.3～2.4

续表

月龄/月	城市						农村					
	合计		男		女		合计		男		女	
	%	95%CI	%	95%CI	%	95%CI	%	95%CI	%	95%CI	%	95%CI
15~	1.1	0.0~2.3	1.4	0.0~3.4	0.6	0.0~1.9	2.4	0.7~4.0	3.4	1.0~5.8	1.1	0.0~2.3
18~	1.0	0.2~1.7	1.3	0.0~2.6	0.6	0.0~1.2	2.5	0.5~4.5	2.1	0.6~3.6	3.0	0.1~6.0
21~	1.6	0.7~2.5	0.3	0.0~0.8	3.2	1.1~5.2	3.1	0.4~5.9	2.1	0.4~3.8	4.4	0.0~8.9
24~	1.9	0.0~3.8	2.4	0.0~5.0	1.3	0.0~3.1	4.0	1.2~6.9	4.3	0.9~7.7	3.8	1.2~6.3
30~	1.8	0.5~3.1	2.0	0.3~3.6	1.6	0.0~3.4	2.2	0.2~4.2	2.2	0.1~4.3	2.3	0.1~4.5
36~	2.0	0.0~4.2	2.5	0.0~6.5	1.4	0.0~2.9	4.3	2.6~6.0	4.5	2.8~6.3	4.0	2.0~5.9
42~	1.8	0.7~2.9	1.7	0.5~2.8	2.0	0.5~3.5	2.7	1.3~4.1	3.0	1.4~4.7	2.3	0.5~4.0
48~	1.6	0.0~3.2	0.9	0.0~2.3	2.4	0.2~4.6	2.8	1.3~4.2	3.1	0.9~5.3	2.4	0.7~4.1
54~	2.0	0.3~3.7	1.1	0.0~2.1	3.1	0.0~6.2	4.8	2.4~7.1	4.4	1.1~7.7	5.2	3.4~7.0
60~	1.8	0.3~3.3	1.8	0.0~3.7	1.8	0.0~3.7	2.9	0.4~5.4	2.5	0.2~4.8	3.4	0.2~6.7
66~<72	2.9	0.7~5.1	2.5	0.8~4.1	3.4	0.0~7.0	4.7	1.6~7.9	4.7	0.9~8.5	4.8	0.8~8.8

注:"—"未检出。

表3-62　0~5岁城市儿童分性别和年龄的低体重率/%

月龄/月	大城市						中小城市					
	合计		男		女		合计		男		女	
	%	95%CI	%	95%CI	%	95%CI	%	95%CI	%	95%CI	%	95%CI
1~	—	—	—	—	—	—	2.0	0.0~5.0	1.3	0.0~3.8	2.8	0.0~7.3
2~	1.6	0.0~3.8	—	—	3.5	0.0~8.5	0.2	0.0~0.6	0.4	0.0~1.2	—	—
3~	2.8	0.0~5.8	1.7	0.0~4.3	3.7	0.0~8.3	0.3	0.0~0.9	—	—	0.6	0.0~2.0
4~	1.7	0.2~3.2	2.1	0.0~5.0	1.2	0.0~3.1	0.8	0.0~1.7	1.1	0.0~2.7	0.4	0.0~1.3
5~	1.8	0.0~3.9	2.4	0.0~5.1	0.9	0.0~2.9	1.0	0.0~3.0	1.6	0.0~5.1	—	—
6~	0.5	0.0~1.2	—	—	1.4	0.0~3.0	0.3	0.0~0.9	0.5	0.0~1.7	—	—
8~	0.2	0.0~0.5	0.3	0.0~1.1	—	—	1.5	0.0~3.6	2.9	0.0~6.8	—	—
10~	0.3	0.0~1.0	—	—	0.6	0.0~1.9	0.5	0.0~1.3	0.9	0.0~2.3	—	—
12~	1.6	0.4~2.9	1.9	0.0~4.1	1.2	0.0~3.7	0.8	0.0~1.7	1.4	0.0~3.1	—	—
15~	0.7	0.0~1.9	1.5	0.0~4.0	—	—	1.1	0.0~2.5	1.4	0.0~3.6	0.7	0.0~2.2
18~	2.1	0.4~3.9	1.9	0.0~4.2	2.4	0.2~4.7	0.7	0.0~1.6	1.2	0.0~2.7	0.3	0.0~0.9
21~	1.8	0.0~4.1	3.4	0.0~7.3	—	—	1.6	0.6~2.6	—	—	3.5	1.2~5.8
24~	0.6	0.0~1.6	1.2	0.0~2.9	—	—	2.1	0.0~4.4	2.6	0.0~5.7	1.5	0.0~3.7
30~	0.8	0.0~2.0	1.1	0.0~3.0	0.6	0.0~1.6	1.9	0.4~3.4	2.1	0.2~3.9	1.7	0.0~3.9
36~	0.5	0.0~1.2	0.9	0.0~2.3	—	—	2.2	0.0~4.8	2.8	0.0~7.4	1.6	0.0~3.3
42~	2.1	0.4~3.8	1.9	0.6~3.2	2.4	0.0~4.7	1.8	0.5~3.1	1.7	0.3~3.0	1.9	0.1~3.7
48~	1.0	0.0~2.3	0.8	0.0~2.0	1.2	0.0~3.0	1.7	0.0~3.6	1.0	0.0~2.5	2.6	0.0~5.2
54~	0.2	0.0~0.6	0.4	0.0~1.2	—	—	2.2	0.2~4.2	1.1	0.0~2.3	3.4	0.0~7.0
60~	2.2	0.7~3.8	0.8	0.0~2.4	3.7	1.5~5.9	1.7	0.0~3.5	1.9	0.0~4.2	1.5	0.0~3.7
66~<72	2.9	0.0~6.6	2.3	0.0~4.9	3.6	0.0~10.1	2.9	0.3~5.5	2.5	0.6~4.4	3.3	0.0~7.6

注:"—"未检出。

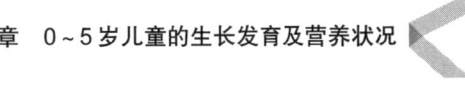

表3-63 0～5岁农村儿童分性别和年龄的低体重率/%

月龄/月	普通农村 合计 %	普通农村 合计 95%CI	普通农村 男 %	普通农村 男 95%CI	普通农村 女 %	普通农村 女 95%CI	贫困农村 合计 %	贫困农村 合计 95%CI	贫困农村 男 %	贫困农村 男 95%CI	贫困农村 女 %	贫困农村 女 95%CI
1～	2.0	0.0～4.1	0.5	0.0～1.7	3.6	0.0～7.6	0.9	0.0～2.5	1.0	0.0～3.1	0.6	0.0～2.0
2～	1.2	0.0～2.5	1.7	0.0～3.9	0.7	0.0～1.9	6.8	0.2～13.4	8.9	0.0～21.8	4.7	0.0～11.3
3～	1.1	0.0～2.8	0.9	0.0～2.9	1.3	0.0～3.2	6.0	0.9～11.1	6.0	0.0～14.2	5.9	0.0～15.4
4～	2.0	0.0～4.5	3.5	0.0～8.0	0.7	0.0～2.1	3.3	0.2～6.4	6.0	0.5～11.5	—	—
5～	2.1	0.0～4.3	3.1	0.1～6.1	0.9	0.0～3.0	2.6	0.0～6.2	2.5	0.0～6.7	2.8	0.0～7.8
6～	0.5	0.0～1.1	0.4	0.0～1.1	0.6	0.0～1.5	4.4	1.0～7.9	3.5	0.0～9.2	5.5	0.0～13.2
8～	1.3	0.0～2.5	1.9	0.0～4.0	0.3	0.0～1.0	4.8	1.2～8.4	8.1	0.5～15.7	1.3	0.0～3.9
10～	2.3	0.5～4.0	3.0	0.6～5.4	1.5	0.0～3.3	2.7	0.0～6.5	4.5	0.0～11.1	0.6	0.0～1.9
12～	1.0	0.0～2.1	1.4	0.0～3.1	0.6	0.0～1.5	3.1	1.4～4.8	3.5	0.9～6.1	2.7	1.0～4.4
15～	1.1	0.0～2.5	1.6	0.0～4.0	0.5	0.0～1.5	4.9	1.9～7.9	6.4	3.4～9.5	2.4	0.0～6.3
18～	0.1	0.0～0.4	—	—	0.3	0.0～0.9	6.9	1.8～12.0	6.1	2.6～9.6	7.9	0.0～16.5
21～	0.5	0.0～1.3	0.7	0.0～1.9	0.2	0.0～0.8	10.1	3.5～16.8	5.9	2.0～9.9	15.0	3.7～26.3
24～	2.6	0.0～5.9	2.3	0.0～5.6	2.9	0.0～6.4	7.1	2.2～11.9	8.2	2.1～14.4	5.6	2.0～9.2
30～	1.4	0.0～3.5	1.6	0.0～4.3	1.0	0.0～2.6	4.0	0.0～8.8	3.4	0.0～7.0	4.8	0.0～11.6
36～	3.4	1.1～5.8	3.5	1.4～5.6	3.3	0.5～6.1	6.2	3.6～8.7	6.6	2.9～10.4	5.6	3.6～7.6
42～	2.2	0.5～3.9	2.5	0.8～4.3	1.7	0.0～3.8	3.6	1.5～5.8	4.1	0.6～7.6	3.2	0.0～6.6
48～	2.2	0.2～4.2	3.0	0.0～6.5	1.3	0.0～2.8	3.7	1.5～6.0	3.3	1.4～5.1	4.3	0.6～8.0
54～	3.9	1.6～6.1	2.9	0.5～5.4	5.0	2.5～7.4	6.8	0.6～13	7.7	0.0～17.0	5.8	2.8～8.8
60～	3.0	0.0～6.2	3.2	0.1～6.3	2.7	0.0～6.4	2.8	0.0～7.2	1.0	0.0～2.9	5.0	0.0～12.9
66～<72	3.9	1.1～6.7	3.0	0.2～5.8	4.8	0.0～10.4	6.4	0.0～14.8	7.9	0.0～19.1	4.6	0.0～10.5

注："—"未检出。

表3-64 0～5岁儿童分性别和年龄的低体重率/%

月龄/月	合计 %	合计 95%CI	男 %	男 95%CI	女 %	女 95%CI
0～5	1.7	1.0～2.4	2.0	0.9～3.1	1.3	0.6～2.0
6～11	1.6	1.0～2.2	2.2	1.2～3.2	0.8	0.3～1.2
12～23	1.9	1.0～2.7	1.8	1.0～2.7	1.9	0.8～3.0
24～35	2.6	1.2～4.0	2.8	1.1～4.4	2.3	1.0～3.7
36～47	2.8	1.8～3.8	3.1	1.8～4.3	2.5	1.5～3.4
48～59	2.9	1.8～4.1	2.5	1.3～3.8	3.4	2.1～4.7
60～<72	3.2	1.7～4.6	2.9	1.4～4.4	3.4	1.8～5.1

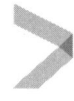

表3-65 0～5岁儿童分城乡、性别和年龄的低体重率/%

月龄/月	城市						农村					
	合计		男		女		合计		男		女	
	%	95%CI	%	95%CI	%	95%CI	%	95%CI	%	95%CI	%	95%CI
0～5	0.9	0.2～1.5	0.9	0.1～1.8	0.8	0.1～1.5	2.4	1.3～3.5	3.0	1.1～4.9	1.7	0.6～2.8
6～11	0.8	0.0～1.5	1.4	0.0～2.9	0.1	0.0～0.2	2.2	1.3～3.1	2.9	1.5～4.3	1.4	0.5～2.2
12～23	1.1	0.7～1.5	1.1	0.5～1.8	1.1	0.4～1.9	2.4	0.9～4.0	2.4	0.9～3.9	2.5	0.5～4.5
24～35	1.8	0.3～3.4	2.2	0.4～4.0	1.4	0.0～3.2	3.2	1.0～5.5	3.3	0.7～5.9	3.1	1.1～5.1
36～47	1.9	0.4～3.5	2.1	0.0～4.5	1.7	0.5～2.8	3.5	2.2～4.8	3.8	2.5～5.1	3.1	1.6～4.6
48～59	1.8	0.2～3.4	1.0	0.1～1.9	2.7	0.2～5.3	3.8	2.3～5.4	3.8	1.7～5.9	3.9	2.7～5.0
60～<72	2.4	0.7～4.0	2.2	0.6～3.7	2.6	0.5～4.8	3.8	1.5～6.1	3.5	1.1～6.0	4.1	1.6～6.6

表3-66 0～5岁城市儿童分性别和年龄的低体重率/%

月龄/月	大城市						中小城市					
	合计		男		女		合计		男		女	
	%	95%CI	%	95%CI	%	95%CI	%	95%CI	%	95%CI	%	95%CI
0～5	1.7	0.1～3.4	1.5	0.2～2.8	2.0	0.0～4.1	0.7	0.0～1.5	0.8	0.0～1.8	0.6	0.0～1.4
6～11	0.3	0.0～0.8	0.1	0.0～0.4	0.6	0.0～1.4	0.8	0.0～1.7	1.5	0.0～3.3	—	—
12～23	1.6	0.9～2.4	2.1	1.0～3.2	1.1	0.3～1.8	1.1	0.6～1.5	1.0	0.2～1.8	1.1	0.3～2.0
24～35	0.7	0.1～1.4	1.1	0.0～2.3	0.0	0.0～0.8	2.0	0.2～3.8	2.3	0.2～4.4	1.6	0.0～3.7
36～47	1.3	0.5～2.1	1.4	0.6～2.1	1.2	0.0～2.4	2.0	0.2～3.9	2.3	0.0～5.1	1.7	0.3～3.1
48～59	0.6	0.0～1.4	0.6	0.0～1.3	0.7	0.0～1.7	2.0	0.1～3.8	1.0	0.0～2.1	3.0	0.0～6.1
60～<72	2.6	0.1～5.1	2.6	0.1～5.1	3.7	0.0～7.4	2.3	0.4～4.3	2.2	0.4～4.0	2.5	0.0～4.9

注:"—"未检出。

表3-67 0～5岁农村儿童分性别和年龄的低体重率/%

月龄/月	普通农村						贫困农村					
	合计		男		女		合计		男		女	
	%	95%CI	%	95%CI	%	95%CI	%	95%CI	%	95%CI	%	95%CI
0～5	1.6	0.7～2.5	1.9	0.3～3.5	1.3	0.3～2.3	4.8	2.3～7.3	5.0	0.1～9.8	2.6	0.0～5.5
6～11	1.4	0.5～2.3	1.8	0.5～3.1	0.9	0.0～1.8	3.9	2.1～5.6	5.3	2.3～8.3	2.2	0.3～4.2
12～23	0.7	0.0～1.4	1.0	0.0～2.1	0.4	0.0～0.8	6.0	2.9～9.1	5.4	3.1～7.6	6.8	1.6～11.9
24～35	2.0	0.0～4.8	2.0	0.0～4.8	2.1	0.0～4.7	5.7	2.1～9.2	6.0	1.8～10.3	5.2	1.2～9.2
36～47	2.8	1.1～4.5	3.0	1.6～4.5	2.6	0.5～4.7	4.9	3.2～6.7	5.5	3.3～7.6	4.3	2.4～6.2
48～59	3.1	1.5～4.8	3.0	0.7～5.2	3.3	2.1～4.5	5.2	1.5～9.0	5.4	0.3～10.5	5.0	2.1～8.0
60～<72	3.4	1.0～5.8	3.1	0.4～5.8	3.8	1.0～6.5	4.6	0.0～10.5	4.4	0.0～10.4	4.8	0.0～10.8

（四）消瘦

0~5岁儿童消瘦率为2.0%，城市为1.5%，农村为2.4%，贫困农村为2.7%；男童、女童均为2.0%。不同性别、地区每个月龄段儿童的消瘦率见表3-68至表3-71。与2002年相比，全国0~5岁儿童的消瘦率下降了0.7个百分点，城市、农村分别下降了0.6个百分点和0.7个百分点。0~5岁各年龄组儿童消瘦率维持在1.6%~3.1%（见表3-72）。城市各年龄组的消瘦率在0.6%~3.0%。农村消瘦率维持在1.9%~4.7%，贫困农村儿童消瘦率达到1.2%~6.0%，贫困农村儿童消瘦以1岁内尤为明显（见表3-73至表3-75）。

表3-68 0~5岁儿童分性别和年龄的消瘦率/%

月龄/月	合计		男		女	
	%	95%CI	%	95%CI	%	95%CI
0~	6.7	0.0~15.4	11.2	0.0~26.7	2.4	0.0~5.6
1~	4.4	2.1~6.7	3.1	0.5~5.7	5.9	1.6~10.3
2~	4.0	2.0~6.0	3.7	1.1~6.4	4.3	1.7~6.8
3~	3.4	1.6~5.1	2.7	0.8~4.7	4.1	1.3~6.9
4~	2.0	0.1~3.8	2.7	0.3~5.1	1.1	0.0~3.1
5~	2.1	0.9~3.3	1.3	0.1~2.5	3.1	1.1~5.1
6~	1.5	0.7~2.2	1.1	0.2~2.0	1.9	0.5~3.3
8~	2.0	1.1~3.0	2.9	1.2~4.5	1.0	0.2~1.8
10~	1.5	0.6~2.4	1.8	0.5~3.1	1.2	0.3~2.0
12~	1.7	1.0~2.5	1.7	0.7~2.7	1.7	0.6~2.8
15~	1.9	0.5~3.4	3.0	0.6~5.3	0.6	0.0~1.4
18~	1.1	0.3~1.9	0.8	0.2~1.3	1.4	0.0~2.9
21~	1.9	0.7~3.1	2.0	0.4~3.7	1.8	0.0~4.0
24~	1.9	1.1~2.7	1.8	0.9~2.7	2.1	0.7~3.4
30~	1.3	0.7~1.8	1.5	0.7~2.4	0.9	0.2~1.7
36~	1.8	1.0~2.5	2.0	1.0~2.9	1.5	0.5~2.5
42~	1.5	0.9~2.2	1.4	0.5~2.2	1.7	0.7~2.7
48~	1.7	1.0~2.5	1.3	0.4~2.2	2.2	1.2~3.2
54~	2.7	1.6~3.8	2.5	0.7~4.3	2.9	1.3~4.5
60~	1.7	0.6~2.9	1.6	0.6~2.7	1.9	0.4~3.4
66~<72	3.2	1.7~4.7	3.0	1.5~4.6	3.4	1.4~5.4

表3-69 0~5岁儿童分城乡、性别和年龄的消瘦率/%

月龄/月	城市						农村					
	合计		男		女		合计		男		女	
	%	95%CI	%	95%CI	%	95%CI	%	95%CI	%	95%CI	%	95%CI
0~	1.6	0.0~4.1	3.2	0.0~10.0	0.7	0.0~2.1	8.6	0.0~20.7	13.3	0.0~32.5	3.3	0.0~8.4
1~	1.5	0.1~2.9	1.1	0.0~2.9	1.9	0.0~4.2	6.1	2.6~9.7	4.2	0.2~8.2	8.5	1.7~15.4
2~	1.6	0.2~2.9	—	—	3.4	0.1~6.7	5.6	2.2~8.9	6.3	1.9~10.7	4.8	1.1~8.5

续表

月龄/月	城市 合计 %	95%CI	男 %	95%CI	女 %	95%CI	农村 合计 %	95%CI	男 %	95%CI	女 %	95%CI
3~	1.3	0.3~2.3	0.5	0.0~1.5	2.2	0.3~4.1	5.5	2.0~9.1	5.0	1.1~8.9	6.2	0.4~12.0
4~	0.5	0.0~1.0	0.7	0.0~1.7	0.3	0.0~0.6	3.4	0.0~7.0	4.8	0.3~9.4	1.9	0.0~5.8
5~	1.8	0.0~3.6	1.7	0.0~3.7	1.9	0.0~4.3	2.4	0.7~4.2	1.0	0.0~2.3	4.1	0.9~7.4
6~	0.9	0.1~1.8	0.9	0.0~2.1	1.0	0.0~2.2	1.9	0.7~3.0	1.3	0.0~2.6	2.7	0.3~5.1
8~	0.6	0.0~1.2	0.5	0.0~1.3	0.6	0.0~1.7	3.4	1.8~5.0	4.9	2.1~7.7	1.4	0.2~2.7
10~	0.5	0.0~1.1	0.8	0.0~2.0	0.1	0.0~0.2	2.2	0.8~3.6	2.5	0.4~4.5	1.8	0.6~3.1
12~	1.3	0.2~2.4	1.0	0.0~2.4	1.7	0.0~3.3	2.1	1.0~3.2	2.3	0.8~3.7	1.8	0.2~3.4
15~	1.3	0.0~3.4	1.8	0.0~5.4	0.7	0.0~1.9	2.4	0.4~4.5	3.9	0.5~7.2	0.6	0.0~1.6
18~	0.3	0.0~0.7	0.5	0.0~1.0	0.2	0.0~0.4	1.8	0.2~3.5	1.0	0.0~2.1	2.8	0.0~5.9
21~	1.1	0.0~2.3	1.0	0.0~2.4	1.3	0.0~3.4	2.5	0.6~4.3	2.7	0.0~5.5	2.1	0.0~5.6
24~	1.3	0.0~2.6	1.4	0.2~2.7	1.1	0.0~3.1	2.4	1.4~3.4	2.1	0.7~3.4	2.8	1.0~4.6
30~	1.2	0.4~2.1	1.2	0.0~2.4	1.3	0.0~2.6	1.3	0.5~2.1	1.8	0.5~3.1	0.6	0.0~1.3
36~	0.9	0.1~1.7	1.0	0.0~2.2	0.8	0.0~1.6	2.5	1.3~3.7	2.8	1.4~4.1	2.1	0.5~3.8
42~	1.7	0.5~2.8	1.2	0.0~2.5	2.1	0.4~3.8	1.4	0.6~2.2	1.5	0.3~2.6	1.3	0.1~2.5
48~	1.2	0.2~2.2	1.0	0.0~2.1	1.5	0.1~2.9	2.2	1.0~3.3	1.6	0.1~3.0	2.9	1.4~4.4
54~	2.3	0.2~4.3	1.4	0.0~2.8	3.3	0.1~6.5	3.0	1.8~4.2	3.4	0.7~6.0	2.6	1.0~4.2
60~	1.6	0.4~2.8	1.7	0.0~3.5	1.5	0.4~2.7	1.8	0.0~3.7	1.6	0.1~3.0	2.2	0.0~4.8
66~<72	4.3	1.6~6.9	4.0	1.4~6.7	4.5	1.5~7.6	2.3	0.7~3.8	2.2	0.3~4.0	2.4	0.0~5.0

注:"—"未检出。

表3-70　0~5岁城市儿童分性别和年龄的消瘦率/%

月龄/月	大城市 合计 %	95%CI	男 %	95%CI	女 %	95%CI	中小城市 合计 %	95%CI	男 %	95%CI	女 %	95%CI
0~	16.2	0.0~36.9	18.2	0.0~47.5	12.4	0.0~30.6	—	—	—	—	—	—
1~	2.6	0.0~6.1	3.8	0.0~12.2	1.6	0.0~4.7	1.4	0.0~2.9	0.8	0.0~2.6	2.0	0.0~4.7
2~	1.3	0.0~3.4	—	—	2.9	0.0~7.4	1.6	0.1~3.2	—	—	3.5	0.0~7.3
3~	1.7	0.2~3.3	0.6	0.0~1.9	2.7	0.0~5.4	1.2	0.0~2.5	0.5	0.0~1.7	2.1	0.0~4.4
4~	2.0	0.1~3.8	1.8	0.0~4.4	2.2	0.0~4.6	0.3	0.0~0.9	0.5	0.0~1.6	—	—
5~	3.4	0.0~7.2	2.9	0.1~5.8	4.3	0.0~10.6	1.5	0.0~3.6	1.5	0.0~3.8	1.6	0.0~4.2
6~	0.7	0.0~1.7	0.3	0.0~1.0	1.4	0.0~3.1	0.9	0.0~1.9	1.0	0.0~2.4	0.9	0.0~2.4
8~	0.3	0.0~0.8	—	—	0.5	0.0~1.6	0.6	0.0~1.4	0.6	0.0~1.5	0.6	0.0~1.9
10~	0.9	0.0~2.1	0.9	0.0~3.0	0.8	0.0~2.2	0.4	0.0~1.2	0.8	0.0~2.1	—	—
12~	1.4	0.1~2.6	0.3	0.0~1.1	2.6	0.0~5.4	1.3	0.0~2.6	1.1	0.0~2.8	1.5	0.0~3.5
15~	0.5	0.0~1.5	0.8	0.0~2.6	0.3	0.0~1.0	1.4	0.0~3.8	1.9	0.0~6.0	0.7	0.0~2.2
18~	2.2	0.4~3.9	3.0	0.5~5.6	1.2	0.0~3.1	—	—	—	—	—	—
21~	0.7	0.0~1.8	1.3	0.0~3.5	—	—	1.2	0.0~2.5	1.0	0.0~2.5	1.4	0.0~3.9

续表

月龄/月	大城市						中小城市					
	合计		男		女		合计		男		女	
	%	95%CI	%	95%CI	%	95%CI	%	95%CI	%	95%CI	%	95%CI
24~	1.4	0.0~3.5	1.3	0.0~3.7	1.6	0.0~3.3	1.3	0.0~2.9	1.4	0.0~2.9	1.1	0.0~3.5
30~	1.2	0.0~3.1	1.6	0.0~5.0	0.7	0.0~2.3	1.2	0.3~2.2	1.1	0.0~2.4	1.3	0.0~2.9
36~	0.6	0.0~1.5	0.5	0.0~1.2	0.8	0.0~2.6	1.0	0.0~1.9	1.1	0.0~2.5	0.8	0.0~1.8
42~	4.3	1.6~7.1	3.4	0.1~6.7	5.3	2.2~8.4	1.2	0.0~2.6	0.9	0.0~2.3	1.6	0.0~3.6
48~	2.8	0.0~7.7	2.2	0.0~5.2	3.6	0.0~11.0	1.0	0.0~1.9	0.8	0.0~2.1	1.1	0.0~2.4
54~	2.9	0.0~7.4	2.4	0.0~6.8	3.3	0.0~8.3	2.2	0.0~4.5	1.2	0.0~2.8	3.3	0.0~6.9
60~	6.0	1.0~10.9	1.7	0.0~4.8	10.4	2.3~18.5	1.1	0.0~2.3	1.7	0.0~3.7	0.3	0.0~1.0
66~<72	4.6	0.0~9.9	3.9	0.3~7.6	5.5	0.0~13.2	4.2	1.2~7.3	4.0	1.0~7.1	4.4	1.0~7.9

注:"—"未检出。

表3-71　0~5岁农村儿童分性别和年龄的消瘦率/%

月龄/月	普通农村						贫困农村					
	合计		男		女		合计		男		女	
	%	95%CI	%	95%CI	%	95%CI	%	95%CI	%	95%CI	%	95%CI
0~	13.5	0.0~31.6	18.6	0.0~42.9	6.0	0.0~16.1	—	—	—	—	—	—
1~	6.8	2.1~11.4	3.1	0.0~7.4	10.6	1.5~19.8	5.0	0.0~10.9	5.8	0.0~14.4	3.8	0.0~10.7
2~	4.5	0.3~8.7	5.1	0.0~11.5	3.9	0.0~7.8	7.4	1.6~13.1	8.3	2.8~13.9	6.3	0.0~14.4
3~	4.3	0.4~8.2	3.4	0.0~7.3	5.4	0.0~12.7	8.6	1.2~16.0	8.7	0.5~16.9	8.5	0.0~18.0
4~	2.7	0.0~7.5	2.2	0.0~5.8	3.1	0.0~9.2	4.6	0.0~10.6	8.4	0.0~18.4	—	
5~	1.3	0.0~2.8	0.4	0.0~1.0	2.3	0.0~5.3	5.7	0.3~11.1	2.7	0.0~7.8	9.5	0.4~18.6
6~	1.2	0.0~2.5	0.4	0.0~1.4	2.3	0.0~4.7	3.5	1.4~5.5	3.4	0.0~7.3	3.5	0.0~9.3
8~	2.7	0.9~4.6	3.9	0.9~7.0	1.0	0.0~2.3	4.7	1.1~8.3	7.1	0.0~14.1	2.2	0.0~4.9
10~	1.2	0.2~2.1	1.0	0.0~2.5	1.3	0.0~2.7	4.3	0.7~8.0	6.1	0.6~10.1	3.1	0.1~6.1
12~	1.2	0.1~2.3	1.4	0.0~3.1	1.0	0.0~3.0	3.6	1.2~6.1	4.1	1.4~6.9	3.1	0.2~6.1
15~	1.6	0.0~4.2	2.8	0.0~7.6	0.3	0.0~0.9	4.0	1.1~6.8	5.7	2.4~8.9	1.3	0.0~4.5
18~	1.3	0.0~2.9	1.0	0.0~2.5	1.6	0.0~4.8	2.8	0.0~6.9	1.0	0.0~2.7	4.9	0.0~12.4
21~	2.6	0.1~5.1	2.6	0.0~6.4	2.6	0.0~7.4	2.0	0.6~3.4	2.9	0.0~5.9	0.9	0.0~2.5
24~	1.6	0.5~2.7	0.5	0.0~1.4	2.9	0.6~5.1	4.0	0.8~7.2	5.1	1.0~9.1	2.6	0.0~6.0
30~	1.1	0.2~2.1	1.7	0.1~3.3	0.4	0.0~1.2	1.6	0.0~3.5	2.0	0.0~4.4	1.0	0.0~2.7
36~	2.1	0.4~3.8	2.3	0.8~3.9	1.9	0.0~4.2	3.2	1.8~4.7	3.7	0.9~6.5	2.6	0.4~4.8
42~	1.5	0.6~2.4	1.6	0.0~3.1	1.5	0.0~3.2	1.2	0.0~2.8	1.3	0.0~2.9	1.0	0.0~2.8
48~	2.2	0.6~3.9	1.4	0.0~3.1	3.2	1.1~5.3	2.0	0.4~3.6	1.8	0.0~5.0	2.3	0.1~4.5
54~	3.4	1.9~4.9	4.1	0.8~7.5	2.5	0.3~4.6	2.2	0.6~3.7	1.6	0.0~3.5	2.9	0.7~5.0
60~	2.5	0.0~5.1	2.1	0.2~4.1	3.0	0.0~6.8	0.3	0.0~0.9	0.3	0.0~1.1	0.3	0.0~1.2
66~<72	2.4	0.1~4.6	1.7	0.0~4.0	3.1	0.0~7.1	2.1	0.2~4.1	3.1	0.0~6.6	1.0	0.0~2.5

注:"—"未检出。

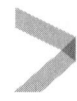

表 3-72　0～5 岁儿童分性别和年龄的消瘦率 /%

月龄 / 月	合计		男		女	
	%	95%CI	%	95%CI	%	95%CI
0～5	3.1	2.0～4.3	2.8	1.6～4.1	3.5	2.2～4.8
6～11	1.7	1.1～2.2	1.9	1.1～2.8	1.3	0.8～1.8
12～23	1.7	1.0～2.3	1.9	0.8～2.9	1.4	0.7～2.2
24～35	1.6	1.0～2.2	1.7	1.0～2.3	1.5	0.7～2.4
36～47	1.7	1.1～2.2	1.7	1.1～2.3	1.6	0.8～2.4
48～59	2.2	1.4～3.1	1.9	0.7～3.1	2.6	1.6～3.6
60～<72	2.5	1.4～3.6	2.3	1.3～3.4	2.7	1.1～4.2

表 3-73　0～5 岁儿童分城乡、性别和年龄的消瘦率 /%

月龄 / 月	城市						农村					
	合计		男		女		合计		男		女	
	%	95%CI	%	95%CI	%	95%CI	%	95%CI	%	95%CI	%	95%CI
0～5	1.3	0.5～2.0	0.8	0.2～1.5	1.8	0.8～2.8	4.7	2.7～6.7	4.6	2.2～6.9	4.8	2.6～7.1
6～11	0.6	0.2～1.1	0.7	0.1～1.4	0.5	0.0～1.1	2.4	1.5～3.4	2.8	1.4～4.3	2.0	1.2～2.8
12～23	1.0	0.4～1.6	1.1	0.2～2.0	1.0	0.2～1.8	2.2	1.1～3.3	2.5	0.7～4.4	1.8	0.7～3.0
24～35	1.3	0.3～2.2	1.3	0.3～2.3	1.2	0.0～2.6	1.9	1.2～2.6	1.9	1.0～2.9	1.8	0.7～2.9
36～47	1.3	0.3～2.2	1.1	0.2～2.0	1.5	0.3～2.6	2.0	1.3～2.6	2.2	1.5～2.9	1.7	0.7～2.8
48～59	1.7	0.4～3.1	1.2	0.3～2.0	2.4	0.3～4.5	2.6	1.6～3.7	2.5	0.5～4.5	2.7	1.9～3.5
60～<72	3.0	1.2～4.8	2.9	1.1～4.8	3.1	1.1～5.0	2.0	0.6～3.5	1.9	0.6～3.1	2.3	0.0～4.7

表 3-74　0～5 岁城市儿童分性别和年龄的消瘦率 /%

月龄 / 月	大城市						中小城市					
	合计		男		女		合计		男		女	
	%	95%CI	%	95%CI	%	95%CI	%	95%CI	%	95%CI	%	95%CI
0～5	2.4	0.8～4.0	2.0	0.5～3.6	2.8	0.9～4.8	1.1	0.3～2.0	0.7	0.0～1.4	1.7	0.5～2.8
6～11	0.6	0.1～1.1	0.4	0.0～0.9	0.9	0.0～1.8	0.6	0.1～1.2	0.8	0.0～1.5	0.5	0.0～1.1
12～23	1.3	0.7～2.0	1.4	0.6～2.2	1.2	0.5～1.9	1.0	0.3～1.7	1.0	0.0～2.1	0.9	0.0～1.9
24～35	1.3	0.0～3.2	1.5	0.0～4.3	1.2	0.0～2.3	1.3	0.2～2.3	1.3	0.1～2.4	1.2	0.0～2.8
36～47	2.4	1.2～3.7	1.9	0.4～3.4	3.1	1.5～4.7	1.1	0.0～2.1	1.0	0.0～2.1	1.2	0.0～2.6
48～59	2.8	0.0～6.0	2.3	0.0～4.8	3.5	0.0～7.9	1.6	0.1～3.1	1.0	0.1～2.0	2.3	0.0～4.7
60～<72	5.3	0.3～10.2	2.9	0.0～6.1	7.9	0.5～15.3	2.7	0.7～4.7	2.9	0.8～5.0	2.5	0.4～4.5

表3-75 0~5岁农村儿童分性别和年龄的消瘦率/%

月龄/月	普通农村						贫困农村					
	合计		男		女		合计		男		女	
	%	95%CI	%	95%CI	%	95%CI	%	95%CI	%	95%CI	%	95%CI
0~5	4.1	1.3~6.9	3.4	0.5~6.2	4.9	1.8~7.9	6.0	3.4~8.5	6.9	3.0~10.7	4.8	1.7~7.9
6~11	1.6	0.8~2.5	1.7	0.5~3.0	1.5	0.6~2.4	4.2	1.9~6.5	5.3	1.4~9.2	2.9	1.2~4.7
12~23	1.8	0.4~3.2	2.0	0.0~4.6	1.5	0.3~2.7	3.1	1.2~5.1	3.6	2.2~5.0	2.6	0.0~5.8
24~35	1.4	0.9~1.9	1.1	0.3~1.9	1.8	0.5~3.1	2.9	0.4~5.3	3.7	0.6~6.8	1.9	0.0~4.2
36~47	1.9	1.0~2.7	2.0	1.2~2.7	1.7	0.4~3.1	2.2	1.0~3.4	2.6	1.1~4.2	1.7	0.0~3.7
48~59	2.9	1.4~4.3	2.9	0.1~5.7	2.8	1.7~3.9	2.1	0.9~3.3	1.7	0.0~3.4	2.6	1.3~3.8
60~<72	2.4	0.3~4.6	1.9	0.2~3.6	3.1	0.0~6.8	1.2	0.2~2.3	1.7	0.0~3.4	0.7	0.0~1.8

（五）超重

0~5岁儿童的超重率为8.4%，城市和农村均为8.4%；男童、女童分别为9.4%和7.2%。不同性别、地区每个月龄段儿童的超重率见表3-76至表3-79。与2002年相比，全国0~5岁儿童的超重率增加了1.9个百分点，城市、农村分别增加了0.7个百分点和2.9个百分点。0~5岁各年龄组儿童超重率维持在3.9%~15.9%。城市各年龄组的超重率在4.6%~15.7%。农村各年龄组超重率维持在3.3%~16.1%（见表3-80和表3-81）。不论城市还是农村，在5岁以前，随着年龄增加，超重率呈现下降趋势，5岁组超重率出现突增；在各年龄组，男童超重率总体均高于女童（见表3-82和表3-83）。

表3-76 0~5岁儿童分性别和年龄的超重率/%

月龄/月	合计		男		女	
	%	95%CI	%	95%CI	%	95%CI
0~	17.4	6.7~28.1	11.9	1.7~22.0	22.7	3.2~42.2
1~	19.0	14.9~23.2	18.3	13.1~23.5	19.8	13.7~25.9
2~	9.2	6.1~12.4	9.3	5.6~13.1	9.1	4.5~13.7
3~	11.8	8.4~15.3	14.6	9.5~19.7	8.5	5.6~11.5
4~	12.6	10.1~15.0	11.2	7.2~15.2	14.0	9.4~18.7
5~	13.3	9.7~17.0	13.9	10.1~17.6	12.6	7.3~17.9
6~	12.0	8.2~15.9	14.5	9.3~19.7	9.0	5.1~12.8
8~	10.9	8.3~13.5	12.4	8.2~16.6	9.1	6.7~11.5
10~	10.4	7.3~13.5	11.9	8.1~15.7	8.7	5.2~12.2
12~	9.6	6.4~12.7	10.9	6.7~15.1	8.0	5.1~10.9
15~	8.8	5.8~11.8	11.1	7.3~14.9	5.8	2.4~9.1
18~	6.9	4.5~9.3	8.4	5.5~11.2	5.3	2.9~7.8
21~	7.6	5.5~9.7	9.0	6.0~12.0	6.0	3.8~8.2

续表

月龄/月	合计 %	95%CI	男 %	95%CI	女 %	95%CI
24~	5.5	4.2~6.8	5.8	4.1~7.4	5.2	3.4~6.9
30~	6.5	4.6~8.4	7.4	4.8~10.0	5.5	3.5~7.4
36~	5.3	3.8~6.8	5.6	3.8~7.4	4.9	3.1~6.6
42~	4.2	2.8~5.6	5.5	3.6~7.4	2.8	1.4~4.1
48~	4.0	2.7~5.3	4.8	3.0~6.5	3.1	1.9~4.3
54~	3.8	2.9~4.8	4.3	3.1~5.5	3.3	1.8~4.8
60~	16.1	13.3~18.9	16.8	13.2~20.4	15.3	10.7~19.9
66~<72	15.7	13.1~18.3	18.1	14.8~21.3	12.9	9.1~16.8

表3-77　0~5岁儿童分城乡、性别和年龄的超重率 /%

月龄/月	城市 合计 %	95%CI	男 %	95%CI	女 %	95%CI	农村 合计 %	95%CI	男 %	95%CI	女 %	95%CI
0~	19.3	0.0~39.9	25.1	0.0~53.6	16.1	0.0~44.9	16.7	3.7~29.7	8.4	0.0~18.5	26.2	0.1~52.2
1~	16.8	10.8~22.8	19.3	10.8~27.9	14.2	4.1~24.3	20.3	14.6~26.0	17.7	11.0~24.5	23.5	16.2~30.8
2~	10.1	6.7~13.4	10.5	3.9~17.1	9.6	4.5~14.6	8.7	3.9~13.5	8.6	3.9~13.2	8.8	1.8~15.7
3~	10.0	4.4~15.7	13.0	5.1~20.9	6.6	2.3~10.8	13.8	10.0~17.6	16.3	9.6~23.0	10.7	6.5~15.0
4~	13.9	10.0~17.8	15.3	8.8~21.9	12.1	5.7~18.5	11.3	8.2~14.4	7.0	3.0~11.0	15.8	9.0~22.7
5~	13.7	8.1~19.3	14.7	10.3~19.1	12.2	2.0~22.4	13.0	8.0~18.0	13.0	6.7~19.3	13.0	7.8~18.1
6~	10.4	5.9~14.9	13.7	7.4~19.9	6.8	2.1~11.5	13.4	7.3~19.5	15.1	7.1~23.1	11.0	4.9~17.0
8~	12.7	8.7~16.7	16.3	9.2~23.4	8.9	5.7~12.0	9.2	6.0~12.5	9.1	5.0~13.2	9.4	5.5~13.3
10~	12.6	8.9~16.3	17.0	10.6~23.4	7.2	3.8~10.6	8.9	4.1~13.7	8.3	3.6~13.0	9.6	4.3~15.0
12~	10.0	6.8~13.1	10.8	6.0~15.5	9.0	6.1~12.0	9.2	4.0~14.5	11.0	4.2~17.8	7.1	2.5~11.8
15~	8.4	5.0~11.8	11.4	6.5~16.4	4.4	0.0~9.0	9.1	4.2~14.0	10.9	5.1~16.7	6.9	2.0~11.7
18~	8.1	5.3~11.0	9.8	5.8~13.9	6.4	3.3~9.4	5.7	1.9~9.5	7.0	2.9~11.0	4.2	0.4~8.0
21~	7.1	4.1~10.1	9.6	4.2~15.0	4.2	1.8~6.5	8.0	5.1~11.0	8.6	4.9~12.3	7.3	4.3~10.4
24~	4.7	2.9~6.4	4.3	2.1~6.4	5.2	2.4~7.9	6.1	4.2~8.0	6.9	4.4~9.4	5.1	2.8~7.5
30~	5.0	3.6~6.4	4.8	3.5~6.1	5.3	2.3~8.2	7.9	4.6~11.2	9.7	5.3~14.2	5.7	3.0~8.3
36~	5.6	3.6~7.6	6.1	3.2~9.0	5.0	2.8~7.2	5.0	2.7~7.4	5.2	2.9~7.6	4.8	2.1~7.5
42~	4.5	2.4~6.6	5.9	3.0~8.8	3.0	1.0~5.0	4.0	2.0~5.9	5.2	2.5~7.9	2.5	0.7~4.3
48~	4.8	2.8~6.8	6.5	3.6~9.4	2.8	1.1~4.5	3.3	1.5~5.1	3.3	1.3~5.4	3.3	1.5~5.1
54~	4.4	2.4~6.4	5.4	3.3~7.5	3.3	0.6~6.0	3.4	2.5~4.2	3.5	1.9~5.0	3.3	1.5~5.0
60~	15.6	11.5~19.7	15.6	9.6~21.6	15.5	12.0~19.1	16.6	12.6~20.5	17.7	13.2~22.2	15.1	7.0~23.2
66~<72	15.8	11.5~20.1	18.2	14.2~22.3	13.0	6.3~19.6	15.6	12.2~18.9	17.9	12.7~23.1	12.9	8.3~17.5

表3-78　0～5岁城市儿童分性别和年龄的超重率/%

月龄/月	大城市 合计 %	95%CI	男 %	95%CI	女 %	95%CI	中小城市 合计 %	95%CI	男 %	95%CI	女 %	95%CI
0～	11.9	0.0～35.0	18.2	0.0～47.5	—	—	20.2	0.0～43.8	26.5	0.0～62.6	17.0	0.0～48.6
1～	8.5	4.2～12.8	8.8	1.3～16.3	8.2	2.0～14.4	18.0	11.1～24.9	20.6	10.9～30.4	15.1	3.0～27.3
2～	11.2	5.2～17.2	15.9	1.2～30.7	5.4	0.0～11.8	9.9	6.1～13.7	9.8	2.4～17.2	10.0	4.3～15.8
3～	7.2	3.9～10.5	8.4	1.7～15.1	6.3	1.9～10.6	10.4	3.7～17.1	13.5	4.4～22.7	6.6	1.5～11.7
4～	12.4	6.8～17.9	15.3	5.9～24.7	9.1	6.1～12.1	14.1	9.5～18.7	15.4	7.7～23.0	12.6	5.0～20.1
5～	10.4	4.7～16.2	12.3	5.4～19.3	7.4	1.1～13.7	14.2	7.6～20.7	15.0	9.9～20.2	12.9	0.8～25.0
6～	9.9	6.3～13.5	12.4	7.3～17.5	6.1	1.9～10.3	10.5	5.1～15.8	13.9	6.3～21.4	6.9	1.4～12.3
8～	8.2	3.7～12.7	11.3	5.5～17.1	5.3	0.4～10.1	13.3	8.7～17.9	16.9	8.7～25.1	9.4	5.7～13.1
10～	13.5	4.7～22.2	17.7	3.1～32.3	9.3	5.1～13.5	12.5	8.3～16.7	17.0	9.8～24.1	7.0	3.1～10.9
12～	10.5	1.8～19.1	13.4	1.6～25.2	6.7	1.8～11.6	9.9	6.3～13.5	10.3	4.9～15.8	9.4	5.9～12.8
15～	6.1	1.6～10.7	9.6	0.0～19.9	3.1	0.0～7.1	8.7	4.7～12.6	11.6	6.1～17.1	4.6	0.0～10.1
18～	6.5	2.9～10.1	8.1	3.5～12.8	4.6	0.5～8.8	8.4	5.0～11.9	10.2	5.2～15.1	6.7	3.1～10.2
21～	4.6	0.0～10.1	5.2	0～12.6	3.9	0.0～8.0	7.3	4.0～10.7	10.1	4.0～16.1	4.2	1.5～6.9
24～	5.1	2.3～8.0	5.8	2.0～9.5	4.4	1.6～7.2	4.6	2.5～6.7	4.0	1.5～6.6	5.3	2.0～8.6
30～	6.8	3.4～10.1	4.0	1.2～6.7	9.6	3.5～15.7	4.8	3.2～6.4	4.9	3.4～6.3	4.7	1.4～8.0
36～	5.8	3.1～8.4	4.9	1.7～8.2	6.8	2.7～10.9	5.6	3.3～7.9	6.2	2.8～9.7	4.7	2.2～7.2
42～	3.6	1.9～5.4	3.1	1.7～4.4	4.2	1.3～7.2	4.7	2.1～7.2	6.3	2.8～9.8	2.8	0.4～5.2
48～	2.4	0.7～4.2	3.3	0.7～6.0	1.4	0.0～2.9	5.2	2.8～7.5	6.9	3.5～10.4	3.0	1.0～5.0
54～	4.4	2.4～6.5	5.6	3.2～7.9	3.1	0.4～5.9	4.4	2.1～6.8	5.4	3.0～7.8	3.3	0.2～6.5
60～	16.5	11.4～21.6	17.3	12.7～21.9	15.6	8.0～23.2	15.5	10.7～20.2	15.4	8.5～22.4	15.5	11.4～19.6
66～<72	16.0	12.5～19.5	15.8	12.2～19.4	16.3	11.8～20.7	15.8	10.8～20.8	18.5	13.8～23.3	12.6	4.9～20.3

注:"—"未检出。

表3-79　0～5岁农村儿童分性别和年龄的超重率/%

月龄/月	普通农村 合计 %	95%CI	男 %	95%CI	女 %	95%CI	贫困农村 合计 %	95%CI	男 %	95%CI	女 %	95%CI
0～	13.6	2.9～24.4	11.8	0.0～26.6	16.2	0.0～34.1	22.2	0.0～55.6	—	—	38.4	0.0～100.0
1～	22.3	13.9～30.6	20.9	10.1～31.6	23.8	15.0～32.6	16.8	11.6～22.1	13.1	7.4～18.7	22.8	7.8～37.8
2～	7.8	1.9～13.8	8.9	2.1～15.6	6.8	0.0～13.6	10.1	1.6～18.6	8.0	1.6～14.4	12.2	0.0～26.9
3～	14.0	9.2～18.9	17.9	8.9～26.8	9.7	4.9～14.4	13.1	6.8～19.5	12.7	3.4～22.0	13.8	4.1～23.4
4～	10.9	7.8～14.0	7.5	1.5～13.5	14.3	7.2～21.3	11.8	4.8～18.8	6.3	0.6～12.0	18.5	1.9～35.1
5～	13.1	6.3～19.8	11.9	3.5～20.3	14.4	8.1～20.7	12.8	8.1～17.5	16.1	8.5～23.7	8.6	0.0～17.7
6～	16.0	7.4～24.5	18.6	7.8～29.4	12.0	4.1～19.9	7.7	1.2～14.2	6.6	0.9～12.3	9.0	0.0～20.1
8～	9.9	5.5～14.2	10.0	4.0～15.9	9.7	6.2～13.3	7.9	2.2～13.6	7.1	3.0～11.1	8.8	0.0～18.3
10～	11.5	5.3～17.6	11.0	4.9～17.1	11.9	5.1～18.7	3.5	0.0～8.1	2.8	0.0～6.5	4.3	0.0～11.4

月龄/月	普通农村						贫困农村					
	合计		男		女		合计		男		女	
	%	95%CI	%	95%CI	%	95%CI	%	95%CI	%	95%CI	%	95%CI
12~	11.2	4.1~18.2	13.3	4.0~22.6	8.5	2.8~14.2	5.7	0.4~11.0	6.4	2.6~10.3	4.9	0.0~13.1
15~	8.0	1.6~14.3	9.9	2.0~17.7	5.8	0.0~12.0	11.3	2.9~19.7	12.6	2.5~22.6	9.4	2.2~16.6
18~	4.4	0.7~8.0	5.0	0.9~9.2	3.5	0.0~7.4	8.2	0.0~17.0	10.5	1.3~19.7	5.4	0.0~14.3
21~	9.2	5.7~12.6	9.5	5.0~14.1	8.7	4.9~12.4	5.0	0.6~9.3	5.9	0.8~11.0	3.9	0.0~7.9
24~	5.4	2.9~8.0	6.4	3.1~9.7	4.3	1.5~7.2	7.4	4.6~10.3	7.9	4.4~11.4	6.9	2.1~11.6
30~	9.1	5.3~13.0	11.3	5.8~16.9	6.3	3.4~9.2	5.4	0.0~11.6	6.3	0.0~13.1	4.4	0.0~10.3
36~	4.1	1.3~7.0	4.8	1.7~7.9	3.3	0.3~6.4	7.0	2.7~11.3	6.1	2.0~10.2	8.2	3.3~13.2
42~	3.5	1.4~5.6	4.6	1.9~7.3	2.1	0.0~4.2	4.9	0.3~9.5	6.4	0.0~13.3	3.3	0.0~6.9
48~	2.2	0.7~3.7	1.9	0.2~3.5	2.6	0.9~4.3	5.3	0.9~9.7	5.9	1.0~10.7	4.6	0.5~8.7
54~	3.3	2.4~4.2	3.2	1.4~4.9	3.5	1.2~5.8	3.6	1.4~5.7	4.2	0.5~7.9	2.8	0.3~5.4
60~	14.7	9.7~19.8	15.4	9.4~21.4	13.9	2.2~25.7	20.4	13.7~27.2	22.7	16.1~29.3	17.6	9.8~25.4
66~<72	13.7	11.4~16.0	15.7	11.9~19.6	11.4	6.2~16.6	19.2	10.3~28.0	22.2	8.6~35.8	15.8	5.7~25.9

注:"—"未检出。

表3-80　0~5岁儿童分性别和年龄的超重率/%

月龄/月	合计		男		女	
	%	95%CI	%	95%CI	%	95%CI
0~5	13.0	11.2~14.8	13.2	10.9~15.5	12.7	10.4~15.1
6~11	11.1	8.3~13.8	12.9	9.2~16.5	8.9	6.3~11.6
12~23	8.3	6.5~10.2	9.9	7.7~12.2	6.4	4.7~8.0
24~35	6.0	4.6~7.4	6.6	4.8~8.3	5.3	3.8~6.9
36~47	4.8	3.6~6.0	5.6	3.9~7.2	3.9	2.7~5.0
48~59	3.9	3.0~4.8	4.5	3.4~5.7	3.2	2.2~4.2
60~<72	15.9	13.6~18.2	17.4	14.5~20.3	14.1	10.5~17.6

表3-81　0~5岁儿童分城乡、性别和年龄的超重率/%

月龄/月	城市						农村					
	合计		男		女		合计		男		女	
	%	95%CI	%	95%CI	%	95%CI	%	95%CI	%	95%CI	%	95%CI
0~5	12.7	9.8~15.6	14.4	10.8~18.0	10.7	7.4~14.0	13.2	10.8~15.7	12.2	9.2~15.2	14.4	11.1~17.7
6~11	12.0	8.5~15.4	15.8	10.3~21.2	7.7	4.7~10.7	10.3	6.2~14.5	10.7	5.9~15.4	9.9	5.8~14.1
12~23	8.5	6.2~10.8	10.4	7.3~13.6	6.1	4.3~8.0	8.2	5.3~11.1	9.5	6.2~12.8	6.6	3.9~9.3
24~35	4.9	3.5~6.2	4.5	3.4~5.6	5.2	2.7~7.7	6.9	4.7~9.2	8.2	5.2~11.2	5.4	3.3~7.4
36~47	5.1	3.4~6.8	6.0	3.4~8.6	4.0	2.4~5.7	4.5	2.7~6.3	5.2	3.0~7.4	3.7	2.0~5.4
48~59	4.6	3.2~6.1	6.0	4.3~7.6	3.1	1.2~4.9	3.3	2.2~4.4	3.4	1.8~4.9	3.3	2.1~4.5
60~<72	15.7	12.0~19.3	17.0	12.7~21.3	14.2	9.8~18.6	16.1	12.9~19.2	17.8	13.8~21.9	14.0	8.4~19.5

表3-82 0~5岁城市儿童分性别和年龄的超重率/%

月龄/月	大城市						中小城市					
	合计		男		女		合计		男		女	
	%	95%CI	%	95%CI	%	95%CI	%	95%CI	%	95%CI	%	95%CI
0~5	10.0	7.4~12.6	12.4	8.7~16.2	7.3	5.0~9.6	13.1	9.7~16.5	14.7	10.5~18.8	11.2	7.3~15.0
6~11	10.3	5.4~15.1	13.4	6.7~20.1	6.7	3.2~10.2	12.2	8.2~16.2	16.1	9.8~22.4	7.8	4.3~11.3
12~23	7.4	3.5~11.2	9.6	3.4~15.8	4.8	3.0~6.6	8.6	6.0~11.3	10.5	6.9~14.2	6.3	4.1~8.6
24~35	5.9	3.5~8.3	5.0	2.6~7.3	6.9	3.5~10.3	4.7	3.2~6.2	4.5	3.2~5.7	5.0	2.1~7.9
36~47	4.7	2.7~6.7	4.0	2.2~5.8	5.5	2.3~8.6	5.1	3.1~7.2	6.3	3.2~9.4	3.8	2.0~5.7
48~59	3.3	2.4~4.3	4.3	3.2~5.4	2.2	0.6~3.8	4.8	3.0~6.6	6.2	4.2~8.1	3.2	1.0~5.3
60~<72	16.2	12.3~20.2	16.5	13.7~19.3	15.9	10.3~21.5	15.6	11.4~19.9	17.0	12.0~22.1	14.0	8.9~19.1

表3-83 0~5岁农村儿童分性别和年龄的超重率/%

月龄/月	普通农村						贫困农村					
	合计		男		女		合计		男		女	
	%	95%CI	%	95%CI	%	95%CI	%	95%CI	%	95%CI	%	95%CI
0~5	13.3	10.4~16.3	13.2	8.8~17.6	13.5	10.3~16.7	13.0	7.8~18.2	10.4	7.1~13.6	16.4	7.9~24.9
6~11	12.3	6.6~18.1	13.1	6.4~19.8	11.4	6.4~16.3	6.1	0.9~11.3	5.2	2.9~7.5	7.1	0.0~16.2
12~23	8.6	5.2~12.0	9.9	5.6~14.2	7.0	4.2~9.8	7.4	1.6~13.1	8.8	3.3~14.2	5.7	0.0~12.2
24~35	7.1	4.2~10.0	8.7	4.5~13.0	5.2	3.1~7.3	6.5	2.7~10.3	7.2	3.7~10.6	5.7	0.7~10.7
36~47	3.8	1.9~5.8	4.7	2.2~7.2	2.8	0.8~4.7	6.0	2.0~9.9	6.3	1.2~11.3	5.6	2.5~8.8
48~59	2.8	2.0~3.6	2.6	1.3~3.8	3.1	1.5~4.7	4.4	1.5~7.4	5.0	0.9~9.2	3.7	1.6~5.8
60~<72	14.2	10.8~17.7	15.5	11.0~20.0	12.7	5.0~20.3	19.8	13.0~26.6	22.4	14.0~30.9	16.6	8.1~25.2

（六）肥胖

0~5岁儿童肥胖率为3.1%，城市和农村分别为3.3%和2.9%；男童、女童分别为3.6%和2.5%。不同性别、地区每个月龄段儿童的肥胖率见表3-84至表3-87。与2002年相比，全国0~5岁儿童肥胖率增加了0.4个百分点，城市、农村分别增加了0.6个百分点和0.2个百分点。0~5岁各年龄组儿童肥胖率维持在1.2%~7.8%（见表3-88）。城市各年龄组的肥胖率在1.6%~9.0%；农村各年龄组肥胖率维持在0.7%~6.8%（见表3-89）。不论城市还是农村，在5岁以前，随着年龄增加，肥胖率呈现下降趋势，5岁组出现突增；在各年龄组，男童肥胖率总体高于女童。在婴幼儿2岁以前，农村肥胖率高于城市，但2岁以后城市儿童肥胖率反而高于农村（见表3-90和表3-91）。

表3-84　0~5岁儿童分性别和年龄的肥胖率/%

月龄/月	合计 %	合计 95%CI	男 %	男 95%CI	女 %	女 95%CI
0~	8.6	2.4~14.8	4.9	0.0~11.6	12.1	2.1~22.2
1~	8.5	5.7~11.2	7.9	3.9~11.9	9.0	4.8~13.3
2~	7.3	3.5~11.1	7.1	2.6~11.6	7.5	3.5~11.5
3~	5.9	3.2~8.5	7.1	3.6~10.6	4.3	1.8~6.9
4~	4.4	2.4~6.3	5.1	2.6~7.5	3.6	1.4~5.9
5~	3.8	2.2~5.4	4.3	1.5~7.1	3.2	0.9~5.5
6~	5.0	3.2~6.8	4.9	2.6~7.2	5.1	1.9~8.3
8~	3.9	1.9~6.0	5.0	2.1~7.9	2.6	1.0~4.3
10~	2.8	1.4~4.2	3.1	1.0~5.2	2.5	1.4~3.6
12~	4.3	2.1~6.5	5.4	1.9~8.8	2.9	1.3~4.6
15~	2.3	0.8~3.7	2.8	0.3~5.2	1.6	0.3~3.0
18~	1.1	0.2~1.9	1.4	0.0~2.9	0.7	0.1~1.4
21~	2.0	0.9~3.0	3.2	1.4~5.1	0.4	0.0~1.2
24~	1.5	0.7~2.2	1.4	0.4~2.3	1.6	0.6~2.6
30~	1.6	0.8~2.5	1.8	0.6~2.9	1.5	0.4~2.6
36~	1.4	0.6~2.1	1.2	0.3~2.1	1.6	0.6~2.5
42~	0.9	0.4~1.5	0.9	0.4~1.5	0.9	0.0~1.9
48~	1.2	0.5~1.8	1.6	0.6~2.5	0.8	0.1~1.4
54~	1.3	0.7~1.9	1.6	0.8~2.5	0.9	0.3~1.5
60~	6.5	4.4~8.6	8.2	5.2~11.3	4.4	2.7~6.1
66~<72	9.0	6.6~11.4	10.8	7.8~13.8	7.0	4.7~9.4

表3-85　0~5岁儿童分城乡、性别和年龄的肥胖率/%

月龄/月	城市 合计 %	城市 合计 95%CI	城市 男 %	城市 男 95%CI	城市 女 %	城市 女 95%CI	农村 合计 %	农村 合计 95%CI	农村 男 %	农村 男 95%CI	农村 女 %	农村 女 95%CI
0~	5.8	0.0~15.8	2.0	0.0~6.4	8.0	0.0~22.5	9.7	1.6~17.8	5.7	0.0~14.3	14.2	0.2~28.2
1~	7.9	3.5~12.3	5.7	0.0~12.2	10.2	2.2~18.3	8.8	5.2~12.4	9.2	3.8~14.6	8.3	3.6~13.0
2~	9.2	0.8~17.7	10.4	0.8~20.1	7.8	0.4~15.2	6.0	2.7~9.4	4.8	1.1~8.5	7.4	2.5~12.2
3~	3.8	1.8~5.8	4.2	1.5~6.9	3.2	0.2~6.2	8.1	3.1~13.2	10.2	3.5~16.9	5.6	1.4~9.8
4~	5.9	2.7~9.2	6.5	2.7~10.3	5.3	1.4~9.2	2.9	0.9~4.8	3.6	0.5~6.8	2.1	0.1~4.1
5~	2.6	0.0~5.2	3.7	0.0~7.8	0.9	0.0~2.2	5.0	3.0~7.0	4.9	0.9~9.0	5.1	1.1~9.1
6~	4.8	1.9~7.7	6.3	1.7~10.9	3.1	0.7~5.5	5.1	2.7~7.5	3.8	1.6~6.1	6.9	1.4~12.4
8~	3.9	0.4~7.3	4.9	0.3~9.6	2.7	0.0~5.4	4.0	1.6~6.4	5.1	1.3~8.9	2.6	0.6~4.6
10~	1.5	0.5~2.6	1.6	0.1~3.1	1.5	0.0~3.0	3.6	1.5~5.8	4.1	0.7~7.4	3.2	1.5~4.9
12~	2.8	0.6~5.0	4.1	1.2~7.0	1.1	0.0~3.1	5.5	2.0~9.0	6.4	0.6~12.3	4.4	1.8~7.0
15~	3.6	1.2~6.0	5.6	1.1~10.0	1.0	0.1~2.0	1.2	0.0~2.5	0.5	0.0~1.2	2.1	0.0~4.5

续表

月龄/月	城市 合计 %	城市 合计 95%CI	城市 男 %	城市 男 95%CI	城市 女 %	城市 女 95%CI	农村 合计 %	农村 合计 95%CI	农村 男 %	农村 男 95%CI	农村 女 %	农村 女 95%CI
18~	0.5	0.0~1.0	0.6	0.0~1.4	0.4	0.0~1.2	1.6	0.0~3.2	2.1	0.0~4.9	1.1	0.0~2.3
21~	1.1	0.0~2.2	2.0	0.0~4.1	—	—	2.6	1.3~3.9	4.1	1.4~6.7	0.8	0.0~2.0
24~	1.9	0.5~3.4	2.2	0.3~4.0	1.7	0.0~3.5	1.1	0.2~2.0	0.8	0.0~1.6	1.5	0.4~2.6
30~	1.7	0.7~2.7	1.6	0.1~3.1	1.8	0.4~3.2	1.6	0.3~3.0	1.9	0.2~3.6	1.2	0.0~2.9
36~	2.2	0.6~3.7	2.4	0.3~4.4	1.9	0.4~3.3	0.7	0.1~1.3	0.3	0.0~0.6	1.0	0.0~2.6
42~	1.2	0.1~2.2	0.8	0.0~1.6	1.6	0.0~3.6	0.7	0.2~1.2	1.1	0.2~1.9	0.3	0.0~0.6
48~	1.4	0.4~2.4	1.5	0.5~2.6	1.3	0.0~2.7	1.0	0.1~1.9	1.6	0.1~3.0	0.4	0.0~0.8
54~	1.7	1.0~2.5	2.3	1.2~3.5	1.0	0.0~2.1	1.0	0.2~1.8	1.1	0.0~2.3	0.8	0.0~1.6
60~	7.1	3.3~11.0	9.5	3.8~15.3	4.3	1.4~7.2	6.0	3.6~8.5	7.3	3.9~10.6	4.4	2.4~6.5
66~<72	10.7	6.0~15.3	13.4	7.7~19.2	7.4	3.0~11.8	7.6	5.5~9.8	8.5	5.9~11.1	6.7	4.3~9.1

注:"—"未检出。

表3-86 0~5岁城市儿童分性别和年龄的肥胖率/%

月龄/月	大城市 合计 %	大城市 合计 95%CI	大城市 男 %	大城市 男 95%CI	大城市 女 %	大城市 女 95%CI	中小城市 合计 %	中小城市 合计 95%CI	中小城市 男 %	中小城市 男 95%CI	中小城市 女 %	中小城市 女 95%CI
0~	7.4	0.0~24.7	11.3	0.0~37.1	—	—	5.7	0.0~17.0	—	—	8.5	0.0~24.3
1~	4.0	0.0~8.8	4.6	0.0~11.2	3.5	0.0~8.1	8.4	3.3~13.6	5.8	0.0~13.4	11.3	1.9~20.7
2~	4.5	1.7~7.4	5.3	0.2~10.5	3.6	0.0~8.8	9.8	0.0~19.6	11.0	0.0~22.2	8.3	0.0~16.8
3~	1.1	0.0~2.9	2.1	0.0~5.8	0.2	0.0~0.8	4.1	1.8~6.5	4.5	1.4~7.5	3.7	0.1~7.4
4~	3.1	0.0~6.2	5.8	0.4~11.2	—	—	6.3	2.5~10.2	6.6	2.2~11.0	6.0	1.4~10.6
5~	1.5	0.0~3.5	2.5	0.0~5.8	—	—	2.7	0.0~5.8	3.9	0.0~8.8	1.0	0.0~2.6
6~	2.6	0.0~5.2	2.0	0.0~4.9	3.4	0.3~6.6	5.1	1.7~8.5	7.1	1.6~12.5	3.0	0.2~5.8
8~	0.7	0.0~1.7	1.1	0.0~2.8	0.2	0.0~0.8	4.3	0.2~8.4	5.4	0.0~10.9	3.1	0.0~6.2
10~	2.1	0.0~4.4	2.9	0.0~6.7	1.3	0.0~3.1	1.5	0.3~2.7	1.5	0.0~3.1	1.5	0.0~3.3
12~	2.7	0.0~5.6	3.6	0.0~8.0	1.5	0.0~3.9	2.8	0.2~5.4	4.2	0.8~7.7	1.1	0.0~3.4
15~	3.1	1.5~4.8	1.7	0.0~4.4	4.4	2.0~6.7	3.7	0.9~6.4	5.9	1.0~10.8	0.5	0.0~1.4
18~	0.2	0.0~0.6	—	—	0.4	0.0~1.3	0.5	0.0~1.2	0.7	0.0~1.7	0.4	0.0~1.3
21~	0.3	0.0~0.9	0.5	0.0~1.7	—	—	1.1	0.0~2.5	2.1	0.0~4.6	—	—
24~	1.8	0.5~3.1	1.4	0.1~2.7	2.3	0.1~4.5	2.0	0.2~3.7	2.3	0.1~4.6	1.6	0.0~3.7
30~	1.1	0.1~2.2	2.2	0.1~4.3	—	—	1.8	0.5~3.0	1.5	0.0~3.2	2.0	0.3~3.7
36~	1.3	0.1~2.6	2.4	0.2~4.7	—	—	2.3	0.4~4.1	2.4	0.0~4.8	2.1	0.4~3.9
42~	1.8	0.9~2.8	2.7	1.1~4.2	0.9	0.0~2.1	1.1	0.0~2.3	0.5	0.0~1.4	1.7	0.0~4.1
48~	1.8	0.8~2.9	2.8	0.7~4.9	0.8	0.0~2.3	1.4	0.2~2.6	1.4	0.2~2.6	1.4	0.0~3.1
54~	1.6	0.2~3.0	2.3	0.0~4.7	0.8	0.0~2.1	1.7	0.9~2.6	2.3	1.0~3.7	1.1	0.0~2.3
60~	7.0	3.0~11.1	9.8	4.5~15.1	4.1	0.0~8.9	7.2	2.7~11.7	9.5	2.9~16.2	4.3	0.9~7.7
66~<72	7.4	2.9~12.0	9.0	3.2~14.8	5.5	1.8~9.2	11.1	5.6~16.6	14.0	7.3~20.8	7.7	2.5~12.8

注:"—"未检出。

表3-87　0~5岁农村儿童分性别和年龄的肥胖率/%

月龄/月	普通农村						贫困农村					
	合计		男		女		合计		男		女	
	%	95%CI	%	95%CI	%	95%CI	%	95%CI	%	95%CI	%	95%CI
0~	7.9	0.0~16.8	8.0	0.0~20.4	7.6	0.0~19.1	12.9	0.0~29.6	—	—	22.4	0.0~48.4
1~	8.6	4.2~13.0	10.6	3.5~17.7	6.5	1.1~11.8	9.1	2.0~16.2	7.1	0.0~16.1	12.2	4.0~20.4
2~	5.4	1.2~9.5	3.8	0.0~8.3	7.1	1.6~12.5	7.2	1.4~13.0	6.5	0.3~12.8	7.9	0.0~18.2
3~	7.0	0.6~13.4	9.5	0.2~18.9	4.1	0.2~8.0	10.9	1.0~20.9	11.7	2.9~20.5	9.8	0.0~24.1
4~	3.1	0.4~5.9	3.9	0.0~8.3	2.4	0.0~5.3	2.5	0.0~5.3	3.2	0.0~8.3	1.6	0.0~4.0
5~	5.3	3.2~7.4	6.2	0.4~12.1	4.3	0.0~9.1	4	0.0~9.5	1.4	0.0~3.9	7.4	0.0~16.8
6~	5.0	2.0~8.0	3.5	0.5~6.4	7.2	0.0~15.2	5.4	0.9~9.9	4.6	1.5~7.8	6.3	0.0~12.9
8~	3.6	0.7~6.5	5.2	0.7~9.6	1.4	0.0~2.9	4.8	0.0~9.8	4.9	0.0~13.4	4.6	0.0~9.6
10~	3.5	0.6~6.4	4.2	0.0~9.1	2.8	1.0~4.7	3.9	0.5~7.3	3.8	0.1~7.4	4.1	0.0~8.1
12~	7.0	1.9~12.1	8.7	0.4~17.1	4.7	0.7~8.8	2.8	0.6~4.9	1.9	0.0~4.4	3.8	1.5~6.0
15~	0.9	0.0~1.9	—	—	1.8	0.0~4.1	1.9	0.0~5.5	1.2	0.0~3.4	2.8	0.0~8.8
18~	1.3	0.0~2.8	1.2	0.0~3.7	1.3	0.0~3.0	2.3	0.0~5.8	3.7	0.0~9.8	0.7	0.0~2.4
21~	2.5	0.9~4.1	3.7	0.5~7.0	1.2	0.0~2.5	2.9	0.1~5.6	5.0	0.0~10.1	0.4	0.0~1.5
24~	1.3	0.1~2.6	0.9	0.0~2.1	1.8	0.3~3.3	0.7	0.0~1.7	0.5	0.0~1.5	0.9	0.0~2.8
30~	1.5	0.0~3.0	2.2	0.0~4.7	0.6	0.0~1.5	1.8	0.0~4.9	1.2	0.0~3.1	2.4	0.0~7.1
36~	0.9	0.0~1.8	0.3	0.0~0.8	1.7	0.0~3.5	0.3	0.0~0.7	0.2	0.0~0.6	0.4	0.0~1.0
42~	0.4	0.0~0.9	0.6	0.0~1.4	0.2	0.0~0.5	1.3	0.3~2.3	2.1	0.0~4.2	0.5	0.0~1.4
48~	1.0	0.0~2.3	1.6	0.0~3.7	0.4	0.0~1.1	0.9	0.0~2.1	1.5	0.0~3.6	0.2	0.0~0.8
54~	0.8	0.0~1.8	1.3	0.0~2.9	0.3	0.0~0.7	1.4	0.0~2.9	0.8	0.0~2.4	2.1	0.0~4.4
60~	5.2	3.0~7.3	5.7	3.3~8.1	4.5	1.8~7.3	7.8	1.7~13.8	10.6	2.2~19.0	4.2	1.0~7.4
66~<72	7.4	4.6~10.2	8.2	4.8~11.5	6.5	4.1~8.9	8.1	4.5~11.7	9.1	4.3~13.9	7.0	1.2~12.9

注:"—"未检出。

表3-88　0~5岁儿童分性别和年龄的肥胖率/%

月龄/月	合计		男		女	
	%	95%CI	%	95%CI	%	95%CI
0~5	5.8	4.6~7.1	6.1	4.7~7.5	5.5	3.9~7.0
6~11	3.8	2.5~5.2	4.2	2.5~6.0	3.3	1.9~4.7
12~23	2.5	1.6~3.4	3.4	2.0~4.7	1.5	0.7~2.3
24~35	1.6	0.9~2.2	1.6	0.7~2.4	1.5	0.9~2.2
36~47	1.2	0.6~1.7	1.1	0.5~1.7	1.2	0.5~2.0
48~59	1.3	0.7~1.8	1.6	0.9~2.3	0.8	0.4~1.3
60~<72	7.8	5.7~9.8	9.5	6.8~12.2	5.7	4.1~7.4

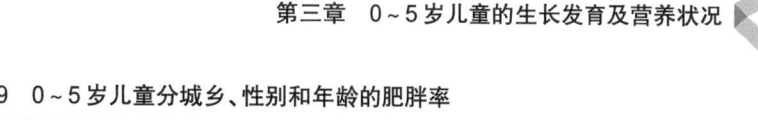

表 3-89　0~5岁儿童分城乡、性别和年龄的肥胖率

| 月龄/月 | 城市 | | | | | | 农村 | | | | | |
| | 合计 | | 男 | | 女 | | 合计 | | 男 | | 女 | |
	%	95%CI	%	95%CI	%	95%CI	%	95%CI	%	95%CI	%	95%CI
0~5	5.4	3.3~7.5	5.8	3.2~8.3	5.0	2.8~7.3	6.2	4.5~7.8	6.4	4.8~8.1	5.8	3.6~8.0
6~11	3.3	1.2~5.5	4.2	1.4~6.9	2.4	0.9~3.9	4.2	2.4~6.0	4.3	2.0~6.6	4.1	1.8~6.3
12~23	2.0	0.9~3.1	3.1	1.5~4.8	0.6	0.0~1.4	2.9	1.6~4.2	3.6	1.5~5.6	2.2	0.9~3.5
24~35	1.8	0.8~2.8	1.9	0.7~3.1	1.7	0.7~2.8	1.3	0.4~2.2	1.3	0.1~2.5	1.4	0.6~2.2
36~47	1.7	0.6~2.8	1.7	0.5~2.8	1.8	0.3~3.2	0.7	0.4~1.1	0.6	0.2~1.1	0.8	0.1~1.4
48~59	1.6	0.9~2.2	1.9	1.2~2.6	1.2	0.3~2.0	1.0	0.2~1.7	1.3	0.2~2.5	0.6	0.1~1.1
60~<72	9.0	5.0~13.0	11.5	6.0~17.1	5.9	2.8~9.0	6.8	4.9~8.7	7.8	5.7~10	5.6	3.9~7.3

表 3-90　0~5岁城市儿童分性别和年龄的肥胖率 /%

| 月龄/月 | 大城市 | | | | | | 中小城市 | | | | | |
| | 合计 | | 男 | | 女 | | 合计 | | 男 | | 女 | |
	%	95%CI	%	95%CI	%	95%CI	%	95%CI	%	95%CI	%	95%CI
0~5	2.6	1.6~3.6	4.0	2.2~5.8	1.0	0.2~1.8	5.8	3.4~8.3	6.0	3.1~8.9	5.6	3.0~8.2
6~11	1.7	0.6~2.9	1.9	0.5~3.3	1.5	0.2~2.7	3.5	1.0~6.1	4.5	1.2~7.7	2.5	0.7~4.3
12~23	1.6	0.5~2.6	1.6	0.3~3.0	1.5	0.6~2.4	2.1	0.8~3.3	3.3	1.4~5.3	0.5	0.0~1.4
24~35	1.5	0.7~2.3	1.8	0.6~2.9	1.2	0.0~2.4	1.9	0.7~3.0	1.9	0.5~3.3	1.8	0.6~3.1
36~47	1.6	0.6~2.5	2.6	1.1~4.0	0.5	0.0~1.1	1.7	0.5~3.0	1.5	0.2~2.8	1.9	0.2~3.7
48~59	1.7	0.9~2.6	2.6	0.7~4.4	1.0	0.0~1.7	1.6	0.8~2.3	1.8	1.1~2.6	1.2	0.2~2.2
60~<72	7.2	3.5~11.0	9.4	4.3~14.5	4.8	1.4~8.3	9.2	4.5~13.9	11.8	5.4~18.2	6.1	2.4~9.7

表 3-91　0~5岁农村儿童分性别和年龄的肥胖率 /%

| 月龄/月 | 普通农村 | | | | | | 贫困农村 | | | | | |
| | 合计 | | 男 | | 女 | | 合计 | | 男 | | 女 | |
	%	95%CI	%	95%CI	%	95%CI	%	95%CI	%	95%CI	%	95%CI
0~5	5.9	3.7~8.0	6.8	4.5~9.1	4.8	2.2~7.5	6.7	4.1~9.4	5.8	3.5~8.1	7.9	4~11.8
6~11	4.0	1.8~6.2	4.3	1.3~7.2	3.6	0.7~6.6	4.6	0.9~8.4	4.4	0.3~8.4	4.9	1.1~8.7
12~23	3.2	1.4~4.9	3.9	1.2~6.7	2.2	0.5~4.0	2.5	0.6~4.3	2.8	0.4~5.2	2.1	0.2~4.0
24~35	1.4	0.1~2.7	1.5	0.0~3.4	1.3	0.4~2.1	1.2	0.0~2.3	0.8	0.1~1.6	1.6	0.0~3.6
36~47	0.7	0.2~1.2	0.4	0.0~0.9	1.0	0.0~1.9	0.8	0.2~1.3	1.1	0.1~2.0	0.4	0.0~1.0
48~59	0.9	0.0~1.9	1.4	0.0~3.0	0.3	0.0~0.7	1.2	0.0~2.5	1.2	0.0~2.7	1.1	0.0~2.3
60~<72	6.2	4.4~8.1	6.8	4.7~9.0	5.5	3.7~7.4	8.0	3.7~12.2	9.9	5.3~14.5	5.7	1.7~9.7

四、0～5岁儿童贫血和微量营养素状况

（一）血红蛋白水平

剔除没有采血、血红蛋白结果缺失和极值后，本次监测共有 31 367 名儿童纳入分析。按照 WHO 的建议对不同海拔地区的血红蛋白浓度进行调整。

0～5 岁儿童血红蛋白平均浓度为（126.0±0.7）g/L，其中城市为（125.6±0.8）g/L，农村为（126.3±1.0）g/L，城乡之间有显著差异（P=0.008）。大城市儿童血红蛋白浓度为（128.1±1.4）g/L、中小城市为（125.3±0.9）g/L、普通农村（126.8±1.0）g/L、贫困农村为（125.0±2.5）g/L，大城市显著高于其他地区儿童血红蛋白浓度（P<0.001），详见表 3-92 和表 3-93。

表3-92　0～5岁儿童分城乡和年龄的血红蛋白平均水平 /g·L⁻¹

月龄 / 月	全国			城市小计			农村小计		
	n/ 名	$\bar{x}$	SE	n/ 名	$\bar{x}$	SE	n/ 名	$\bar{x}$	SE
合计	31 367	126.0	0.7	15 549	125.6	0.8	15 818	126.3	1.0
0～	89	132.2	3.1	33	130.0	4.0	56	133.3	4.1
1～	611	121.3	1.1	282	119.3	1.1	329	122.6	1.6
2～	721	117.1	1.1	331	114.5	1.3	390	118.7	1.7
3～	951	118.4	1.0	544	116.7	1.2	407	120.2	1.2
4～	927	120.0	1.0	518	118.5	1.0	409	121.5	1.7
5～	865	118.9	0.7	470	117.4	0.8	395	120.2	1.1
6～	1 337	115.6	0.9	704	114.7	0.8	633	116.2	1.4
8～	1 453	116.5	0.8	758	116.1	0.9	695	116.9	1.2
10～	1 524	118.2	1.0	703	117.8	0.7	821	118.5	1.6
12～	1 574	119.7	1.3	743	119.4	1.9	831	119.9	1.9
15～	1 143	121.6	1.1	517	120.9	1.4	626	122.2	1.5
18～	1 204	123.2	1.2	650	123.6	1.4	554	122.7	1.8
21～	1 275	125.5	1.2	530	124.6	1.2	745	126.1	1.8
24～	2 251	125.6	0.7	1 049	125.9	0.9	1 202	125.5	1.0
30～	2 148	127.2	0.6	1 054	126.9	0.7	1 094	127.6	1.0
36～	2 423	128.5	0.7	1 216	128.2	0.7	1 207	128.7	1.1
42～	2 162	128.8	0.9	1 019	128.8	0.9	1 143	128.7	1.4
48～	2 381	129.8	0.8	1 232	129.3	0.8	1 149	130.3	1.3
54～	2 054	129.5	0.8	1 063	129.2	0.9	991	129.9	1.2
60～	2 399	130.7	0.9	1 167	130.5	1.0	1 232	130.9	1.4
66～<72	1 875	130.7	0.9	966	130.6	0.8	909	130.8	1.4

表3-93　0~5岁儿童分四类地区和年龄的血红蛋白平均水平 /g·L⁻¹

月龄/月	大城市			中小城市			普通农村			贫困农村		
	n/名	$\bar{x}$	SE	n/名	$\bar{x}$	SE	n/名	$\bar{x}$	SE	n/名	$\bar{x}$	SE
合计	6 834	128.1	1.4	8 715	125.3	0.9	10 347	126.8	1.0	5 471	125.0	2.5
0~	12	120.8	4.7	21	130.9	4.6	40	137.6	5.0	16	122.6	3.7
1~	123	121.9	3.1	159	119.0	1.2	237	122.2	1.7	92	123.5	4.0
2~	137	116.2	3.1	194	114.3	1.5	264	118.2	2.0	126	119.8	2.7
3~	260	118.5	1.3	284	116.5	1.4	278	120.9	1.4	129	118.2	1.9
4~	233	119.7	1.1	285	118.3	1.1	258	121.9	1.5	151	120.7	3.9
5~	222	119.1	1.1	248	117.1	0.9	290	120.5	1.3	105	119.4	1.5
6~	359	117.8	1.5	345	114.2	0.8	428	116.0	1.7	205	116.9	2.3
8~	360	117.5	1.4	398	116.0	1.0	473	117.0	1.5	222	116.5	2.1
10~	268	119.2	1.8	435	117.7	0.7	547	118.8	2.1	274	117.7	2.3
12~	335	120.3	1.6	408	119.2	2.2	512	118.9	2.3	319	121.9	2.4
15~	187	123.4	1.4	330	120.6	1.5	392	122.8	1.9	234	121.1	2.9
18~	312	125.6	1.2	338	123.2	1.7	348	122.6	2.3	206	122.9	3.0
21~	192	128.0	1.4	338	124.2	1.3	501	126.3	2.2	244	125.6	2.7
24~	497	128.6	1.3	552	125.4	1.0	795	126.2	1.1	407	123.7	2.6
30~	397	129.2	1.3	657	126.6	0.8	722	128.4	1.0	372	125.9	2.6
36~	539	130.8	1.2	677	127.8	0.7	758	129.4	1.2	449	127.4	2.3
42~	462	132.5	2.2	557	128.3	0.9	740	129.9	1.0	403	126.2	3.6
48~	553	132.2	1.8	679	128.9	0.9	712	131.5	1.1	437	128.0	3.1
54~	435	133.2	1.6	628	128.7	0.9	648	130.6	1.2	343	128.4	2.7
60~	502	132.9	2.1	665	130.2	1.0	813	132.0	1.3	419	128.5	3.4
66~<72	449	132.5	1.4	517	130.4	0.9	591	132.1	1.4	318	128.3	2.9

　　0~5岁男童血红蛋白平均浓度为（125.9±0.7）g/L，城市男童血红蛋白平均浓度为（125.5±0.8）g/L，农村为（126.3±1.0）g/L，城乡之间有显著性差异（P=0.002）。大城市男童血红蛋白平均浓度为（128.1±1.4）g/L、中小城市为（125.1±0.9）g/L、普通农村为（126.9±1.1）g/L、贫困农村为（124.9±2.4）g/L，大城市显著高于其他地区男童血红蛋白浓度（P<0.001），详见表3-94和表3-95。

　　0~5岁女童血红蛋白平均浓度为（126.0±0.7）g/L，城市女童血红蛋白平均浓度为（125.8±0.8）g/L，农村为（126.2±1.0）g/L，城乡之间没有显著性差异（P=0.127）。大城市女童血红蛋白平均浓度为（128.1±1.3）g/L、中小城市为（125.5±0.9）g/L、普通农村为（126.7±1.0）g/L、贫困农村为（125.1±2.6）g/L，大城市女童血红蛋白浓度显著高于其他地区（P<0.001）。男童女童血红蛋白水平没有显著差异（P=0.602），详见表3-96和表3-97。

表3-94 0~5岁男童分城乡和年龄的血红蛋白平均水平/g·L⁻¹

月龄/月	全国			城市小计			农村小计		
	n/名	$\bar{x}$	SE	n/名	$\bar{x}$	SE	n/名	$\bar{x}$	SE
合计	16 330	125.9	0.7	7 970	125.5	0.8	8 360	126.3	1.0
0~	47	134.1	4.7	20	123.6	6.3	27	138.8	5.2
1~	307	119.5	1.3	132	118.2	1.6	175	120.2	1.9
2~	368	116.2	1.1	172	113.1	1.7	196	118.2	1.4
3~	470	118.3	1.6	254	116.7	2.3	216	120.0	1.9
4~	471	119.8	1.4	257	118.0	1.3	214	121.5	2.2
5~	465	118.8	0.9	268	117.4	1.0	197	120.3	1.2
6~	717	115.5	0.9	365	114.4	0.9	352	116.2	1.4
8~	734	115.9	0.8	377	116.2	0.8	357	115.7	1.2
10~	764	117.8	1.0	348	117.1	1.0	416	118.2	1.6
12~	828	119.5	1.3	387	119.6	1.8	441	119.5	1.8
15~	598	121.9	1.4	264	120.1	1.7	334	123.4	1.8
18~	626	123.1	1.3	317	123.9	1.4	309	122.4	2.1
21~	679	125.5	1.2	265	124.6	1.5	414	126.1	1.6
24~	1 195	125.8	0.8	553	125.6	0.9	642	125.9	1.1
30~	1 113	127.1	0.7	534	126.5	0.8	579	127.6	1.1
36~	1 309	128.4	0.7	647	128.2	0.8	662	128.6	1.1
42~	1 121	128.3	0.8	512	128.2	0.9	609	128.3	1.3
48~	1 246	129.5	1.0	647	129.1	1.0	599	129.9	1.6
54~	1 069	129.8	0.8	561	129.5	1.0	508	130.2	1.2
60~	1 231	131.0	1.0	586	130.4	1.1	645	131.3	1.6
66~<72	972	131.1	0.8	504	130.9	0.8	468	131.2	1.4

表3-95 0~5岁男童分四类地区和年龄的血红蛋白平均水平/g·L⁻¹

月龄/月	大城市			中小城市			普通农村			贫困农村		
	n/名	$\bar{x}$	SE	n/名	$\bar{x}$	SE	n/名	$\bar{x}$	SE	n/名	$\bar{x}$	SE
合计	3 451	128.1	1.4	4 519	125.1	0.9	5 455	126.9	1.1	2 905	124.9	2.4
0~	8	119.9	6.0	12	124.2	7.6	22	139.5	6.2	5	135.8	5.3
1~	52	121.5	3.4	80	117.9	1.7	123	120.3	2.1	52	119.9	4.0
2~	72	117.4	4.0	100	112.6	1.9	137	118.7	1.7	59	117.3	2.7
3~	114	119.5	1.2	140	116.4	2.5	145	120.6	2.3	71	118.3	2.8
4~	112	119.0	1.4	145	117.9	1.5	130	121.1	1.6	84	122.3	5.1
5~	124	119.2	1.2	144	117.2	1.1	141	120.8	1.4	56	118.5	1.2
6~	198	117.9	1.8	167	113.8	0.9	241	115.6	1.6	111	117.9	2.0
8~	171	116.8	1.7	206	116.1	0.9	247	115.7	1.5	110	115.9	2.3
10~	125	117.9	1.9	223	117.0	1.1	275	119.1	2.1	141	116.4	2.4
12~	178	119.6	2.0	209	119.6	2.1	275	118.9	2.4	166	121.0	1.7

续表

月龄/月	大城市			中小城市			普通农村			贫困农村		
	n/名	$\bar{x}$	SE	n/名	$\bar{x}$	SE	n/名	$\bar{x}$	SE	n/名	$\bar{x}$	SE
15~	85	125.1	1.7	179	119.6	1.8	198	123.9	2.1	136	122.4	3.6
18~	149	125.3	1.1	168	123.7	1.6	196	122.0	2.7	113	123.0	2.9
21~	93	128.6	1.2	172	124.2	1.6	281	126.9	1.8	133	123.9	2.8
24~	260	127.9	1.5	293	125.2	1.0	421	126.8	1.2	221	123.9	2.9
30~	194	130.2	1.5	340	126.1	0.9	371	128.4	1.3	208	125.9	2.2
36~	291	131.0	1.4	356	127.8	0.8	406	129.2	1.3	256	127.2	2.4
42~	233	131.5	2.3	279	127.7	0.9	396	129.7	1.2	213	125.1	2.8
48~	283	132.4	1.8	364	128.7	1.1	377	131.1	1.5	222	127.6	3.6
54~	228	134.0	1.6	333	128.9	1.1	340	130.6	1.3	168	129.3	2.8
60~	242	133.0	2.0	344	130.1	1.2	422	132.5	1.2	223	128.8	4.2
66~<72	239	132.0	1.5	265	130.8	0.8	311	132.2	1.5	157	129.0	2.8

表 3-96 0~5岁女童分城乡和年龄的血红蛋白平均水平 /g·L⁻¹

月龄/月	全国			城市小计			农村小计		
	n/名	$\bar{x}$	SE	n/名	$\bar{x}$	SE	n/名	$\bar{x}$	SE
合计	15 037	126.0	0.7	7 579	125.8	0.8	7 458	126.2	1.0
0~	42	130.0	3.7	13	137.5	5.6	29	126.6	4.0
1~	304	123.3	1.4	150	120.4	1.8	154	125.3	1.7
2~	353	118.0	1.4	159	116.1	1.0	194	119.3	2.3
3~	481	118.5	0.9	290	116.7	1.0	191	120.4	1.0
4~	456	120.3	1.0	261	119.1	0.9	195	121.4	1.7
5~	400	119.0	1.0	202	117.3	1.5	198	120.2	1.3
6~	620	115.6	0.9	339	114.9	0.9	281	116.2	1.5
8~	719	117.3	1.0	381	116.1	1.3	338	118.4	1.4
10~	760	118.8	1.1	355	118.7	0.8	405	118.8	1.8
12~	746	119.8	1.5	356	119.2	2.1	390	120.4	2.0
15~	545	121.3	1.0	253	122.0	1.1	292	120.7	1.4
18~	578	123.2	1.3	333	123.2	1.7	245	123.2	1.9
21~	596	125.5	1.4	265	124.6	0.9	331	126.2	2.2
24~	1 056	125.5	0.8	496	126.2	1.1	560	124.9	1.0
30~	1 035	127.4	0.7	520	127.2	0.7	515	127.6	1.2
36~	1 114	128.6	0.8	569	128.1	0.7	545	129.0	1.2
42~	1 041	129.4	1.1	507	129.5	1.0	534	129.2	1.8
48~	1 135	130.1	0.8	585	129.5	0.9	550	130.7	1.1
54~	985	129.2	0.8	502	128.9	1.0	483	129.5	1.2
60~	1 168	130.5	0.9	581	130.7	1.1	587	130.3	1.3
66~<72	903	130.4	1.0	462	130.3	1.1	441	130.4	1.6

表3-97 0~5岁女童分四类地区和年龄的血红蛋白平均水平/g·L⁻¹

月龄/月	大城市			中小城市			普通农村			贫困农村		
	n/名	$\bar{x}$	SE	n/名	$\bar{x}$	SE	n/名	$\bar{x}$	SE	n/名	$\bar{x}$	SE
合计	3 383	128.1	1.3	4 196	125.5	0.9	4 892	126.7	1.0	2 566	125.1	2.6
0~	4	124.0	1.8	9	138.1	6.0	18	134.4	5.1	11	116.1	4.7
1~	71	122.1	3.2	79	120.1	2.0	114	124.2	1.7	40	128.2	4.2
2~	65	114.8	2.4	94	116.2	1.1	127	117.6	2.9	67	122.4	3.2
3~	146	117.7	1.7	144	116.5	1.1	133	121.1	1.0	58	118.0	1.6
4~	121	120.6	1.3	140	118.9	1.0	128	122.7	2.0	67	118.6	2.7
5~	98	119.0	1.6	104	117.1	1.7	149	120.1	1.5	49	120.5	2.3
6~	161	117.7	1.4	178	114.6	1.0	187	116.5	1.9	94	115.6	2.8
8~	189	118.1	1.3	192	115.9	1.5	226	119.0	1.7	112	117.2	2.3
10~	143	120.5	1.8	212	118.5	0.8	272	118.6	2.3	133	119.3	2.5
12~	157	121.3	1.3	199	118.8	2.3	237	118.9	2.3	153	122.8	3.1
15~	102	121.8	1.3	151	122.0	1.3	194	121.5	1.9	98	119.0	2.2
18~	163	125.9	1.4	170	122.7	2.0	152	123.5	2.4	93	122.7	3.3
21~	99	127.3	1.7	166	124.3	1.0	220	125.7	2.8	111	127.6	3.3
24~	237	129.5	1.2	259	125.7	1.3	374	125.6	1.0	186	123.5	2.4
30~	203	128.0	1.8	317	127.1	0.8	351	128.5	1.0	164	125.9	3.1
36~	248	130.4	1.1	321	127.8	0.8	352	129.6	1.6	193	127.6	2.2
42~	229	133.6	2.1	278	128.9	1.0	344	130.3	1.2	190	127.5	4.7
48~	270	131.8	1.9	315	129.1	0.9	335	132.2	0.9	215	128.5	2.7
54~	207	132.2	1.7	295	128.5	1.1	308	130.6	1.1	175	127.5	2.8
60~	260	132.8	2.4	321	130.4	1.2	391	131.3	1.4	196	128.0	2.7
66~<72	210	133.2	1.4	252	129.9	1.2	280	132.1	1.5	161	127.6	3.2

（二）贫血状况

采用WHO判定贫血的标准，6~59月龄儿童血红蛋白浓度低于110g/L，5~<6岁儿童血红蛋白浓度低于115g/L判定为贫血。

0~5岁儿童贫血患病率为11.6%（95%CI：9.8%~13.4%），其中城市为10.6%（95%CI：8.1%~13.1%），农村为12.4%（95%CI：9.8%~15.0%），城乡之间没有显著差异（P=0.429），详见表3-98。四类地区0~5岁儿童贫血患病情况详见表3-99。

0~5岁男童贫血率为12.0%（95%CI：10.1%~13.9%），其中城市为11.3%（95%CI：8.5%~14.1%），农村为12.6%（95%CI：10.0%~15.2%），城乡之间没有显著差异（P=0.656），详见表3-100。

表 3-98　0~5岁儿童分城乡和年龄的贫血患病率 /%

月龄 / 月	全国			城市小计			农村小计		
	n/ 名	%	95%CI	n/ 名	%	95%CI	n/ 名	%	95%CI
0~	700	20.0	15.4~24.6	315	22.8	16.4~29.2	385	18.3	11.8~24.8
2~	721	31.1	24.2~38.1	331	37.4	24.4~50.3	331	27.1	18.5~35.7
3~	951	23.1	17.6~28.7	544	26.5	18.0~35.0	544	19.5	13.7~25.3
4~	927	17.7	13.2~22.2	518	19.8	14.5~25.2	518	15.7	8.4~23.0
5~	865	22.7	18.0~27.5	470	25.8	20.9~30.6	470	20.0	12.2~27.7
6~	1 337	30.2	25.9~34.4	704	31.3	27.2~35.4	704	29.3	22.3~36.4
8~	1 453	29.2	24.6~33.9	758	29.0	22.8~35.3	758	29.4	22.4~36.5
10~	1 524	24.8	20.6~29.0	703	22.8	17.8~27.7	703	26.2	19.9~32.5
12~	1 574	22.4	14.8~30.0	743	23.3	8.4~38.1	743	21.7	14.5~29.0
15~	1 143	15.1	11.4~18.8	517	15.2	9.5~20.8	517	15.0	9.9~20.2
18~	1 204	12.7	8.4~17.1	650	10.8	3.5~18.1	650	14.6	9.1~20.1
21~	1 275	8.8	6.3~11.3	530	8.8	4.9~12.8	530	8.8	5.5~12.1
24~	2 251	9.4	7.5~11.3	1 049	9.1	5.6~12.5	1 049	9.6	7.3~12.0
30~	2 148	6.4	3.9~8.8	1 054	6.4	2.9~9.8	1 054	6.3	2.8~9.9
36~	2 423	5.9	4.4~7.4	1 216	5.1	3.1~7.0	1 216	6.6	4.3~8.9
42~	2 162	5.6	3.3~8.0	1 019	4.0	2.1~6.0	1 019	6.9	2.8~11.0
48~	2 381	4.2	2.6~5.7	1 232	3.5	1.1~6.0	1 232	4.8	2.7~6.8
54~	2 054	4.0	2.0~6.0	1 063	2.4	0.2~4.6	1 063	5.6	2.2~9.0
60~	2 399	9.5	6.3~12.7	1 167	6.5	3.2~9.9	1 167	11.7	6.6~16.8
66~<72	1 875	8.6	5.4~11.8	966	5.7	3.1~8.3	966	11.2	5.6~16.7

表 3-99　0~5岁儿童分四类地区和年龄的贫血患病率 /%

月龄 / 月	大城市			中小城市			普通农村			贫困农村		
	n/ 名	%	95%CI	n/ 名	%	95%CI	n/ 名	%	95%CI	n/ 名	%	95%CI
0~	135	25.6	14.8~36.5	180	22.5	15.1~29.8	277	16.9	8.8~25.1	108	21.7	10.4~32.9
2~	137	34.1	18.0~50.2	194	37.7	22.7~52.8	264	27.4	18.7~36.2	126	26.3	5.4~47.3
3~	260	22.0	13.9~30.1	284	27.1	17.2~37.0	278	18.8	11.7~25.9	129	21.4	11.2~31.6
4~	233	14.1	7.4~20.9	285	20.6	14.3~26.9	258	12.8	4.3~21.3	151	20.9	5.4~36.4
5~	222	19.5	13.6~25.4	248	26.7	21.0~32.4	290	18.3	9.2~27.3	105	25.9	12.1~39.6
6~	359	24.8	15.5~34.1	345	32.3	27.5~37.1	428	30.1	22.1~38.0	205	27.5	11.6~43.4
8~	360	21.5	12.8~30.1	398	30.0	22.8~37.3	473	31.1	24.9~37.7	222	25.5	6.1~44.9
10~	268	19.7	12.5~27.0	435	23.1	17.5~28.7	547	25.6	17.2~34.1	274	27.6	18.2~36.9
12~	335	17.4	6.3~28.4	408	24.2	6.6~41.8	512	24.3	15.4~33.3	319	16.7	6.2~27.2
15~	187	8.9	4.3~13.4	330	15.9	9.5~22.4	392	13.1	8.9~17.3	234	18.8	3.5~34.0
18~	312	5.0	0.7~9.3	338	11.9	3.1~20.6	348	14.8	9.3~20.2	206	14.4	1.0~27.8
21~	192	3.2	0.0~6.6	338	9.4	5.0~13.8	501	7.1	3.8~10.4	244	13.4	5.4~21.3
24~	497	5.7	4.0~7.4	552	9.6	5.4~13.8	795	7.4	4.8~10.0	407	14.6	8.8~20.5
30~	397	5.6	0.1~11.1	657	6.5	2.5~10.4	722	4.4	1.1~7.8	372	10.3	1.1~19.6

续表

月龄/月	大城市 n/名	%	95%CI	中小城市 n/名	%	95%CI	普通农村 n/名	%	95%CI	贫困农村 n/名	%	95%CI
36～	539	4.4	1.3～7.5	677	5.2	2.9～7.5	758	5.6	3.1～8.1	449	8.8	2.8～14.8
42～	462	2.6	0.1～5.1	557	4.3	2.0～6.6	740	4.0	1.8～6.3	403	12.7	0.5～24.8
48～	553	3.1	0.7～5.6	679	3.6	0.7～6.5	712	3.7	1.9～5.4	437	6.7	1.0～12.4
54～	435	2.8	0.7～4.9	628	2.3	0.0～4.9	648	3.4	0.8～6.0	343	9.8	0.5～19.1
60～	502	7.8	4.6～11.0	665	6.4	2.5～10.2	813	8.5	4.7～12.4	419	18.7	5.7～31.7
66～<72	449	4.6	0.7～8.4	517	5.8	2.8～8.8	591	7.7	3.2～12.2	318	17.8	4.5～31.1

表3-100　0～5岁男童分城乡和年龄的贫血患病率/%

月龄/月	全国 n/名	%	95%CI	城市小计 n/名	%	95%CI	农村小计 n/名	%	95%CI
0～	354	20.7	14.5～26.9	152	21.2	11.7～30.7	202	20.4	12.0～28.8
2～	368	32.0	24.3～39.7	172	43.3	28.7～57.8	196	24.8	15.2～34.3
3～	470	24.9	14.7～35.1	254	26.9	10.8～42.9	216	22.7	10.7～34.7
4～	471	19.4	14.3～24.6	257	21.0	15.2～26.8	214	17.9	9.2～26.5
5～	465	22.8	18.0～27.6	268	24.3	19.3～29.2	197	21.2	13.1～29.4
6～	717	33.0	27.7～38.3	365	35.3	30.1～40.6	352	31.4	23.0～39.9
8～	734	32.1	26.3～37.9	377	29.8	22.8～36.7	357	34.1	25.1～43.1
10～	764	27.9	23.0～32.8	348	26.8	18.9～34.8	416	28.7	22.2～35.2
12～	828	23.4	15.3～31.4	387	24.0	8.3～39.7	441	22.8	15.0～30.7
15～	598	16.1	10.9～21.4	264	18.8	10.6～27.0	334	13.8	7.7～20.0
18～	626	11.9	7.2～16.5	317	9.2	3.5～15.0	309	14.3	6.9～21.6
21～	679	10.2	7.0～13.4	265	10.6	5.4～15.7	414	9.9	5.8～14.0
24～	1 195	9.4	7.0～11.9	553	10.2	6.6～13.8	642	8.9	5.5～12.3
30～	1 113	7.1	4.3～9.9	534	7.7	4.1～11.3	579	6.6	2.3～10.9
36～	1 309	5.4	4.0～6.8	647	5.4	3.3～7.4	662	5.5	3.4～7.5
42～	1 121	5.7	3.2～8.1	512	3.5	1.5～5.6	609	7.4	3.1～11.6
48～	1 246	4.8	2.8～6.8	647	4.7	1.6～7.8	599	4.9	2.2～7.6
54～	1 069	3.9	1.8～6.1	561	2.4	0.3～4.5	508	5.4	1.6～9.1
60～	1 231	8.7	5.1～12.2	586	6.4	2.3～10.5	645	10.3	4.8～15.7
66～<72	972	8.6	5.8～11.5	504	5.5	3.1～7.8	468	11.4	6.7～16.2

　　0～5岁女童贫血率为11.1%（95%CI：9.2%～13.0%），其中城市为9.7%（95%CI：7.2%～12.2%），农村为12.2%（95%CI：9.4%～15.0%），城乡之间没有显著差异（P=0.238），详见表3-102。

　　0～5岁男童和女童贫血患病率没有显著差异（P=0.080），城市男童贫血患病率显著高于城市女童（P<0.05），中小城市男童贫血患病率显著高于中小城市女童（P<0.05），其他地区男童贫血患病率与女童贫血患病率没有显著差异（P>0.05）。2岁以内儿童贫血率显著高于2～5岁儿童（P<0.05），详见表3-101和表3-103。

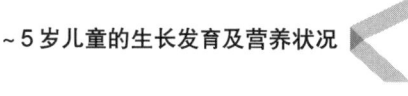

表 3-101　0~5 岁男童分四类地区和年龄的贫血患病率 /%

月龄 / 月	大城市			中小城市			普通农村			贫困农村		
	n/ 名	%	95%CI	n/ 名	%	95%CI	n/ 名	%	95%CI	n/ 名	%	95%CI
0~	60	26.0	12.0~39.9	92	20.7	9.8~31.5	143	18.2	7.7~28.8	54	25.8	12.9~38.8
2~	72	28.2	10.5~45.8	100	45.1	27.9~62.3	137	22.6	14.5~30.6	59	29.4	2.1~56.6
3~	114	19.1	10.1~28.2	140	27.7	9.3~46.2	145	21.8	5.9~37.7	71	25.0	9.2~40.8
4~	112	15.6	7.0~24.2	145	21.7	14.9~28.5	130	14.8	4.9~24.7	84	22.5	3.9~41.1
5~	124	21.1	15.9~26.2	144	24.7	18.9~30.6	141	18.9	9.5~28.3	56	28.9	17.7~40.1
6~	198	24.6	14.6~34.6	167	37.3	31.2~43.3	241	33.2	23.1~43.4	111	26.6	12.5~40.8
8~	171	25.0	14.3~35.6	206	30.3	22.3~38.4	247	38.0	28.5~47.5	110	24.7	3.9~45.5
10~	125	22.1	11.8~32.5	223	27.3	18.3~36.2	275	27.6	19.2~36.0	141	31.3	19.6~42.9
12~	178	22.1	7.4~36.9	209	24.3	5.5~43.1	275	26.3	17.1~35.5	166	15.2	6.6~23.8
15~	85	4.9	0.0~10.4	179	20.2	11.0~29.3	198	13.0	7.6~18.5	136	15.3	0.0~31.7
18~	149	3.6	0.0~7.1	168	10.3	3.4~17.1	196	17.0	8.4~25.5	113	8.9	0.0~19.6
21~	93	1.8	0.0~4.7	172	11.5	5.8~17.2	281	7.1	3.8~10.4	133	18.1	6.6~29.5
24~	260	6.5	3.0~9.9	293	10.8	6.4~15.1	421	7.5	3.5~11.6	221	12.0	4.4~19.6
30~	194	3.1	0.0~6.4	340	8.2	4.1~12.3	371	4.6	0.7~8.5	208	11.2	0.0~23.6
36~	291	3.8	0.0~8.2	356	5.6	3.3~7.9	406	4.8	2.4~7.2	256	6.9	2.0~11.8
42~	233	3.1	0.2~6.0	279	3.6	1.2~6.0	396	4.3	1.0~7.7	213	14.0	2.4~25.5
48~	283	4.1	0.3~7.9	364	4.8	1.2~8.4	377	3.7	0.8~6.5	222	7.4	0.6~14.1
54~	228	1.4	0.0~3.3	333	2.5	0.0~5.0	340	3.5	0.3~6.8	168	9.2	0.0~19.3
60~	242	7.5	0.8~14.2	344	6.2	1.6~10.9	422	6.9	4.2~9.6	223	17.5	2.7~32.4
66~<72	239	6.8	0.7~13.0	265	5.3	2.7~7.9	311	9.1	4.3~13.9	157	16.4	6.1~26.7

表 3-102　0~5 岁女童分城乡和年龄的贫血患病率 /%

月龄 / 月	全国			城市小计			农村小计		
	n/ 名	%	95%CI	n/ 名	%	95%CI	n/ 名	%	95%CI
0~	346	19.2	13.6~24.9	163	24.5	13.9~35.0	183	15.9	9.7~22.1
2~	353	30.1	22.0~38.3	159	30.7	16.9~44.6	194	29.7	19.3~40.1
3~	481	21.2	17.5~24.9	290	26.1	20.5~31.6	191	15.9	11.4~20.4
4~	456	15.8	9.8~21.7	261	18.4	10.5~26.3	195	13.3	4.5~22.0
5~	400	22.7	15.5~29.9	202	28.1	17.4~38.9	198	18.5	9.1~28.0
6~	620	26.4	21.1~31.8	339	26.6	20.4~32.9	281	26.2	17.4~35.0
8~	719	25.7	19.4~32.0	381	28.2	19.0~37.4	338	23.3	14.2~32.3
10~	760	21.3	16.4~26.1	355	17.8	12.8~22.9	405	23.5	15.8~31.1
12~	746	21.3	13.4~29.1	356	22.3	6.9~37.8	390	20.4	13.0~27.8
15~	545	13.7	9.3~18.1	253	10.3	5.8~14.7	292	16.5	9.7~23.3

月龄/月	全国			城市小计			农村小计		
	n/名	%	95%CI	n/名	%	95%CI	n/名	%	95%CI
18～	578	13.8	8.1～19.4	333	12.5	2.8～22.3	245	15.1	8.6～21.6
21～	596	7.1	4.2～10.0	265	6.7	3.9～9.5	331	7.4	2.7～12.2
24～	1 056	9.4	6.5～12.2	496	7.6	2.7～12.5	560	10.6	7.2～13.9
30～	1 035	5.4	2.8～8.1	520	4.8	0.6～9.0	515	6.0	2.5～9.5
36～	1 114	6.6	4.1～9.1	569	4.7	1.4～8.0	545	8.2	4.5～11.8
42～	1 041	5.6	2.6～8.5	507	4.7	1.5～7.9	534	6.4	1.4～11.4
48～	1 135	3.4	1.8～4.9	585	2.1	0.3～3.9	550	4.6	2.1～7.0
54～	985	4.2	2.1～6.3	502	2.4	0.0～4.8	483	5.9	2.4～9.4
60～	1 168	10.6	6.7～14.5	581	6.7	3.3～10.1	587	13.5	6.7～20.3
66～<72	903	8.5	4.4～12.6	462	5.9	2.0～9.8	441	10.8	3.7～17.9

表3-103　0～5岁女童分四类地区和年龄的贫血患病率/%

月龄/月	大城市			中小城市			普通农村			贫困农村		
	n/名	%	95%CI	n/名	%	95%CI	n/名	%	95%CI	n/名	%	95%CI
0～	75	25.3	11.9～38.8	88	24.3	12.1～36.6	132	15.4	8.1～22.7	51	17.1	3.4～30.8
2～	65	41.0	21.8～60.2	94	29.5	13.6～45.5	127	33.3	20.8～45.9	67	23.1	5.7～40.6
3～	146	24.4	13.5～35.3	144	26.3	19.8～32.8	133	15.6	10.4～20.9	58	16.7	6.3～27.1
4～	121	12.5	4.6～20.4	140	19.3	9.9～28.6	128	10.7	0.0～22.4	67	18.7	6.0～31.3
5～	98	17.1	7.2～26.9	104	29.8	17.0～42.5	149	17.6	6.6～28.6	49	22.2	0.3～44.1
6～	161	25.1	14.5～35.6	178	26.9	19.6～34.1	187	25.1	15.3～35.0	94	28.6	8.1～49.1
8～	189	18.1	8.8～27.4	192	29.7	19.0～40.4	226	21.5	14.1～28.8	112	26.4	3.1～49.8
10～	143	17.3	12.0～22.7	212	17.9	12.1～23.7	272	23.6	13.1～34.1	133	23.1	14.9～31.3
12～	157	11.1	4.5～17.8	199	24.0	6.0～42.1	237	21.7	12.3～31.2	153	18.2	5.3～31.1
15～	102	12.6	1.7～23.5	151	9.9	4.8～15.0	194	13.3	6.0～20.5	98	23.9	6.9～41.0
18～	163	6.6	0.1～13.1	170	13.6	2.0～25.3	152	11.8	5.9～17.6	93	21.0	4.4～37.7
21～	99	4.9	0.0～10.0	166	6.9	3.7～10.1	220	7.1	1.3～13.0	111	8.2	0.0～17.6
24～	237	4.7	2.1～7.4	259	8.1	2.1～14.1	374	7.1	5.0～9.3	186	17.9	8.4～27.5
30～	203	8.3	0.2～16.5	317	4.4	0.0～9.2	351	4.2	0.1～8.4	164	9.4	3.4～15.3
36～	248	5.2	1.7～8.7	321	4.7	0.7～8.6	352	6.7	2.5～11.0	193	11.7	2.2～21.2
42～	229	2.0	0.0～4.5	278	5.1	1.2～9.0	344	3.6	0.0～7.5	190	11.2	0.0～24.2
48～	270	2.0	0.4～3.7	315	2.1	0.0～4.3	335	3.6	1.3～6.0	215	6.0	0.0～12.1
54～	207	4.5	1.2～7.8	295	2.1	0.0～4.9	308	3.3	0.1～6.5	175	10.4	1.6～19.3
60～	260	8.0	3.4～12.7	321	6.5	2.6～10.5	391	10.6	3.2～18.0	196	20.3	6.9～33.7
66～<72	210	1.6	0.0～3.5	252	6.5	1.9～11.1	280	5.9	1.5～10.3	161	19.4	1.8～37.0

（三）铁营养状况

1. 血清铁蛋白水平　剔除基本信息缺失的儿童后，共有 1373 名儿童纳入血清铁蛋白分析。3~5 岁儿童血清铁蛋白浓度为（49.7±33.3）ng/ml，其中城市为（48.6±27.5）ng/ml，农村为（50.8±38.4）ng/ml，农村 3~5 岁儿童血清铁蛋白浓度显著高于城市儿童（$P=0.002$）。大城市 3~5 岁儿童血清铁蛋白浓度为（49.2±31.2）ng/ml，中小城市为（48.0±23.7）ng/ml，普通农村（47.4±35.8）ng/ml，贫困农村（58.3±42.6）ng/ml，贫困农村儿童血清铁蛋白浓度显著高于其他地区（$P<0.05$），详见表 3-104。

表 3-104　3~5 岁儿童血清铁蛋白的地区和年龄分布 /ng·ml^{-1}

	年龄/岁	n/名	$\bar{x}$	SD	P_5	P_{10}	P_{25}	P_{50}	P_{75}	P_{90}	P_{95}
全国	合计	1 373	49.7	33.3	15.6	19.5	29.2	43.4	62.4	85.2	100.1
	3~	450	46.0	27.2	14.5	18.4	26.9	41.6	59.1	82.6	92.3
	4~	458	51.1	40.3	16.3	22.0	30.3	42.9	63.0	86.4	97.8
	5~<6	465	51.8	30.6	16.2	20.2	30.2	46.3	66.4	87.6	107.9
城市	小计	705	48.6	27.5	17.0	21.8	29.6	43.0	62.1	82.3	97.4
	3~	232	45.0	23.6	17.0	20.8	28.0	40.9	57.7	76.4	89.5
	4~	238	48.3	29.7	16.6	23.1	29.9	42.0	61.0	78.6	97.1
	5~<6	235	52.5	28.5	16.9	21.9	31.4	46.8	67.5	93.6	110.7
农村	小计	668	50.8	38.4	14.3	18.4	28.3	44.0	63.0	87.2	106.0
	3~	218	47.0	30.7	13.1	17.0	22.6	42.2	61.2	85.9	106.0
	4~	220	54.2	49.2	16.1	20.1	30.8	45.2	65.7	88.2	107.1
	5~<6	230	51.2	32.6	13.2	18.4	28.9	45.7	65.0	87.3	104.9
大城市	小计	337	49.2	31.2	15.4	21.3	29.4	43.0	61.7	85.2	103.3
	3~	112	43.8	24.3	17.0	19.9	27.4	39.0	55.9	74.4	86.6
	4~	114	52.0	37.6	13.1	23.3	29.5	43.1	64.7	89.4	103.3
	5~<6	111	51.9	29.7	16.3	22.9	30.3	44.6	66.6	84.0	115.8
中小城市	小计	368	48.0	23.7	17.9	21.8	30.8	43.3	62.4	78.9	94.6
	3~	120	46.2	22.9	16.9	21.2	28.5	42.5	59.0	80.2	89.5
	4~	124	44.9	19.3	18.5	23.1	30.7	41.3	57.3	70.2	75.9
	5~<6	124	53.0	27.5	17.9	21.7	32.4	49.0	69.3	96.6	104.1
普通农村	小计	459	47.4	35.8	13.1	17.9	26.1	41.4	58.9	84.0	98.8
	3~	146	43.8	29.6	12.5	15.7	22.5	37.2	54.9	84.0	92.3
	4~	150	52.7	48.5	14.1	18.2	29.3	46.7	63.0	86.8	98.8
	5~<6	163	45.8	25.4	13.2	18.2	27.2	41.5	56.0	82.6	96.8
贫困农村	小计	209	58.3	42.6	17.7	20.2	33.3	50.9	72.7	95.5	137.5
	3~	72	53.5	32.1	15.3	18.7	32.2	49.9	71.0	91.5	109.0
	4~	70	57.3	50.9	19.9	22.6	31.1	43.4	76.3	92.6	111.5
	5~<6	67	64.3	43.1	16.9	21.9	39.8	57.1	74.9	137.5	146.8

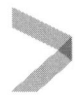

　　3～5岁男童血清铁蛋白浓度为（48.4±33.1）ng/ml，其中城市为（46.7±25.0）ng/ml，农村为（50.2±39.7）ng/ml，城乡之间血清铁蛋白浓度没有显著差异（P=0.136）。大城市3～5岁男童血清铁蛋白浓度为（45.1±25.1）ng/ml，中小城市为（48.2±24.8）ng/ml，普通农村（47.9±40.9）ng/ml，贫困农村（55.6±36.3）ng/ml，不同地区间男童血清铁蛋白浓度没有显著差异（P>0.05），详见表3-105。

表3-105　3～5岁男童血清铁蛋白的地区和年龄分布 /ng·ml^{-1}

	年龄/岁	n/名	$\bar{x}$	SD	P_5	P_{10}	P_{25}	P_{50}	P_{75}	P_{90}	P_{95}
全国	合计	700	48.4	33.1	15.3	19.4	29.1	42.5	60.1	83.1	98.5
	3～	236	44.7	25.5	14.9	18.8	26.1	39.5	57.2	77.6	92.3
	4～	238	49.6	40.7	14.6	20.2	29.3	42.2	61.6	83.2	97.8
	5～<6	226	51.0	30.9	16.3	20.2	30.2	44.9	66.9	93.5	110.7
城市	小计	354	46.7	25.0	16.3	21.3	29.4	42.0	59.3	77.6	97.5
	3～	122	44.1	22.6	17.0	20.8	29.0	39.6	56.7	76.6	89.6
	4～	122	44.8	22.5	14.6	22.0	28.0	41.8	58.1	69.3	89.4
	5～<6	110	51.7	29.3	16.9	22.3	32.1	44.4	68.8	98.5	110.7
农村	小计	346	50.2	39.7	14.2	18.5	28.8	43.9	60.4	86.3	106.6
	3～	114	45.3	28.4	12.2	17.0	22.6	39.4	59.9	80.1	95.5
	4～	116	54.7	53.2	15.3	20.2	32.5	45.9	66.9	87.2	111.5
	5～<6	116	50.4	32.4	14.3	18.4	29.1	45.6	58.8	85.8	114.6
大城市	小计	167	45.1	25.1	15.4	18.0	29.0	39.9	57.9	73.2	93.6
	3～	61	41.3	22.4	17.0	19.0	28.4	37.4	49.2	65.1	76.6
	4～	55	46.4	25.6	9.5	15.4	28.1	42.8	61.0	84.7	100.1
	5～<6	51	48.1	27.6	16.3	22.9	29.4	40.2	66.9	76.6	107.0
中小城市	小计	187	48.2	24.8	18.6	22.0	31.0	42.1	62.4	89.5	97.8
	3～	61	47.0	22.7	20.0	21.5	31.7	42.8	58.8	85.3	90.8
	4～	67	43.5	19.6	19.5	23.1	27.3	40.2	56.9	65.3	74.5
	5～<6	59	54.8	30.6	16.9	21.7	33.2	46.8	72.5	102.7	114.4
普通农村	小计	243	47.9	40.9	13.2	17.9	27.1	42.1	58.1	79.7	92.3
	3～	77	43.0	26.4	12.2	15.6	22.7	37.6	54.5	76.4	92.3
	4～	85	54.5	58.9	12.6	18.4	31.7	48.4	62.7	79.7	89.1
	5～<6	81	45.5	26.0	11.0	18.2	27.2	40.9	55.0	81.5	96.8
贫困农村	小计	103	55.6	36.3	18.7	20.2	32.6	45.5	73.3	95.5	127.4
	3～	37	50.2	32.0	11.3	18.8	22.6	43.0	70.5	89.8	127.4
	4～	31	55.1	34.1	19.9	25.3	33.9	39.2	77.9	107.5	116.9
	5～<6	35	61.7	42.2	11.0	23.7	39.8	52.5	74.9	93.5	146.8

3~5岁女童血清铁蛋白浓度为（51.0±33.4）ng/ml，其中城市为（50.5±29.8）ng/ml，农村为（51.5±37.0）ng/ml，农村3~5岁女童血清铁蛋白浓度显著高于城市（P=0.040）。大城市3~5岁女童血清铁蛋白浓度为（53.3±35.8）ng/ml，中小城市为（47.9±22.5）ng/ml，普通农村（47.0±29.2）ng/ml，贫困农村（60.8±48.0）ng/ml，普通农村女童血清铁蛋白浓度显著低于贫困农村（P=0.008），详见表3-106。

表3-106 3~5岁女童血清铁蛋白的地区和年龄分布 /ng·ml^{-1}

	年龄/岁	n/名	$\bar{x}$	SD	P_5	P_{10}	P_{25}	P_{50}	P_{75}	P_{90}	P_{95}
全国	合计	673	51.0	33.4	16.1	19.9	29.4	44.2	63.8	86.0	103.3
	3~	214	47.4	29.0	14.3	17.9	27.0	42.5	61.7	83.7	93.0
	4~	220	52.7	39.9	18.1	22.1	30.8	43.6	65.5	87.2	98.1
	5~<6	239	52.6	30.3	16.1	19.6	30.2	49.4	66.2	87.6	107.9
城市	小计	351	50.5	29.8	17.4	22.2	30.4	45.0	63.0	83.6	97.4
	3~	110	46.0	24.6	17.0	20.7	27.6	41.6	60.1	75.4	86.0
	4~	116	51.9	35.5	18.3	24.9	31.3	43.1	65.9	85.2	97.4
	5~<6	125	53.2	27.8	17.0	21.9	31.0	50.3	65.3	84.0	107.9
农村	小计	322	51.5	37.0	14.5	18.1	27.6	44.1	65.2	87.6	105.1
	3~	104	48.9	33.1	14.3	17.3	23.9	43.3	62.8	87.0	109.0
	4~	104	53.6	44.4	18.0	20.0	29.4	44.8	65.0	89.9	98.8
	5~<6	114	52.0	32.9	10.5	18.6	27.8	46.2	67.5	87.6	104.9
大城市	小计	170	53.3	35.8	16.9	22.9	30.2	44.5	65.2	92.6	115.8
	3~	51	46.7	26.3	17.0	21.1	27.2	41.4	61.3	82.1	92.0
	4~	59	57.2	45.7	22.1	24.9	30.7	43.4	69.0	97.1	117.9
	5~<6	60	55.2	31.2	15.6	22.5	32.5	49.9	66.3	98.8	125.9
中小城市	小计	181	47.9	22.5	17.7	21.8	30.8	45.1	62.4	75.3	83.7
	3~	59	45.4	23.3	7.7	18.2	27.9	41.7	59.8	69.0	83.7
	4~	57	46.5	19.1	18.2	22.8	32.2	42.8	57.6	73.9	78.2
	5~<6	65	51.3	24.4	17.9	21.7	30.7	54.0	63.6	82.3	93.5
普通农村	小计	216	47.0	29.2	13.1	17.4	25.4	41.1	61.1	87.0	103.3
	3~	69	44.8	33.0	13.1	16.1	22.4	33.6	54.9	85.9	118.6
	4~	65	50.0	30.1	15.9	18.0	27.6	42.4	64.8	95.0	105.1
	5~<6	82	46.1	25.0	10.5	17.4	27.5	42.0	62.7	83.4	94.3
贫困农村	小计	106	60.8	48.0	17.7	20.3	33.3	53.3	72.7	93.0	137.5
	3~	35	56.9	32.3	15.3	17.7	41.3	52.6	71.5	93.0	109.0
	4~	39	59.0	61.5	19.1	21.0	29.4	47.0	76.3	87.2	90.8
	5~<6	32	67.3	44.5	16.9	21.9	39.6	61.1	76.5	137.5	148.7

2. 铁缺乏　剔除基本信息缺失的儿童后，共有 1 404 名儿童纳入分析。超敏 C 反应蛋白浓度>10mg/L 的占 2.1%，5~10mg/L 的占 3.1%，<5mg/L 的占 94.8%。剔除超敏 C 反应蛋白浓度>5mg/L 的儿童后有 1 301 名儿童纳入分析。

采用 WHO 判定铁缺乏的标准，3~5 岁儿童铁蛋白浓度低于 12μg/L，5 岁及以上儿童铁蛋白浓度低于 15μg/L 判定为铁缺乏。

3~5 岁儿童铁缺乏率为 3.3%（95%CI: 2.4%~4.4%），其中城市为 2.6%（95%CI: 1.5%~3.8%），农村为 4.1%（95%CI: 2.7%~5.9%），城乡之间没有显著差异（P=0.174）。男童铁缺乏率为 3.5%（95%CI: 2.1%~4.8%），其中城市为 2.4%（95%CI: 1.1%~4.1%），农村为 4.5%（95%CI: 2.5%~7.3%），城乡之间没有显著差异（P=0.146）。女童铁缺乏率为 3.1%（95%CI: 1.9%~4.5%），其中城市为 2.7%（95%CI: 1.3%~5.1%），农村为 3.6%（95%CI: 1.8%~6.3%），城乡之间没有显著差异（P=0.826）。男童和女童铁缺乏率没有显著差异（P=0.880），详见表 3-107。

表 3-107　3~5 岁儿童分城乡和性别的铁缺乏率 /%

性别	全国			城市			农村		
	n/ 名	%	95%CI	n/ 名	%	95%CI	n/ 名	%	95%CI
合计	1 301	3.3	2.4~4.4	662	2.6	1.5~3.8	639	4.1	2.7~5.9
男	662	3.5	2.1~4.8	330	2.4	1.1~4.1	332	4.5	2.5~7.3
女	639	3.1	1.9~4.5	332	2.7	1.3~5.1	307	3.6	1.8~6.3

3. 缺铁性贫血　采用 WHO 判定贫血和铁缺乏的标准，铁缺乏和贫血同时存在时判定为缺铁性贫血。

3~5 岁儿童缺铁性贫血患病率为 0.3%（95%CI: 0.08%~0.79%），城市未检出，农村为 0.6%（95%CI: 0.17%~1.59%）。男童缺铁性贫血患病率为 0.3%（95%CI: 0.04%~1.09%），城市未检出，农村为 0.6%（95%CI: 0.07%~2.16%）。女童缺铁性贫血患病率为 0.3%（95%CI: 0.04%~1.06%），城市未检出，农村为 0.6%（95%CI: 0.07%~2.26%），详见表 3-108。

表 3-108　3~5 岁儿童分城乡和性别的缺铁性贫血率 /%

性别	全国			城市			农村		
	n/ 名	%	95%CI	n/ 名	%	95%CI	n/ 名	%	95%CI
合计	1 301	0.3	0.08~0.79	662	—	—	639	0.6	0.17~1.59
男	662	0.3	0.04~1.09	332	—	—	332	0.6	0.07~2.16
女	639	0.3	0.04~1.06	330	—	—	316	0.6	0.07~2.26

注:"—"未检出。

4. 血清转铁蛋白受体水平　剔除基本信息缺失的儿童后，共有 1389 名儿童纳入分析。3~5 岁儿童血清转铁蛋白受体浓度为（4.0±0.9）mg/L，其中城市为（3.9±0.8）mg/L，农村为（4.1±1.0）mg/L，城乡之间没有显著性差异（P=0.110），详见表 3-109。

表3-109　3~5岁儿童血清转铁蛋白受体水平的城乡和年龄分布 /mg·L⁻¹

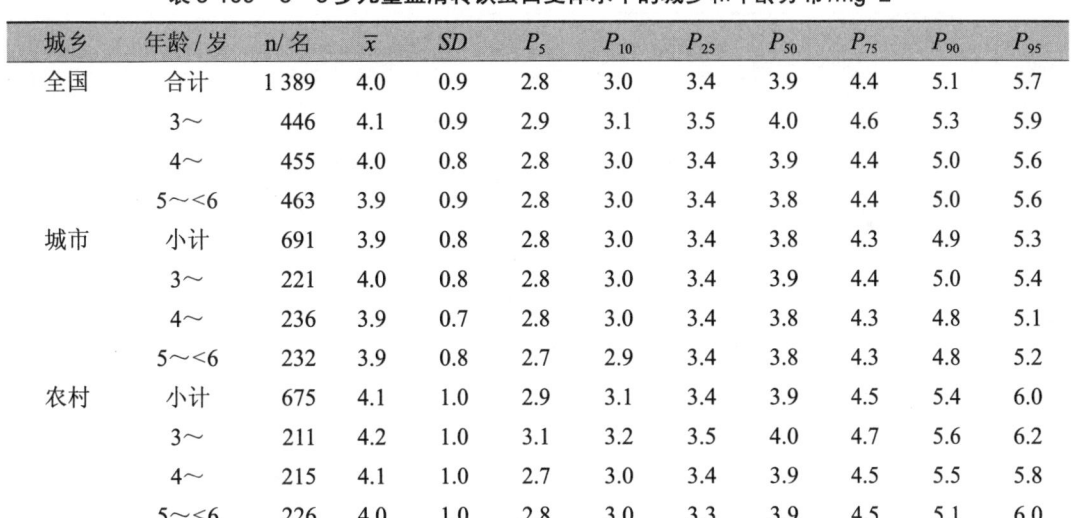

城乡	年龄 / 岁	n/ 名	$\bar{x}$	SD	P_5	P_{10}	P_{25}	P_{50}	P_{75}	P_{90}	P_{95}
全国	合计	1 389	4.0	0.9	2.8	3.0	3.4	3.9	4.4	5.1	5.7
	3~	446	4.1	0.9	2.9	3.1	3.5	4.0	4.6	5.3	5.9
	4~	455	4.0	0.8	2.8	3.0	3.4	3.9	4.4	5.0	5.6
	5~<6	463	3.9	0.9	2.8	3.0	3.4	3.8	4.4	5.0	5.6
城市	小计	691	3.9	0.8	2.8	3.0	3.4	3.8	4.3	4.9	5.3
	3~	221	4.0	0.8	2.8	3.0	3.4	3.9	4.4	5.0	5.4
	4~	236	3.9	0.7	2.8	3.0	3.4	3.8	4.3	4.8	5.1
	5~<6	232	3.9	0.8	2.7	2.9	3.4	3.8	4.3	4.8	5.2
农村	小计	675	4.1	1.0	2.9	3.1	3.4	3.9	4.5	5.4	6.0
	3~	211	4.2	1.0	3.1	3.2	3.5	4.0	4.7	5.6	6.2
	4~	215	4.1	1.0	2.7	3.0	3.4	3.9	4.5	5.5	5.8
	5~<6	226	4.0	1.0	2.8	3.0	3.3	3.9	4.5	5.1	6.0

（四）维生素 D 营养状况

剔除基本信息缺失的儿童后，共 1 481 名 3~5 岁儿童纳入分析。其中大城市 356 人（24.0%），中小城市 388 人（26.2%），普通农村 503 人（34.0%），贫困农村 234 人（15.8%）。3~5 岁儿童血清 25（OH）D 均值为（19.9±6.3）ng/ml，城市儿童血清 25（OH）D 均值为（19.1±6.5）ng/ml，农村儿童血清 25（OH）D 均值为（20.8±6.1）ng/ml（见表 3-110）；大城市儿童血清 25（OH）D 均值为（18.6±6.6）ng/ml，中小城市儿童血清 25（OH）D 均值为（19.6±6.3）ng/ml，普通农村儿童血清 25（OH）D 均值为（21.5±5.8）ng/ml，贫困农村儿童血清 25（OH）D 均值为（19.3±6.5）ng/ml（见表 3-111）。3~5 岁男童血清 25（OH）D 均值为（20.7±6.3）ng/ml，女童血清 25（OH）D 均值为（19.2±6.2）ng/ml。

表3-110　3~5岁儿童血清25（OH）D水平的城乡、性别和年龄分布 /ng·ml⁻¹

城乡	性别	年龄/岁	n/ 名	$\bar{x}$	SD	P_5	P_{10}	P_{25}	P_{50}	P_{75}	P_{90}	P_{95}
合计		合计	1 481	19.9	6.3	10.7	12.4	15.6	19.7	23.4	27.9	30.5
		3~	493	21.4	6.8	10.9	13.2	17.2	21.1	24.9	29.3	32.2
		4~	502	19.3	6.0	10.7	12.0	15.1	19.1	23.0	26.9	29.8
		5~<6	486	19.1	5.9	10.4	12.0	14.9	18.7	22.6	27.4	29.3
	男	小计	740	20.7	6.3	11.4	12.9	16.1	20.5	24.3	28.9	31.4
		3~	248	22.2	6.6	12.2	14.7	17.8	22.0	25.9	30.4	33.2
		4~	252	20.0	6.2	11.0	12.4	15.2	20.3	23.8	27.3	31.0
		5~<6	240	19.8	6.0	11.1	12.6	15.1	19.3	23.5	28.5	30.0
	女	小计	741	19.2	6.2	10.1	11.7	15.1	18.9	22.2	26.7	29.7
		3~	245	20.5	6.9	10.1	11.7	16.6	20.6	23.4	27.9	30.5
		4~	250	18.5	5.8	10.0	11.4	15.0	17.9	21.2	26.7	29.5
		5~<6	246	18.5	5.7	10.0	11.9	14.6	17.9	21.7	25.1	28.7

续表

城乡	性别	年龄/岁	n/名	$\bar{x}$	SD	P_5	P_{10}	P_{25}	P_{50}	P_{75}	P_{90}	P_{95}
城市		小计	744	19.1	6.5	9.6	11.3	14.7	18.9	22.5	27.0	30.6
		3～	257	21.1	7.5	10.1	11.4	17.2	21.1	24.3	30.4	32.9
		4～	251	18.1	5.5	9.4	11.0	14.2	17.9	21.4	25.1	27.2
		5～<6	236	18.0	5.6	9.4	11.3	14.1	17.5	21.4	25.1	28.8
	男	小计	369	19.9	6.4	10.2	12.1	15.1	20.1	23.4	28.5	31.4
		3～	131	21.9	6.9	10.7	13.4	17.3	22.0	25.5	31.6	34.0
		4～	124	18.7	5.8	10.2	11.6	14.5	19.5	23.0	25.1	27.2
		5～<6	114	18.9	5.9	9.6	12.1	14.4	18.3	22.4	28.1	29.7
	女	小计	375	18.3	6.4	9.1	10.8	14.1	17.9	21.4	26.1	29.2
		3～	126	20.3	7.9	9.1	11.0	15.5	20.6	23.0	28.4	31.5
		4～	127	17.5	5.2	9.4	10.8	14.0	17.3	20.6	24.2	27.0
		5～<6	122	17.1	5.2	9.4	10.5	13.5	16.9	20.1	23.1	27.3
农村		小计	737	20.8	6.1	11.8	13.6	16.5	20.3	24.4	28.7	30.5
		3～	236	21.7	6.0	13.1	14.9	17.3	21.2	25.0	29.1	30.5
		4～	251	20.5	6.3	11.6	13.2	16.0	19.6	24.1	28.3	30.4
		5～<6	250	20.2	6.0	11.5	13.1	16.1	20.1	23.3	28.3	30.9
	男	小计	371	21.4	6.2	12.1	13.9	16.8	21.3	25.2	29.0	31.4
		3～	117	22.6	6.1	14.8	16.0	17.8	22.0	26.1	29.9	32.1
		4～	128	21.3	6.3	12.1	13.2	16.2	21.5	25.2	29.0	31.4
		5～<6	126	20.5	6.0	11.4	12.7	16.1	20.1	24.5	28.8	30.9
	女	小计	366	20.1	5.9	11.4	13.2	16.2	19.8	23.3	27.6	29.9
		3～	119	20.8	5.7	10.8	13.3	16.8	20.7	24.4	27.9	29.2
		4～	123	19.6	6.2	11.1	13.2	15.7	18.9	22.7	27.6	29.8
		5～<6	124	20.0	5.9	11.9	13.1	16.0	20.1	23.1	26.0	30.6

表 3-111　3～5 岁儿童血清 25（OH）D 水平的四类地区、性别和年龄分布 /ng·ml⁻¹

地区	性别	年龄/岁	n/名	$\bar{x}$	SD	P_5	P_{10}	P_{25}	P_{50}	P_{75}	P_{90}	P_{95}
大城市		小计	356	18.6	6.6	8.8	10.9	14.1	18.2	22.1	25.5	30.1
		3～	122	21.0	8.2	8.8	11.2	17.1	21.1	24.2	30.1	31.7
		4～	122	17.5	5.5	8.8	10.9	13.6	17.6	20.9	23.3	27.2
		5～<6	112	17.0	4.7	8.9	11.3	13.8	17.0	20.2	22.6	25.0
	男	小计	173	19.3	6.3	8.9	12.0	14.4	19.2	23.0	28.1	31.0
		3～	65	21.8	6.9	10.2	11.3	18.2	22.5	25.5	30.8	32.3
		4～	58	18.1	6.0	7.7	11.0	13.9	18.7	22.0	24.0	31.0
		5～<6	50	17.6	4.8	10.0	12.1	14.0	17.5	21.4	23.5	25.0

续表

地区	性别	年龄/岁	n/名	$\bar{x}$	SD	P_5	P_{10}	P_{25}	P_{50}	P_{75}	P_{90}	P_{95}
	女	小计	183	17.9	6.8	8.7	10.4	13.8	17.7	21.0	23.3	27.2
		3~	57	20.1	9.5	8.4	10.1	14.8	20.3	22.3	27.1	31.5
		4~	64	17.1	5.1	9.7	10.5	13.5	17.4	20.2	22.7	27.0
		5~<6	62	16.6	4.6	8.5	10.4	13.4	16.9	19.6	22.0	24.1
中小城市		小计	388	19.6	6.3	10.2	11.5	15.1	19.3	23.2	27.5	31.4
		3~	135	21.2	6.8	10.7	12.1	17.2	21.1	25.2	30.7	34.0
		4~	129	18.6	5.5	10.2	11.2	15.1	18.8	22.6	25.8	26.9
		5~<6	124	18.8	6.2	9.6	11.5	14.4	18.3	22.1	28.2	29.7
	男	小计	196	20.5	6.5	10.7	12.9	15.5	20.5	23.7	28.7	32.2
		3~	66	22.1	7.1	12.1	13.9	17.3	21.6	25.5	32.8	36.6
		4~	66	19.3	5.6	10.7	11.6	15.1	20.4	23.3	25.1	26.4
		5~<6	64	20.0	6.5	9.6	13.0	15.1	19.6	23.8	29.1	30.8
	女	小计	192	18.7	6.0	9.6	11.0	14.5	18.6	21.9	26.7	30.3
		3~	69	20.4	6.4	10.3	11.3	15.8	20.6	24.5	30.1	32.0
		4~	63	18.0	5.4	9.4	11.0	15.0	17.1	20.9	26.0	26.9
		5~<6	60	17.6	5.7	9.7	10.8	13.7	17.3	21.0	25.6	28.4
普通农村		小计	503	21.5	5.8	12.9	14.5	17.2	21.1	24.9	29.0	30.7
		3~	155	22.4	6.2	13.3	15.2	17.9	21.4	25.8	29.3	32.1
		4~	166	21.3	5.4	13.2	14.5	17.4	20.8	24.9	29.0	30.4
		5~<6	182	20.8	5.6	11.8	13.6	16.9	20.9	23.9	28.7	30.6
	男	小计	258	22.1	6.1	12.8	14.5	17.5	21.9	26.0	29.5	31.7
		3~	78	22.9	6.6	14.0	16.1	17.9	22.5	26.4	30.0	33.2
		4~	87	22.2	5.7	13.0	13.9	18.6	22.1	26.1	30.0	31.4
		5~<6	93	21.4	5.9	11.4	13.6	17.1	21.3	24.8	28.9	31.5
	女	小计	245	20.8	5.3	13.1	14.5	16.9	20.3	23.7	28.3	29.9
		3~	77	21.8	5.8	13.2	14.4	18.6	21.3	25.0	28.8	30.5
		4~	79	20.3	4.9	13.4	14.5	16.9	19.5	23.2	28.6	30.0
		5~<6	89	20.3	5.2	12.6	13.6	16.8	20.3	23.2	26.0	29.9
贫困农村		小计	234	19.3	6.5	10.4	11.9	15.1	18.6	22.8	26.7	29.9
		3~	81	20.3	5.2	10.8	13.7	16.5	20.5	24.3	26.7	28.2
		4~	85	18.9	7.5	10.0	11.6	14.3	16.9	22.7	26.5	29.6
		5~<6	68	18.7	6.6	10.4	11.9	14.6	18.1	21.6	26.5	31.0
	男	小计	113	19.9	6.1	11.6	12.6	15.5	19.6	23.9	26.7	29.9
		3~	39	21.9	5.0	15.5	15.8	16.9	21.9	24.9	28.2	30.5
		4~	41	19.5	7.1	11.6	12.1	15.0	18.5	23.2	25.4	26.3
		5~<6	33	18.2	5.7	9.9	12.1	14.6	17.5	20.7	24.6	28.2
	女	小计	121	18.8	6.8	10.0	11.1	14.6	18.1	21.9	26.5	29.6
		3~	42	18.9	5.1	10.1	10.8	15.7	19.7	22.2	24.8	26.7
		4~	44	18.3	7.9	10.0	10.4	13.4	16.6	20.4	27.6	29.6
		5~<6	35	19.2	7.4	10.4	11.9	14.1	18.7	22.1	26.5	39.2

按照 2011 年美国医学研究所标准判定儿童维生素 D 状况，血清 25（OH）D<12ng/ml 为维生素 D 缺乏，12ng/ml≤血清 25（OH）D<20ng/ml 为维生素 D 不足。3～5 岁儿童维生素 D 缺乏率为 8.9%，城市为 12.5%，农村为 5.3%（见表 3-112），大城市、中小城市、普通农村和贫困农村儿童维生素 D 缺乏率分别为 14.0%、11.1%、3.0% 和 10.3%（见表 3-113）。

表 3-112　3～5岁儿童分城乡、性别和年龄的维生素 D 缺乏率 /%

性别	年龄 / 岁	全国			城市			农村		
		n/ 名	%	95%CI	n/ 名	%	95%CI	n/ 名	%	95%CI
合计	合计	1 481	8.9	7.5～10.4	744	12.5	10.1～14.9	737	5.3	3.7～6.9
	3～	493	7.3	5.0～9.6	257	11.3	7.4～15.2	236	3.0	0.8～5.1
	4～	502	10.0	7.3～12.6	251	13.9	9.7～18.2	251	6.0	3.0～8.9
	5～<6	486	9.5	6.9～12.1	236	12.3	8.1～16.5	250	6.8	3.7～9.9
男	小计	740	6.8	5.0～8.6	369	8.9	6.0～11.9	371	4.6	2.5～6.7
	3～	248	4.4	1.9～7.0	131	7.6	3.1～12.2	117	0.9	0.0～2.5
	4～	252	7.9	4.6～11.3	124	11.3	5.7～16.9	128	4.7	1.0～8.4
	5～<6	240	7.9	4.5～11.3	114	7.9	2.9～12.8	126	7.9	3.2～12.7
女	小计	741	11.1	8.8～13.3	375	16.0	12.3～19.7	366	6.0	3.6～8.5
	3～	245	10.0	6.4～14.0	126	15.1	8.8～21.3	119	5.0	1.1～9.0
	4～	250	12.0	8.0～16.0	127	16.5	10.1～23.0	123	7.3	2.7～11.9
	5～<6	246	11.0	7.1～14.9	122	16.4	9.8～23.0	124	5.7	1.6～9.7

表 3-113　3～5岁儿童分四类地区、性别和年龄的维生素 D 缺乏率 /%

性别	年龄 / 岁	大城市			中小城市			普通农村			贫困农村		
		n/ 名	%	95%CI	n/ 名	%	95%CI	n/ 名	%	95%CI	n/ 名	%	95%CI
合计	合计	356	14.0	10.4～17.7	388	11.1	8.0～14.2	503	3.0	1.5～4.5	234	10.3	6.4～14.1
	3～	122	13.1	7.1～19.1	135	9.6	4.7～14.6	155	1.3	0.0～3.1	81	6.2	0.9～11.4
	4～	122	15.6	9.1～22.0	129	12.4	6.7～18.1	166	1.8	0.0～3.8	85	14.1	6.7～21.5
	5～<6	112	13.4	7.1～19.7	124	11.3	5.7～16.9	182	5.5	2.2～8.8	68	10.3	3.1～17.5
男	小计	173	9.8	5.4～14.3	196	8.2	4.3～12.0	258	3.9	1.5～6.2	113	6.2	1.8～10.6
	3～	65	10.8	3.2～18.3	66	4.6	0.0～9.6	78	1.3	0.0～3.8	39	—	—
	4～	58	12.1	3.7～20.5	66	10.6	3.2～18.0	87	2.3	0.0～5.5	41	9.8	0.7～18.8
	5～<6	50	6.0	0.0～12.6	64	9.4	2.2～16.5	93	7.5	2.2～12.9	33	9.1	0.0～18.9
女	小计	183	18.0	12.5～23.6	192	14.1	9.2～19.0	245	2.0	0.3～3.8	121	14.1	7.9～20.2
	3～	57	15.8	6.3～25.3	69	14.5	6.2～22.8	77	1.3	0.0～3.8	42	11.9	2.1～21.7
	4～	64	18.8	9.2～28.3	63	14.3	5.6～22.9	79	1.3	0.0～3.7	44	18.2	6.8～29.6
	5～<6	62	19.4	9.5～29.2	60	13.3	4.7～21.9	89	3.4	0.0～7.1	35	11.4	0.9～22.0

注：“一”未检出。

男童和女童维生素 D 缺乏率分别为 6.8% 和 11.1%。3～5 岁儿童维生素 D 不足率为 43.0%，城市为 44.0%，农村为 42.1%（见表 3-114）；大城市、中小城市、普通农村和贫困农村儿童维生素 D 不足率分别为 45.5%、42.5%、39.6% 和 47.4%（见表 3-115）。男童和女童维生素 D 不足率分别为 40.0% 和 46.0%。

表3-114　3~5岁儿童分城乡、性别和年龄的维生素D不足率/%

性别	年龄/岁	全国			城市			农村		
		n/名	%	95%CI	n/名	%	95%CI	n/名	%	95%CI
合计	合计	1 481	43.0	40.5~45.5	744	44.0	40.4~47.5	737	42.1	38.5~45.6
	3~	493	33.9	29.7~38.1	257	30.4	24.7~36.0	236	37.7	31.5~43.9
	4~	502	47.0	42.7~51.4	251	47.8	41.6~54.0	251	46.2	40.1~52.4
	5~<6	486	48.2	43.7~52.6	236	54.7	48.3~61.0	250	42.0	35.9~48.1
男	小计	740	40.0	36.5~43.5	369	40.9	35.9~45.9	371	39.1	34.1~44.1
	3~	248	33.1	1.9~7.0	131	29.8	21.9~37.6	117	36.8	28.0~45.5
	4~	252	40.9	4.6~11.3	124	43.6	34.8~52.3	128	38.3	29.9~46.7
	5~<6	240	46.3	4.5~11.3	114	50.9	41.7~60.1	126	42.1	33.4~50.7
女	小计	741	46.0	42.4~49.6	375	46.9	41.9~52.0	366	45.1	40.0~50.2
	3~	245	34.7	6.4~14.0	126	31.0	22.9~39,0	119	38.7	29.9~47.4
	4~	250	53.2	8.0~16.0	127	52.0	43.3~60.7	123	54.5	45.7~63.3
	5~<6	246	50.0	7.1~14.9	122	58.2	49.4~67.0	124	41.9	33.3~50.6

表3-115　3~5岁儿童分四类地区、性别和年龄的维生素D不足率/%

性别	年龄/岁	大城市			中小城市			普通农村			贫困农村		
		n/名	%	95%CI	n/名	%	95%CI	n/名	%	95%CI	n/名	%	95%CI
合计	合计	356	45.5	40.3~50.7	388	42.5	37.6~47.4	503	39.6	35.3~43.8	234	47.4	41.0~53.8
	3~	122	27.1	19.2~34.9	135	33.3	25.4~41.3	155	37.4	29.8~45.0	81	38.3	27.7~48.9
	4~	122	50.0	41.1~58.9	129	45.7	37.1~54.3	166	44.0	36.4~51.5	85	50.6	40.0~61.2
	5~<6	112	60.7	51.7~69.8	124	49.2	40.4~58.0	182	37.4	30.3~44.4	68	54.4	42.6~66.3
男	小计	173	43.4	36.0~50.7	196	38.8	32.0~45.6	258	35.7	29.8~41.5	113	46.9	37.7~56.1
	3~	65	23.1	12.8~33.3	66	36.4	24.8~48.0	78	37.2	26.5~47.9	39	35.9	49.1~79.2
	4~	58	50.0	37.1~62.9	66	37.9	26.2~49.6	87	35.6	25.6~45.7	41	43.9	28.7~59.1
	5~<6	50	62.0	48.6~75.5	64	42.2	30.1~54.3	93	34.4	24.8~44.1	33	63.6	47.2~80.1
女	小计	183	47.5	40.3~54.8	192	46.4	39.3~53.4	245	43.7	37.5~49.9	121	47.9	39.0~56.8
	3~	57	31.6	19.5~43.7	69	30.4	19.6~41.3	77	37.7	26.8~48.5	42	40.5	25.6~55.3
	4~	64	50.0	37.8~62.3	63	54.0	41.7~66.3	79	53.2	42.2~64.2	44	56.8	42.2~71.5
	5~<6	62	59.7	47.5~71.9	60	56.7	44.1~69.2	89	40.5	30.3~50.7	35	45.7	29.2~62.2

（五）维生素A营养状况

剔除基本信息缺失的儿童后，共1398名儿童纳入分析。3~5岁儿童血清维生素A浓度为（0.34±0.08）mg/L，其中城市为（0.35±0.08）mg/L，农村为（0.33±0.07）mg/L，城市3~5岁儿童血清维生素A浓度显著高于农村儿童（$P<0.001$）。大城市3~5岁儿童血清维生素A浓度为（0.35±0.08）mg/L，中小城市为（0.35±0.07）mg/L，普通农村（0.33±0.07）mg/L，贫困农村（0.31±0.07）mg/L，大城市和中小城市儿童血清维生素A浓度显著高于普通农村和贫困农村（$P<0.001$），普通农村儿童血清维生素A显著高于贫困农村（$P=0.001$），详见表3-116。

表3-116　3～5岁儿童血清维生素A水平的地区和年龄分布 /mg·L⁻¹

	年龄/岁	n/名	$\bar{x}$	SD	P_5	P_{10}	P_{25}	P_{50}	P_{75}	P_{90}	P_{95}
全国	合计	1 398	0.34	0.08	0.22	0.25	0.28	0.34	0.39	0.44	0.47
	3～	464	0.35	0.08	0.23	0.26	0.29	0.34	0.40	0.45	0.47
	4～	464	0.33	0.07	0.22	0.25	0.28	0.33	0.38	0.43	0.46
	5～<6	471	0.34	0.08	0.22	0.25	0.28	0.33	0.39	0.44	0.47
城市	小计	724	0.35	0.08	0.24	0.26	0.30	0.35	0.40	0.45	0.48
	3～	241	0.36	0.08	0.25	0.26	0.30	0.36	0.41	0.47	0.50
	4～	244	0.34	0.07	0.23	0.26	0.30	0.34	0.39	0.43	0.46
	5～<6	239	0.35	0.08	0.23	0.26	0.30	0.35	0.40	0.45	0.48
农村	小计	674	0.33	0.07	0.22	0.24	0.28	0.32	0.37	0.42	0.45
	3～	223	0.33	0.07	0.22	0.25	0.28	0.32	0.38	0.42	0.45
	4～	220	0.33	0.08	0.22	0.24	0.27	0.32	0.37	0.425	0.47
	5～<6	231	0.32	0.07	0.21	0.24	0.28	0.315	0.37	0.42	0.46
大城市	小计	346	0.35	0.08	0.23	0.26	0.30	0.35	0.41	0.46	0.48
	3～	115	0.35	0.77	0.24	0.26	0.30	0.35	0.41	0.46	0.49
	4～	118	0.35	0.73	0.23	0.26	0.30	0.34	0.39	0.44	0.47
	5～<6	113	0.36	0.87	0.22	0.26	0.30	0.35	0.41	0.46	0.49
中小城市	小计	378	0.35	0.07	0.24	0.26	0.30	0.35	0.40	0.44	0.47
	3～	126	0.37	0.08	0.26	0.27	0.31	0.37	0.42	0.47	0.50
	4～	126	0.33	0.06	0.23	0.25	0.30	0.34	0.37	0.41	0.45
	5～<6	126	0.35	0.07	0.24	0.26	0.30	0.35	0.40	0.43	0.46
普通农村	小计	464	0.33	0.07	0.22	0.25	0.28	0.33	0.38	0.43	0.46
	3～	150	0.34	0.07	0.21	0.25	0.28	0.34	0.39	0.43	0.45
	4～	150	0.33	0.07	0.23	0.25	0.28	0.33	0.37	0.43	0.48
	5～<6	164	0.33	0.07	0.23	0.25	0.28	0.33	0.38	0.44	0.46
贫困农村	小计	210	0.31	0.07	0.21	0.23	0.27	0.31	0.35	0.39	0.45
	3～	73	0.32	0.07	0.23	0.25	0.28	0.31	0.36	0.42	0.44
	4～	70	0.32	0.08	0.22	0.23	0.26	0.31	0.35	0.41	0.45
	5～<6	67	0.31	0.07	0.20	0.21	0.26	0.30	0.34	0.38	0.39

　　3～5岁男童血清维生素A浓度为（0.33±0.07）mg/L，其中城市为（0.35±0.07）mg/L，农村为（0.32±0.07）mg/L，城市男童血清维生素A浓度显著高于农村（P=0.037）。大城市3～5岁男童血清维生素A浓度为（0.34±0.07）mg/L，中小城市为（0.35±0.07）mg/L，普通农村（0.33±0.07）mg/L，贫困农村（0.31±0.08）mg/L，大城市和中小城市男童血清维生素A浓度显著高于普通农村和贫困农村（P<0.001），普通农村男童血清维生素A显著高于贫困农村（P=0.027），详见表3-117。

表3-117　3～5岁男童血清维生素A水平的地区和年龄分布 /mg·L⁻¹

	年龄/岁	n/名	$\bar{x}$	SD	P_5	P_{10}	P_{25}	P_{50}	P_{75}	P_{90}	P_{95}
全国	合计	714	0.33	0.07	0.22	0.24	0.28	0.33	0.39	0.43	0.46
	3～	245	0.34	0.08	0.22	0.25	0.28	0.34	0.39	0.44	0.46
	4～	242	0.33	0.08	0.22	0.24	0.28	0.33	0.37	0.43	0.46
	5～<6	245	0.34	0.08	0.22	0.25	0.28	0.34	0.39	0.44	0.46
城市	小计	366	0.35	0.07	0.23	0.26	0.29	0.34	0.39	0.44	0.46
	3～	129	0.35	0.08	0.24	0.26	0.29	0.35	0.41	0.45	0.49
	4～	127	0.34	0.07	0.23	0.26	0.29	0.34	0.38	0.41	0.46
	5～<6	110	0.35	0.07	0.23	0.26	0.30	0.36	0.40	0.43	0.46
农村	小计	348	0.32	0.07	0.21	0.24	0.27	0.32	0.37	0.42	0.45
	3～	116	0.33	0.07	0.21	0.24	0.28	0.32	0.37	0.42	0.45
	4～	115	0.32	0.08	0.21	0.23	0.26	0.32	0.37	0.43	0.49
	5～<6	117	0.32	0.07	0.20	0.24	0.27	0.31	0.38	0.40	0.46
大城市	小计	173	0.34	0.07	0.23	0.26	0.29	0.34	0.39	0.44	0.46
	3～	64	0.34	0.07	0.23	0.25	0.28	0.35	0.40	0.44	0.46
	4～	58	0.34	0.07	0.22	0.24	0.29	0.34	0.38	0.45	0.46
	5～<6	51	0.35	0.07	0.24	0.26	0.30	0.36	0.40	0.42	0.45
中小城市	小计	193	0.35	0.07	0.24	0.26	0.3	0.34	0.4	0.44	0.47
	3～	65	0.36	0.08	0.26	0.26	0.29	0.36	0.41	0.47	0.50
	4～	69	0.33	0.06	0.24	0.25	0.30	0.34	0.36	0.40	0.43
	5～<6	59	0.35	0.08	0.21	0.24	0.30	0.35	0.41	0.45	0.47
普通农村	小计	257	0.33	0.07	0.23	0.25	0.28	0.32	0.38	0.43	0.46
	3～	78	0.33	0.07	0.21	0.25	0.28	0.32	0.38	0.42	0.45
	4～	85	0.33	0.08	0.23	0.25	0.27	0.32	0.37	0.44	0.49
	5～<6	82	0.33	0.07	0.23	0.25	0.28	0.33	0.39	0.41	0.46
贫困农村	小计	103	0.31	0.08	0.18	0.21	0.25	0.31	0.35	0.39	0.44
	3～	38	0.32	0.08	0.16	0.23	0.27	0.31	0.37	0.43	0.46
	4～	30	0.31	0.09	0.18	0.21	0.25	0.32	0.36	0.40	0.45
	5～<6	35	0.29	0.07	0.18	0.20	0.25	0.30	0.34	0.35	0.39

　　3～5岁女童血清维生素A浓度为（0.34±0.08）mg/L，其中城市为（0.36±0.08）mg/L，农村为（0.33±0.07）mg/L，城市3～5岁女童血清维生素A浓度显著高于农村（P<0.001）。大城市3～5岁女童血清维生素A浓度为（0.36±0.08）mg/L，中小城市为（0.35±0.07）mg/L，普通农村（0.34±0.07）mg/L，贫困农村（0.32±0.07）mg/L，大城市和中小城市女童血清维生素A浓度显著高于普通农村和贫困农村（P<0.001），普通农村女童血清维生素A显著高于贫困农村（P=0.008）。女童血清维生素A浓度显著高于男童（P=0.048），详见表3-118。

表3-118 3～5岁女童血清维生素A水平的地区和年龄分布/mg·L⁻¹

	年龄/岁	n/名	$\bar{x}$	SD	P_5	P_{10}	P_{25}	P_{50}	P_{75}	P_{90}	P_{95}
全国	合计	684	0.34	0.08	0.23	0.26	0.29	0.34	0.39	0.44	0.47
	3～	219	0.35	0.08	0.23	0.26	0.3	0.35	0.41	0.45	0.48
	4～	222	0.34	0.07	0.23	0.25	0.29	0.33	0.38	0.43	0.46
	5～<6	243	0.34	0.08	0.22	0.26	0.29	0.34	0.38	0.45	0.49
城市	小计	358	0.36	0.08	0.24	0.26	0.31	0.35	0.41	0.46	0.49
	3～	112	0.37	0.08	0.25	0.28	0.32	0.36	0.43	0.47	0.52
	4～	117	0.35	0.07	0.23	0.26	0.30	0.34	0.39	0.44	0.46
	5～<6	129	0.36	0.08	0.22	0.26	0.30	0.35	0.41	0.47	0.49
农村	小计	326	0.33	0.07	0.22	0.25	0.28	0.32	0.37	0.42	0.45
	3～	107	0.34	0.07	0.22	0.25	0.28	0.33	0.38	0.43	0.45
	4～	105	0.33	0.07	0.23	0.24	0.28	0.33	0.36	0.42	0.44
	5～<6	114	0.33	0.08	0.22	0.25	0.28	0.32	0.37	0.44	0.47
大城市	小计	173	0.36	0.08	0.25	0.27	0.31	0.35	0.41	0.47	0.49
	3～	51	0.37	0.08	0.25	0.28	0.31	0.36	0.41	0.47	0.50
	4～	60	0.35	0.07	0.25	0.27	0.31	0.35	0.40	0.44	0.47
	5～<6	62	0.37	0.10	0.21	0.27	0.30	0.35	0.44	0.49	0.53
中小城市	小计	185	0.35	0.07	0.24	0.26	0.31	0.35	0.40	0.44	0.47
	3～	61	0.38	0.08	0.26	0.29	0.32	0.38	0.43	0.47	0.52
	4～	57	0.34	0.07	0.22	0.24	0.30	0.34	0.38	0.43	0.46
	5～<6	67	0.34	0.06	0.26	0.26	0.31	0.35	0.38	0.42	0.43
普通农村	小计	219	0.34	0.07	0.22	0.25	0.29	0.33	0.38	0.43	0.46
	3～	72	0.35	0.08	0.21	0.23	0.29	0.35	0.40	0.44	0.45
	4～	65	0.33	0.07	0.22	0.25	0.28	0.33	0.37	0.41	0.43
	5～<6	82	0.33	0.07	0.22	0.26	0.29	0.32	0.37	0.45	0.46
贫困农村	小计	107	0.32	0.07	0.23	0.24	0.27	0.31	0.35	0.39	0.45
	3～	35	0.31	0.05	0.23	0.26	0.28	0.30	0.35	0.37	0.44
	4～	40	0.32	0.08	0.23	0.24	0.27	0.31	0.35	0.43	0.46
	5～<6	32	0.32	0.08	0.21	0.24	0.27	0.31	0.35	0.39	0.47

　　采用WHO维生素A缺乏的判定标准,3～5岁儿童血清维生素A浓度低于<0.20mg/L判定为维生素A缺乏;血清维生素A浓度≥0.20mg/L且<0.30mg/L判定为维生素A边缘缺乏。

　　3～5岁儿童维生素A缺乏率为1.5%(95%*CI*: 0.9%～2.1%),其中城市为0.8%(95%*CI*:

0.2%~1.4%），农村为 2.1%（95%CI：1.1%~3.2%），农村显著高于城市（P=0.048）。男童维生素 A 缺乏率为 1.9%（95%CI：1.1%~3.2%），其中城市为 0.8%（95%CI：0.2%~2.3%），农村为 3.0%（95%CI：1.3%~4.7%），农村显著高于城市（P=0.033）。女童维生素 A 缺乏率为 1.0%（95%CI：0.4%~2.1%），其中城市为 0.8%（95%CI：0.2%~2.4%），农村为 1.2%（95%CI：0.3%~3.0%），城乡之间没有显著差异（P=0.718）。男童和女童维生素 A 缺乏率没有显著差异（P=0.190）。

3~5 岁儿童维生素 A 边缘缺乏率为 27.8%（95%CI：25.5%~30.3%），其中城市为 21.4%（95%CI：18.4%~24.5%），农村为 34.7%（95%CI：31.1%~38.4%），农村儿童维生素 A 边缘缺乏率显著高于城市（P<0.001）。男童维生素 A 边缘缺乏率为 30.1%（95%CI：26.8%~33.4%），其中城市为 24.6%（95%CI：20.2%~29.2%），农村为 35.9%（95%CI：30.9%~41.2%），城市显著低于农村（P=0.001）。女童维生素 A 边缘缺乏率为 25.4%（95%CI：22.2%~28.7%），其中城市为 18.2%（95%CI：14.3%~22.6%），农村为 33.4%（95%CI：28.3%~38.8%），城市显著低于农村（P=0.001）。男童和女童边缘缺乏没有显著差异（P=0.056）。详见表 3-119。

表3-119　3~5岁儿童分城乡和性别的维生素 A 缺乏状况 /%

性别		全国			城市			农村		
		n/名	%	95%CI	n/名	%	95%CI	n/名	%	95%CI
合计	缺乏	21	1.5	0.9~2.1	6	0.8	0.2~1.4	15	2.1	1.1~3.2
	边缘缺乏	389	27.8	25.5~30.3	155	21.4	18.4~24.5	234	34.7	31.1~38.4
男	缺乏	14	1.9	1.1~3.2	3	0.8	0.2~2.3	11	3.0	1.3~4.7
	边缘缺乏	215	30.1	26.8~33.4	90	24.6	20.2~29.2	125	35.9	30.9~41.2
女	缺乏	7	1.0	0.4~2.1	3	0.8	0.2~2.4	4	1.2	0.3~3.0
	边缘缺乏	174	25.4	22.2~28.7	65	18.2	14.3~22.6	109	33.4	28.3~38.8

（六）锌营养状况

剔除基本信息缺失，共 1472 名 3~5 岁儿童纳入分析。3~5 岁儿童血清锌均值为（95.3±18.2）μg/dl，城市儿童血清锌均值为（98.9±17.6）μg/dl，农村儿童血清锌均值为（91.6±18.2）μg/dl，城乡之间差异有统计学意义（P<0.01）；3~5 岁男童血清锌均值为（95.3±18.7）μg/dl，3~5 岁女童血清锌均值为（95.3±17.8）μg/dl，3~5 岁儿童不同性别之间差异无统计学意义（P=0.978）。3~岁和 5~岁儿童分性别血清锌水平城乡差异均有统计学意义（P<0.01；P<0.01）。不同地区、不同年龄男童和女童的血清锌水平详见表 3-120，表 3-121 和表 3-122。

依照美国 CDC 标准，血清锌小于 70μg/dl 判定为锌缺乏。3~5 岁儿童锌缺乏率为 3.9%，男童 4.6%，女童 3.3%，男女童锌缺乏率无统计学意义（P=0.191）；农村儿童的锌缺乏率为 5.5%，显著高于城市儿童（2.4%，P=0.003）。4 岁女童锌缺乏率有城乡差异（P=0.01）。城市中 4 岁儿童锌缺乏率有性别差异，男童锌缺乏率显著高于女童（P=0.01）。不同地区、不同年龄男童和女童的锌缺乏情况详见表 3-123，表 3-124 和表 3-125。

表3-120 3~5岁儿童血清锌水平的城乡、性别和年龄分布 /μg·dl⁻¹

城乡	性别	年龄/岁	n/名	$\bar{x}$	SD	P_5	P_{10}	P_{25}	P_{50}	P_{75}	P_{90}	P_{95}
城市	男	小计	369	99.2	19.8	74.0	78.0	88.0	97.0	108.0	120.0	134.0
		3~	135	99.0	15.2	76.0	83.0	89.0	97.0	106.0	118.0	128.0
		4~	121	98.2	24.4	69.0	75.0	85.0	95.0	107.0	125.0	139.0
		5~<6	113	100.4	19.2	75.0	80.0	89.0	97.0	109.0	121.0	132.0
	女	小计	372	98.6	15.1	77.0	80.0	89.0	98.0	106.0	117.0	125.0
		3~	129	97.8	15.0	74.0	79.0	89.0	97.0	106.0	118.0	125.0
		4~	126	97.8	14.4	78.0	81.0	87.0	98.0	106.0	114.0	121.0
		5~<6	117	100.3	15.8	78.0	82.0	92.0	98.0	107.0	119.0	133.0
农村	男	小计	370	91.4	16.7	69.0	75.0	82.0	91.0	101.0	108.5	115.0
		3~	118	90.0	18.1	66.0	73.0	82.0	89.0	99.0	106.0	110.0
		4~	126	92.1	17.5	66.0	74.0	82.0	92.0	101.0	111.0	115.0
		5~<6	126	92.2	14.5	71.0	76.0	83.0	92.0	102.0	110.0	117.0
	女	小计	361	91.8	19.6	70.0	74.0	83.0	90.0	100.0	109.0	121.0
		3~	122	90.1	16.1	71.0	74.0	83.0	90.0	99.0	107.0	117.0
		4~	114	93.1	25.5	65.0	74.0	83.0	90.0	100.0	109.0	134.0
		5~<6	125	91.6	16.6	71.0	75.0	84.0	90.0	99.0	111.0	121.0

表3-121 3~5岁儿童血清锌水平的四类地区和年龄分布 /μg·dl⁻¹

地区	年龄/岁	n/名	$\bar{x}$	SD	P_5	P_{10}	P_{25}	P_{50}	P_{75}	P_{90}	P_{95}
大城市	小计	348	99.2	16.6	78.0	82.0	89.0	97.0	106.0	118.0	128.0
	3~	126	98.4	13.6	78.0	83.0	90.0	97.0	105.0	118.0	124.0
	4~	118	98.8	18.8	77.0	80.0	87.0	95.0	106.0	123.0	136.0
	5~<6	104	100.5	17.3	80.0	83.0	90.5	97.0	107.0	118.0	133.0
普通城市	小计	393	98.6	18.4	74.0	77.0	87.0	98.0	108.0	119.0	128.0
	3~	138	98.4	16.4	71.0	77.0	87.0	97.0	109.0	117.0	128.0
	4~	129	97.2	21.0	69.0	77.0	85.0	98.0	107.0	117.0	125.0
	5~<6	126	100.2	17.7	75.0	78.0	89.0	99.0	109.0	122.0	130.0
一般农村	小计	497	90.9	19.1	66.0	74.0	83.0	90.0	100.0	108.0	115.0
	3~	156	89.9	16.7	69.0	74.0	82.0	90.0	99.0	106.0	109.0
	4~	157	91.4	24.2	59.0	73.0	82.0	90.0	100.0	108.0	119.0
	5~<6	184	91.5	16.1	71.0	75.0	83.0	91.0	100.0	109.0	118.0
贫困农村	小计	234	93.1	16.0	70.0	75.0	83.0	91.0	101.0	112.0	120.0
	3~	84	91.5	17.8	70.0	73.0	80.5	89.5	100.0	114.0	119.0
	4~	83	94.7	15.6	73.0	78.0	86.0	94.0	101.0	112.0	118.0
	5~<6	67	93.1	14.0	70.0	77.0	83.0	92.0	102.0	111.0	120.0

表 3-122　3~5岁儿童血清锌水平的四类地区、性别和年龄的分布 /μg·dl⁻¹

地区	性别	年龄/岁	n/名	$\bar{x}$	SD	P_5	P_{10}	P_{25}	P_{50}	P_{75}	P_{90}	P_{95}
大城市	男	小计	170	100.1	18.9	77.0	82.5	89.0	96.0	106.0	120.0	134.0
		3~	66	99.3	13.7	83.0	87.0	90.0	97.0	105.0	119.0	121.0
		4~	56	100.3	23.6	75.0	77.0	86.0	94.0	105.5	134.0	156.0
		5~<6	48	100.8	19.2	80.0	83.0	91.0	97.0	107.5	118.0	134.0
	女	小计	178	98.3	14.0	79.0	81.0	89.0	97.0	106.0	115.0	123.0
		3~	60	97.3	13.5	77.5	80.5	89.0	97.0	104.5	110.0	127.0
		4~	62	97.5	13.0	79.0	82.0	89.0	97.0	106.0	112.0	117.0
		5~<6	56	100.3	15.6	79.0	82.0	89.0	98.0	107.0	118.0	133.0
中小城市	男	小计	199	98.4	20.5	72.0	75.0	87.0	97.0	109.0	120.0	132.0
		3~	69	98.7	16.6	74.0	76.0	87.0	97.0	110.0	117.0	134.0
		4~	65	96.4	25.2	67.0	74.0	82.0	96.0	108.0	115.0	128.0
		5~<6	65	100.1	19.2	75.0	76.0	88.0	99.0	109.0	122.0	130.0
	女	小计	194	98.8	16.0	74.0	80.0	89.0	98.0	108.0	119.0	126.0
		3~	69	98.2	16.3	71.0	77.0	88.0	97.0	109.0	120.0	125.0
		4~	64	98.1	15.7	77.0	81.0	86.0	98.5	106.5	117.0	121.0
		5~<6	61	100.4	16.0	77.0	83.0	93.0	98.0	108.0	119.0	130.0
普通农村	男	小计	258	90.7	17.4	66.0	74.0	82.0	91.0	101.0	108.0	112.0
		3~	79	89.1	18.2	53.0	71.0	80.0	89.0	99.0	106.0	109.0
		4~	87	91.0	19.1	59.0	74.0	81.0	91.0	101.0	111.0	115.0
		5~<6	92	91.8	14.8	71.0	76.0	83.0	93.0	102.5	109.0	111.0
	女	小计	239	91.2	20.9	68.0	74.0	83.0	90.0	99.0	107.0	119.0
		3~	77	90.7	15.0	72.0	75.0	84.0	90.0	99.0	106.0	112.0
		4~	70.0	91.9	29.4	62.0	70.5	82.0	89.0	100.0	105.5	121.0
		5~<6	92	91.1	17.3	71.0	75.0	83.5	89.5	97.5	112.0	122.0
贫困农村	男	小计	112	93.1	15.0	73.0	77.0	83.0	92.0	101.0	111.0	117.0
		3~	39	91.7	17.9	72.0	74.0	82.0	88.0	99.0	110.0	117.0
		4~	39	94.5	12.9	67.0	78.0	87.0	96.0	104.0	115.0	117.0
		5~<6	34	93.1	13.8	75.0	78.0	83.0	88.5	101.0	113.0	121.0
	女	小计	122	93.0	16.9	70.0	74.0	83.0	90.5	101.0	112.0	126.0
		3~	45	91.3	18.0	67.0	72.0	80.0	90.0	102.0	118.0	126.0
		4~	44	94.8	17.7	74.0	78.0	86.0	90.0	101.0	112.0	134.0
		5~<6	33	93.1	14.5	69.0	76.0	84.0	93.0	102.0	108.0	117.0

表3-123　3~5岁儿童分城乡、年龄的锌缺乏率/%

年龄/岁	全国			城市			农村		
	n/名	%	95%CI	n/名	%	95%CI	n/名	%	95%CI
合计	1 472	3.9	3.0~5.1	741	2.4	1.5~3.8	731	5.5	3.9~7.4
3~	504	3.6	2.1~5.6	264	1.9	0.6~4.4	240	5.4	2.9~9.1
4~	487	5.3	3.5~7.7	247	3.6	1.7~6.8	240	7.1	4.2~11.1
5~<6	481	2.9	1.6~4.8	230	1.7	0.5~4.4	251	4.0	1.9~7.2

表3-124　3~5岁儿童分城乡、性别和年龄的锌缺乏率/%

性别	年龄/岁	全国			城市			农村		
		n/名	%	95%CI	n/名	%	95%CI	n/名	%	95%CI
男	小计	739	4.4	3.1~6.1	382	3.1	1.6~5.4	370	5.7	3.6~8.5
	3~	253	4.0	1.9~7.2	135	1.5	0.2~5.3	118	6.8	3.0~12.9
	4~	247	6.9	4.1~10.8	121	6.6	2.9~12.6	126	7.1	3.3~13.1
	5~<6	239	2.9	1.2~5.9	113	1.8	0.2~6.3	126	4.0	1.3~9.0
女	小计	733	3.3	2.2~4.9	372	1.6	0.6~3.4	361	5.1	3.1~7.9
	3~	251	3.2	1.4~6.2	129	2.3	0.5~6.7	122	4.1	1.3~9.3
	4~	240	3.8	1.7~7.0	126	0.8	0.0~4.3	114	7.0	3.1~13.4
	5~<6	242	2.9	1.2~5.9	117	1.7	0.2~6.0	125	4.0	1.3~9.1

表3-125　3~5岁儿童分四类地区、年龄的锌缺乏率/%

年龄/岁	大城市			普通城市			普通农村			贫困农村		
	n/名	%	95%CI	n/名	%	95%CI	n/名	%	95%CI	n/名	%	95%CI
合计	348	1.2	0.3~2.9	393	3.6	2.0~5.9	497	6.0	4.1~8.5	234	3.5	1.7~6.3
3~	126	0.8	0.0~4.3	138	2.9	0.8~7.3	156	5.8	2.7~10.7	84	4.8	1.3~11.8
4~	118	1.7	0.2~6.0	129	5.4	2.2~10.9	157	8.9	5.0~14.5	83	3.6	0.8~10.2
5~<6	104	1.0	0.0~5.2	126	2.4	0.5~6.8	184	3.8	1.5~7.7	67	4.5	0.9~12.5

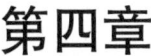

第四章
2岁以下婴幼儿喂养状况

采用WHO和联合国儿童基金会等多家权威机构共同推荐的婴幼儿喂养评价指标体系评价2013年调查中2岁以下婴幼儿的喂养状况。满足评价指标计算公式要求日龄（0～<730天）的婴幼儿共计14 452人，其中城市7294人，农村7158人。城乡及各年龄组儿童调查样本量见表4-1。

表4-1　2岁以下婴幼儿喂养状况分析样本量地区和年龄分布/人

月龄/月	合计	城市小计	农村小计	大城市	中小城市	普通农村	贫困农村
合计	14 452	7 294	7 158	3 250	4 044	4 675	2 483
0～5	4 381	2 317	2 064	1 074	1 243	1 382	682
0～	133	58	75	31	27	53	22
1～	643	293	350	134	159	242	108
2～	782	367	415	158	209	274	141
3～	952	550	402	261	289	268	134
4～	980	557	423	249	308	260	163
5～	891	492	399	241	251	285	114
6～23	10 071	4 977	5 094	2 176	2 801	3 293	1 801
6～11	4 601	2 358	2 243	1 073	1 285	1 490	753
12～23	5 470	2 619	2 851	1 103	1 516	1 803	1 048

2013年调查结果显示：6月龄内纯母乳喂养率为20.8%，6月龄内基本纯母乳喂养率为48.3%；与2002年相比，4月龄内婴儿基本纯母乳喂养率由71.6%下降到56.5%，下降了15.1个百分点。母乳喂养相关指标见图4-1。

83.0%的6～8月龄婴儿及时添加了辅食。只有69.8%的6～23月龄婴儿辅食添加的频次符合推荐，添加辅食种类多样化符合推荐的比例更低，仅为52.5%；同时满足辅食添加频率和种类推荐的人数比例仅占27.4%（图4-2）。城乡地区、家庭收入水平、母亲的文化程度等可能影响辅食添加行为。

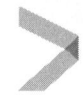

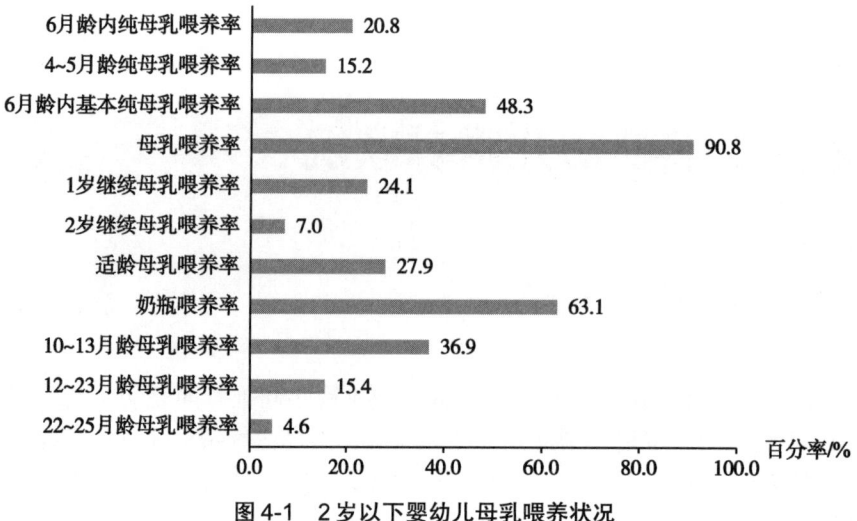

图 4-1　2 岁以下婴幼儿母乳喂养状况

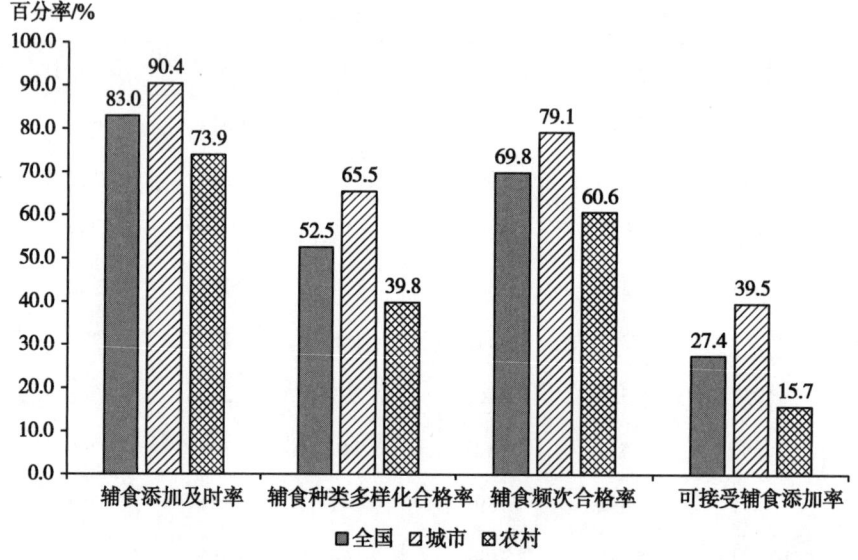

图 4-2　6～23 月龄婴幼儿辅食添加状况和城乡差异

参与本次调查的 0～4 月龄婴儿中，17.3% 的婴儿过去 24 小时内没吃过母乳，这一比例随着月龄的增加逐渐升高，5～6 月龄婴儿断奶率达到 24.8%，7～11 月龄达到 43.6%，12～15 月龄达到 75.6%，16～19 月龄达到 86.6%，20～23 月龄达到 92.9%。

不同月龄断奶率也表现出城乡（图 4-3）和地区差异（图 4-4），5～6 月龄城市婴儿断奶率为 27.0%，显著高于同月龄段农村婴儿的断奶率（22.2%）；7～11 月龄城市婴儿断奶率为 47.7%，显著高于同月龄段农村婴儿的断奶率（39.4%）；16～19 月龄城市婴儿断奶率为 88.4%，显著高于同月龄段农村婴儿的断奶率（84.7%）。四类地区中，居住在中小城市的 7～11 月龄的婴儿断奶率最高（50.2%），同月龄段贫困农村的婴儿断奶率最低（37.4%）；12～15 月龄中小城市的婴儿断奶率同样在四类地区中最高（81.3%）。

2 岁以下婴幼儿喂养状况见图 4-5。

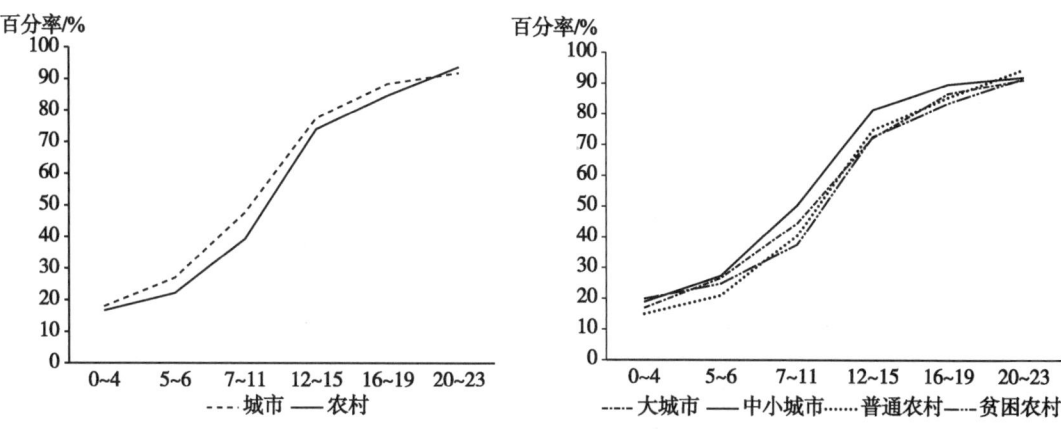

图 4-3 城乡 2 岁以下儿童不同月龄断奶率的比较　图 4-4 四类地区 2 岁以下儿童不同月龄断奶率的比较

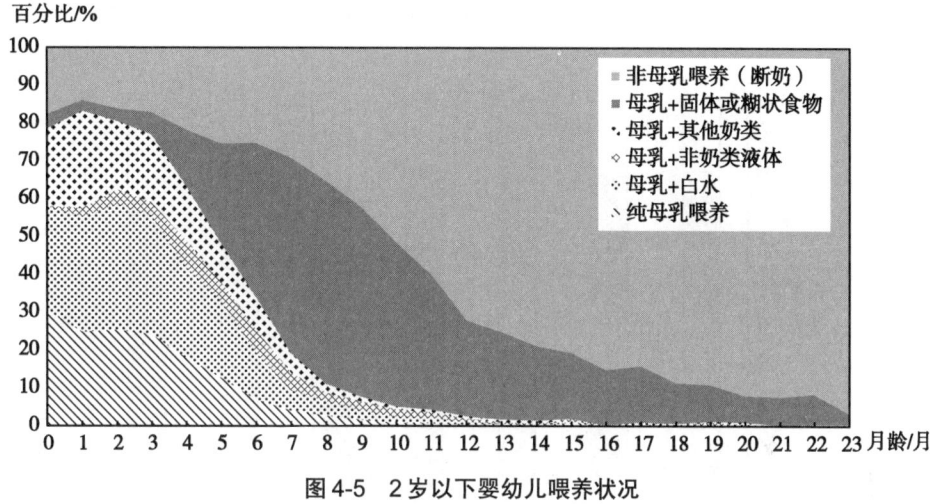

图 4-5 2 岁以下婴幼儿喂养状况

一、6 月龄内婴儿母乳喂养状况

（一）6 月龄内婴儿纯母乳喂养率

6 月龄内婴儿纯母乳喂养率为 20.8%，城市、农村分别为 19.6% 和 22.3%。6 月龄内婴儿基本纯母乳喂养率为 48.3%，城市、农村分别为 43.0% 和 54.1%。两个指标均表现为城市低于农村，四类地区间比较见图 4-6；不同地区 6 月龄内婴儿喂养方式的比较见图 4-7。

（二）6 月龄内婴儿纯母乳喂养率影响因素

1. 不同月龄婴儿纯母乳喂养率　随着婴儿月龄增加，纯母乳喂养率呈现逐步下降的趋势（表 4-2 和表 4-3）。0 月龄时全国合计的纯母乳喂养率为 30.1%，1~3 月龄间基本持平，分别为 24.7%、25.2% 和 23.8%。在 4 月龄时，纯母乳喂养率出现较明显的下降，跌至 17.7%，成为该指标下降重要的转折点。随后 5 月龄的纯母乳喂养率进一步降低至 12.6%。

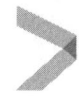

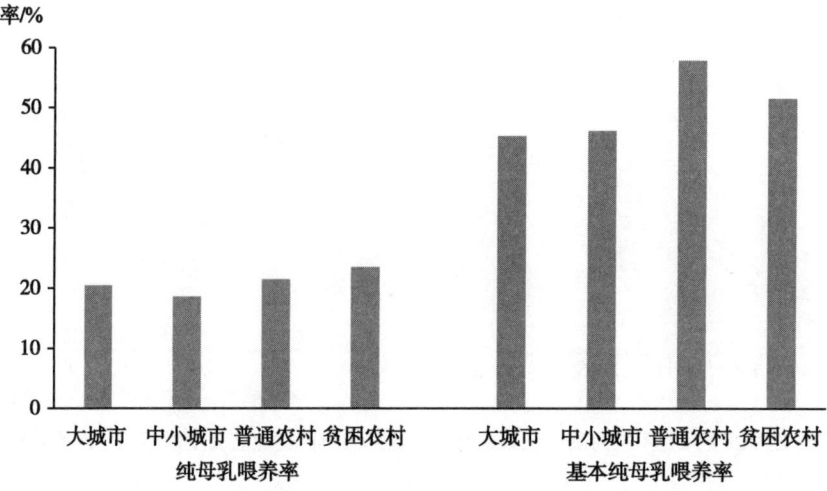

图 4-6 四类地区 6 月龄内婴儿纯母乳喂养率和基本纯母乳喂养率的比较

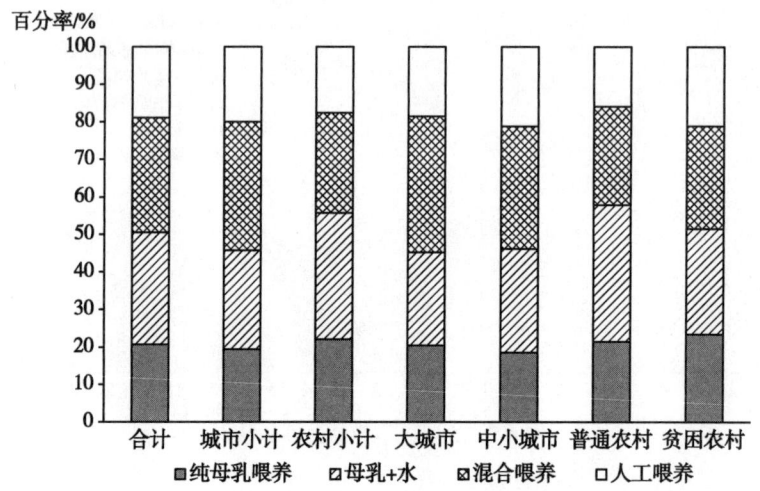

图 4-7 不同地区 6 月龄内婴儿喂养方式的比较

0~3 月龄婴儿的纯母乳喂养率为 24.8%，城市为 25.0%，农村为 24.6%，城乡间无统计学差异；4~5 月龄婴儿的纯母乳喂养率为 15.2%，城乡间差异显著，城市（12.8%）显著低于农村（18.4%）。

表 4-2 6 月龄内婴儿分城乡和月龄的纯母乳喂养率 /%

月龄 / 月	合计		城市		农村	
	%	95%CI	%	95%CI	%	95%CI
0~	30.1	22.3~37.9	36.2	23.8~48.6	25.3	15.5~35.2
1~	24.7	21.4~28.1	26.3	21.2~31.3	23.4	19.0~27.9
2~	25.2	22.2~28.2	25.6	21.2~30.1	24.8	20.7~29.0
3~	23.8	21.1~26.7	22.7	19.2~26.2	25.4	21.1~29.6
4~	17.7	15.3~20.0	16.0	12.9~19.0	19.9	16.1~23.7
5~<6	12.6	10.4~14.8	9.2	6.6~11.7	16.8	13.1~20.5

表4-3 6月龄内婴儿分地区类型和月龄的纯母乳喂养率 /%

月龄 / 月	大城市		中小城市		普通农村		贫困农村	
	%	95%CI	%	95%CI	%	95%CI	%	95%CI
0~	38.7	21.9~57.8	33.3	16.5~54.0	28.3	16.8~42.4	18.2	5.2~40.3
1~	29.1	21.4~36.8	23.9	17.3~30.5	21.5	16.3~26.7	27.8	19.3~36.2
2~	24.7	18.0~31.4	26.3	20.4~32.3	25.9	20.7~31.1	22.7	15.8~29.6
3~	26.1	20.7~31.4	19.7	15.1~24.3	25.4	20.2~30.6	25.4	18.0~32.7
4~	15.3	10.8~19.7	16.6	12.4~20.7	19.2	14.4~24.0	20.9	14.6~27.1
5~<6	10.0	6.2~13.7	8.4	4.9~11.8	14.4	10.3~18.5	22.8	15.1~30.5

2. 经济水平对6月龄内婴儿纯母乳喂养率的影响　不同经济水平（家庭年人均收入）与6月龄内婴儿纯母乳喂养率的关系见表4-4和表4-5。随着经济水平的提高，纯母乳喂养率呈现下降趋势。2012年家庭年人均收入在10 000元以下的婴儿纯母乳喂养率为23.3%，高于家庭年人均收入在20 000元及以上组（19.0%）。这一现象突出表现在农村中。

表4-4 6月龄内婴儿分城乡和家庭年人均收入的纯母乳喂养率 /%

家庭年人均收入 / 元	合计		城市		农村	
	%	95%CI	%	95%CI	%	95%CI
<10 000	23.3	21.1~25.5	18.7	15.2~22.3	25.6	22.8~28.5
10 000~19 999	20.6	18.3~22.9	19.7	16.3~23.1	21.3	18.3~24.3
≥20 000	19.0	16.8~21.1	20.1	17.5~22.6	15.9	12.0~19.8
拒答	18.1	14.6~21.7	18.6	14.7~22.6	15.9	8.0~23.8

表4-5 6月龄内婴儿分地区类型和家庭年人均收入的纯母乳喂养率 /%

2012年家庭年人均收入 / 元	大城市		中小城市		普通农村		贫困农村	
	%	95%CI	%	95%CI	%	95%CI	%	95%CI
<10 000	22.5	14.8~30.3	17.6	13.6~21.5	24.2	20.9~27.6	28.5	23.5~33.6
10 000~19 999	22.4	15.6~29.2	18.7	14.7~22.6	20.8	17.3~24.2	22.8	16.7~28.9
≥20 000	20.5	17.1~23.9	19.5	15.6~23.3	16.7	11.2~22.1	15.1	9.5~20.7
拒答	18.7	14.0~23.3	18.6	11.4~25.8	11.4	3.8~24.6	21.1	9.6~37.3

3. 母亲文化程度对6月龄内婴儿纯母乳喂养率的影响　婴儿母亲文化程度对6月龄内婴儿纯母乳喂养率的影响见表4-6和表4-7。母亲文化程度是大学本科及以上的婴儿纯母乳喂养率最高（23.2%）。

表4-6 6月龄内婴儿分城乡和母亲文化程度的纯母乳喂养率 /%

母亲文化程度	合计		城市		农村	
	%	95%CI	%	95%CI	%	95%CI
小学及以下	22.1	17.9~26.3	16.8	9.9~23.7	24.3	19.2~29.5
初中	21.2	19.4~23.0	19.1	16.2~22.1	22.3	20.0~24.5
高中 / 中专	20.8	18.1~23.5	20.0	16.5~23.4	22.1	17.8~26.4
大专 / 职大	15.5	12.5~18.5	15.9	12.6~19.2	13.5	6.4~20.6
大学本科及以上	23.2	19.6~26.7	23.2	19.6~26.8	23.8	8.2~47.2

表4-7　6月龄内婴儿分地区类型和母亲文化程度的纯母乳喂养率/%

母亲文化程度	大城市		中小城市		普通农村		贫困农村	
	%	95%CI	%	95%CI	%	95%CI	%	95%CI
小学及以下	23.3	9.9~42.3	14.5	6.9~22.0	24.2	17.4~31.0	24.6	16.7~32.5
初中	20.0	14.2~25.8	18.8	15.4~22.2	22.0	19.3~24.7	22.9	18.9~26.8
高中/中专	18.5	13.4~23.6	21.1	16.4~25.8	19.7	14.7~24.7	27.5	19.1~35.9
大专/职大	15.4	11.2~19.7	16.6	11.3~21.9	14.3	6.1~22.5	10.5	1.3~33.1
大学本科及以上	25.7	21.2~30.2	17.8	12.0~23.5	27.8	9.7~53.5	—	—

注:"—"未检出

4. 不同开奶时间对6月龄内婴儿纯母乳喂养率的影响　不同开奶时间对6月龄内婴儿纯母乳喂养率的影响见表4-8和表4-9。早开奶的婴儿(生后1小时内就开始接触、吸吮母亲乳房)纯母乳喂养率较高(23.9%)。

表4-8　6月龄内婴儿分城乡和开奶时间的纯母乳喂养率/%

开奶时间/小时	合计		城市		农村	
	%	95%CI	%	95%CI	%	95%CI
<1	23.9	21.5~26.3	23.6	20.4~26.8	24.3	20.6~28.0
1~23	19.3	17.2~21.4	19.0	16.1~21.9	19.6	16.4~22.8
≥24	20.1	18.2~22.0	17.6	14.9~20.2	22.6	19.8~25.5
不知道	16.6	11.8~21.4	10.7	5.0~16.4	22.0	14.6~29.3

表4-9　6月龄内婴儿分地区类型和开奶时间的纯母乳喂养率/%

开奶时间/小时	大城市		中小城市		普通农村		贫困农村	
	%	95%CI	%	95%CI	%	95%CI	%	95%CI
<1	25.9	21.5~30.2	20.8	16.2~25.4	28.1	22.9~33.4	19.9	14.9~24.9
1~23	19.1	14.6~23.6	19.0	15.2~22.8	21.1	17.3~25.0	15.8	10.3~21.3
≥24	16.2	12.4~20.0	18.6	15.1~22.2	18.4	15.3~21.5	34.6	28.2~41.0
不知道	18.0	7.5~33.5	6.9	2.3~15.3	23.6	13.8~33.4	19.6	9.8~33.1

二、6~23月龄婴幼儿辅食添加状况

(一)6~23月龄婴幼儿辅食添加现状

婴幼儿辅食添加存在明显的城乡和地区差异(表4-10和表4-11)。农村儿童辅食添加问题显著,主要表现为辅食添加不及时,种类不够多样化,添加次数达不到推荐频次。73.9%的农村儿童在6~8月龄开始添加辅食,而城市儿童这一比例为90.4%。辅食种类多样化达到推荐的比例在农村儿童中仅为39.8%,城市为65.5%;辅食添加次数达到推荐频次的比例在农村儿童中为60.6%,城市为79.1%;同时满足辅食添加频次和种类推荐的比例更低,农村仅为15.7%,城市为39.5%。

表4-10 6~23月龄婴幼儿分城乡辅食添加状况 /%

指标	合计		城市		农村	
	%	95%CI	%	95%CI	%	95%CI
辅食添加及时率	83.0	81.4~84.5	90.4	88.8~92.0	73.9	71.2~76.6
辅食种类多样化合格率	52.5	51.5~53.5	65.5	64.2~66.8	39.8	38.4~41.1
辅食频次合格率	69.8	68.9~70.7	79.1	78.0~80.3	60.6	59.3~62.0
可接受辅食添加率	27.4	26.6~28.3	39.5	38.2~40.9	15.7	14.7~16.6

表4-11 6~23月龄婴幼儿分地区类型辅食添加状况 /%

指标	大城市		中小城市		普通农村		贫困农村	
	%	95%CI	%	95%CI	%	95%CI	%	95%CI
辅食添加及时率	90.6	88.3~92.9	90.2	87.9~92.5	79.2	76.1~82.2	63.2	58.0~68.4
辅食种类多样化合格率	68.2	66.3~70.2	63.4	61.6~65.2	43.2	41.6~44.9	33.4	31.2~35.6
辅食频次合格率	77.7	76.0~79.5	80.2	78.8~81.7	67.8	66.2~69.4	47.6	45.3~49.9
可接受辅食添加率	42.7	40.7~44.8	37.0	35.2~38.8	18.9	17.6~20.2	9.7	8.4~11.1

（二）母亲文化程度对6~8月龄婴幼儿辅食添加及时率的影响

婴幼儿母亲的文化程度可能影响辅食添加的及时性（表4-12和表4-13）。随着母亲文化程度的提高，及时添加辅食的人数比例也随之升高。母亲文化程度为小学及以下者，75.9%的母亲在婴儿6~8月龄时及时添加了辅食，而母亲文化程度为大学本科及以上者，这一指标达到了94.1%。城乡表现出相同趋势。

表4-12 6~23月龄婴幼儿分城乡和母亲文化程度的辅食添加及时率 /%

母亲文化程度	合计		城市		农村	
	%	95%CI	%	95%CI	%	95%CI
小学及以下	75.9	70.3~81.6	81.4	72.3~90.5	73.3	66.3~80.4
初中	78.0	75.4~80.5	88.9	85.6~92.2	72.1	68.6~75.5
高中/中专	85.0	81.6~88.4	89.5	85.8~93.2	77.4	70.9~83.9
大专/职大	90.5	87.1~93.9	91.9	88.5~95.3	81.1	64.8~92.0
大学本科及以上	94.1	91.5~96.7	93.8	91.1~96.5	100.0	80.5~100.0

表4-13 6~23月龄婴幼儿分地区类型和母亲文化程度的辅食添加及时率 /%

母亲文化程度	大城市		中小城市		普通农村		贫困农村	
	%	95%CI	%	95%CI	%	95%CI	%	95%CI
小学及以下	85.0	62.1~96.8	80.0	66.3~90.0	76.4	67.6~85.2	68.9	55.7~80.1
初中	87.4	81.0~93.8	89.5	85.7~93.3	76.5	72.5~80.5	62.9	56.3~69.4
高中/中专	87.6	81.7~93.5	91.1	86.5~95.7	88.8	82.8~94.8	53.9	39.5~67.8
大专/职大	90.4	85.5~95.4	93.7	89.2~98.2	83.9	66.3~94.6	66.7	22.3~95.7
大学本科及以上	94.3	91.2~97.3	92.4	86.6~98.3	100.0	73.5~100.0	100.0	47.8~100.0

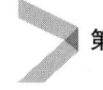

（三）婴幼儿辅食种类多样化合格率的影响因素

母亲的年龄、文化程度、流动状态以及经济水平可能影响 6~23 月龄婴幼儿辅食添加种类多样化的合格率（表 4-14 至表 4-21）。年龄小于 24 岁的母亲给孩子添加辅食种类多样化达到推荐的人数比例较低，仅为 40.8%。随着母亲文化程度的提高，辅食添加种类多元化的合格率也随之升高。母亲文化程度为小学及以下组的婴幼儿辅食种类多样化合格率相对较低，仅为 40.9%；而在母亲文化程度为大学本科及以上组，这一指标达到了 72.9%。母亲外出打工或工作的婴幼儿，辅食种类多样化合格率高于母亲在家居住者。随着经济水平的提高，辅食种类多样化合格率也随之提高。2012 年家庭年人均收入在 10 000 元以下的婴幼儿辅食种类多样化的合格率为 42.6%，而在家庭年人均收入在 20 000 元及以上组，这一指标达到了 63.6%。

表 4-14　6~23 月龄婴幼儿分城乡和母亲年龄的辅食种类多样化合格率 /%

母亲年龄 / 岁	合计		城市		农村	
	%	95%CI	%	95%CI	%	95%CI
<24	40.8	38.6~43.0	55.7	51.5~59.9	35.0	32.5~37.5
24~26	50.8	48.9~52.7	62.9	60.2~65.7	40.9	38.4~43.5
27~30	58.1	56.2~59.9	68.0	65.8~70.2	43.0	40.1~45.9
>30	56.5	54.6~58.4	68.1	65.8~70.4	40.9	38.0~43.7

表 4-15　6~23 月龄婴幼儿分地区类型和母亲年龄的辅食种类多样化合格率 /%

母亲年龄 / 岁	大城市		中小城市		普通农村		贫困农村	
	%	95%CI	%	95%CI	%	95%CI	%	95%CI
<24	58.6	51.3~65.9	54.3	49.2~59.4	37.4	34.1~40.7	31.2	27.3~35.1
24~26	66.8	62.2~71.4	60.9	57.4~64.4	46.0	42.7~49.2	31.9	27.8~35.9
27~30	69.7	66.6~72.8	66.4	63.3~69.5	45.9	42.3~49.5	37.6	32.9~42.4
>30	69.8	66.5~73.0	66.6	63.3~69.8	43.9	40.4~47.3	34.0	29.1~38.9

表 4-16　6~23 月龄婴幼儿分城乡和母亲文化程度的辅食种类多样化合格率 /%

母亲文化程度	合计		城市		农村	
	%	95%CI	%	95%CI	%	95%CI
小学及以下	40.9	38.1~43.6	55.5	49.8~61.2	36.2	33.1~39.3
初中	45.1	43.7~46.5	58.0	55.5~60.5	39.0	37.4~40.7
高中 / 中专	58.6	56.3~60.8	67.2	64.4~70.0	44.8	41.1~48.5
大专 / 职大	66.8	64.0~69.6	69.3	66.4~72.2	51.0	43.0~59.0
大学本科及以上	72.9	70.3~75.5	73.9	71.2~76.5	48.8	33.3~64.5

表 4-17　6~23 月龄婴幼儿分地区类型和母亲文化程度的辅食种类多样化合格率 /%

母亲文化程度	大城市		中小城市		普通农村		贫困农村	
	%	95%CI	%	95%CI	%	95%CI	%	95%CI
小学及以下	58.9	47.6~70.2	54.3	47.7~60.9	37.0	32.8~41.2	35.2	30.6~39.8
初中	62.3	57.7~67.0	56.4	53.5~59.3	43.3	41.2~45.4	31.1	28.4~33.8
高中/中专	67.9	63.5~72.2	66.8	63.2~70.4	47.6	43.2~52.0	37.9	31.1~44.6
大专/职大	68.7	64.7~72.7	70.1	65.7~74.4	49.6	40.5~58.6	56.3	37.7~73.6
大学本科及以上	72.5	69.3~75.8	76.5	72.2~80.9	46.9	29.1~65.3	54.6	23.4~83.3

表 4-18　6~23 月龄婴幼儿分城乡和母亲流动状态的辅食种类多样化合格率 /%

母亲流动状态	合计		城市		农村	
	%	95%CI	%	95%CI	%	95%CI
在家居住	52.1	51.1~53.1	65.3	64.0~66.7	38.6	37.2~40.0
外出工作	58.2	54.4~61.9	69.4	63.5~75.3	52.3	47.6~56.9

表 4-19　6~23 月龄婴幼儿分地区类型和母亲流动状态的辅食种类多样化合格率 /%

母亲流动状态	大城市		中小城市		普通农村		贫困农村	
	%	95%CI	%	95%CI	%	95%CI	%	95%CI
在家居住	68.1	66.1~70.1	63.1	61.3~65.0	42.5	40.7~44.2	31.3	29.1~33.6
外出工作	75.0	61.6~85.6	67.6	60.7~74.5	52.3	46.3~58.3	52.3	44.9~60.0

表 4-20　6~23 月龄婴幼儿分城乡和家庭年人均收入水平的辅食种类多样化合格率 /%

家庭年人均收入/元	合计		城市		农村	
	%	95%CI	%	95%CI	%	95%CI
<10 000	42.6	41.0~44.2	59.4	56.5~62.3	35.4	33.5~37.2
10 000~19 999	52.5	50.7~54.4	62.8	59.9~65.6	45.7	43.3~48.0
≥20 000	63.6	61.8~65.4	69.8	67.8~71.8	44.7	40.8~48.5
拒答	59.7	56.6~62.9	67.1	63.8~70.5	28.7	22.0~35.3

表 4-21　6~23 月龄婴幼儿分地区类型和家庭年人均收入水平的辅食种类多样化合格率 /%

2012 年家庭年人均收入/元	大城市		中小城市		普通农村		贫困农村	
	%	95%CI	%	95%CI	%	95%CI	%	95%CI
<10 000	65.1	58.9~71.2	57.9	54.7~61.2	38.6	36.2~41.0	30.5	27.7~33.4
10 000~19 999	65.1	59.9~70.3	61.8	58.5~65.2	46.3	43.5~49.0	43.7	38.8~48.7
≥20 000	69.7	67.0~72.4	70.0	66.9~73.0	55.3	50.1~60.5	32.5	27.2~37.7
拒答	68.4	64.3~72.4	64.4	58.4~70.5	33.3	24.2~42.5	22.4	13.0~31.7

（四）母亲文化程度对婴幼儿辅食频次合格率的影响

母亲的文化程度可能影响婴幼儿辅食添加频次的合格率（表 4-22 和表 4-23）。随着母亲文化程度的提高，婴幼儿辅食添加频次合格的人数比例也随之升高。母亲的文化程度为小学及以下者，辅食添加频次合格率为 61.6%；而母亲文化程度为大学本科及以上者，这一指标达到了 83.9%。

表 4-22　6～23 月龄婴幼儿分城乡和母亲文化程度的辅食频次合格率 /%

母亲文化程度	合计		城市		农村	
	%	95%CI	%	95%CI	%	95%CI
小学及以下	61.6	58.9～64.4	74.0	68.9～79.0	57.7	54.5～60.9
初中	64.7	63.4～66.1	74.2	72.1～76.4	60.2	58.6～61.9
高中/中专	74.0	72.0～76.1	80.4	78.1～82.8	63.9	60.3～67.5
大专/职大	79.6	77.2～81.9	81.8	79.4～84.3	65.1	57.5～72.8
大学本科及以上	83.9	81.7～86.0	83.8	81.6～86.0	86.1	72.1～94.7

表 4-23　6～23 月龄婴幼儿分地区类型和母亲文化程度的辅食频次合格率 /%

母亲文化程度	大城市		中小城市		普通农村		贫困农村	
	%	95%CI	%	95%CI	%	95%CI	%	95%CI
小学及以下	72.6	62.4～82.8	74.4	68.7～80.2	65.9	61.8～70.1	47.4	42.6～52.3
初中	70.5	66.1～74.9	75.6	73.1～78.1	66.4	64.4～68.4	48.8	45.9～51.7
高中/中专	77.2	73.4～81.1	82.6	79.7～85.5	73.1	69.2～77.0	40.9	34.1～47.8
大专/职大	78.0	74.4～81.5	86.4	83.2～89.6	72.7	64.6～80.7	37.5	21.1～56.3
大学本科及以上	82.5	79.7～85.2	86.3	82.8～89.9	90.6	75.0～98.0	72.7	39.0～94.0

（五）婴幼儿可接受辅食添加率的影响因素

母亲的年龄、文化程度以及经济水平可能影响 6～23 月龄婴幼儿可接受辅食的添加率（表 4-24 至表 4-29）。在年龄小于 24 岁的母亲中，给孩子添加辅食的种类和频次都合格的人数比例较低，仅为 17.2%。随着母亲文化程度的提高，可接受辅食的添加率也随之升高。母亲文化程度为小学及以下的婴幼儿可接受辅食添加率相对较低，仅为 15.8%；而在母亲为大学本科及以上组，这一指标达到了 50.9%。随着经济水平的提高，可接受辅食的添加率也随之提高。2012 年家庭年人均收入在 10 000 元以下的婴幼儿可接受辅食添加率为 19.2%，而在家庭年人均收入在 20 000 元及以上组，这一指标达到了 38.8%。

表 4-24　6～23 月龄婴幼儿分城乡和母亲年龄的可接受辅食添加率 /%

母亲年龄/岁	合计		城市		农村	
	%	95%CI	%	95%CI	%	95%CI
<24	17.2	15.5～18.9	27.9	24.1～31.7	13.0	11.2～14.8
24～26	25.6	23.9～27.3	36.6	33.8～39.3	16.7	14.7～18.6
27～30	31.6	29.9～33.3	41.9	39.6～44.2	16.0	13.9～18.1
>30	32.1	30.3～33.8	43.1	40.6～45.5	17.2	15.1～19.4

表 4-25　6~23 月龄婴幼儿分地区类型和母亲年龄的可接受辅食添加率 /%

母亲年龄 / 岁	大城市		中小城市		普通农村		贫困农村	
	%	95%CI	%	95%CI	%	95%CI	%	95%CI
<24	31.0	24.2~37.9	26.5	21.9~31.0	16.3	13.8~18.8	7.9	5.6~10.1
24~26	42.2	37.4~47.0	33.5	30.1~36.9	19.9	17.3~22.5	10.8	8.1~13.5
27~30	43.5	40.2~46.9	40.4	37.2~43.6	18.3	15.5~21.1	11.9	8.7~15.0
>30	44.9	41.4~48.5	41.3	37.9~44.7	21.1	18.3~23.9	8.5	5.6~11.4

表 4-26　6~23 月龄婴幼儿分城乡和母亲文化程度的可接受辅食添加率 /%

母亲文化程度	合计		城市		农村	
	%	95%CI	%	95%CI	%	95%CI
小学及以下	15.8	13.7~17.9	26.4	21.3~31.4	12.4	10.3~14.6
初中	20.2	19.0~21.3	29.9	27.6~32.2	15.6	14.3~16.8
高中 / 中专	31.4	29.3~33.6	40.0	37.1~42.9	17.8	14.9~20.6
大专 / 职大	41.6	38.7~44.6	44.6	41.4~47.7	22.8	16.1~29.6
大学本科及以上	50.9	48.0~53.8	51.7	48.8~54.7	30.2	17.2~46.1

表 4-27　6~23 月龄婴幼儿分地区类型和母亲文化程度的可接受辅食添加率 /%

母亲文化程度	大城市		中小城市		普通农村		贫困农村	
	%	95%CI	%	95%CI	%	95%CI	%	95%CI
小学及以下	35.6	24.6~46.6	23.3	17.7~28.9	14.8	11.7~17.9	9.5	6.7~12.4
初中	34.3	29.7~38.9	28.3	25.7~30.9	18.8	17.1~20.4	9.6	7.9~11.4
高中 / 中专	40.6	36.1~45.2	39.5	35.8~43.3	20.9	17.3~24.4	10.1	5.9~14.3
大专 / 职大	42.9	38.7~47.2	46.5	41.9~51.2	26.5	18.5~34.5	9.4	2.0~25.0
大学本科及以上	49.5	45.8~53.1	56.3	51.2~61.4	34.4	18.6~53.2	18.2	2.3~51.8

表 4-28　6~23 月龄婴幼儿分城乡和经济水平的可接受辅食添加率 /%

2012 年家庭年人均收入 / 元	合计		城市		农村	
	%	95%CI	%	95%CI	%	95%CI
<10 000	19.2	17.9~20.5	32.3	29.6~35.1	13.6	12.3~14.9
10 000~19 999	26.0	24.4~27.6	37.1	34.2~39.9	18.6	16.7~20.4
≥20 000	38.8	37.0~40.7	45.8	43.6~48.0	17.6	14.7~20.5
拒答	31.9	28.9~34.9	36.9	33.4~40.4	10.7	6.1~15.2

表 4-29　6~23 月龄婴幼儿分地区类型和经济水平的可接受辅食添加率 /%

2012 年家庭年人均收入 / 元	大城市		中小城市		普通农村		贫困农村	
	%	95%CI	%	95%CI	%	95%CI	%	95%CI
<10 000	42.8	36.4~49.2	29.6	26.6~32.6	15.6	13.8~17.4	10.6	8.7~12.5
10 000~19 999	36.7	31.5~42.0	37.2	33.9~40.5	21.5	19.3~23.7	9.0	6.1~11.8
≥20 000	45.4	42.5~48.3	46.4	43.1~49.7	25.5	20.9~30.1	8.5	5.4~11.7
拒答	40.7	36.4~44.9	28.9	23.1~34.6	13.7	7.1~20.4	6.6	1.0~12.2

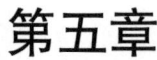

第五章
0～5岁儿童食物消费量及营养素摄入量

在3天24小时膳食调查中,最终纳入膳食营养素摄入量分析的0～23月龄婴幼儿样本量为1503人,其中城市752人,农村751人,城乡及各年龄组婴幼儿调查样本量见表5-1。母乳喂养儿(调查3日吃过母乳)通过采集除母乳外所有食物的摄入进行营养素摄入量的计算,人工喂养儿(调查3日未吃过母乳)采集所有食物的摄入进行营养素摄入量的计算。

表5-1　0～23月龄婴幼儿食物与营养素摄入状况调查样本数/人

	月龄/月	合计	城市	农村
合计	合计	1 503	752	751
	0～5	482	247	235
	6～11	467	236	231
	12～23	554	269	285
母乳喂养	小计	887	419	468
	0～5	447	226	221
	6～11	341	157	184
	12～23	99	36	63
人工喂养	小计	616	333	283
	0～5	35	21	14
	6～11	126	79	47
	12～23	455	233	222

2010—2013年的3天24小时回顾性膳食调查中,最终纳入膳食分析的2～5岁儿童样本量为3390人。其中,1577名儿童的膳食数据来源于2010—2012年的中国居民营养与健康状况监测数据,另外的1813名儿童数据来源于2013年0～5岁儿童和乳母的监测数据。其中城市儿童1374人,农村儿童2016人。城乡及各年龄组儿童调查样本量见表5-2。

表5-2　2～5岁儿童食物与营养素摄入状况调查样本数/人

年龄/岁	性别	合计	城市小计	农村小计	大城市	中小城市	普通农村	贫困农村	2010—2012年	2013年
合计	合计	3 390	1 374	2 016	576	798	1 318	698	1 577	1 813
2～	小计	805	310	495	136	174	316	179	325	480
	男	419	157	262	69	88	160	102	175	244
	女	386	153	233	67	86	156	77	150	236

续表

年龄/岁	性别	合计	城市小计	农村小计	大城市	中小城市	普通农村	贫困农村	2010—2012年	2013年
3~	小计	980	421	559	174	247	372	187	413	567
	男	493	203	290	85	118	194	96	228	265
	女	487	218	269	89	129	178	91	185	302
4~	小计	826	326	500	129	197	316	184	431	395
	男	418	162	256	63	99	165	91	224	194
	女	408	164	244	66	98	151	93	207	201
5~<6	小计	779	317	462	137	180	314	148	408	371
	男	394	168	226	73	95	148	78	211	183
	女	385	149	236	64	85	166	70	197	188

一、2~5岁儿童食物摄入状况

1. 粮谷类食物　2~5岁儿童粮谷类食物(包括大米及其制品、面粉及其制品和其他谷类)食用率为100.0%，每日粮谷类食物摄入量中位数为136.4g。城市儿童粮谷类食物每摄入量为117.7g，农村儿童为149.4g。在大城市、中小城市、普通农村和贫困农村中，粮谷类食物每日摄入量分别为114.5g、120.9g、144.8g和162.4g。随着年龄的增加，粮谷类食物摄入量有增加的趋势，在2岁、3岁、4岁、5岁的儿童中，粮谷类的每日摄入量分别为114.2g、128.0g、144.7g和152.8g。

2~5岁儿童大米及其制品的食用率为90.4%；城市儿童为96.7%，农村儿童为86.1%。在摄入人群中，每日米类食物摄入量的中位数为58.1g；城市为50.3g，农村为70.2g。米类食物的食用率在各个年龄段儿童中基本持平，在2岁、3岁、4岁、5岁摄入米类食物的儿童中，大米及其制品的每日摄入量分别为50.1g、55.8g、60.3g和67.1g，见表5-3和表5-4。

2~5岁儿童面粉及其制品的食用率为88.3%；城市儿童为94.3%，农村儿童为84.2%。在摄入人群中，每日面类食物摄入量的中位数为64.8g；城市为55.8g，农村为75.0g。面类食物的食用率在各个年龄段儿童中基本持平，在2岁、3岁、4岁、5岁摄入面类食物的儿童中，面粉及其制品的每日摄入量分别为54.6g、63.7g、70.8g和72.6g，见表5-3和表5-4。

2~5岁儿童其他谷类的食用率为32.5%；城市儿童为35.9%，农村儿童为30.1%。在摄入人群中，其他谷类每日摄入量的中位数为16.7g；城市为13.3g，农村为17.9g。其他谷类的食用率在各个年龄段儿童中基本持平，在2岁、3岁、4岁、5岁摄入其他谷类的儿童中，其他谷类的每日摄入量分别为16.7、15.0、16.7g和16.7g，见表5-3和表5-4。

2. 薯类食物　2~5岁儿童薯类食物的食用率为44.1%；城市儿童为47.5%，农村儿童为41.8%。在摄入人群中，薯类食物每日摄入量的中位数为21.9g；城市为16.7g，农村为27.8g。在2岁、3岁、4岁、5岁的儿童中，薯类食物的食用率分别为41.4%、43.6%、46.3%和45.3%，摄入人群的每日摄入量分别为17.4g、21.9g、23.3g和25.1g，见表5-5和表5-6。

表5-3　城乡2~5岁儿童粮谷类食物食用率及食用人群每日摄入量（P_{50}）

食物类别	年龄/岁	合计		城市		农村	
		食用率/%	摄入量/g·d^{-1}	食用率/%	摄入量/g·d^{-1}	食用率/%	摄入量/g·d^{-1}
米类	小计	90.4	58.1	96.7	50.3	86.1	70.2
	2~	90.4	50.1	97.4	43.7	86.1	61.4
	3~	90.7	55.8	98.6	50.1	84.8	67.0
	4~	89.0	60.3	93.9	51.9	85.8	72.9
	5~<6	91.4	67.1	96.5	58.5	87.9	83.6
面类	小计	88.3	64.8	94.3	55.8	84.2	75.0
	2~	87.5	54.6	92.9	49.4	84.0	60.8
	3~	87.4	63.7	92.2	52.6	83.7	76.9
	4~	87.8	70.8	95.1	61.7	83.0	81.3
	5~<6	90.9	72.6	97.5	62.6	86.4	85.0
其他谷类	小计	32.5	16.7	35.9	13.3	30.1	17.9
	2~	30.9	16.7	32.3	15.5	30.1	16.7
	3~	33.5	15.0	35.2	11.1	32.2	16.9
	4~	32.7	16.7	38.0	13.3	29.2	18.5
	5~<6	32.5	16.7	38.2	16.7	28.6	19.2

表5-4　四类地区2~5岁儿童粮谷类食物食用率及食用人群每日摄入量（P_{50}）

食物类别	年龄/岁	大城市		中小城市		普通农村		贫困农村	
		食用率/%	摄入量/g·d^{-1}	食用率/%	摄入量/g·d^{-1}	食用率/%	摄入量/g·d^{-1}	食用率/%	摄入量/g·d^{-1}
米类	小计	98.8	46.9	95.2	53.8	91.7	67.1	75.5	83.6
	2~	99.3	40.3	96.0	45.8	91.1	55.8	77.1	79.6
	3~	98.9	44.7	98.4	55.0	90.3	65.1	73.8	77.1
	4~	96.9	49.0	91.9	53.5	92.4	73.2	74.5	70.2
	5~<6	100.0	55.3	93.9	60.2	93.0	75.7	77.0	103.6
面类	小计	96.7	55.2	92.5	56.6	84.8	72.0	83.1	79.5
	2~	93.4	46.6	92.5	51.0	83.9	61.5	84.4	60.2
	3~	96.0	50.6	89.5	53.9	83.3	75.3	84.5	82.3
	4~	99.2	60.8	92.4	62.7	83.5	69.7	82.1	112.1
	5~<6	98.5	61.8	96.7	62.6	88.9	86.2	81.1	81.7
其他谷类	小计	45.1	12.6	29.2	15.0	29.0	16.9	32.2	18.2
	2~	36.8	16.3	28.7	14.3	28.2	20.4	33.5	15.8
	3~	44.8	10.1	28.3	12.5	30.7	16.7	35.3	19.3
	4~	51.2	11.1	29.4	18.0	27.9	17.8	31.5	19.3
	5~<6	48.2	15.3	30.6	20.0	29.0	20.0	27.7	17.3

　　3. 杂豆类　2~5岁儿童杂豆类食物的食用率为9.6%；城市儿童为12.7%，农村儿童为7.5%。在摄入人群中，杂豆类食物每日摄入量的中位数为6.7g；城市为6.7g，农村为10.0g。在2岁、3岁、4岁、5岁的儿童中，杂豆类食物的食用率分别为6.8%、10.7%、11.4%和9.2%，摄入人群的每日摄入量分别为6.7g、6.7g、6.7g和7.1g，见表5-5和表5-6。

4. 大豆及其制品　2～5岁儿童大豆及其制品的食用率为50.6%；城市儿童为58.5%，农村儿童为45.2%。在摄入人群中，大豆及其制品每日摄入量的中位数为5.1g；城市为4.8g，农村为5.4g。在2岁、3岁、4岁、5岁的儿童中，大豆及其制品的食用率分别为45.0%、50.8%、52.3%和54.4%，摄入人群的每日摄入量分别为4.5g、5.4g、5.8g和5.5g，见表5-5和表5-6。

表5-5　城乡2～5岁儿童薯豆类食物食用率及食用人群每日摄入量（P_{50}）

食物类别	年龄/岁	合计		城市		农村	
		食用率/%	摄入量/g·d^{-1}	食用率/%	摄入量/g·d^{-1}	食用率/%	摄入量/g·d^{-1}
薯类	小计	44.1	21.9	47.5	16.7	41.8	27.8
	2～	41.4	17.4	39.7	16.7	42.4	20.4
	3～	43.6	21.9	47.3	16.7	40.8	30.0
	4～	46.3	23.3	53.7	18.8	41.4	30.0
	5～<6	45.3	25.1	48.9	16.7	42.9	31.3
杂豆类	小计	9.6	6.7	12.7	6.7	7.5	10.0
	2～	6.8	6.7	10.0	6.7	4.9	7.5
	3～	10.7	6.7	14.0	5.0	8.2	10.0
	4～	11.4	6.7	13.8	6.7	9.8	13.3
	5～<6	9.2	7.1	12.3	7.4	7.1	6.7
大豆及其制品	小计	50.6	5.1	58.5	4.8	45.2	5.4
	2～	45.0	4.5	48.7	4.6	42.6	4.4
	3～	50.8	5.4	60.3	4.6	43.7	5.9
	4～	52.3	5.8	64.4	5.2	44.4	6.2
	5～<6	54.4	5.5	59.6	5.7	50.9	5.5

表5-6　四类地区2～5岁儿童薯豆类食物食用率及食用人群每日摄入量（P_{50}）

食物类别	大城市		中小城市		普通农村		贫困农村	
	食用率/%	摄入量/g·d^{-1}	食用率/%	摄入量/g·d^{-1}	食用率/%	摄入量/g·d^{-1}	食用率/%	摄入量/g·d^{-1}
薯类	47.6	16.7	47.4	18.8	39.2	25.1	46.7	32.3
	41.9	16.7	37.9	16.7	38.0	21.5	50.3	17.3
	52.3	16.7	43.7	19.4	39.3	25.0	43.9	33.3
	50.4	18.8	55.8	18.3	38.6	24.2	46.2	36.7
	44.5	15.7	52.2	20.0	41.1	30.0	46.6	41.7
杂豆类	15.3	5.0	10.8	6.7	9.1	10.0	4.6	15.0
	8.8	4.6	10.9	6.7	6.0	8.3	2.8	6.7
	17.2	4.2	11.7	6.7	11.0	10.0	2.7	10.0
	17.1	6.7	11.7	6.7	12.3	8.0	5.4	26.7
	17.5	7.9	8.3	6.7	6.7	6.7	8.1	7.5
大豆及其制品	64.2	5.8	54.4	4.6	48.7	5.1	38.7	6.2
	58.1	4.7	41.4	4.3	45.9	3.8	36.9	5.0
	61.5	5.8	59.5	4.2	47.0	5.8	36.9	6.5
	73.6	5.8	58.4	4.6	46.8	5.6	40.2	6.7
	65.0	6.8	55.6	4.6	55.4	5.5	41.2	5.8

5. 蔬菜　2～5岁儿童蔬菜（包括深色蔬菜、浅色蔬菜和腌菜）的食用率为98.2%；城市儿童食用率为99.1%，农村儿童食用率为97.6%。城乡2～5岁儿童每日摄入蔬菜78.9g，城市儿童为89.0g，农村儿童为73.3g。在大城市、中小城市、普通农村和贫困农村中，儿童蔬菜的每日摄入量依次降低，分别为92.4g、85.4g、75.0g和70.7g。随着儿童年龄的增加，每日蔬菜的摄入量有增加的趋势，在2岁、3岁、4岁、5岁的儿童中，每日摄入蔬菜的量分别为63.4g、77.1g、83.3g和95.3g。

2～5岁儿童深色蔬菜的食用率为80.6%；城市儿童为88.3%，农村儿童为75.3%。在摄入人群中，深色蔬菜每日摄入量的中位数为32.3g；城市为38.3g，农村为26.7g。在2岁、3岁、4岁、5岁的儿童中，深色蔬菜的食用率分别为78.1%、80.2%、80.2%和84.0%，摄入人群的每日摄入量分别为26.7g、30.0g、33.3g和37.5g，见表5-7和表5-8。

2～5岁儿童浅色蔬菜的食用率为93.3%；城市儿童为94.5%，农村儿童为92.5%。在摄入人群中，浅色蔬菜每日摄入量的中位数为50.0g；城市为50.0g，农村为47.5g。在2岁、3岁、4岁、5岁的儿童中，浅色蔬菜的食用率分别为91.2%、93.2%、94.4%和94.5%，摄入人群的每日摄入量分别为38.3g、46.7g、52.8g和60.0g，见表5-7和表5-8。

表5-7　城乡2～5岁儿童蔬果类食物的食用率及食用人群每日摄入量（P_{50}）

食物类别	年龄/岁	合计		城市		农村	
		食用率/%	摄入量/g·d^{-1}	食用率/%	摄入量/g·d^{-1}	食用率/%	摄入量/g·d^{-1}
深色蔬菜	小计	80.6	32.3	88.3	38.3	75.3	26.7
	2～	78.1	26.7	84.8	31.1	73.9	24.3
	3～	80.2	30.0	89.3	38.1	73.4	25.0
	4～	80.2	33.3	89.3	40.0	74.2	27.0
	5～<6	84.0	37.5	89.3	45.6	80.3	31.7
浅色蔬菜	小计	93.3	50.0	94.5	50.0	92.5	47.5
	2～	91.2	38.3	91.3	39.4	91.1	37.6
	3～	93.2	46.7	93.8	50.0	92.7	45.5
	4～	94.4	52.8	96.0	53.1	93.4	52.6
	5～<6	94.5	60.0	96.9	64.0	92.9	55.6
腌菜	小计	10.8	6.7	11.9	5.0	10.0	8.3
	2～	8.9	6.7	10.3	6.7	8.1	10.0
	3～	10.7	8.3	11.2	6.7	10.4	9.4
	4～	10.7	6.7	13.8	5.0	8.6	10.0
	5～<6	12.8	6.7	12.3	3.3	13.2	6.7
水果	小计	57.6	66.7	69.2	76.6	49.7	58.9
	2～	59.6	65.9	72.3	77.1	51.7	58.2
	3～	56.5	73.3	70.6	77.0	46.0	63.9
	4～	57.8	66.5	69.0	80.7	50.4	56.7
	5～<6	56.7	66.7	64.7	74.0	51.3	53.3

10.8% 的儿童食用过腌菜类食物；城市儿童食用率为 11.9%，农村儿童为 10.0%。在摄入人群中，腌菜类食物每日摄入量的中位数为 6.7g；城市为 5.0g，农村为 8.3g。在 2 岁、3 岁、4 岁、5 岁的儿童中，腌菜类食物的食用率分别为 8.9%、10.7%、10.7% 和 12.8%，摄入人群的每日摄入量分别为 6.7g、8.3g、6.7g 和 6.7g，见表 5-7 和表 5-8。

6. 水果　2~5 岁儿童食用水果的人数比例为 57.6%；城市儿童为 69.2%，农村儿童为 49.7%。在摄入人群中，水果每日摄入量的中位数为 66.7g；城市为 76.6g，农村为 58.9g。在 2 岁、3 岁、4 岁、5 岁的儿童中，水果的食用率分别为 59.6%、56.5%、57.8% 和 56.7%，摄入人群的每日摄入量分别为 65.9g、73.3g、66.5g 和 66.7g，见表 5-7 和表 5-8。

表 5-8　四类地区 2~5 岁儿童蔬果类食物的食用率及食用人群每日摄入量(P_{50})

食物类别	年龄/岁	大城市		中小城市		普通农村		贫困农村	
		食用率/%	摄入量/g·d^{-1}	食用率/%	摄入量/g·d^{-1}	食用率/%	摄入量/g·d^{-1}	食用率/%	摄入量/g·d^{-1}
深色蔬菜	小计	89.7	39.6	87.2	36.7	77.8	30.0	70.6	22.1
	2~	87.5	33.1	82.8	27.3	75.3	28.3	71.5	18.8
	3~	90.2	39.3	88.7	36.7	75.5	26.7	69.0	21.0
	4~	93.0	40.0	86.8	39.7	77.2	30.9	69.0	25.0
	5~<6	88.3	49.5	90.0	44.0	83.4	33.5	73.7	26.7
浅色蔬菜	小计	96.0	53.1	93.4	50.0	93.0	46.8	91.6	48.3
	2~	94.1	35.0	89.1	43.3	91.1	38.8	91.1	36.5
	3~	96.6	55.7	91.9	46.4	93.6	45.5	90.9	45.9
	4~	96.1	57.2	95.9	50.0	94.3	53.3	91.9	47.7
	5~<6	97.1	66.7	96.7	58.7	93.0	51.7	92.6	62.5
腌菜	小计	10.2	5.0	13.0	5.0	12.2	7.1	5.9	10.0
	2~	10.3	5.8	10.3	6.7	10.1	9.8	4.5	15.8
	3~	9.8	8.6	12.2	5.8	12.6	10.0	5.9	8.3
	4~	10.9	4.8	15.7	6.7	11.7	8.3	3.3	18.3
	5~<6	10.2	5.4	13.9	3.3	14.3	6.7	10.8	8.8
水果	小计	80.4	83.3	61.2	67.0	51.7	51.3	46.0	76.0
	2~	82.4	80.4	64.4	72.6	54.4	51.6	46.9	68.8
	3~	82.2	81.0	62.4	75.9	46.5	53.9	44.9	77.8
	4~	80.6	89.1	61.4	63.7	51.3	50.7	48.9	81.6
	5~<6	75.9	86.4	56.1	60.6	55.4	51.3	42.6	78.7

7. 畜禽肉类　2~5 岁儿童畜禽肉类食物（包括猪肉、其他畜肉、动物内脏和禽肉类食物）的食用率为 90.9%；城市儿童为 95.4%，农村儿童为 87.8%。食用畜禽肉类食物的儿童每日摄入量为 46.7g；城市儿童为 54.0g，农村儿童为 43.3g。在四类地区中，随着经济状况的下降，畜禽肉类食物的食用率和摄入量均表现出下降的趋势，大城市、中小城市、普通农村和贫困农村儿童畜禽肉类食物的食用率分别为 98.1%、93.5%、87.9% 和 87.4%，食用人群的每日摄入量依次为 55.0g、53.3g、46.7g 和 36.7g。

2~5 岁儿童猪肉的食用率为 83.9%；城市儿童为 91.8%，农村儿童为 78.6%。在摄入人群中，猪肉每日摄入量的中位数为36.7g；城市为39.2g，农村为36.7g。在2岁、3岁、4岁、5岁的儿童中，猪肉的食用率分别为82.2%、85.3%、82.7%和85.2%，摄入人群的每日摄入量分别为31.7g、36.7g、39.2g和41.3g，见表5-9和表5-10。

　　2～5岁儿童其他畜肉的食用率为16.6%；城市儿童为23.7%，农村儿童为11.8%。在摄入人群中，其他畜肉每日摄入量的中位数为16.7g；城市为16.7g，农村为22.4g。在2岁、3岁、4岁、5岁的儿童中，其他畜肉的食用率分别为13.7%、15.5%、18.2%和19.4%，摄入人群的每日摄入量分别为16.7g、16.7g、16.7g和18.3g，见表5-9和表5-10。

　　2～5岁儿童动物内脏的食用率为7.5%；城市儿童为11.0%，农村儿童为5.1%。在摄入人群中，动物内脏每日摄入量的中位数为11.7g；城市为10.0g，农村为16.7g。在2岁、3岁、4岁、5岁的儿童中，动物内脏的食用率分别为7.0%、8.8%、7.8%和6.0%，摄入人群的每日摄入量分别为12.4g、10.0g、16.6g和11.7g，见表5-9和表5-10。

　　2～5岁儿童禽肉类食物的食用率为30.5%；城市儿童为39.7%，农村儿童为24.3%。在摄入人群中，禽肉类食物每日摄入量的中位数为20.0g；城市为19.8g，农村为20.0g。在2岁、3岁、4岁、5岁的儿童中，禽肉类食物的食用率分别为28.0%、28.5%、33.8%和32.4%，摄入人群的每日摄入量分别为16.7g、20.0g、22.0g和21.3g，见表5-9和表5-10。

表5-9　城乡2～5岁儿童畜禽肉类及其制品食用率及食用人群每日摄入量（P_{50}）

食物类别	年龄/岁	合计		城市		农村	
		食用率/%	摄入量/g·d⁻¹	食用率/%	摄入量/g·d⁻¹	食用率/%	摄入量/g·d⁻¹
猪肉	小计	83.9	36.7	91.8	39.2	78.6	36.7
	2～	82.2	31.7	90.7	33.9	77.0	28.7
	3～	85.3	36.7	93.8	40.0	78.9	36.3
	4～	82.7	39.2	88.0	39.2	79.2	39.0
	5～<6	85.2	41.3	94.0	45.0	79.2	40.0
其他畜肉	小计	16.6	16.7	23.7	16.7	11.8	22.4
	2～	13.7	16.7	19.7	15.0	9.9	16.7
	3～	15.5	16.7	22.8	14.9	10.0	20.4
	4～	18.2	16.7	27.0	16.7	12.4	25.5
	5～<6	19.4	18.3	25.2	16.7	15.4	22.2
动物内脏	小计	7.5	11.7	11.0	10.0	5.1	16.7
	2～	7.0	12.4	11.3	11.7	4.2	13.3
	3～	8.8	10.0	12.4	9.1	6.1	16.7
	4～	7.8	16.6	10.1	10.0	6.2	16.7
	5～<6	6.0	11.7	9.8	10.0	3.5	16.7
禽肉	小计	30.5	20.0	39.7	19.8	24.3	20.0
	2～	28.0	16.7	35.2	16.7	23.4	16.7
	3～	28.5	20.0	38.2	19.6	21.1	20.0
	4～	33.8	22.0	42.3	18.9	28.2	22.7
	5～<6	32.4	21.3	43.5	22.0	24.7	19.6

表5-10　四类地区2～5岁儿童畜禽肉类及其制品食用率及食用人群每日摄入量（P_{50}）

食物类别	年龄/岁	大城市		中小城市		普通农村		贫困农村	
		食用率/%	摄入量/g·d⁻¹	食用率/%	摄入量/g·d⁻¹	食用率/%	摄入量/g·d⁻¹	食用率/%	摄入量/g·d⁻¹
猪肉	小计	95.0	38.3	89.5	40.0	82.4	38.5	71.4	33.3
	2～	94.1	30.0	87.9	37.3	82.3	32.0	67.6	26.7
	3～	97.1	32.7	91.5	44.7	82.0	38.3	72.7	33.3
	4～	90.7	43.3	86.3	36.0	84.0	40.0	70.7	33.3
	5～<6	97.1	51.7	91.7	38.7	81.2	43.3	75.0	33.3
其他畜肉	小计	31.3	16.7	18.2	16.7	8.5	16.7	18.1	24.2
	2～	25.0	16.7	15.5	13.3	5.7	8.3	17.3	22.7
	3～	33.3	13.3	15.4	16.6	7.8	16.7	14.4	21.3
	4～	38.0	16.7	19.8	16.5	7.0	16.6	21.7	33.1
	5～<6	28.5	16.7	22.8	20.0	13.7	23.3	18.9	19.8
动物内脏	小计	13.7	8.3	9.0	13.3	5.9	16.7	3.4	16.7
	2～	14.7	7.4	8.6	16.5	5.1	15.0	2.8	8.3
	3～	13.8	7.5	11.3	10.3	7.0	16.7	4.3	16.7
	4～	14.7	6.7	7.1	16.1	7.9	16.7	3.3	16.7
	5～<6	11.7	10.0	8.3	13.3	3.5	16.7	3.4	13.3
禽肉	小计	46.4	18.4	35.0	20.0	28.5	20.0	16.2	19.8
	2～	39.7	18.4	31.6	16.7	26.6	16.7	17.9	20.4
	3～	49.4	19.8	30.4	19.4	25.8	20.0	11.8	19.3
	4～	48.8	19.2	38.1	18.7	33.5	23.1	19.0	16.7
	5～<6	46.7	18.2	41.1	24.2	28.7	18.8	16.2	23.0

8. 奶类及其制品　2～5岁儿童奶类及其制品的食用率为44.6%；城市儿童为63.4%，农村儿童为31.8%。在摄入人群中，奶类及其制品每日摄入量的中位数为106.7g；城市为133.3g，农村为87.3g。在2岁、3岁、4岁、5岁的儿童中，奶类及其制品的食用率分别为50.2%、44.8%、41.4%和41.9%，摄入人群的每日摄入量分别为125.0g、108.3g、100.6g和100.0g，见表5-11和表5-12。

9. 蛋类　2～5岁儿童蛋类食物食用率为67.6%；城市儿童为84.0%，农村儿童为56.5%。在摄入人群中，蛋类每日摄入量的中位数为30.0g；城市为32.5g，农村为29.3g。在2岁、3岁、4岁、5岁的儿童中，蛋类食物食用率分别为69.1%、69.0%、64.3%和67.9%，摄入人群的每日摄入量分别为30.8g、29.3g、29.3g和30.8g，见表5-11和表5-12。

10. 鱼虾类　2～5岁儿童鱼虾类食物食用率为35.3%；城市儿童为55.2%，农村儿童为21.7%。在摄入人群中，鱼虾类每日摄入量的中位数为19.3g；城市为20.0g，农村为18.0g。在2岁、3岁、4岁、5岁的儿童中，鱼虾类食物食用率分别为33.0%、35.1%、36.1%和37.0%，摄入人群的每日摄入量分别为18.6g、18.0g、20.0g和19.8g，见表5-11和表5-12。

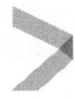

表5-11 城乡2～5岁儿童奶蛋和鱼虾类食用率及食用人群每日摄入量（P_{50}）

食物类别	年龄/岁	合计		城市		农村	
		食用率/%	摄入量/g·d⁻¹	食用率/%	摄入量/g·d⁻¹	食用率/%	摄入量/g·d⁻¹
奶类及其制品	小计	44.6	106.7	63.4	133.3	31.8	87.3
	2～	50.2	125.0	68.1	155.6	39.0	100.0
	3～	44.8	108.3	64.4	120.0	30.1	86.1
	4～	41.4	100.6	60.4	125.0	29.0	83.3
	5～<6	41.9	100.0	60.6	121.3	29.0	86.1
蛋类	小计	67.6	30.0	84.0	32.5	56.5	29.3
	2～	69.1	30.8	85.2	33.3	59.0	26.7
	3～	69.0	29.3	85.0	30.2	56.9	28.5
	4～	64.3	29.3	85.0	29.3	50.8	29.3
	5～<6	67.9	30.8	80.4	35.2	59.3	26.7
鱼虾类	小计	35.3	19.3	55.2	20.0	21.7	18.0
	2～	33.0	18.6	52.9	20.0	20.6	16.7
	3～	35.1	18.0	56.5	19.8	19.0	16.7
	4～	36.1	20.0	55.5	19.0	23.4	20.0
	5～<6	37.0	19.8	55.5	20.0	24.2	19.3

表5-12 四类地区2～5岁儿童奶蛋和鱼虾类食用率及食用人群每日摄入量（P_{50}）

食物类别	年龄/岁	大城市		中小城市		普通农村		贫困农村	
		食用率/%	摄入量/g·d⁻¹	食用率/%	摄入量/g·d⁻¹	食用率/%	摄入量/g·d⁻¹	食用率/%	摄入量/g·d⁻¹
奶类及其制品	小计	77.3	150.0	53.4	106.1	33.7	86.1	28.1	100.0
	2～	75.0	178.7	62.6	122.7	42.7	88.1	32.4	113.6
	3～	80.5	122.7	53.0	120.0	30.1	83.3	30.0	115.2
	4～	77.5	140.7	49.2	100.0	31.0	86.4	25.5	73.3
	5～<6	75.2	146.7	49.4	89.3	31.5	86.1	23.7	88.9
蛋类	小计	89.2	33.3	80.2	30.2	62.5	29.3	45.0	26.7
	2～	85.3	36.7	85.1	30.4	65.5	29.3	47.5	26.7
	3～	92.0	32.8	80.2	29.7	63.4	28.5	43.9	28.5
	4～	92.3	33.3	80.2	28.1	57.3	32.3	39.7	26.7
	5～<6	86.9	35.2	75.6	35.1	63.7	28.7	50.0	23.4
鱼虾类	小计	61.5	18.8	50.8	20.0	27.5	18.7	10.6	17.7
	2～	58.1	20.8	48.9	20.0	26.6	17.0	10.1	10.4
	3～	66.7	18.8	49.4	21.3	24.7	15.0	7.5	19.3
	4～	59.7	18.0	52.8	19.8	29.4	25.1	13.0	16.7
	5～<6	59.9	18.3	52.2	20.2	29.9	19.3	12.2	23.5

11. 坚果类　2～5 岁儿童坚果的食用率为 13.8%；城市儿童为 19.3%，农村儿童为 10.0%。在摄入人群中，每日坚果摄入量的中位数为 8.7g；城市为 7.3g，农村为 10.0g。在 2 岁、3 岁、4 岁、5 岁的儿童中，坚果食用率分别为 11.9%、14.1%、14.0% 和 15.0%，摄入人群的每日摄入量分别为 7.2g、9.0g、10.0g 和 7.2g，见表 5-13 和表 5-14。

12. 糕点零食类　2～5 岁儿童糕点类食物的食用率为 26.9%；城市儿童为 34.3%，农村儿童为 21.8%。在摄入人群中，每日糕点类食物摄入量的中位数为 22.3g；城市为 22.3g，农村为 22.5g。在 2 岁、3 岁、4 岁、5 岁的儿童中，糕点类食物食用率分别为 26.8%、28.3%、25.3% 和 26.8%，摄入人群的每日摄入量分别为 20.0g、21.7g、23.3g 和 23.3g，见表 5-13 和表 5-14。

13. 饮料　2～5 岁儿童饮料食用率为 15.0%；城市儿童为 15.4%，农村儿童为 14.8%。在摄入人群中，饮料每日摄入量的中位数为 83.3g；城市为 66.7g，农村为 83.3g。在 2 岁、3 岁、4 岁、5 岁的儿童中，饮料食用率分别为 14.7%、16.0%、14.7% 和 14.6%，摄入人群的每日摄入量分别为 83.3g、66.7g、83.3g 和 83.3g，见表 5-13 和表 5-14。

表 5-13　城乡 2～5 岁儿童坚果、糕点和饮料的食用率及食用人群每日摄入量（P_{50}）

食物类别	年龄/岁	合计		城市		农村	
		食用率/%	摄入量/g·d⁻¹	食用率/%	摄入量/g·d⁻¹	食用率/%	摄入量/g·d⁻¹
坚果	小计	13.8	8.7	19.3	7.3	10.0	10.0
	2～	11.9	7.2	15.8	6.7	9.5	7.3
	3～	14.1	9.0	20.2	8.3	9.5	10.4
	4～	14.0	10.0	19.0	8.7	10.8	10.0
	5～<6	15.0	7.2	21.8	6.7	10.4	10.0
糕点	小计	26.9	22.3	34.3	22.3	21.8	22.5
	2～	26.8	20.0	33.2	21.7	22.8	20.0
	3～	28.3	21.7	34.4	23.3	23.6	20.8
	4～	25.3	23.3	33.7	20.0	19.6	23.3
	5～<6	26.8	23.3	35.7	23.3	20.8	23.6
饮料	小计	15.0	83.3	15.4	66.7	14.8	83.3
	2～	14.7	83.3	13.9	73.3	15.2	98.3
	3～	16.0	66.7	15.9	66.7	16.1	66.7
	4～	14.7	83.3	13.5	66.7	15.4	116.7
	5～<6	14.6	83.3	18.3	72.5	12.1	83.3

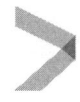

表 5-14　四类地区 2~5 岁儿童坚果、糕点和饮料的食用率及食用人群每日摄入量(P_{50})

食物类别	年龄/岁	大城市		中小城市		普通农村		贫困农村	
		食用率/%	摄入量/g·d⁻¹	食用率/%	摄入量/g·d⁻¹	食用率/%	摄入量/g·d⁻¹	食用率/%	摄入量/g·d⁻¹
坚果	小计	23.6	6.7	16.2	8.7	10.6	10.0	8.9	9.4
	2~	18.4	6.1	13.8	8.3	10.1	7.3	8.4	8.0
	3~	28.7	6.7	14.2	9.4	10.8	10.0	7.0	15.7
	4~	20.2	8.7	18.3	8.7	10.8	10.0	10.9	11.7
	5~<6	25.6	6.6	18.9	7.2	10.8	13.4	9.5	8.2
糕点	小计	41.0	20.0	29.5	23.3	25.7	22.7	14.5	20.0
	2~	36.8	20.8	30.5	23.3	26.0	21.1	17.3	20.0
	3~	44.3	20.0	27.5	26.7	28.2	21.7	14.4	18.0
	4~	41.9	17.5	28.4	23.3	26.0	23.3	9.2	31.7
	5~<6	40.2	20.0	32.2	24.2	22.3	25.0	17.6	18.8
饮料	小计	18.6	66.7	13.2	66.7	18.0	83.3	8.7	111.1
	2~	15.4	73.3	12.6	78.3	18.7	83.3	8.9	116.7
	3~	21.3	66.7	12.2	66.7	21.0	66.7	6.4	58.3
	4~	13.2	66.7	13.7	66.7	16.8	100.0	13.0	140.0
	5~<6	23.4	83.3	14.4	49.3	15.0	83.3	6.1	93.3

14.调味品消费状况

（1）食用油：2~5 岁儿童食用油的消费率为 96.6%；城市儿童为 95.2%,农村儿童为 97.5%。儿童食用油的日消费量为 17.8g；城市儿童为 19.6g,农村儿童为 16.8g。在 2 岁、3 岁、4 岁、5 岁的儿童中,食用油的日消费量分别为 16.7g、16.8g、18.1g 和 20.0g。

2~5 岁儿童植物油的消费率为 88.2%；城市儿童为 93.7%,农村儿童为 84.5%。在消费人群中,植物油的日消费量为 17.3g；城市为 19.4g,农村为 15.9g。在 2 岁、3 岁、4 岁、5 岁的儿童中,植物油的消费率分别为 88.1%、88.2%、89.1% 和 87.6%,消费人群的日消费量分别为 16.0g、16.5g、18.0g 和 19.5g,见表 5-15 和表 5-16。

2~5 岁儿童动物油脂的消费率为 19.0%；城市儿童为 9.2%,农村儿童为 25.7%。在消费人群中,动物油脂的日消费量为 10.0g；城市为 7.4g,农村为 11.0g。在 2 岁、3 岁、4 岁、5 岁的儿童中,动物油脂的消费率分别为 21.9%、17.2%、17.8% 和 19.5%,消费人群的日消费量分别为 7.8g、9.7g、10.7g 和 11.9g,见表 5-15 和表 5-16。

（2）糖/淀粉类：2~5 岁儿童糖/淀粉类食物的消费率为 31.6%；城市儿童为 45.3%,农村儿童为 22.2%。在消费人群中,糖/淀粉类食物的日消费量为 4.0g；城市为 3.3g,农村为 6.7g。在 2 岁、3 岁、4 岁、5 岁的儿童中,糖/淀粉类食物的消费率分别为 29.9%、31.6%、30.6% 和 34.2%,消费人群的日消费量分别为 4.2g、3.8g、3.6g 和 4.5g,见表 5-15 和表 5-16。

（3）食盐：2~5 岁儿童食盐的消费率为 96.7%；城市儿童为 95.8%,农村儿童为 97.3%。在消费人群中,食盐的日消费量为 4.2g；城市为 4.4g,农村为 4.2g。在 2 岁、3 岁、4 岁、5 岁的儿童中,食盐的消费率分别为 96.5%、96.3%、97.2% 和 96.8%,消费人群的日消费量分别为 3.8g、4.0g、4.5g 和 4.9g,见表 5-15 和表 5-16。

（4）酱类：2~5 岁儿童酱类的消费率为 10.3%；城市儿童为 11.7%,农村儿童为 9.3%。

在消费人群中,酱类的日消费量为 3.4g;城市为 2.9g,农村为 3.7g。在 2 岁、3 岁、4 岁、5 岁的儿童中,酱类的消费率分别为 11.1%、8.8%、9.7% 和 12.1%,消费人群的日消费量分别为3.4g、3.7g、3.0g 和 3.9g,见表 5-15 和表 5-16。

表 5-15　城乡 2~5 岁儿童调味品的食用率及食用人群每日摄入量(P_{50})

食物类别	年龄/岁	合计		城市		农村	
		食用率/%	摄入量/g·d^{-1}	食用率/%	摄入量/g·d^{-1}	食用率/%	摄入量/g·d^{-1}
植物油	小计	88.2	17.3	93.7	19.4	84.5	15.9
	2~	88.1	16.0	92.9	17.8	85.1	14.7
	3~	88.2	16.5	92.9	18.5	84.6	15.8
	4~	89.1	18.0	95.7	21.0	84.8	15.5
	5~<6	87.6	19.5	93.4	20.5	83.6	18.3
动物油脂	小计	19.0	10.0	9.2	7.4	25.7	11.0
	2~	21.9	7.8	14.8	6.2	26.3	9.3
	3~	17.2	9.7	6.9	8.8	25.0	10.3
	4~	17.8	10.7	7.4	8.4	24.6	11.0
	5~<6	19.5	11.9	8.5	8.1	27.1	13.7
糖/淀粉	小计	31.6	4.0	45.3	3.3	22.2	6.7
	2~	29.9	4.2	44.2	3.3	21.0	7.1
	3~	31.6	3.8	43.7	3.3	22.5	6.5
	4~	30.6	3.6	45.7	2.8	20.8	5.0
	5~<6	34.2	4.5	48.0	3.4	24.7	6.4
食盐	小计	96.7	4.2	95.8	4.4	97.3	4.2
	2~	96.5	3.8	95.8	3.8	97.0	3.8
	3~	96.3	4.0	95.0	4.1	97.3	3.9
	4~	97.2	4.5	96.9	4.7	97.4	4.4
	5~<6	96.8	4.9	95.6	5.1	97.6	4.8
酱类	小计	10.3	3.4	11.7	2.9	9.3	3.7
	2~	11.1	3.4	13.9	2.4	9.3	3.6
	3~	8.8	3.7	10.5	2.6	7.5	4.6
	4~	9.7	3.0	10.4	2.7	9.2	3.2
	5~<6	12.1	3.9	12.6	3.5	11.7	4.2
酱油	小计	79.6	2.6	86.4	3.0	75.0	2.3
	2~	78.9	2.7	86.1	3.2	74.3	2.4
	3~	79.6	2.4	85.0	2.5	75.5	2.1
	4~	79.8	2.6	88.7	3.2	74.0	2.3
	5~<6	80.2	2.8	86.1	3.3	76.2	2.5
味精/鸡精	小计	67.6	1.0	73.0	1.4	63.8	0.8
	2~	68.2	0.9	73.9	1.3	64.7	0.8
	3~	66.8	1.0	72.0	1.4	63.0	0.8
	4~	67.7	1.0	73.9	1.4	63.6	0.8
	5~<6	67.7	1.1	72.6	1.7	64.3	0.9

表 5-16 四类地区 2～5 岁儿童调味品的食用率及食用人群每日摄入量（P_{50}）

食物类别	年龄/岁	大城市		中小城市		普通农村		贫困农村	
		食用率/%	摄入量/ g·d⁻¹	食用率/%	摄入量/ g·d⁻¹	食用率/%	摄入量/ g·d⁻¹	食用率/%	摄入量/ g·d⁻¹
植物油	小计	93.6	19.5	93.7	19.4	87.6	16.0	78.8	15.9
	2～	92.7	18.0	93.1	16.8	88.0	15.0	79.9	14.4
	3～	95.4	18.4	91.1	18.5	86.6	16.0	80.8	15.4
	4～	92.3	19.6	98.0	21.7	88.0	15.5	79.4	15.7
	5～<6	93.4	21.0	93.3	20.4	87.9	17.7	74.3	20.6
动物油脂	小计	6.9	5.9	10.8	7.5	18.7	10.5	38.8	11.2
	2～	12.5	5.6	16.7	6.7	16.5	8.4	43.6	9.4
	3～	3.5	2.1	9.3	8.9	19.9	10.8	35.3	9.4
	4～	3.9	8.4	9.6	8.3	18.4	9.5	35.3	11.1
	5～<6	8.8	10.1	8.3	8.1	20.1	11.1	41.9	16.7
糖/淀粉	小计	52.1	3.2	40.4	3.3	23.1	6.3	20.5	6.7
	2～	52.9	3.8	37.4	3.2	22.5	6.7	18.4	10.3
	3～	54.6	2.7	36.0	3.4	23.1	4.8	21.4	7.8
	4～	48.8	2.7	43.7	3.1	23.1	6.7	16.9	3.6
	5～<6	51.1	3.4	45.6	3.4	23.9	7.0	26.4	5.7
食盐	小计	94.4	4.1	96.7	4.5	96.9	4.2	98.1	4.1
	2～	94.9	3.5	96.6	4.0	96.8	3.9	97.2	3.8
	3～	93.7	3.8	96.0	4.3	96.5	4.0	98.9	3.7
	4～	93.8	4.6	99.0	4.7	97.2	4.5	97.8	4.3
	5～<6	95.6	5.1	95.6	5.1	97.1	4.8	98.7	5.0
酱类	小计	10.2	2.3	12.8	3.0	9.2	4.2	9.6	3.5
	2～	9.6	0.9	17.2	2.9	9.8	3.4	8.4	3.7
	3～	13.2	1.8	8.5	5.3	7.0	4.6	8.6	4.2
	4～	7.8	5.1	12.2	2.2	9.8	4.8	8.2	1.7
	5～<6	9.5	3.5	15.0	3.4	10.5	4.9	14.2	3.2
酱油	小计	86.6	2.8	86.2	3.2	80.3	2.5	65.0	2.0
	2～	86.0	3.2	86.2	3.2	82.3	2.4	60.3	2.4
	3～	86.2	2.5	84.2	2.8	79.6	2.2	67.4	1.8
	4～	87.6	3.1	89.3	3.5	78.2	2.6	66.9	2.0
	5～<6	86.9	3.0	85.6	3.9	81.2	2.9	65.5	1.8
味精/鸡精	小计	74.5	1.7	71.9	1.3	69.2	0.9	53.7	0.7
	2～	77.9	1.6	70.7	1.1	72.2	0.8	51.4	0.7
	3～	72.4	1.9	71.7	1.0	69.9	0.8	49.2	0.8
	4～	72.9	1.5	74.6	1.3	69.0	0.8	54.4	0.7
	5～<6	75.2	1.8	70.6	1.6	65.6	1.0	61.5	0.8

（5）酱油：2~5岁儿童酱油的消费率为79.6%；城市儿童为86.4%，农村儿童为75.0%。在消费人群中，酱油的日消费量为2.6g；城市为3.0g，农村为2.3g。在2岁、3岁、4岁、5岁的儿童中，酱油的消费率分别为78.9%、79.6%、79.8%和80.2%，消费人群的日消费量分别为2.7g、2.4g、2.6g和2.8g，见表5-15和表5-16。

（6）味精/鸡精：2~5岁儿童味精/鸡精的消费率为67.6%；城市儿童为73.0%，农村儿童为63.8%。在消费人群中，味精/鸡精的日消费量为1.0g；城市为1.4g，农村为0.8g。在2岁、3岁、4岁、5岁的儿童中，味精/鸡精的消费率分别为68.2%、66.8%、67.7%和67.7%，消费人群的日消费量分别为0.9g、1.0g、1.0g和1.1g，见表5-15和表5-16。

二、0~5岁儿童能量及主要营养素摄入量

1. 膳食能量摄入状况　0~5月龄、6~11月龄和12~23月龄母乳喂养婴幼儿除母乳以外其他食物每日能量摄入量中位数分别为154.5kcal、237.2kcal和411.9kcal，人工喂养婴幼儿每日膳食能量摄入量中位数分别为425.4kcal、548.2kcal和702.3kcal。0~5月龄、6~11月龄和12~23月龄母乳喂养婴幼儿低体重率分别为1.7%、1.9%和2.2%，消瘦率分别为3.8%、2.2%和2.2%，超重率分别为11.7%、12.6%和8.6%，肥胖率分别为5.2%、4.7%和2.2%。0~5月、6~11月和12~23月人工喂养婴幼儿低体重率分别为0.0%、0.8%和3.0%，消瘦率分别为2.9%、0.0%和1.6%，超重率分别为8.8%、9.0%和5.7%，肥胖率分别为8.8%、0.8%和1.8%；结合体重状况和能量摄入水平，0~23月龄婴幼儿能量摄入充足，见表5-17和表5-18。

表5-17　城乡0~23月龄婴幼儿膳食能量每日摄入量（P_{50}）/kcal·d^{-1}

月龄/月	母乳喂养			人工喂养		
	合计	城市	农村	合计	城市	农村
0~5	154.5	142.4	161.6	425.4	483.5	338.3
6~11	237.2	257.5	226.6	548.2	561.9	525.2
12~23	411.9	465.9	372.8	702.3	746.6	655.8

注：0~5月龄人工喂养组总样本量为35人，城乡具体样本量见表5-1。

表5-18　城乡0~23月龄人工喂养婴幼儿膳食能量每日摄入量百分位数分布/kcal·d^{-1}

地区	月龄/月	P_5	P_{10}	P_{25}	P_{50}	P_{75}	P_{90}	P_{95}
城市	0~5	236.1	302.6	419.2	477.7	523.2	673.9	763.3
	6~11	236.4	309.4	451.0	541.8	695.3	795.1	829.0
	12~23	297.1	358.6	546.0	752.7	928.8	1 133.5	1 202.2
农村	0~5	171.0	205.0	244.5	291.1	402.6	609.6	611.2
	6~11	238.9	265.1	393.7	515.1	647.4	787.8	915.7
	12~23	306.6	339.8	441.5	615.0	812.7	1 016.2	1 177.0

2~5岁儿童每日膳食能量摄入量的中位数为1 055.1kcal；城市为1 075.8kcal，农村为1 044.6kcal。2岁、3岁、4岁、5岁儿童的每日膳食能量摄入量分别为947.2kcal，

1 009.5kcal，1 101.9kcal 和 1 153.8kcal，见表 5-19。结合体重状况和能量摄入水平，2～5 岁儿童能量摄入充足。

表 5-19　不同地区 2～5 岁儿童膳食能量每日摄入量（P_{50}）/kcal·d^{-1}

年龄/岁	性别	合计	城市小计	农村小计	大城市	中小城市	普通农村	贫困农村
合计	合计	1 055.1	1 075.8	1 044.6	1 124.9	1 024.1	1 040.2	1 048.2
	男	1 058.9	1 072.8	1 051.2	1 122.4	1 025.6	1 052.7	1 041.2
	女	1 051.3	1 081.5	1 034.6	1 126.8	1 023.5	1 022.3	1 051.3
2～	小计	947.2	988.2	896.2	1 060.5	953.3	921.3	890.2
	男	947.2	986.9	923.5	1 017.4	953.3	945.4	869.4
	女	944.8	989.5	881.5	1 126.5	963.8	856.2	932.0
3～	小计	1 009.5	1 046.0	996.7	1 074.9	1 002.0	992.7	1 010.1
	男	1 012.1	1 064.5	995.9	1 122.1	1 003.8	989.6	1 002.8
	女	1 009.0	1 019.0	1 003.3	1 046.0	1 002.0	993.9	1 028.4
4～	小计	1 101.9	1 128.4	1 096.6	1 163.5	1 084.6	1 083.2	1 105.1
	男	1 111.5	1 127.5	1 110.0	1 244.7	1 031.6	1 113.4	1 096.5
	女	1 096.0	1 128.9	1 054.6	1 147.0	1 097.0	1 017.4	1 136.8
5～<6	小计	1 153.8	1 133.8	1 167.0	1 182.5	1 076.2	1 173.9	1 147.5
	男	1 135.7	1 110.7	1 154.6	1 137.5	1 077.0	1 132.1	1 196.3
	女	1 182.5	1 182.5	1 180.1	1 226.3	1 075.3	1 210.2	1 096.4

表 5-20　四类地区 2～5 岁儿童能量每日摄入量百分位数分布 /kcal·d^{-1}

地区	年龄/岁	P_5	P_{10}	P_{25}	P_{50}	P_{75}	P_{90}	P_{95}
大城市	2～	541.0	608.1	803.5	1 060.5	1 361.5	1 774.4	2 047.7
	3～	559.9	654.5	835.6	1 074.9	1 359.3	1 663.3	1 831.4
	4～	621.0	725.0	960.5	1 163.5	1 451.6	1 771.8	1 910.5
	5～<6	630.9	743.7	992.4	1 182.5	1 501.8	1 820.3	2 138.2
中小城市	2～	495.0	561.1	744.7	953.3	1 287.0	1 625.5	1 945.5
	3～	501.2	638.3	782.7	1 002.0	1 325.1	1 698.5	1 859.3
	4～	551.2	660.6	826.8	1 084.6	1 397.8	1 656.4	1 828.0
	5～<6	616.5	671.5	858.8	1 076.2	1 390.9	1 671.0	1 941.1
普通农村	2～	464.2	539.3	676.3	921.3	1 161.2	1 425.2	1 608.0
	3～	499.8	597.2	739.9	992.7	1 273.2	1 537.5	1 701.4
	4～	542.1	663.6	826.4	1 083.2	1 346.4	1 588.2	1 751.8
	5～<6	672.6	750.9	931.1	1 173.9	1 413.1	1 634.3	1 835.4
贫困农村	2～	463.9	557.4	668.6	890.2	1 208.0	1 460.0	1 664.4
	3～	549.9	625.5	806.8	1 010.1	1 268.0	1 455.4	1 677.4
	4～	610.5	679.8	866.4	1 105.1	1 396.6	1 690.2	1 955.8
	5～<6	656.6	708.0	914.9	1 147.5	1 525.2	1 892.4	2 181.5

2. 膳食蛋白质摄入状况 0～5月龄、6～11月龄和12～23月龄母乳喂养婴幼儿除母乳以外其他食物每日蛋白质摄入量中位数分别为4.5g、8.3g和15.4g，人工喂养婴幼儿每日膳食蛋白质摄入量中位数分别为9.7g、19.8g和26.2g。0～5月龄人工喂养婴幼儿每日膳食蛋白质摄入量达到适宜摄入量的比例为62.9%，6～11月龄和12～23月龄人工喂养婴幼儿每日膳食蛋白质摄入量达到平均需要量的比例分别为70.6%和70.3%，见表5-21、表5-22和表5-23。

表5-21 城乡0～23月龄婴幼儿膳食蛋白质每日摄入量（P_{50}）/g·d^{-1}

月龄/月	母乳喂养			人工喂养		
	合计	城市	农村	合计	城市	农村
0～5	4.5	4.4	5.1	9.7	11.7	8.6
6～11	8.3	9.0	7.8	19.8	20.0	19.4
12～23	15.4	18.9	13.4	26.2	30.9	23.0

表5-22 城乡0～23月龄人工喂养婴幼儿膳食蛋白质每日摄入量百分位数分布/g·d^{-1}

地区	月龄/月	P_5	P_{10}	P_{25}	P_{50}	P_{75}	P_{90}	P_{95}
城市	0～5	7.6	7.8	9.3	11.7	12.8	17.7	18.0
	6～11	8.9	12.2	15.1	20.0	24.0	27.8	28.8
	12～23	11.6	13.9	20.7	30.9	37.8	45.2	51.9
农村	0～5	4.9	5.3	6.0	8.6	9.7	13.2	16.0
	6～11	7.9	8.8	13.2	19.4	24.2	30.0	31.8
	12～23	10.5	11.7	16.9	23.0	30.5	41.3	45.0

表5-23 城乡0～23月龄人工喂养婴幼儿膳食蛋白质每日摄入量与DRIs比较/%

月龄/月		合计	城市	农村
0～5	<AI	37.1	23.8	57.1
	≥AI	62.9	76.2	42.9
6～11	<EAR	29.4	24.1	38.3
	EAR～<RNI	23.8	26.6	19.2
	≥RNI	46.8	49.4	42.6
12～23	<EAR	29.7	22.3	37.4
	EAR～<RNI	16.7	14.2	19.4
	≥RNI	53.6	63.5	43.2

2～5岁儿童每日膳食蛋白质摄入量的中位数为31.8g/d；城市为35.8g/d，农村为29.4g/d。2岁、3岁、4岁、5岁儿童每日膳食蛋白质摄入量分别为28.1g、31.1g、33.3g和34.6g。25.6%的儿童蛋白质摄入量未达到平均需要量（EAR），这一比例在城市中为19.9%，农村为29.5%。特别是在贫困农村中，33.2%的2～5岁儿童蛋白质摄入量未达到平均需要量。另一方面，超过一半（58.6%）的2～5岁儿童蛋白质摄入量达到或超过了推荐摄入量（RNI）。

这一比例在城市中为67.3%，农村为52.7%。特别是在大城市中，73.4%的儿童蛋白质摄入量达到或超过了推荐摄入量，见表5-24、表5-25和表5-26。

表5-24 不同地区2~5岁儿童膳食蛋白质每日摄入量（P_{50}）/g·d^{-1}

年龄/岁	性别	合计	城市小计	农村小计	大城市	中小城市	普通农村	贫困农村
合计	合计	31.8	35.8	29.4	38.9	33.4	30.4	28.3
	男	31.9	36.1	29.2	39.0	33.4	30.5	28.4
	女	31.6	35.3	29.6	38.6	33.5	30.4	27.8
2~	小计	28.1	33.1	25.9	36.8	31.1	26.7	24.3
	男	28.2	32.6	26.1	33.7	31.5	27.0	24.6
	女	27.5	33.8	25.1	39.6	30.3	25.9	24.3
3~	小计	31.1	35.1	29.0	36.1	33.6	29.8	27.6
	男	31.6	36.3	28.9	37.6	34.8	29.8	27.7
	女	30.8	33.7	29.1	35.6	32.5	29.9	27.2
4~	小计	33.3	36.8	31.7	40.4	34.5	31.8	31.7
	男	33.9	37.8	31.9	45.4	34.1	32.8	31.7
	女	32.7	35.8	31.2	37.3	35.2	31.1	31.9
5~<6	小计	34.6	38.6	32.9	43.1	34.5	33.4	30.3
	男	34.4	38.8	32.9	41.8	34.2	33.4	30.4
	女	34.9	37.8	33.1	43.7	34.7	33.4	29.8

表5-25 四类地区2~5岁儿童蛋白质每日摄入量百分位数分布 /g·d^{-1}

地区	年龄/岁	P_5	P_{10}	P_{25}	P_{50}	P_{75}	P_{90}	P_{95}
大城市	2~	15.2	18.1	24.0	36.8	46.9	62.3	78.6
	3~	16.3	22.1	29.0	36.1	47.6	58.5	64.8
	4~	19.1	22.7	28.1	40.4	50.1	63.2	68.2
	5~<6	17.5	22.0	32.8	43.1	52.0	66.8	80.0
中小城市	2~	13.4	16.9	23.5	31.1	41.3	56.2	65.0
	3~	13.7	19.3	25.4	33.6	43.8	57.2	68.4
	4~	14.7	19.6	24.1	34.5	45.0	54.6	69.6
	5~<6	15.4	19.4	25.9	34.5	47.2	60.8	68.6
普通农村	2~	13.6	15.2	19.9	26.7	35.0	44.8	49.3
	3~	14.5	17.1	21.5	29.8	37.4	46.1	56.4
	4~	15.7	18.7	24.8	31.8	41.2	48.9	55.2
	5~<6	18.0	21.4	25.7	33.4	42.3	52.4	63.8
贫困农村	2~	11.3	12.8	18.8	24.3	31.0	41.3	48.1
	3~	14.6	16.8	21.2	27.6	34.9	40.6	45.9
	4~	14.9	18.2	23.6	31.7	39.1	49.5	59.5
	5~<6	14.4	18.1	23.9	30.3	41.3	47.8	53.8

表 5-26 不同地区 2-5 岁儿童膳食蛋白质摄入量与 DRIs 比较 /%

年龄/岁		合计	城市小计	农村小计	大城市	中小城市	普通农村	贫困农村
合计	<EAR	25.6	19.9	29.5	15.6	23.1	27.5	33.2
	EAR~<RNI	15.8	12.8	17.8	10.9	14.2	17.2	18.9
	≥RNI	58.6	67.3	52.7	73.4	62.8	55.2	47.9
2~	<EAR	23.1	15.5	27.9	14.0	16.7	25.3	32.4
	EAR~<RNI	16.8	12.9	19.2	12.5	13.2	18.4	20.7
	≥RNI	60.1	71.6	52.9	73.5	70.1	56.3	46.9
3~	<EAR	30.5	21.4	37.4	17.8	23.9	35.2	41.7
	EAR~<RNI	15.6	14.5	16.4	12.1	16.2	15.6	18.2
	≥RNI	53.9	64.1	46.2	70.1	59.9	49.2	40.1
4~	<EAR	25.2	23.0	26.6	14.7	28.4	25.3	28.8
	EAR~<RNI	17.0	13.5	19.2	13.2	13.7	20.6	16.9
	≥RNI	57.9	63.5	54.2	72.1	57.9	54.1	54.4
5~<6	<EAR	22.6	19.2	24.9	15.3	22.2	22.9	29.1
	EAR~<RNI	13.7	9.8	16.5	5.8	12.8	14.7	20.3
	≥RNI	63.7	71.0	58.7	78.8	65.0	62.4	50.7

注: 蛋白质 EAR、RNI 均来源于《中国居民膳食营养素参考摄入量(2013版)》

3. 膳食脂肪摄入状况 0~5月龄、6~11月龄和12~23龄月母乳喂养婴幼儿除母乳以外其他食物每日脂肪摄入量中位数分别为5.9g、6.4g和8.5g,人工喂养婴幼儿每日膳食脂肪摄入量中位数分别为20.5g、17.6g和19.9g,见表5-27和表5-28。

表 5-27 城乡 0~23 月龄婴幼儿膳食脂肪每日摄入量(P_{50})/g·d^{-1}

月龄/月	母乳喂养			人工喂养		
	合计	城市	农村	合计	城市	农村
0~5	5.9	5.7	6.0	20.5	21.8	14.4
6~11	6.4	6.9	5.6	17.6	18.9	14.5
12~23	8.5	10.5	7.8	19.9	22.0	17.8

表 5-28 城乡 0~23 月龄人工喂养婴幼儿膳食脂肪每日摄入量百分位数分布 /g·d^{-1}

地区	月龄/月	P_5	P_{10}	P_{25}	P_{50}	P_{75}	P_{90}	P_{95}
城市	0~5	10.9	13.6	20.0	21.8	28.1	31.1	33.0
	6~11	7.7	8.6	12.9	18.9	24.4	31.4	32.6
	12~23	7.7	9.3	14.1	22.0	31.0	38.8	42.3
农村	0~5	5.2	10.1	12.0	14.4	20.6	32.4	33.0
	6~11	3.4	4.9	9.2	14.5	24.3	29.2	31.7
	12~23	4.6	7.4	11.0	17.8	24.4	35.8	43.5

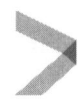

2~5岁儿童每日膳食脂肪摄入量的中位数为41.6g；城市为46.5g，农村为38.6g。2岁、3岁、4岁、5岁儿童的每日膳食脂肪摄入量分别为38.4g、40.2g、42.2g和45.9g，见表5-29和表5-30。

表5-29　不同地区2~5岁儿童膳食脂肪每日摄入量（P_{50}）/g·d^{-1}

年龄/岁	性别	合计	城市小计	农村小计	大城市	中小城市	普通农村	贫困农村
合计	合计	41.6	46.5	38.6	48.0	45.0	39.5	36.7
	男	42.2	46.5	39.5	48.1	45.4	40.3	37.6
	女	41.0	47.0	37.5	48.0	44.9	38.1	35.9
2~	小计	38.4	45.0	34.1	46.5	43.3	35.0	31.6
	男	38.8	43.9	34.7	44.7	43.8	37.1	31.0
	女	37.7	45.4	33.5	49.7	40.4	33.3	35.3
3~	小计	40.2	44.2	37.4	44.0	44.3	38.8	35.9
	男	40.3	43.9	38.3	43.8	44.0	39.7	36.3
	女	40.2	45.1	37.2	45.2	44.9	37.6	35.8
4~	小计	42.2	48.6	39.1	49.8	46.5	39.9	36.1
	男	44.2	49.7	40.1	54.4	46.5	40.5	39.5
	女	41.6	47.8	36.1	48.6	46.1	37.2	35.4
5~<6	小计	45.9	48.5	43.7	52.1	46.1	44.3	42.0
	男	45.5	47.9	44.0	49.8	45.8	43.7	45.3
	女	46.1	50.0	43.1	52.5	47.1	45.8	40.1

表5-30　四类地区2~5岁儿童脂肪每日摄入量百分位数分布 /g·d^{-1}

地区	年龄/岁	P_5	P_{10}	P_{25}	P_{50}	P_{75}	P_{90}	P_{95}
大城市	2~	17.7	22.7	33.3	46.5	61.5	78.6	88.5
	3~	18.8	24.8	32.3	44.0	59.7	74.1	82.1
	4~	23.2	26.7	35.5	49.8	66.8	82.4	89.3
	5~<6	21.2	25.1	38.1	52.1	66.5	85.0	91.3
中小城市	2~	15.0	17.3	28.5	43.3	59.7	77.6	87.5
	3~	15.4	21.3	29.7	44.3	61.3	79.7	87.1
	4~	15.7	21.9	32.2	46.5	64.3	80.6	86.3
	5~<6	19.4	21.5	33.1	46.1	61.3	82.7	91.7
普通农村	2~	10.9	14.2	22.6	35.0	49.8	62.4	73.5
	3~	13.2	16.7	26.8	38.8	52.3	66.4	74.5
	4~	15.1	19.3	26.2	39.9	54.5	69.1	79.9
	5~<6	17.8	21.8	29.0	44.3	59.9	73.6	80.5
贫困农村	2~	12.5	14.6	18.8	31.6	50.6	61.7	75.3
	3~	14.1	17.8	24.3	35.9	45.1	60.7	72.2
	4~	11.8	16.0	25.5	36.1	52.5	64.5	76.9
	5~<6	16.6	19.1	30.4	42.0	58.8	79.8	85.6

4. 膳食碳水化合物摄入状况　0～5月龄、6～11月龄和12～23月龄母乳喂养婴幼儿除母乳以外其他食物每日碳水化合物摄入量中位数分别为21.2g、36.2g和61.1g，人工喂养婴幼儿每日膳食碳水化合物摄入量中位数分别为47.2g、75.5g和98.8g，见表5-31和表5-32。

表5-31　城乡0～23月龄婴幼儿膳食碳水化合物每日摄入量 /g·d⁻¹

月龄/月	母乳喂养			人工喂养		
	合计	城市	农村	合计	城市	农村
0～5	21.2	19.8	24.0	47.2	57.1	36.6
6～11	36.2	39.2	31.8	75.5	77.7	68.6
12～23	61.1	64.5	56.0	98.8	102.9	92.0

表5-32　城乡0～23月龄人工喂养婴幼儿膳食碳水化合物每日摄入量百分位数分布 /g·d⁻¹

地区	月龄/月	P_5	P_{10}	P_{25}	P_{50}	P_{75}	P_{90}	P_{95}
城市	0～5	27.1	36.6	44.8	57.1	62.0	82.1	101.2
	6～11	30.7	44.0	56.9	77.7	96.8	113.0	136.2
	12～23	40.3	48.5	75.0	102.9	136.0	158.2	179.8
农村	0～5	10.8	24.8	28.5	36.6	45.9	62.0	67.2
	6～11	31.4	34.0	46.1	68.6	90.7	127.1	143.0
	12～23	41.7	48.9	63.7	92.0	120.0	153.5	176.4

2～5岁儿童每日膳食碳水化合物摄入量的中位数为134.5g；城市为128.2g，农村为138.2g。2岁、3岁、4岁、5岁儿童的每日膳食碳水化合物摄入量分别为119.1g、131.2g、140.7g和146.6g，见表5-33和表5-34。

表5-33　不同地区2～5岁儿童膳食碳水化合物每日摄入量（P_{50}） /g·d⁻¹

年龄/岁	性别	合计	城市小计	农村小计	大城市	中小城市	普通农村	贫困农村
合计	合计	134.5	128.2	138.2	133.3	125.8	135.5	145.9
	男	135.9	130.9	139.0	138.0	129.0	137.9	143.8
	女	133.1	124.9	137.7	128.0	122.0	133.2	150.1
2～	小计	119.1	119.0	119.1	123.5	115.1	116.0	124.0
	男	119.4	123.2	119.0	123.2	123.6	119.0	118.5
	女	118.2	117.1	119.1	123.9	114.2	110.9	136.7
3～	小计	131.2	125.0	134.9	123.4	125.1	131.2	144.1
	男	133.8	127.2	136.3	135.1	126.2	135.7	139.2
	女	127.9	121.7	133.3	118.5	124.4	126.9	156.9
4～	小计	140.7	133.7	146.4	140.9	130.1	141.3	157.6
	男	142.0	131.5	151.5	142.6	130.1	150.0	153.5
	女	139.4	135.4	142.8	139.4	130.8	136.6	160.2
5～<6	小计	146.6	138.5	156.2	141.2	134.0	153.6	160.2
	男	147.1	139.7	156.2	142.9	134.8	148.6	162.5
	女	146.0	130.6	156.2	132.4	129.5	158.3	150.8

表 5-34　四类地区 2～5 岁儿童碳水化合物每日摄入量百分位数分布 /g·d⁻¹

地区	年龄/岁	P_5	P_{10}	P_{25}	P_{50}	P_{75}	P_{90}	P_{95}
大城市	2～	63.9	74.4	87.6	123.5	157.6	212.3	252.6
	3～	67.8	72.3	98.2	123.4	169.9	218.4	250.7
	4～	72.3	78.6	104.7	140.9	176.9	212.1	240.7
	5～<6	77.6	87.5	115.9	141.2	181.9	227.5	293.0
中小城市	2～	52.2	65.9	85.2	115.1	151.0	194.4	236.8
	3～	64.8	73.9	96.1	125.1	155.0	208.4	232.8
	4～	64.0	77.5	96.4	130.1	170.1	207.1	227.5
	5～<6	69.7	85.5	103.6	134.0	173.4	216.0	248.7
普通农村	2～	61.9	71.6	88.3	116.0	155.7	198.6	236.5
	3～	62.2	74.3	98.5	131.2	170.9	212.6	253.5
	4～	73.6	88.5	114.9	141.3	187.0	222.2	252.1
	5～<6	87.5	100.4	122.4	153.6	198.9	241.3	254.8
贫困农村	2～	58.8	68.6	88.8	124.0	173.2	234.0	257.7
	3～	67.9	82.2	108.5	144.1	184.5	212.4	253.5
	4～	80.0	95.8	114.6	157.6	206.5	272.0	362.1
	5～<6	75.7	89.0	116.7	160.2	218.4	304.9	353.4

5. 维生素 A 和视黄醇摄入状况

0～5 月龄、6～11 月龄和 12～23 月龄母乳喂养婴幼儿除母乳以外其他食物每日维生素 A 摄入量中位数分别为 130.9μgRAE、119.1μgRAE 和 117.0μgRAE，人工喂养婴幼儿每日膳食维生素 A 摄入量中位数分别为 393.1μgRAE、438.5μgRAE 和 287.2μgRAE。0～5 月龄和 6～11 月龄人工喂养婴幼儿每日膳食维生素 A 摄入量达到适宜摄入量的比例分别为 80.0% 和 65.1%，12～23 月龄人工喂养组婴幼儿每日膳食维生素 A 摄入量达到平均需要量的比例为 62.2%，见表 5-35、表 5-36 和表 5-37。

表 5-35　城乡 0～23 月龄婴幼儿膳食维生素 A 每日摄入量（P_{50}）/μgRAE·d⁻¹

月龄/月	母乳喂养			人工喂养		
	合计	城市	农村	合计	城市	农村
0～5	130.9	147.6	102.4	393.1	461.8	350.4
6～11	119.1	175.3	82.4	438.5	525.7	261.5
12～23	117.0	190.3	94.7	287.2	374.2	214.3

表 5-36　城乡 0～23 月龄人工喂养婴幼儿膳食维生素 A 每日摄入量百分位数分布 /μgRAE·d⁻¹

地区	月龄/月	P_5	P_{10}	P_{25}	P_{50}	P_{75}	P_{90}	P_{95}
城市	0～5	304.5	336.6	376.7	461.8	555.4	720.0	751.3
	6～11	181.0	204.2	373.4	525.7	654.5	822.9	979.7
	12～23	54.0	102.8	214.3	374.2	556.5	758.0	860.6
农村	0～5	76.0	128.1	216.0	350.4	393.1	540.0	720.0
	6～11	38.1	97.7	176.5	261.5	489.7	606.0	684.6
	12～23	26.6	37.5	82.2	214.3	399.5	628.0	796.3

表5-37　城乡0～23月龄人工喂养婴幼儿膳食维生素A摄入量与DRIs比较/%

月龄/月		合计	城市	农村
0～5	<AI	20.0	4.8	42.9
	AI～UL	68.6	81.0	50.0
	>UL	11.4	14.3	7.1
6～11	<AI	34.9	21.5	57.5
	AI～UL	37.3	40.5	31.9
	>UL	27.8	38.0	10.6
12～23	<EAR	37.8	25.8	50.5
	EAR～<RNI	14.7	15.9	13.5
	RNI～UL	37.8	46.8	28.4
	>UL	9.7	11.6	7.7

　　2～5岁儿童每日维生素A摄入量的中位数为144.8μgRAE；城市为196.9μgRAE，农村为111.4μgRAE。其中，大城市为217.7μgRAE，中小城市为183.5μgRAE，普通农村为122.8μgRAE，贫困农村为87.4μgRAE。2岁、3岁、4岁、5岁儿童的每日维生素A摄入量分别为141.3μgRAE、151.1μgRAE、142.6μgRAE和144.6μgRAE。2～5岁儿童膳食维生素A存在摄入不足的风险较高，76.2%的儿童摄入量低于平均需要量（EAR）。特别是在农村，这一比例高达84.9%，见表5-38、表5-39和表5-40。

表5-38　不同地区2～5岁儿童维生素A每日摄入量（P_{50}）/μgRAE·d^{-1}

年龄/岁	性别	合计	城市小计	农村小计	大城市	中小城市	普通农村	贫困农村
合计	合计	144.8	196.9	111.4	217.7	183.5	122.8	87.4
	男	145.4	195.1	111.3	209.5	182.5	124.6	89.7
	女	144.6	198.3	111.5	227.3	183.5	121.9	84.8
2～	小计	141.3	194.6	105.4	210.3	180.7	119.4	82.9
	男	144.0	196.4	112.5	208.4	184.6	131.8	85.1
	女	137.3	192.9	100.2	215.8	179.8	108.7	80.7
3～	小计	151.1	198.7	110.6	228.4	186.6	119.6	90.6
	男	151.4	198.7	108.5	204.8	192.3	118.0	90.5
	女	150.9	198.4	113.8	234.7	181.9	122.8	91.5
4～	小计	142.6	189.0	114.8	215.0	172.5	128.7	80.2
	男	143.9	172.2	115.9	227.3	160.0	137.9	84.3
	女	141.2	194.3	113.2	200.3	192.4	124.5	75.9
5～<6	小计	144.6	206.1	115.3	223.0	187.5	122.6	101.1
	男	143.9	205.3	114.5	207.9	199.2	120.9	102.9
	女	146.8	210.1	116.2	254.9	169.6	125.2	98.7

表5-39　四类地区2～5岁儿童维生素A每日摄入量百分位数分布 /μgRAE·d⁻¹

地区	年龄/岁	P_5	P_{10}	P_{25}	P_{50}	P_{75}	P_{90}	P_{95}
大城市	2～	48.3	71.7	137.2	210.3	289.6	515.6	597.0
	3～	53.7	81.6	151.6	228.4	319.9	542.9	673.3
	4～	57.0	82.1	139.8	215.0	327.6	528.8	1 187.9
	5～<6	49.9	91.5	152.9	223.0	349.9	544.0	935.4
中小城市	2～	39.1	55.7	109.3	180.7	271.2	394.6	695.4
	3～	29.0	67.6	118.2	186.6	265.6	436.1	499.4
	4～	38.7	56.3	109.8	172.5	237.7	351.1	404.3
	5～<6	31.8	61.1	113.9	187.5	300.7	410.5	512.9
普通农村	2～	34.2	42.2	67.8	119.4	202.1	307.2	423.7
	3～	21.7	35.4	67.4	119.6	183.1	284.0	424.1
	4～	21.7	39.8	80.5	128.7	200.6	329.7	476.5
	5～<6	24.1	40.2	77.3	122.6	200.6	304.9	352.4
贫困农村	2～	6.8	15.4	38.0	82.9	162.8	264.3	336.6
	3～	7.0	13.2	32.5	90.6	163.7	233.1	314.4
	4～	13.5	17.6	39.5	80.2	154.1	217.6	308.0
	5～<6	18.7	25.8	46.8	101.1	151.5	272.6	306.7

表5-40　不同地区2～5岁儿童膳食维生素A摄入量与DRIs比较 /%

年龄/岁		合计	城市小计	农村小计	大城市	中小城市	普通农村	贫困农村
合计	<EAR	76.2	63.4	84.9	55.6	69.1	82.6	89.3
	EAR～<RNI	12.3	17.7	8.6	19.6	16.3	9.9	6.2
	RNI～UL	9.1	15.6	4.7	20.0	12.4	5.1	4.0
	>UL	2.4	3.4	1.8	4.9	2.3	2.4	0.6
2～	<EAR	73.4	59.4	82.2	54.4	63.2	79.8	86.6
	EAR～<RNI	13.8	21.0	9.3	23.5	19.0	10.4	7.3
	RNI～UL	10.2	15.5	6.9	18.4	13.2	7.6	5.6
	>UL	2.6	4.2	1.6	3.7	4.6	2.2	0.6
3～	<EAR	72.0	57.5	83.0	48.3	64.0	80.7	87.7
	EAR～<RNI	14.2	19.7	10.0	22.4	17.8	11.8	6.4
	RNI～UL	11.0	19.5	4.7	24.7	15.8	4.6	4.8
	>UL	2.8	3.3	2.3	4.6	2.4	3.0	1.1
4～	<EAR	82.0	73.6	87.4	64.3	79.7	83.9	93.5
	EAR～<RNI	9.0	12.6	6.6	14.0	11.7	8.2	3.8
	RNI～UL	6.7	10.7	4.0	15.5	7.6	5.1	2.2
	>UL	2.4	3.1	2.0	6.2	1.0	2.9	0.5
5～<6	<EAR	78.1	64.7	87.2	57.7	70.0	86.3	89.2
	EAR～<RNI	11.9	17.0	8.4	17.5	16.7	8.9	7.4
	RNI～UL	8.2	15.5	3.3	19.7	12.2	3.2	3.4
	>UL	1.8	2.8	1.1	5.1	1.1	1.6	0.0

注：维生素A的EAR、RNI、UL均来源于《中国居民膳食营养素参考摄入量（2013版）》

2～5岁儿童每日视黄醇摄入量的中位数为80.6μg；城市为115.3μg，农村为57.3μg。其中，大城市为135.7μg，中小城市为101.6μg，普通农村为67.0μg，贫困农村为38.5μg。2岁、3岁、4岁、5岁儿童的每日视黄醇摄入量分别为83.7μg、85.6μg、75.3μg和77.3μg，见表5-41和表5-42。

表5-41　不同地区2～5岁儿童视黄醇每日摄入量（P_{50}）/μg·d^{-1}

年龄/岁	性别	合计	城市小计	农村小计	大城市	中小城市	普通农村	贫困农村
合计	合计	80.6	115.3	57.3	135.7	101.6	67.0	38.5
	男	79.3	113.0	58.1	131.5	100.0	68.2	40.0
	女	81.8	118.0	56.8	142.5	103.6	66.9	36.3
2～	小计	83.7	125.0	62.0	152.0	113.7	69.5	46.1
	男	86.1	126.2	64.5	154.6	115.8	71.9	54.6
	女	81.7	124.1	60.7	146.7	110.3	68.2	39.0
3～	小计	85.6	112.7	58.4	133.6	102.8	66.8	36.3
	男	83.0	112.4	59.0	125.2	100.9	67.3	43.4
	女	88.2	114.1	56.9	141.3	103.4	66.3	22.7
4～	小计	75.3	105.2	49.2	126.9	89.2	69.2	32.0
	男	70.6	100.3	48.6	126.6	72.3	61.8	34.8
	女	79.7	116.4	51.0	129.3	97.7	71.7	30.9
5～<6	小计	77.3	119.5	55.7	136.1	104.6	62.7	41.5
	男	77.8	119.7	55.9	135.2	106.2	67.6	35.7
	女	76.4	119.5	54.7	144.1	101.6	58.2	46.5

表5-42　四类地区2～5岁儿童视黄醇每日摄入量百分位数分布/μg·d^{-1}

地区	年龄/岁	P_5	P_{10}	P_{25}	P_{50}	P_{75}	P_{90}	P_{95}
大城市	2～	21.7	32.3	81.6	152.0	213.0	380.4	532.9
	3～	29.3	49.1	91.0	133.6	206.9	317.5	589.8
	4～	24.0	40.0	81.5	126.9	201.8	387.5	1 042.4
	5～<6	17.4	39.2	80.7	136.1	215.8	351.3	575.6
中小城市	2～	7.2	29.6	62.1	113.7	176.6	261.3	656.4
	3～	10.8	23.7	54.6	102.8	163.7	256.3	385.7
	4～	5.1	17.1	47.6	89.2	150.4	215.4	322.2
	5～<6	6.0	9.9	48.0	104.6	165.2	240.9	355.4
普通农村	2～	3.4	9.1	33.0	69.5	139.1	228.9	320.7
	3～	1.2	5.9	33.2	66.8	127.7	181.4	312.0
	4～	2.6	10.8	27.0	69.2	126.8	194.2	321.0
	5～<6	2.5	7.7	26.2	62.7	117.8	189.9	244.0
贫困农村	2～	1.3	3.3	8.8	46.1	104.6	172.4	272.1
	3～	0.0	1.5	7.8	36.3	86.7	156.0	205.4
	4～	0.8	2.1	10.0	32.0	84.1	143.4	208.5
	5～<6	5.5	6.9	14.1	41.5	87.0	142.0	191.3

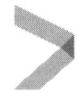

6. 维生素 B_1 摄入状况　0～5 月龄、6～11 月龄和 12～23 月龄母乳喂养婴幼儿除母乳以外其他食物每日维生素 B_1 摄入量中位数分别为 0.1mg、0.2mg 和 0.2mg，不同月龄段人工喂养婴幼儿每日膳食维生素 B_1 摄入量中位数均为 0.4mg。0～5 月龄和 6～11 月龄人工喂养婴幼儿每日膳食维生素 B_1 摄入量达到适宜摄入量的比例分别为 94.3% 和 77.0%，12～23 月龄人工喂养组婴幼儿每日膳食维生素 B_1 摄入量达到平均需要量的比例为 40.2%，见表 5-43、表 5-44 和表 5-45。

表 5-43　城乡 0～23 月龄婴幼儿膳食维生素 B_1 每日摄入量（P_{50}）/mg·d^{-1}

月龄/月	母乳喂养			人工喂养		
	合计	城市	农村	合计	城市	农村
0～5	0.1	0.1	0.1	0.4	0.4	0.3
6～11	0.2	0.2	0.1	0.4	0.5	0.4
12～23	0.2	0.3	0.2	0.4	0.5	0.4

表 5-44　城乡 0～23 月龄人工喂养婴幼儿膳食维生素 B_1 每日摄入量百分位数分布 /mg·d^{-1}

地区	月龄/月	P_5	P_{10}	P_{25}	P_{50}	P_{75}	P_{90}	P_{95}
城市	0～5	0.2	0.3	0.4	0.4	0.5	0.6	0.7
	6～11	0.2	0.2	0.4	0.5	0.6	0.8	0.8
	12～23	0.2	0.2	0.3	0.5	0.7	0.9	0.9
农村	0～5	0.1	0.1	0.2	0.3	0.4	0.6	0.6
	6～11	0.2	0.2	0.2	0.4	0.5	0.6	0.7
	12～23	0.1	0.2	0.2	0.4	0.5	0.7	0.8

表 5-45　城乡 0～23 月龄人工喂养婴幼儿膳食维生素 B_1 每日摄入量与 DRIs 比较 /%

月龄/月		合计	城市	农村
0～5	<AI	5.7	0.0	14.3
	≥AI	94.3	100.0	85.7
6～11	<AI	23.0	12.7	40.4
	≥AI	77.0	87.3	59.6
12～23	<EAR	59.8	48.1	72.1
	EAR～<RNI	13.4	16.3	10.4
	≥RNI	26.8	35.6	17.6

2～5 岁儿童每日维生素 B_1 摄入量的中位数为 0.4mg；城市为 0.5mg，农村为 0.4mg。2 岁、3 岁、4 岁、5 岁儿童的每日维生素 B_1 摄入量分别为 0.4mg、0.4mg、0.4mg 和 0.5mg。2～5 岁儿童膳食维生素 B_1 存在摄入不足的风险较高，69.6% 的儿童摄入量低于平均需要量（EAR）。在 4 岁年龄组的儿童中，维生素 B_1 摄入不足的风险相对较高，为 75.1%，见表 5-46、表 5-47 和表 5-48。

表5-46 不同地区2~5岁儿童维生素B$_1$每日摄入量(P_{50})/mg·d^{-1}

年龄/岁	性别	合计	城市小计	农村小计	大城市	中小城市	普通农村	贫困农村
合计	合计	0.4	0.5	0.4	0.5	0.4	0.4	0.4
	男	0.4	0.5	0.4	0.5	0.4	0.4	0.4
	女	0.4	0.5	0.4	0.5	0.4	0.4	0.4
2~	小计	0.4	0.4	0.4	0.5	0.4	0.4	0.4
	男	0.4	0.5	0.4	0.5	0.4	0.4	0.4
	女	0.4	0.4	0.4	0.5	0.4	0.3	0.4
3~	小计	0.4	0.4	0.4	0.5	0.4	0.4	0.4
	男	0.4	0.5	0.4	0.4	0.5	0.4	0.4
	女	0.4	0.4	0.4	0.5	0.4	0.4	0.4
4~	小计	0.4	0.5	0.4	0.5	0.4	0.4	0.5
	男	0.5	0.5	0.5	0.6	0.4	0.4	0.5
	女	0.4	0.5	0.4	0.5	0.5	0.4	0.5
5~<6	小计	0.5	0.5	0.5	0.5	0.5	0.5	0.5
	男	0.5	0.5	0.5	0.5	0.4	0.5	0.5
	女	0.5	0.5	0.5	0.5	0.5	0.5	0.4

表5-47 四类地区2~5岁儿童维生素B$_1$每日摄入量百分位数分布/mg·d^{-1}

地区	年龄/岁	P_5	P_{10}	P_{25}	P_{50}	P_{75}	P_{90}	P_{95}
大城市	2~	0.2	0.2	0.3	0.5	0.7	1.0	1.1
	3~	0.2	0.3	0.3	0.5	0.6	0.8	0.9
	4~	0.2	0.3	0.4	0.5	0.7	0.8	1.0
	5~<6	0.2	0.3	0.4	0.5	0.7	0.9	1.1
中小城市	2~	0.2	0.2	0.3	0.4	0.6	0.8	1.0
	3~	0.2	0.2	0.3	0.4	0.6	0.8	0.9
	4~	0.2	0.2	0.3	0.4	0.6	0.8	1.0
	5~<6	0.2	0.3	0.3	0.5	0.6	0.8	0.9
普通农村	2~	0.2	0.2	0.3	0.4	0.5	0.7	0.8
	3~	0.2	0.2	0.3	0.4	0.5	0.7	0.8
	4~	0.2	0.2	0.3	0.4	0.6	0.7	0.9
	5~<6	0.2	0.3	0.4	0.5	0.6	0.8	0.8
贫困农村	2~	0.2	0.2	0.3	0.4	0.5	0.6	0.8
	3~	0.2	0.2	0.3	0.4	0.6	0.7	0.9
	4~	0.2	0.2	0.3	0.5	0.6	0.8	0.9
	5~<6	0.2	0.3	0.3	0.5	0.6	0.8	0.9

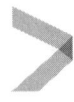

表5-48　不同地区2～5岁儿童膳食维生素B₁摄入量与DRIs比较/%

年龄/岁		合计	城市小计	农村小计	大城市	中小城市	普通农村	贫困农村
合计	<EAR	69.6	64.3	73.2	58.2	68.7	74.0	71.6
	EAR～<RNI	15.3	16.7	14.3	20.0	14.3	13.4	16.1
	≥RNI	15.2	19.1	12.5	21.9	17.0	12.6	12.3
2～	<EAR	69.6	61.6	74.6	57.4	64.9	73.1	77.1
	EAR～<RNI	11.4	12.6	10.7	14.7	10.9	10.8	10.6
	≥RNI	19.0	25.8	14.8	27.9	24.1	16.1	12.3
3～	<EAR	64.6	58.9	68.9	56.3	60.7	70.7	65.2
	EAR～<RNI	13.0	13.8	12.3	15.5	12.6	11.0	15.0
	≥RNI	22.5	27.3	18.8	28.2	26.7	18.3	19.8
4～	<EAR	75.1	71.8	77.2	62.0	78.2	78.8	74.5
	EAR～<RNI	16.8	19.3	15.2	27.1	14.2	13.6	17.9
	≥RNI	8.1	8.9	7.6	10.9	7.6	7.6	7.6
5～<6	<EAR	70.0	66.3	72.5	57.7	72.8	73.9	69.6
	EAR～<RNI	20.5	21.8	19.7	24.1	20.0	18.8	21.6
	≥RNI	9.5	12.0	7.8	18.3	7.2	7.3	8.8

注：维生素B₁的EAR、RNI均来源于《中国居民膳食营养素参考摄入量（2013版）》。

7. 维生素B₂摄入状况　0～5月龄、6～11月龄和12～23月龄母乳喂养婴幼儿除母乳以外其他食物每日维生素B₂摄入量中位数分别为0.2mg、0.2mg和0.2mg，人工喂养婴幼儿每日膳食维生素B₂摄入量中位数分别为0.6mg、0.7mg和0.6mg。0～5月龄和6～11月龄人工喂养婴幼儿每日膳食维生素B₂摄入量达到适宜摄入量的比例分别为82.9%和69.1%，12～23月人工喂养组婴幼儿每日膳食维生素B₂摄入量达到平均需要量的比例为57.4%，见表5-49、表5-50和表5-51。

表5-49　城乡0～23月龄婴幼儿膳食维生素B₂每日摄入量（P_{50}）/mg·d⁻¹

月龄/月	母乳喂养			人工喂养		
	合计	城市	农村	合计	城市	农村
0～5	0.2	0.2	0.2	0.6	0.7	0.5
6～11	0.2	0.2	0.1	0.7	0.8	0.6
12～23	0.2	0.4	0.2	0.6	0.7	0.5

表5-50　城乡0～23月龄人工喂养婴幼儿膳食维生素B₂每日摄入量百分位数分布/mg·d⁻¹

地区	月龄/月	P_5	P_{10}	P_{25}	P_{50}	P_{75}	P_{90}	P_{95}
城市	0～5	0.4	0.4	0.4	0.7	0.8	0.9	1.0
	6～11	0.2	0.3	0.5	0.8	1.0	1.2	1.3
	12～23	0.2	0.3	0.5	0.7	0.9	1.2	1.3
农村	0～5	0.2	0.2	0.4	0.5	0.6	0.8	1.0
	6～11	0.2	0.2	0.3	0.6	0.8	1.1	1.1
	12～23	0.1	0.2	0.2	0.5	0.7	1.0	1.2

表 5-51 城乡 0～23 月龄人工喂养婴幼儿膳食维生素 B_2 每日摄入量与 DRIs 比较 /%

月龄 / 月		合计	城市	农村
0～5	<AI	17.1	14.3	21.4
	≥AI	82.9	85.7	78.6
6～11	<AI	31.0	21.5	46.8
	≥AI	69.1	78.5	53.2
12～23	<EAR	42.6	29.6	56.3
	EAR～<RNI	10.8	10.7	10.8
	≥RNI	46.6	59.7	32.9

2～5 岁儿童每日维生素 B_2 摄入量的中位数为 0.4mg；城市为 0.5mg，农村为 0.4mg。2 岁、3 岁、4 岁、5 岁儿童的每日维生素 B_2 摄入量分别为 0.4mg、0.4mg、0.4mg 和 0.5mg。2～5 岁儿童膳食维生素 B_2 存在摄入不足的风险较高，68.6% 的儿童摄入量低于平均需要量（EAR）。特别是在农村儿童中，这一比例高达 79.7%。在每个年龄组中，4 岁组和 5 岁组儿童维生素 B_2 摄入不足的风险相对较高，分别为 74.7% 和 74.5%，见表 5-52、表 5-53 和表 5-54。

表 5-52 不同地区 2～5 岁儿童维生素 B_2 每日摄入量 (P_{50}) /mg·d⁻¹

年龄 / 岁	性别	合计	城市小计	农村小计	大城市	中小城市	普通农村	贫困农村
合计	合计	0.4	0.5	0.4	0.6	0.5	0.4	0.3
	男	0.4	0.5	0.4	0.6	0.5	0.4	0.3
	女	0.4	0.5	0.4	0.6	0.5	0.4	0.3
2～	小计	0.4	0.5	0.3	0.6	0.5	0.4	0.3
	男	0.4	0.5	0.4	0.6	0.5	0.4	0.3
	女	0.4	0.6	0.3	0.6	0.5	0.4	0.3
3～	小计	0.4	0.5	0.3	0.6	0.5	0.4	0.3
	男	0.4	0.5	0.4	0.6	0.5	0.4	0.3
	女	0.4	0.5	0.3	0.6	0.5	0.4	0.3
4～	小计	0.4	0.5	0.4	0.6	0.5	0.4	0.4
	男	0.4	0.5	0.4	0.6	0.5	0.4	0.4
	女	0.4	0.5	0.4	0.6	0.5	0.4	0.3
5～<6	小计	0.5	0.6	0.4	0.6	0.5	0.4	0.4
	男	0.5	0.6	0.4	0.6	0.6	0.4	0.4
	女	0.4	0.5	0.4	0.6	0.5	0.4	0.3

表 5-53　四类地区 2～5 岁儿童维生素 B₂ 每日摄入量百分位数分布 /mg·d⁻¹

地区	年龄/岁	P_5	P_{10}	P_{25}	P_{50}	P_{75}	P_{90}	P_{95}
大城市	2～	0.2	0.3	0.4	0.6	0.9	1.2	1.8
	3～	0.2	0.3	0.4	0.6	0.8	1.0	1.1
	4～	0.3	0.3	0.5	0.6	0.8	1.0	1.1
	5～<6	0.2	0.3	0.5	0.6	0.8	1.1	1.2
中小城市	2～	0.2	0.2	0.4	0.5	0.7	1.0	1.2
	3～	0.2	0.3	0.3	0.5	0.7	1.0	1.2
	4～	0.2	0.2	0.3	0.5	0.6	0.8	1.0
	5～<6	0.2	0.2	0.3	0.5	0.7	0.9	1.0
普通农村	2～	0.2	0.2	0.3	0.4	0.5	0.7	0.8
	3～	0.2	0.2	0.3	0.4	0.5	0.7	0.8
	4～	0.2	0.2	0.3	0.4	0.5	0.7	0.9
	5～<6	0.2	0.2	0.3	0.4	0.5	0.7	0.8
贫困农村	2～	0.1	0.2	0.2	0.3	0.4	0.6	0.9
	3～	0.2	0.2	0.2	0.3	0.5	0.6	0.7
	4～	0.2	0.2	0.3	0.4	0.5	0.6	0.7
	5～<6	0.2	0.2	0.3	0.4	0.5	0.6	0.7

表 5-54　不同地区 2～5 岁儿童膳食维生素 B₂ 摄入量与 DRIs 比较 /%

年龄/岁		合计	城市小计	农村小计	大城市	中小城市	普通农村	贫困农村
合计	<EAR	68.6	52.4	79.7	41.7	60.2	76.8	85.1
	EAR～<RNI	10.4	12.6	8.9	11.6	13.3	10.2	6.3
	≥RNI	21.0	35.0	11.5	46.7	26.6	13.0	8.6
2～	<EAR	64.0	46.1	75.2	37.5	52.9	71.2	82.1
	EAR～<RNI	11.2	11.3	11.1	9.6	12.6	14.2	5.6
	≥RNI	24.8	42.6	13.7	52.9	34.5	14.6	12.3
3～	<EAR	62.7	47.0	74.4	37.9	53.4	71.5	80.2
	EAR～<RNI	11.2	14.0	9.1	12.1	15.4	10.0	7.5
	≥RNI	26.1	39.0	16.5	50.0	31.2	18.6	12.3
4～	<EAR	74.7	60.4	84.0	45.7	70.1	82.0	87.5
	EAR～<RNI	10.1	12.3	8.6	14.0	11.2	8.9	8.2
	≥RNI	15.3	27.3	7.4	40.3	18.8	9.2	4.4
5～<6	<EAR	74.5	57.4	86.2	46.7	65.6	83.4	91.9
	EAR～<RNI	8.9	12.3	6.5	11.0	13.3	8.0	3.4
	≥RNI	16.7	30.3	7.4	42.3	21.1	8.6	4.7

注: 维生素 B₂ 的 EAR、RNI 均来源于《中国居民膳食营养素参考摄入量(2013 版)》。

8. 维生素 C 摄入状况　0～5 月龄、6～11 月龄和 12～23 月龄母乳喂养婴幼儿除母乳以外其他食物每日维生素 C 摄入量中位数分别为 11.4mg、5.8mg 和 5.9mg，人工喂养婴幼儿每日膳食维生素 C 摄入量中位数分别为 53.1mg、35.8mg 和 29.7mg。0～5 月龄和 6～11 月人工喂养婴幼儿每日膳食维生素 C 摄入量达到适宜摄入量的比例分别为 65.7% 和 46.8%，12～23 月龄人工喂养组婴幼儿每日膳食维生素 C 摄入量达到平均需要量的比例为 44.6%，见表 5-55、表 5-56 和表 5-57。

表 5-55　城乡 0～23 月龄婴幼儿膳食维生素 C 每日摄入量（P_{50}）/mg·d^{-1}

月龄/月	母乳喂养			人工喂养		
	合计	城市	农村	合计	城市	农村
0～5	11.4	12.1	10.2	53.1	56.6	36.3
6～11	5.8	10.2	1.6	35.8	48.7	23.4
12～23	5.9	19.2	5.0	29.7	42.5	19.1

表 5-56　城乡 0～23 月龄人工喂养婴幼儿膳食维生素 C 每日摄入量百分位数分布 /mg·d^{-1}

地区	月龄/月	P_5	P_{10}	P_{25}	P_{50}	P_{75}	P_{90}	P_{95}
城市	0～5	25.4	34.2	48.8	56.6	69.8	75.6	77.0
	6～11	4.7	8.8	26.7	48.7	64.3	74.8	88.7
	12～23	4.6	8.2	23.4	42.5	65.8	91.8	103.9
农村	0～5	3.2	14.7	26.9	36.3	49.7	67.2	68.8
	6～11	0.0	6.0	14.1	23.4	43.9	57.9	64.9
	12～23	3.3	5.2	8.9	19.1	40.7	62.7	72.6

表 5-57　城乡 0～23 月龄人工喂养婴幼儿膳食维生素 C 每日摄入量与 DRIs 比较 /%

月龄/月		合计	城市	农村
0～5	<AI	34.3	19.1	57.1
	≥AI	65.7	81.0	42.9
6～11	<AI	53.2	41.8	72.3
	≥AI	46.8	58.2	27.7
12～23	<EAR	55.4	41.2	70.3
	EAR～<RNI	5.1	6.0	4.1
	≥RNI	39.6	52.8	25.7

2～5 岁儿童每日膳食维生素 C 摄入量的中位数为 27.3mg；城市为 33.3mg，农村为 24.1mg。2 岁、3 岁、4 岁、5 岁儿童的每日维生素 C 摄入量分别为 23.7mg、26.1mg、29.0mg 和 30.8mg。2～5 岁儿童膳食维生素 C 存在摄入不足的风险较高，66.5% 的儿童摄入量低于平均需要量（EAR）。其中，56.0% 的城市儿童摄入量低于平均需要量，而在农村儿童中，这一比例达到了 73.6%，见表 5-58、表 5-59 和表 5-60。

表 5-58　不同地区 2～5 岁儿童膳食维生素 C 每日摄入量（P_{50}）/mg·d^{-1}

年龄/岁	性别	合计	城市小计	农村小计	大城市	中小城市	普通农村	贫困农村
合计	合计	27.3	33.3	24.1	37.5	30.5	23.4	25.1
	男	27.8	33.5	24.3	38.2	30.9	23.6	25.3
	女	27.0	32.6	23.7	36.5	30.1	23.4	24.8
2～	小计	23.7	28.5	21.1	31.3	26.5	21.4	20.1
	男	24.3	29.5	21.6	33.1	24.5	22.9	19.9
	女	23.4	28.0	20.5	28.6	28.0	20.4	20.5
3～	小计	26.1	33.3	21.8	40.4	29.7	21.3	22.6
	男	25.7	34.1	21.3	40.5	31.9	20.0	23.9
	女	26.3	33.1	22.2	40.4	28.4	22.7	21.4
4～	小计	29.0	34.9	25.9	37.2	32.6	23.9	28.2
	男	30.3	34.3	27.4	37.2	32.3	26.9	28.5
	女	27.8	36.3	24.5	37.7	33.5	22.9	28.1
5～<6	小计	30.8	35.5	27.2	39.5	34.0	25.9	30.1
	男	31.9	35.5	28.1	42.1	33.4	26.3	31.8
	女	30.2	35.7	26.5	36.0	34.8	25.6	29.5

表 5-59　四类地区 2～5 岁儿童维生素 C 每日摄入量百分位数分布 /mg·d^{-1}

地区	年龄/岁	P_5	P_{10}	P_{25}	P_{50}	P_{75}	P_{90}	P_{95}
大城市	2～	6.9	11.6	20.4	31.3	56.3	75.2	101.5
	3～	8.8	13.9	22.9	40.4	58.0	75.4	100.0
	4～	5.9	9.9	22.9	37.2	55.9	72.7	91.8
	5～<6	8.3	14.4	24.4	39.5	63.0	90.6	119.0
中小城市	2～	6.9	9.3	15.1	26.5	44.5	72.5	88.4
	3～	8.0	12.3	19.1	29.7	50.5	68.4	87.7
	4～	7.8	12.0	21.1	32.6	56.1	78.1	92.7
	5～<6	8.4	12.5	20.9	34.0	55.9	78.8	91.9
普通农村	2～	4.5	6.9	12.2	21.4	34.5	50.9	64.8
	3～	4.0	7.3	13.5	21.3	33.4	54.3	75.2
	4～	5.2	8.7	14.3	23.9	42.7	60.2	79.7
	5～<6	5.9	8.8	17.4	25.9	43.7	65.2	81.8
贫困农村	2～	2.3	4.7	10.6	20.1	34.4	51.9	64.8
	3～	3.5	4.8	10.4	22.6	38.3	59.4	74.6
	4～	4.2	7.3	14.9	28.2	41.2	62.6	86.8
	5～<6	7.4	10.6	17.9	30.1	46.8	70.8	97.9

表5-60 不同地区2~5岁儿童膳食维生素C摄入量与DRIs比较/%

年龄/岁		合计	城市小计	农村小计	大城市	中小城市	普通农村	贫困农村
合计	<EAR	66.5	56.0	73.6	49.3	60.8	74.4	72.2
	EAR~<RNI	7.8	8.4	7.3	9.6	7.6	7.1	7.9
	RNI~UL	25.7	35.5	19.1	41.0	31.6	18.6	19.9
	>UL	0.0	0.1	0.0	0.2	0.0	0.0	0.0
2~	<EAR	69.2	58.7	75.8	55.2	61.5	75.6	76.0
	EAR~<RNI	5.7	6.1	5.5	5.9	6.3	5.7	5.0
	RNI~UL	25.1	35.2	18.8	39.0	32.2	18.7	19.0
3~	<EAR	65.0	52.3	74.6	40.8	60.3	76.6	70.6
	EAR~<RNI	6.1	7.6	5.0	8.6	6.9	3.8	7.5
	RNI~UL	28.8	39.9	20.4	50.0	32.8	19.6	21.9
	>UL	0.1	0.2	0.0	0.6	0.0	0.0	0.0
4~	<EAR	66.5	56.4	73.0	52.7	58.9	73.1	72.8
	EAR~<RNI	10.5	11.4	10.0	13.2	10.2	10.4	9.2
	RNI~UL	23.0	32.2	17.0	34.1	31.0	16.5	17.9
5~<6	<EAR	65.5	57.7	70.8	51.1	62.8	71.7	68.9
	EAR~<RNI	9.1	8.8	9.3	11.0	7.2	8.9	10.1
	RNI~UL	25.4	33.4	19.9	38.0	30.0	19.4	21.0

注:维生素C的EAR、RNI和UL均来源于《中国居民膳食营养素参考摄入量(2013版)》

9. 钾摄入状况 0~5月龄、6~11月龄和12~23月龄母乳喂养婴幼儿除母乳以外其他食物每日钾摄入量中位数分别为153.0mg、207.6mg和299.6mg,人工喂养婴幼儿每日膳食钾摄入量中位数分别为456.0mg、621.7mg和713.7mg。0~5月龄、6~11月龄和12~23月龄人工喂养婴幼儿每日膳食钾摄入量达到适宜摄入量的比例分别为71.4%、59.5%和35.0%,见表5-61、表5-62和表5-63。

表5-61 城乡0~23月龄婴幼儿膳食钾每日摄入量(P_{50})/mg·d^{-1}

月龄/月	母乳喂养			人工喂养		
	合计	城市	农村	合计	城市	农村
0~5	153.0	161.0	151.1	456.0	550.8	370.3
6~11	207.6	256.1	157.0	621.7	709.4	491.0
12~23	299.6	404.0	256.6	713.7	892.5	543.1

表5-62 城乡0~23月龄人工喂养婴幼儿膳食钾每日摄入量百分位数分布/mg·d^{-1}

地区	月龄/月	P_5	P_{10}	P_{25}	P_{50}	P_{75}	P_{90}	P_{95}
城市	0~5	272.9	304.5	427.8	550.8	683.1	816.0	900.2
	6~11	245.9	307.5	457.5	709.4	917.9	1 122.6	1 284.8
	12~23	284.1	362.5	547.7	892.5	1 175.7	1 386.7	1 580.9
农村	0~5	168.4	182.4	250.0	370.3	456.0	522.0	816.0
	6~11	202.0	255.0	289.8	491.0	711.4	860.3	1 012.3
	12~23	183.3	246.7	397.3	543.1	841.3	1 157.0	1 378.0

表 5-63　城乡 0～23 月龄人工喂养婴幼儿膳食钾每日摄入量与 DRIs 比较 /%

月龄 / 月		合计	城市	农村
0～5	<AI	28.6	19.1	42.9
	≥AI	71.4	81.0	57.1
6～11	<AI	40.5	30.4	57.5
	≥AI	59.5	69.6	42.6
12～23	<AI	65.1	51.1	79.7
	≥AI	35.0	48.9	20.3

　　2～5 岁儿童每日膳食钾摄入量的中位数为 788.3mg；城市为 926.4mg，农村为 724.8mg。2 岁、3 岁、4 岁、5 岁儿童的每日膳食钾的摄入量分别为 700.0mg、770.1mg、808.4mg 和 854.5mg，见表 5-64、表 5-65。

表 5-64　不同地区 2～5 岁儿童每日膳食钾摄入量（P_{50}）/mg·d^{-1}

年龄 / 岁	性别	合计	城市小计	农村小计	大城市	中小城市	普通农村	贫困农村
合计	合计	788.3	926.4	724.8	1 029.6	845.1	737.7	690.2
	男	799.0	937.7	730.1	1 042.3	858.0	745.3	696.5
	女	774.3	899.5	718.0	1 018.3	823.5	733.2	679.8
2～	小计	700.0	894.3	636.2	988.7	818.3	668.3	586.2
	男	700.1	921.0	636.0	990.3	794.5	671.2	585.3
	女	697.9	859.5	638.4	987.2	823.5	659.5	600.7
3～	小计	770.1	882.3	713.2	1 000.0	833.5	723.1	695.8
	男	783.1	901.9	725.9	1 008.9	861.7	728.0	713.4
	女	756.3	844.9	709.0	940.7	777.9	720.6	635.4
4～	小计	808.4	963.7	750.1	1 079.5	856.2	754.1	741.6
	男	831.2	972.4	762.7	1 120.2	852.6	789.9	742.7
	女	781.8	950.3	725.4	1 051.1	921.8	725.6	719.9
5～<6	小计	854.5	1 001.9	798.9	1 106.5	865.4	814.1	754.3
	男	871.7	1 019.0	797.9	1 081.1	931.6	795.6	801.6
	女	837.8	997.4	800.1	1 136.4	834.8	828.1	725.6

表 5-65　四类地区 2～5 岁儿童膳食钾每日摄入量百分位数分布 /mg·d^{-1}

地区	年龄 / 岁	P_5	P_{10}	P_{25}	P_{50}	P_{75}	P_{90}	P_{95}
大城市	2～	403.4	475.4	674.7	988.7	1 339.1	1 918.9	2 279.2
	3～	400.5	581.4	733.8	1 000.0	1 275.0	1 628.8	1 973.6
	4～	421.9	602.5	784.2	1 079.5	1 378.0	1 706.9	1 806.1
	5～<6	377.0	552.4	874.1	1 106.5	1 514.4	1 888.9	2 104.7
中小城市	2～	319.4	394.7	575.1	818.3	1 078.8	1 479.7	1 749.8
	3～	384.2	443.9	621.9	833.5	1 113.6	1 533.3	1 702.0
	4～	366.8	468.4	625.0	856.2	1 158.9	1 452.4	1 845.8
	5～<6	361.3	482.7	656.6	865.4	1 267.2	1 575.7	1 836.0

续表

地区	年龄/岁	P_5	P_{10}	P_{25}	P_{50}	P_{75}	P_{90}	P_{95}
普通农村	2~	282.1	365.0	485.9	668.3	918.1	1 197.6	1 414.6
	3~	341.9	412.5	523.4	723.1	930.5	1 214.8	1 420.3
	4~	343.8	431.8	575.6	754.1	989.5	1 275.7	1 517.4
	5~<6	420.9	503.4	640.0	814.1	1 019.2	1 307.7	1 530.2
贫困农村	2~	238.8	304.9	425.1	586.2	805.2	997.2	1 177.6
	3~	310.2	366.3	513.7	695.8	877.6	1 112.2	1 285.9
	4~	328.6	412.6	543.5	741.6	979.7	1 193.4	1 294.4
	5~<6	326.9	401.8	553.9	754.3	971.6	1 145.8	1 288.5

10. 钠摄入状况 0~5月龄、6~11月龄和12~23月龄母乳喂养婴幼儿除母乳以外其他食物每日钠摄入量中位数分别为41.0mg、62.7mg和123.4mg,人工喂养婴幼儿每日膳食钠摄入量中位数分别为124.0mg、179.4mg和280.9mg。0~23月龄婴幼儿钠摄入数据中未包含食盐及调味品钠摄入量,因此可能导致膳食钠摄入量的低估,见表5-66、表5-67。

表5-66 城乡0~23月龄婴幼儿膳食钠每日摄入量(P_{50})/mg·d^{-1}

月龄/月	母乳喂养			人工喂养		
	合计	城市	农村	合计	城市	农村
0~5	41.0	40.7	41.3	124.0	133.0	113.1
6~11	62.7	70.8	52.1	179.4	182.3	157.8
12~23	123.4	157.7	108.8	280.9	326.6	227.5

表5-67 城乡0~23月龄人工喂养婴幼儿膳食钠每日摄入量百分位数分布 /mg·d^{-1}

地区	月龄/月	P_5	P_{10}	P_{25}	P_{50}	P_{75}	P_{90}	P_{95}
城市	0~5	56.0	97.9	113.5	133.0	182.9	200.9	264.0
	6~11	30.8	58.4	111.6	182.3	274.1	350.6	381.2
	12~23	72.9	124.7	223.0	326.6	444.6	597.6	714.5
农村	0~5	49.8	57.6	68.0	113.1	144.0	156.0	264.0
	6~11	28.3	46.8	96.1	157.8	262.3	450.6	574.8
	12~23	46.5	67.1	136.8	227.5	356.8	527.5	657.0

2~5岁儿童每日膳食钠摄入量的中位数为2 406.8mg;城市为2 553.3mg,农村为2 282.8mg。2岁、3岁、4岁、5岁儿童的每日膳食钠的摄入量分别为2 154.3mg、2 263.6mg、2 467.9mg和2 764.9mg。2~5岁儿童膳食钠摄入存在过量的风险比例较高,94.4%的儿童摄入量达到或超过了适宜摄入量(AI),其中,50.9%的儿童膳食钠摄入达到或超过了3倍的适宜摄入量(AI),见表5-68、表5-69和表5-70。

表5-68　不同地区2~5岁儿童膳食钠每日摄入量（P_{50}）/mg·d^{-1}

年龄/岁	性别	合计	城市小计	农村小计	大城市	中小城市	普通农村	贫困农村
合计	合计	2 406.8	2 553.3	2 282.8	2 494.6	2 613.0	2 334.0	2 168.9
	男	2 407.1	2 572.3	2 295.3	2 456.4	2 657.2	2 346.2	2 183.5
	女	2 401.3	2 548.2	2 268.9	2 545.8	2 550.1	2 325.0	2 136.4
2~	小计	2 154.3	2 308.3	2 041.7	2 231.0	2 431.9	2 056.2	1 989.5
	男	2 136.1	2 285.5	2 030.1	2 249.9	2 392.8	2 093.6	1 915.9
	女	2 176.7	2 311.7	2 047.6	2 149.7	2 463.8	2 028.3	2 062.1
3~	小计	2 263.6	2 434.2	2 165.7	2 392.9	2 447.2	2 221.6	2 005.8
	男	2 276.8	2 523.6	2 143.7	2 523.6	2 536.2	2 153.0	2 126.6
	女	2 254.8	2 353.9	2 214.0	2 271.5	2 383.8	2 269.6	1 914.1
4~	小计	2 467.9	2 719.5	2 346.1	2 720.1	2 719.0	2 376.9	2 286.8
	男	2 450.6	2 678.8	2 349.6	2 739.5	2 675.3	2 356.6	2 309.1
	女	2 544.2	2 745.0	2 339.1	2 661.3	2 763.5	2 407.1	2 239.6
5~<6	小计	2 764.9	2 821.0	2 718.6	2 854.5	2 794.6	2 752.2	2 621.3
	男	2 779.4	2 764.8	2 790.4	2 604.9	2 785.1	3 000.2	2 523.8
	女	2 735.5	2 864.5	2 666.8	3 038.5	2 804.2	2 621.9	2 756.7

表5-69　四类地区2~5岁儿童膳食钠每日摄入量百分位数分布/mg·d^{-1}

地区	年龄/岁	P_5	P_{10}	P_{25}	P_{50}	P_{75}	P_{90}	P_{95}
大城市	2~	619.1	966.2	1 560.7	2 231.0	3 223.8	4 607.1	5 413.2
	3~	441.7	839.5	1 422.8	2 392.9	3 157.9	4 232.7	5 484.3
	4~	668.2	920.6	1 671.5	2 720.1	3 658.8	5 480.0	6 815.5
	5~<6	724.5	1 055.1	1 868.5	2 854.5	3 980.7	5 698.1	6 911.5
中小城市	2~	861.9	1 151.2	1 673.3	2 431.9	3 450.2	4 658.0	6 333.7
	3~	714.8	1 089.6	1 555.7	2 447.2	3 644.2	5 214.3	5 896.7
	4~	996.7	1 313.0	1 920.2	2 719.0	4 266.1	6 011.7	7 614.8
	5~<6	787.9	1 324.1	1 862.9	2 794.6	4 093.7	5 560.8	6 798.7
普通农村	2~	645.3	947.4	1 355.6	2 056.2	3 233.0	4 717.0	6 477.9
	3~	858.7	1 022.8	1 551.9	2 221.6	3 365.7	4 914.8	5 851.7
	4~	782.9	1 103.2	1 647.3	2 376.9	3 397.9	4 848.5	5 863.8
	5~<6	891.2	1 282.0	1 832.0	2 752.2	3 650.4	5 191.2	6 921.4
贫困农村	2~	367.4	624.4	1 307.5	1 989.5	3 039.5	4 074.7	5 388.9
	3~	771.6	991.5	1 372.8	2 005.8	3 098.3	4 599.0	5 498.7
	4~	773.3	968.0	1 463.9	2 286.8	3 439.8	5 309.1	6 508.7
	5~<6	921.9	1 281.0	1 751.0	2 621.3	4 064.0	6 361.0	7 477.8

表 5-70　不同地区 2～5 岁儿童膳食钠摄入量与 DRIs 比较 /%

年龄 / 岁		合计	城市小计	农村小计	大城市	中小城市	普通农村	贫困农村
合计	<100% AI	5.6	5.8	5.5	7.1	4.9	4.8	6.9
	100% AI～<200% AI	18.7	16.7	20.0	17.2	16.4	19.0	21.8
	200% AI～<300% AI	24.8	22.0	26.6	21.2	22.6	26.3	27.2
	≥300% AI	50.9	55.5	47.9	54.5	56.1	49.9	44.1
2～	<100% AI	6.5	4.5	7.7	5.9	3.5	5.7	11.2
	100% AI～<200% AI	16.9	13.9	18.8	14.0	13.8	20.3	16.2
	200% AI～<300% AI	24.8	22.9	26.1	24.3	21.8	25.3	27.4
	≥300% AI	51.8	58.7	47.5	55.9	60.9	48.7	45.3
3～	<100% AI	4.1	6.2	2.5	8.1	4.9	2.4	2.7
	100% AI～<200% AI	17.4	16.2	18.3	16.7	15.8	15.9	23.0
	200% AI～<300% AI	23.3	19.2	26.3	17.8	20.2	26.6	25.7
	≥300% AI	55.3	58.4	53.0	57.5	59.1	55.1	48.7
4～	<100% AI	6.4	5.5	7.0	8.5	3.6	6.0	8.7
	100% AI～<200% AI	22.2	20.3	23.4	20.2	20.3	22.5	25.0
	200% AI～<300% AI	27.4	23.6	29.8	20.9	25.4	29.1	31.0
	≥300% AI	44.1	50.6	39.8	50.4	50.8	42.4	35.3
5～<6	<100% AI	5.9	6.9	5.2	5.8	7.8	5.4	4.7
	100% AI～<200% AI	18.5	16.7	19.7	18.3	15.6	18.2	23.0
	200% AI～<300% AI	23.8	23.0	24.2	22.6	23.3	24.2	24.3
	≥300% AI	51.9	53.3	50.9	53.3	53.3	52.2	48.0

注：钠的 AI 来源于《中国居民膳食营养素参考摄入量（2013 版）》。

11. 钙摄入状况　0～5 月龄、6～11 月龄和 12～23 月龄母乳喂养婴幼儿除母乳以外其他食物每日钙摄入量中位数分别为 89.2mg、70.7mg 和 77.1mg，人工喂养婴幼儿每日膳食钙摄入量中位数分别为 308.0mg、419.1mg 和 299.6mg。0～5 月龄和 6～11 月龄人工喂养婴幼儿每日膳食钙摄入量达到适宜摄入量的比例分别为 82.9% 和 73.0%，12～23 月龄人工喂养组婴幼儿每日膳食钙摄入量达到平均需要量的比例为 27.9%，见表 5-71、表 5-72 和表 5-73。

表 5-71　城乡 0～23 月龄婴幼儿膳食钙每日摄入量（P_{50}）/mg·d^{-1}

月龄 / 月	母乳喂养			人工喂养		
	合计	城市	农村	合计	城市	农村
0～5	89.2	99.2	69.9	308.0	396.0	280.0
6～11	70.7	130.0	41.4	419.1	463.8	325.0
12～23	77.1	202.0	61.7	299.6	394.4	237.3

表 5-72　城乡 0～23 月龄人工喂养婴幼儿膳食钙每日摄入量百分位数分布 /mg·d⁻¹

地区	月龄 / 月	P_5	P_{10}	P_{25}	P_{50}	P_{75}	P_{90}	P_{95}
城市	0～5	241.7	247.8	289.6	396.0	427.9	504.0	505.3
	6～11	104.1	160.4	329.1	463.8	672.4	801.6	844.2
	12～23	68.0	135.3	222.2	394.4	590.6	778.7	878.6
农村	0～5	93.2	150.0	173.8	280.0	329.3	462.0	504.0
	6～11	36.2	62.7	146.6	325.0	442.3	602.7	842.2
	12～23	41.8	53.3	93.9	237.3	421.2	621.5	768.5

表 5-73　城乡 0～23 月龄人工喂养婴幼儿膳食钙每日摄入量与 DRIs 比较 /%

月龄 / 月		合计	城市	农村
0～5	<AI	17.1	4.8	35.7
	≥AI	82.9	95.2	64.3
6～11	<AI	27.0	15.2	46.8
	≥AI	73.0	84.8	53.2
12～23	<EAR	72.1	64.4	80.2
	EAR～<RNI	9.9	12.0	7.7
	≥RNI	18.0	23.6	12.2

　　2～5 岁儿童每日膳食钙摄入量的中位数为 189.8mg；城市为 253.6mg，农村为 159.0mg。2 岁、3 岁、4 岁、5 岁儿童的每日膳食钙的摄入量分别为 189.3mg、184.0mg、189.3mg 和 193.4mg。2～5 岁儿童膳食钙存在摄入不足的风险较高，94.8% 的儿童摄入量低于平均需要量（EAR），其中，90.5% 的城市儿童摄入量低于平均需要量，而在农村儿童中，这一比例达到了 97.8%，见表 5-74、表 5-75 和表 5-76。

表 5-74　不同地区 2～5 岁儿童膳食钙每日摄入量（P_{50}）/mg·d⁻¹

年龄 / 岁	性别	合计	城市小计	农村小计	大城市	中小城市	普通农村	贫困农村
合计	合计	189.8	253.6	159.0	295.0	223.4	165.8	140.9
	男	191.6	256.9	159.7	294.9	226.3	163.5	142.0
	女	188.5	250.6	158.1	295.7	219.4	168.1	140.0
2～	小计	189.3	271.3	153.9	356.1	235.0	161.8	129.9
	男	192.9	263.4	155.6	332.5	232.3	167.1	137.6
	女	187.7	280.7	149.3	370.5	238.5	158.7	118.2
3～	小计	184.0	239.7	151.4	283.1	213.3	159.8	140.3
	男	190.1	251.3	151.9	279.0	226.0	159.7	139.6
	女	181.6	234.6	151.2	283.9	208.8	160.2	140.3
4～	小计	189.3	250.9	159.6	302.5	217.9	167.7	143.5
	男	191.4	250.2	161.6	302.5	209.7	166.1	149.5
	女	187.4	252.0	157.4	298.8	233.2	173.8	134.7
5～<6	小计	193.4	257.7	171.9	287.6	221.4	184.8	157.4
	男	192.9	264.1	165.7	288.7	232.0	174.8	163.0
	女	196.6	253.4	178.8	287.6	215.1	190.6	153.9

表 5-75　四类地区 2～5 岁儿童膳食钙每日摄入量百分位数分布 /mg·d^{-1}

地区	年龄 / 岁	P_5	P_{10}	P_{25}	P_{50}	P_{75}	P_{90}	P_{95}
大城市	2～	70.2	103.4	189.0	356.1	487.9	676.0	900.6
	3～	79.5	125.8	181.6	283.1	414.2	556.2	683.2
	4～	110.5	133.5	225.4	302.5	409.1	507.7	629.9
	5～<6	99.4	122.0	198.4	287.6	433.1	581.6	627.9
中小城市	2～	59.6	88.9	144.9	235.0	360.7	565.9	678.5
	3～	73.6	98.8	150.8	213.3	339.0	494.5	635.2
	4～	70.4	91.0	147.0	217.9	318.7	435.1	536.4
	5～<6	73.3	93.2	140.3	221.4	328.4	432.8	525.4
普通农村	2～	57.8	72.0	102.4	161.8	268.1	357.1	482.7
	3～	66.5	75.1	103.6	159.8	246.6	371.9	481.3
	4～	72.0	87.1	117.1	167.7	253.9	353.9	427.5
	5～<6	85.3	92.2	121.7	184.8	251.6	343.6	423.3
贫困农村	2～	49.4	56.9	78.0	129.9	215.1	348.9	589.3
	3～	51.7	65.4	89.2	140.3	209.8	348.6	382.9
	4～	62.7	75.1	100.4	143.5	206.2	316.9	367.3
	5～<6	60.1	73.5	104.4	157.4	222.7	267.6	308.4

表 5-76　不同地区 2～5 岁儿童膳食钙摄入量与 DRIs 比较 /%

年龄 / 岁		合计	城市小计	农村小计	大城市	中小城市	普通农村	贫困农村
合计	<EAR	94.8	90.5	97.8	88.4	92.1	97.6	98.1
	EAR～<RNI	2.5	4.6	1.0	5.4	4.0	1.2	0.6
	RNI～UL	2.6	4.6	1.2	6.1	3.5	1.2	1.3
	>UL	0.1	0.3	0.0	0.2	0.4	0.0	0.0
2～	<EAR	89.8	80.7	95.6	76.5	83.9	95.9	95.0
	EAR～<RNI	4.7	9.4	1.8	9.6	9.2	2.2	1.1
	RNI～UL	5.2	9.4	2.6	14.0	5.8	1.9	3.9
	>UL	0.3	0.7	0.0	0.0	1.2	0.0	0.0
3～	<EAR	93.4	88.8	96.8	86.8	90.3	95.7	98.9
	EAR～<RNI	2.7	4.5	1.3	5.2	4.1	1.6	0.5
	RNI～UL	3.8	6.2	2.0	7.5	5.3	2.7	0.5
	>UL	0.2	0.5	0.0	0.6	0.4	0.0	0.0
4～	<EAR	98.3	96.3	99.6	95.4	97.0	99.7	99.5
	EAR～<RNI	1.1	2.5	0.2	3.9	1.5	0.3	0.5
	RNI～UL	0.6	1.2	0.2	0.8	1.5	0.0	0.0
	>UL	0.0	0.0	0.0	0.0	0.0	0.0	0.0
5～<6	<EAR	98.2	96.5	99.4	95.6	97.2	99.4	99.3
	EAR～<RNI	1.3	2.2	0.7	2.9	1.7	0.6	0.7
	RNI～UL	0.5	1.3	0.0	1.5	1.1	0.0	0.0
	>UL	0.0	0.0	0.0	0.0	0.0	0.0	0.0

注：钙的 EAR、RNI 和 UL 均来源于《中国居民膳食营养素参考摄入量（2013 版）》。

12. 镁摄入状况　0~5月龄、6~11月龄和12~23月龄母乳喂养婴幼儿除母乳以外其他食物每日镁摄入量中位数分别为15.3mg、26.1mg和49.2mg，人工喂养婴幼儿每日膳食镁摄入量中位数分别为36.0mg、62.2mg和90.3mg。0~5月龄和6~11月龄人工喂养婴幼儿每日膳食镁摄入量达到适宜摄入量的比例分别为82.9%和45.2%，12~23月龄人工喂养组婴幼儿每日膳食镁摄入量达到平均需要量的比例为31.9%，见表5-77、表5-78和表5-79。

表5-77　城乡0~23月龄婴幼儿膳食镁每日摄入量（P_{50}）/mg·d^{-1}

月龄/月	母乳喂养			人工喂养		
	合计	城市	农村	合计	城市	农村
0~5	15.3	15.3	15.6	36.0	44.4	28.6
6~11	26.1	28.4	24.2	62.2	64.0	55.4
12~23	49.2	55.2	48.6	90.3	102.0	76.3

表5-78　城乡0~23月龄人工喂养婴幼儿膳食镁每日摄入量百分位数分布/mg·d^{-1}

地区	月龄/月	P_5	P_{10}	P_{25}	P_{50}	P_{75}	P_{90}	P_{95}
城市	0~5	19.3	23.4	31.6	44.4	51.0	60.0	69.2
	6~11	21.2	32.5	41.6	64.0	86.0	94.6	108.1
	12~23	33.6	43.4	69.7	102.0	132.5	161.0	187.3
农村	0~5	13.3	14.4	16.5	28.6	36.0	38.4	60.0
	6~11	28.2	28.8	38.1	55.4	80.6	109.5	113.6
	12~23	31.8	41.8	56.0	76.3	104.5	138.5	157.4

表5-79　城乡0~23月龄人工喂养婴幼儿膳食镁摄入量与DRIs比较/%

月龄/月		合计	城市	农村
0~5	<AI	17.1	9.5	28.6
	≥AI	82.9	90.5	71.4
6~11	<AI	54.8	50.6	61.7
	≥AI	45.2	49.4	38.3
12~23	<EAR	68.1	59.2	77.5
	EAR~<RNI	16.5	18.9	14.0
	≥RNI	15.4	21.9	8.6

2~5岁儿童每日膳食镁摄入量的中位数为127.8mg；城市为135.8mg，农村为123.0mg。2岁、3岁、4岁、5岁儿童的每日膳食镁的摄入量分别为113.2mg、124.4mg、134.3mg和140.8mg，见表5-80、表5-81。

表5-80 不同地区2~5岁儿童膳食镁每日摄入量（P_{50}）/mg·d^{-1}

年龄/岁	性别	合计	城市小计	农村小计	大城市	中小城市	普通农村	贫困农村
合计	合计	127.8	135.8	123.0	146.5	129.9	122.6	124.5
	男	129.2	140.1	123.6	148.8	131.5	122.9	126.1
	女	126.6	134.0	121.9	144.0	129.5	121.9	122.7
2~	小计	113.2	122.0	108.3	130.4	119.7	107.1	109.2
	男	111.7	121.2	107.3	131.6	118.2	106.4	109.2
	女	115.0	122.6	109.2	127.1	121.0	109.7	108.9
3~	小计	124.4	133.3	119.6	142.8	127.5	119.3	120.8
	男	126.0	135.1	121.5	141.8	129.4	121.3	121.9
	女	123.1	129.4	118.4	143.1	125.4	118.3	120.5
4~	小计	134.3	142.2	130.5	154.7	133.4	127.1	139.0
	男	139.4	144.0	138.2	171.2	130.4	134.4	140.2
	女	131.1	141.2	123.1	143.4	138.0	119.2	133.8
5~<6	小计	140.8	148.2	139.0	158.2	139.8	139.1	138.7
	男	144.0	151.6	139.1	153.7	147.3	135.8	146.7
	女	138.5	139.0	138.4	158.9	132.0	140.6	127.0

表5-81 四类地区2~5岁儿童膳食镁每日摄入量百分位数分布/mg·d^{-1}

地区	年龄/岁	P_5	P_{10}	P_{25}	P_{50}	P_{75}	P_{90}	P_{95}
大城市	2~	59.7	74.7	90.3	130.4	180.4	229.6	319.0
	3~	60.7	81.8	101.6	142.8	181.6	230.2	248.5
	4~	69.5	81.0	115.4	154.7	201.9	242.0	258.5
	5~<6	68.2	82.0	126.3	158.2	200.0	265.3	309.3
中小城市	2~	55.7	63.9	83.1	119.7	154.0	193.2	226.2
	3~	61.7	73.3	97.8	127.5	163.1	215.6	266.4
	4~	63.2	79.7	100.1	133.4	169.7	223.4	241.1
	5~<6	64.7	77.5	104.6	139.8	185.2	231.9	282.7
普通农村	2~	52.6	63.3	79.9	107.1	136.7	183.9	211.6
	3~	59.7	68.4	88.6	119.3	156.4	201.9	224.8
	4~	65.8	79.6	97.0	127.1	161.0	203.5	230.7
	5~<6	70.2	84.4	107.6	139.1	167.7	227.1	265.3
贫困农村	2~	48.0	60.5	78.8	109.2	143.5	184.5	198.6
	3~	62.8	70.7	92.4	120.8	151.8	180.3	196.9
	4~	66.3	78.8	99.8	139.0	172.4	215.7	237.7
	5~<6	65.1	75.9	101.4	138.7	183.5	213.6	226.8

13. 铁摄入状况　0~5月龄、6~11月龄和12~23月龄母乳喂养婴幼儿除母乳以外其他食物每日铁摄入量中位数分别为 1.9mg、2.8mg 和 4.2mg，人工喂养婴幼儿每日膳食铁摄入量中位数分别为 5.3mg、6.9mg 和 7.5mg。0~5月人工喂养婴幼儿每日膳食铁摄入量达到适宜摄入量的比例为 100.0%，6~11月龄和12~23月龄人工喂养组婴幼儿每日膳食铁摄入量达到平均需要量的比例分别为 46.8% 和 66.8%，见表 5-82、表 5-83 和 5-84。

表 5-82　城乡 0~23 月龄婴幼儿膳食铁每日摄入量（P_{50}）/mg·d^{-1}

月龄 / 月	母乳喂养			人工喂养		
	合计	城市	农村	合计	城市	农村
0~5	1.9	2.1	1.8	5.3	5.9	4.0
6~11	2.8	3.1	2.4	6.9	7.7	5.6
12~23	4.2	5.5	3.3	7.5	8.7	6.5

表 5-83　城乡 0~23 月龄人工喂养婴幼儿膳食铁每日摄入量百分位数分布 /mg·d^{-1}

地区	月龄 / 月	P_5	P_{10}	P_{25}	P_{50}	P_{75}	P_{90}	P_{95}
城市	0~5	3.4	3.8	4.8	5.9	8.7	10.2	10.7
	6~11	3.5	4.1	5.9	7.7	9.7	11.2	13.2
	12~23	3.3	3.9	6.3	8.7	11.2	13.6	16.0
农村	0~5	1.0	2.0	2.2	4.0	5.5	6.5	10.2
	6~11	2.7	2.9	3.5	5.6	7.7	9.6	11.2
	12~23	2.7	3.2	4.4	6.5	9.2	11.7	13.7

表 5-84　城乡 0~23 月龄人工喂养婴幼儿膳食铁摄入量与 DRIs 比较 /%

月龄 / 月		合计	城市	农村
0~5	<AI	0.0	0.0	0.0
	≥AI	100.0	100.0	100.0
6~11	<EAR	53.2	40.5	74.5
	EAR~<RNI	29.4	36.7	17.0
	≥RNI	17.5	22.8	8.5
12~23	<EAR	33.2	23.2	43.7
	EAR~<RNI	29.9	29.6	30.2
	≥RNI	36.9	47.2	26.1

2~5岁儿童每日膳食铁摄入量的中位数为 9.6mg；城市为 10.4mg，农村为 9.1mg。2岁、3岁、4岁、5岁儿童的每日膳食铁的摄入量分别为 8.5mg、9.4mg、10.0mg 和 10.7mg。2~5岁儿童存在膳食铁摄入不足风险的人数占 17.2%，见表 5-85、表 5-86 和表 5-87。

表5-85 不同地区2~5岁儿童膳食铁每日摄入量(P_{50})/mg·d⁻¹

年龄/岁	性别	合计	城市小计	农村小计	大城市	中小城市	普通农村	贫困农村
合计	合计	9.6	10.4	9.1	10.9	10.0	9.1	9.0
	男	9.6	10.5	9.0	11.0	10.0	9.1	8.9
	女	9.5	10.3	9.1	10.7	9.9	9.0	9.2
2~	小计	8.5	9.3	7.9	9.5	9.0	8.1	7.7
	男	8.5	9.2	7.9	9.9	9.0	7.9	7.8
	女	8.5	9.3	8.0	9.4	9.1	8.2	7.6
3~	小计	9.4	9.9	8.9	10.2	9.8	8.9	8.9
	男	9.3	9.9	8.7	10.1	9.9	8.7	8.6
	女	9.5	9.9	9.2	10.2	9.8	9.0	9.5
4~	小计	10.0	10.8	9.6	11.9	10.2	9.4	9.9
	男	10.3	11.0	10.0	12.7	10.0	10.0	10.0
	女	9.7	10.5	9.1	10.8	10.4	8.8	9.8
5~<6	小计	10.7	11.2	10.3	11.6	10.9	10.3	9.9
	男	10.9	11.4	10.3	11.2	11.4	10.2	10.3
	女	10.5	11.0	10.2	12.1	10.2	10.4	9.6

表5-86 四类地区2~5岁儿童膳食铁的每日摄入量百分位数分布/mg·d⁻¹

地区	年龄/岁	P_5	P_{10}	P_{25}	P_{50}	P_{75}	P_{90}	P_{95}
大城市	2~	4.5	5.3	7.3	9.5	13.2	18.7	21.2
	3~	4.9	5.8	8.0	10.2	13.4	18.2	20.2
	4~	5.6	6.5	9.0	11.9	14.7	18.4	20.0
	5~<6	5.1	6.6	8.8	11.6	16.0	19.9	23.2
中小城市	2~	4.4	5.4	6.8	9.0	12.7	19.1	22.8
	3~	4.6	5.9	7.6	9.8	13.1	17.3	19.7
	4~	5.0	6.2	7.9	10.2	14.1	18.3	20.5
	5~<6	5.2	6.6	8.1	10.9	14.4	18.4	21.9
普通农村	2~	3.8	4.8	6.2	8.1	10.8	13.6	16.9
	3~	4.4	5.4	6.9	8.9	11.7	14.6	18.1
	4~	4.9	5.5	7.2	9.4	12.4	15.4	18.4
	5~<6	5.7	6.4	8.1	10.3	13.1	16.5	19.2
贫困农村	2~	3.8	4.4	5.9	7.7	10.4	12.8	16.9
	3~	4.5	5.4	6.8	8.9	10.9	13.7	15.8
	4~	4.9	5.9	7.2	9.9	12.9	15.9	18.6
	5~<6	5.1	5.8	7.6	9.9	13.4	17.0	18.7

表5-87　不同地区2～5岁儿童膳食铁摄入量与DRIs比较/%

年龄/岁		合计	城市小计	农村小计	大城市	中小城市	普通农村	贫困农村
合计	<EAR	17.2	13.7	19.6	13.5	13.8	18.8	21.1
	EAR～<RNI	31.9	28.0	34.5	24.0	30.8	34.9	33.8
	RNI～UL	49.7	56.8	44.9	60.8	53.9	45.4	44.0
	>UL	1.2	1.6	1.0	1.7	1.5	0.9	1.2
2～	<EAR	21.9	17.1	24.9	16.9	17.2	23.4	27.4
	EAR～<RNI	35.0	30.0	38.2	27.2	32.2	38.0	38.6
	RNI～UL	41.4	50.3	35.8	53.7	47.7	37.3	33.0
	>UL	1.7	2.6	1.2	2.2	2.9	1.3	1.1
3～	<EAR	13.7	10.5	16.1	10.9	10.1	15.9	16.6
	EAR～<RNI	32.0	27.8	35.2	25.9	29.2	35.5	34.8
	RNI～UL	52.7	59.9	47.2	60.9	59.1	47.6	46.5
	>UL	1.6	1.9	1.4	2.3	1.6	1.1	2.1
4～	<EAR	18.8	14.7	21.4	13.2	15.7	20.9	22.3
	EAR～<RNI	31.6	29.8	32.8	24.0	33.5	35.1	28.8
	RNI～UL	48.7	54.3	45.0	61.2	49.8	43.0	48.4
	>UL	1.0	1.2	0.8	1.6	1.0	1.0	0.5
5～<6	<EAR	15.2	13.6	16.2	13.9	13.3	15.6	17.6
	EAR～<RNI	28.6	24.3	31.6	18.3	28.9	30.9	33.1
	RNI～UL	55.7	61.5	51.7	67.2	57.2	53.2	48.7
	>UL	0.5	0.6	0.4	0.7	0.6	0.3	0.7

注：铁的EAR、RNI和UL均来源于《中国居民膳食营养素参考摄入量（2013版）》。

14. 锌摄入状况　0～5月龄、6～11月龄和12～23月龄母乳喂养婴幼儿除母乳以外其他食物每日锌摄入量中位数分别为1.2mg、1.6mg和2.4mg，人工喂养婴幼儿每日膳食锌摄入量中位数分别为3.8mg、4.2mg和4.5mg。0～5月龄人工喂养婴幼儿每日膳食锌摄入量达到适宜摄入量的比例为80.0%，6～11月龄和12～23月龄人工喂养组婴幼儿每日膳食锌摄入量达到平均需要量的比例分别为78.6%和73.6%，见表5-88、表5-89和表5-90。

表5-88　城乡0～23月龄婴幼儿膳食锌每日摄入量（P_{50}）/mg·d^{-1}

月龄/月	母乳喂养			人工喂养		
	合计	城市	农村	合计	城市	农村
0～5	1.2	1.2	1.2	3.8	4.4	2.6
6～11	1.6	1.8	1.4	4.2	4.4	3.8
12～23	2.4	3.5	1.8	4.5	5.1	4.0

表 5-89   城乡 0~23 月龄人工喂养婴幼儿膳食锌每日摄入量百分位数分布 /mg·d⁻¹

地区	月龄 / 月	P_5	P_{10}	P_{25}	P_{50}	P_{75}	P_{90}	P_{95}
城市	0~5	1.9	2.5	3.8	4.4	5.1	6.0	6.6
	6~11	2.0	2.6	3.7	4.4	5.6	6.5	8.0
	12~23	2.0	2.4	3.6	5.1	6.6	8.1	10.0
农村	0~5	1.3	1.3	1.7	2.6	3.4	4.5	6.0
	6~11	1.5	1.7	2.1	3.8	5.1	6.0	6.1
	12~23	1.6	1.9	2.7	4.0	5.5	6.8	8.0

表 5-90   城乡 0~23 月龄人工喂养婴幼儿膳食锌每日摄入量与 DRIs 比较 /%

月龄 / 月		合计	城市	农村
0~5	<AI	20.0	9.5	35.7
	≥AI	80.0	90.5	64.3
6~11	<EAR	21.4	13.9	34.0
	EAR~<RNI	8.7	7.6	10.6
	≥RNI	69.8	78.5	55.3
12~23	<EAR	26.4	19.7	33.3
	EAR~<RNI	13.6	10.7	16.7
	RNI~UL	51.7	58.8	44.1
	>UL	8.4	10.7	5.9

2~5 岁儿童每日膳食锌摄入量的中位数为 5.0mg；城市为 5.5mg，农村为 4.8mg。2 岁、3 岁、4 岁、5 岁儿童的每日膳食锌的摄入量分别为 4.5mg、4.9mg、5.1mg 和 5.6mg。2~5 岁儿童存在膳食锌摄入不足风险的人数占 26.7 %，达到或超过推荐摄入量（RNI）的人数占 56.9 %，见表 5-91、表 5-92 和 5-93。

表 5-91   不同地区 2~5 岁儿童膳食锌每日摄入量（P_{50}）/mg·d⁻¹

年龄 / 岁	性别	合计	城市小计	农村小计	大城市	中小城市	普通农村	贫困农村
合计	合计	5.0	5.5	4.8	5.9	5.2	4.8	4.6
	男	5.0	5.6	4.8	6.1	5.2	4.9	4.7
	女	5.0	5.5	4.7	5.8	5.2	4.8	4.5
2~	小计	4.5	5.1	4.1	5.8	4.9	4.2	4.0
	男	4.5	5.1	4.3	5.8	4.9	4.5	4.0
	女	4.4	5.2	4.0	5.8	4.8	4.0	4.0
3~	小计	4.9	5.3	4.6	5.6	5.2	4.7	4.4
	男	5.0	5.4	4.6	5.6	5.4	4.7	4.5
	女	4.8	5.1	4.5	5.4	5.0	4.6	4.3
4~	小计	5.1	5.6	4.9	6.2	5.4	4.9	4.9
	男	5.2	5.6	5.0	6.4	5.0	5.0	4.9
	女	5.1	5.6	4.9	5.7	5.5	4.9	4.8
5~<6	小计	5.6	5.8	5.3	6.5	5.5	5.5	5.1
	男	5.5	5.7	5.3	6.5	5.5	5.3	5.2
	女	5.6	6.1	5.4	6.6	5.6	5.6	4.7

表 5-92　四类地区 2～5 岁儿童膳食锌的每日摄入量百分位数分布 /mg•d^{-1}

地区	年龄 / 岁	P_5	P_{10}	P_{25}	P_{50}	P_{75}	P_{90}	P_{95}
大城市	2～	2.4	2.8	3.7	5.8	7.2	10.1	12.2
	3～	2.6	3.3	4.3	5.6	7.4	8.7	9.5
	4～	3.0	3.4	4.6	6.2	7.8	9.6	10.4
	5～<6	2.6	3.2	5.0	6.5	8.4	10.1	11.7
中小城市	2～	2.2	2.7	3.5	4.9	6.7	8.5	10.5
	3～	2.4	3.1	4.1	5.2	7.0	9.5	10.2
	4～	2.3	2.9	3.9	5.4	6.9	8.5	11.0
	5～<6	2.7	3.2	4.1	5.5	7.6	9.6	11.1
普通农村	2～	2.0	2.5	3.2	4.2	5.7	7.5	8.4
	3～	2.1	2.6	3.5	4.7	6.2	7.5	8.8
	4～	2.5	3.1	3.8	4.9	6.5	8.4	9.1
	5～<6	2.8	3.2	4.1	5.5	6.7	9.1	10.3
贫困农村	2～	1.9	2.1	3.0	4.0	5.4	7.2	8.4
	3～	2.4	2.7	3.4	4.4	5.5	7.4	8.0
	4～	2.6	2.7	3.9	4.9	6.8	9.1	10.4
	5～<6	2.6	3.0	4.0	5.1	7.0	8.7	9.8

表 5-93　不同地区 2～5 岁儿童膳食锌摄入量与 DRIs 比较 /%

年龄 / 岁		合计	城市小计	农村小计	大城市	中小城市	普通农村	贫困农村
合计	<EAR	26.7	21.0	30.7	16.5	24.2	30.1	31.8
	EAR～<RNI	16.4	13.5	18.3	11.3	15.2	16.8	21.1
	RNI～UL	50.5	55.8	46.9	61.5	51.6	48.5	43.8
	>UL	6.4	9.8	4.2	10.8	9.0	4.6	3.3
2～	<EAR	23.1	17.4	26.7	14.0	20.1	25.6	28.5
	EAR～<RNI	19.1	16.1	21.0	14.7	17.2	19.9	22.9
	RNI～UL	47.2	50.3	45.3	51.5	49.4	47.2	41.9
	>UL	10.6	16.1	7.1	19.9	13.2	7.3	6.7
3～	<EAR	15.8	10.0	20.2	8.6	10.9	21.0	18.7
	EAR～<RNI	13.1	10.7	14.9	8.6	12.2	11.8	20.9
	RNI～UL	60.8	64.4	58.1	67.2	62.4	59.1	56.2
	>UL	10.3	15.0	6.8	15.5	14.6	8.1	4.3
4～	<EAR	38.1	32.8	41.6	25.6	37.6	41.8	41.3
	EAR～<RNI	17.4	13.2	20.2	10.9	14.7	19.9	20.7
	RNI～UL	42.5	50.9	37.0	60.5	44.7	37.3	36.4
	>UL	1.9	3.1	1.2	3.1	3.1	1.0	1.6
5～<6	<EAR	32.1	26.8	35.7	20.4	31.7	33.4	40.5
	EAR～<RNI	16.6	15.1	17.5	11.7	17.8	16.6	19.6
	RNI～UL	49.3	54.6	45.7	65.0	46.7	48.4	39.9
	>UL	2.1	3.5	1.1	2.9	3.9	1.6	0.0

注：锌的 EAR、RNI 和 UL 均来源于《中国居民膳食营养素参考摄入量（2013 版）》。

15. 磷摄入状况 0~5月龄、6~11月龄和12~23月龄母乳喂养婴幼儿除母乳以外其他食物每日磷摄入量中位数分别为92.5mg、143.3mg和232.9mg,人工喂养婴幼儿每日膳食磷摄入量中位数分别为213.2mg、383.1mg和432.6mg。0~5月龄和6~11月龄人工喂养婴幼儿每日膳食磷摄入量达到适宜摄入量的比例分别为97.1%和88.9%,12~23月龄人工喂养组婴幼儿每日膳食磷摄入量达到平均需要量的比例为83.3%,见表5-94、表5-95和表5-96。

表5-94 城乡0~23月龄婴幼儿膳食磷每日摄入量(P_{50})/mg·d^{-1}

月龄/月	母乳喂养			人工喂养		
	合计	城市	农村	合计	城市	农村
0~5	92.5	92.0	93.5	213.2	248.4	175.4
6~11	143.3	164.2	128.9	383.1	426.3	319.3
12~23	232.9	295.3	173.5	432.6	507.8	371.5

表5-95 城乡0~23月龄人工喂养婴幼儿膳食磷每日摄入量百分位数分布/mg·d^{-1}

地区	月龄/月	P_5	P_{10}	P_{25}	P_{50}	P_{75}	P_{90}	P_{95}
大城市	0~5	147.6	171.1	184.0	248.4	325.0	396.0	407.6
	6~11	165.9	210.3	295.8	426.3	562.3	596.0	711.9
	12~23	191.1	230.7	347.8	507.8	657.4	766.5	842.2
贫困农村	0~5	94.0	100.0	117.6	175.4	231.2	294.0	396.0
	6~11	155.9	163.6	194.6	319.3	453.2	573.4	681.5
	12~23	146.9	187.1	281.4	371.5	510.7	658.2	720.3

表5-96 城乡0~23月龄人工喂养婴幼儿膳食磷每日摄入量与DRIs比较/%

月龄/月		合计	城市	农村
0~5	<AI	2.9	0.0	7.1
	≥AI	97.1	100.0	92.9
6~11	<AI	11.1	6.3	19.2
	≥AI	88.9	93.7	80.9
12~23	<EAR	16.7	12.9	20.7
	EAR~<RNI	8.6	4.7	12.6
	≥RNI	74.7	82.4	66.7

2~5岁儿童每日膳食磷摄入量的中位数为476.9mg;城市为531.6mg,农村为444.5mg。2岁、3岁、4岁、5岁儿童的每日膳食磷的摄入量分别为424.6mg、468.4mg、491.1mg和517.4mg,见表5-97、表5-98。

表5-97　不同地区2~5岁儿童磷的每日摄入量（P_{50}）/mg·d^{-1}

年龄/岁	性别	合计	城市小计	农村小计	大城市	中小城市	普通农村	贫困农村
合计	合计	476.9	531.6	444.5	589.2	496.2	452.7	429.7
	男	483.9	540.1	447.9	602.9	500.5	453.9	442.0
	女	470.9	521.6	439.8	570.2	494.5	450.5	417.7
2~	小计	424.6	527.1	399.1	591.9	483.8	408.1	377.3
	男	428.9	526.0	402.6	557.4	483.2	409.7	382.2
	女	421.5	528.2	395.0	607.0	483.8	403.0	374.3
3~	小计	468.4	510.9	433.5	543.3	486.6	442.1	427.9
	男	480.7	530.0	440.3	574.1	502.4	437.7	442.6
	女	461.3	496.8	426.0	530.0	475.5	443.2	416.6
4~	小计	491.1	532.2	466.9	604.3	481.9	466.5	471.5
	男	493.8	533.6	471.8	646.5	476.0	469.7	477.9
	女	481.5	532.1	462.7	563.6	501.8	459.3	465.7
5~<6	小计	517.4	561.5	487.3	621.3	521.5	500.9	470.9
	男	521.1	562.4	491.3	604.1	531.4	500.9	478.1
	女	511.6	556.1	483.1	637.3	511.2	501.4	455.2

表5-98　四类地区2~5岁儿童磷的每日摄入量百分位数分布/mg·d^{-1}

地区	年龄/岁	P_5	P_{10}	P_{25}	P_{50}	P_{75}	P_{90}	P_{95}
大城市	2~	224.7	295.5	385.5	591.9	747.0	1 031.7	1 179.4
	3~	251.6	342.6	410.1	543.3	693.0	932.0	999.4
	4~	296.3	345.6	447.8	604.3	759.1	927.1	1 030.7
	5~<6	258.2	314.5	496.2	621.3	800.1	1 007.8	1 124.7
中小城市	2~	220.3	273.3	341.6	483.8	640.9	837.9	987.2
	3~	226.5	294.7	383.4	486.6	632.5	848.6	1 036.0
	4~	227.3	293.6	382.2	481.9	657.1	837.3	955.4
	5~<6	258.4	299.6	403.3	521.5	686.1	898.2	1 044.9
普通农村	2~	191.1	237.1	302.2	408.1	529.5	664.5	772.4
	3~	208.5	262.1	335.5	442.1	569.9	705.3	811.4
	4~	241.4	287.8	362.9	466.5	595.9	713.2	791.0
	5~<6	266.3	323.2	399.1	500.9	625.2	769.1	901.9
贫困农村	2~	177.6	201.8	300.7	377.3	503.4	661.3	771.1
	3~	226.7	263.1	329.4	427.9	548.0	644.3	693.0
	4~	243.2	276.0	361.2	471.5	605.4	723.9	813.9
	5~<6	234.0	288.7	368.2	470.9	611.3	733.4	782.8

16. 硒摄入状况 0～5月龄、6～11月龄和12～23月龄母乳喂养婴幼儿除母乳以外其他食物每日硒摄入量中位数分别为3.1μg、6.1μg和10.3μg，人工喂养婴幼儿每日膳食硒摄入量中位数分别为7.2μg、10.6μg和18.2μg。0～5月龄和6～11月龄人工喂养婴幼儿每日膳食硒摄入量达到适宜摄入量的比例分别为11.4%和14.3%，12～23月人工喂养组婴幼儿每日膳食硒摄入量达到平均需要量的比例为43.7%，见表5-99、表5-100和表5-101。

表5-99 城乡0～23月龄婴幼儿膳食硒每日摄入量（P_{50}）/μg·d^{-1}

月龄/月	母乳喂养			人工喂养		
	合计	城市	农村	合计	城市	农村
0～5	3.1	2.7	3.7	7.2	7.5	6.5
6～11	6.1	6.4	5.7	10.6	11.3	10.3
12～23	10.3	10.8	10.1	18.2	20.4	16.5

表5-100 城乡0～23月龄人工喂养婴幼儿膳食硒每日摄入量百分位数分布/μg·d^{-1}

地区	月龄/月	P_5	P_{10}	P_{25}	P_{50}	P_{75}	P_{90}	P_{95}
城市	0～5	0.0	0.0	5.0	7.5	10.9	16.5	17.3
	6～11	2.4	4.1	7.2	11.3	16.4	23.3	25.2
	12～23	5.5	8.5	13.4	20.4	26.6	34.5	40.7
农村	0～5	0.0	3.0	5.0	6.5	10.5	12.6	17.2
	6～11	3.1	4.3	6.8	10.3	14.5	20.3	24.7
	12～23	4.5	6.7	10.1	16.5	21.8	28.5	34.3

表5-101 城乡0～23月龄人工喂养婴幼儿膳食硒每日摄入量与DRIs比较/%

月龄/月		合计	城市	农村
0～5	<AI	88.6	85.7	92.9
	≥AI	11.4	14.3	7.1
6～11	<AI	85.7	83.5	89.4
	≥AI	14.3	16.5	10.6
12～23	<EAR	56.3	48.1	64.9
	EAR～<RNI	19.8	21.0	18.5
	≥RNI	24.0	30.9	16.7

2～5岁儿童每日膳食硒摄入量的中位数为21.8μg；城市为25.1μg，农村为20.3μg。2岁、3岁、4岁、5岁儿童的每日膳食硒的摄入量分别为20.1μg、21.1μg、23.2μg和24.0μg。2～5岁儿童存在膳食硒摄入不足风险的人数占51.1%，达到或超过推荐摄入量（RNI）的人数占32.1%，见表5-102、表5-103和表5-104。

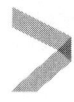

表5-102 不同地区2~5岁儿童膳食硒的每日摄入量(P_{50})/μg·d⁻¹

年龄/岁	性别	合计	城市小计	农村小计	大城市	中小城市	普通农村	贫困农村
合计	合计	21.8	25.1	20.3	27.1	24.0	20.5	19.8
	男	22.3	25.3	20.5	26.9	24.4	20.6	20.3
	女	21.4	24.7	20.1	27.7	22.7	20.3	19.2
2~	小计	20.1	23.8	18.1	24.4	21.9	18.4	17.4
	男	20.6	24.0	18.4	24.0	23.6	18.6	17.4
	女	19.6	22.7	17.8	28.4	21.6	18.2	17.2
3~	小计	21.1	24.2	19.3	25.6	23.1	19.6	18.4
	男	21.8	24.6	19.9	26.8	23.7	20.2	19.3
	女	20.5	23.6	19.0	24.3	21.9	19.5	17.2
4~	小计	23.2	26.1	21.7	27.0	25.0	21.0	23.1
	男	23.3	26.2	21.3	29.3	24.9	20.7	22.7
	女	23.1	25.7	21.9	25.1	26.9	21.5	23.1
5~<6	小计	24.0	27.4	22.2	28.9	25.3	23.0	20.8
	男	24.3	27.2	22.2	28.3	25.3	23.1	21.3
	女	23.7	28.0	22.2	29.1	25.2	22.9	19.8

表5-103 四类地区2~5岁儿童膳食硒的每日摄入量百分位数分布/μg·d⁻¹

地区	年龄/岁	P_5	P_{10}	P_{25}	P_{50}	P_{75}	P_{90}	P_{95}
大城市	2~	8.7	10.9	16.6	24.4	35.5	53.6	61.5
	3~	8.8	12.7	18.9	25.6	33.9	43.3	51.0
	4~	12.3	16.2	20.6	27.0	37.2	49.9	54.5
	5~<6	9.7	12.4	22.8	28.9	37.1	55.4	69.0
中小城市	2~	8.3	10.5	15.7	21.9	30.1	44.1	49.8
	3~	8.3	10.4	16.3	23.1	32.3	47.9	60.3
	4~	8.0	11.8	18.2	25.0	33.9	51.1	60.5
	5~<6	9.7	12.0	18.2	25.3	35.5	46.7	66.8
普通农村	2~	7.1	8.9	13.1	18.4	25.7	30.9	37.3
	3~	8.2	9.9	14.6	19.6	26.3	34.4	38.2
	4~	9.9	11.4	15.1	21.0	29.0	36.7	43.6
	5~<6	11.3	13.1	17.4	23.0	30.3	38.1	42.3
贫困农村	2~	6.2	8.2	11.6	17.4	22.8	29.3	34.2
	3~	8.8	10.2	13.8	18.4	25.5	31.0	34.8
	4~	8.7	10.3	15.3	23.1	30.2	37.3	44.7
	5~<6	8.2	10.2	14.4	20.8	27.8	35.1	39.0

表5-104 不同地区2~5岁儿童膳食硒摄入量与DRIs比较/%

年龄/岁		合计	城市小计	农村小计	大城市	中小城市	普通农村	贫困农村
合计	<EAR	51.1	40.0	58.7	34.0	44.2	57.7	60.7
	EAR~<RNI	16.8	17.3	16.5	18.2	16.7	16.2	16.9
	RNI~UL	32.0	42.5	24.8	47.6	38.9	26.1	22.4
	>UL	0.1	0.2	0.0	0.2	0.3	0.0	0.0
2~	<EAR	49.9	38.1	57.4	32.4	42.5	55.4	60.9
	EAR~<RNI	18.9	17.4	19.8	18.4	16.7	17.4	24.0
	RNI~UL	31.2	44.5	22.8	49.3	40.8	27.2	15.1
	>UL	0.0	0.0	0.0	0.0	0.0	0.0	0.0
3~	<EAR	45.1	34.2	53.3	29.9	37.3	51.3	57.2
	EAR~<RNI	19.5	19.5	19.5	19.5	19.4	21.0	16.6
	RNI~UL	35.1	45.6	27.2	50.0	42.5	27.7	26.2
	>UL	0.3	0.7	0.0	0.6	0.8	0.0	0.0
4~	<EAR	56.3	46.9	62.4	41.9	50.3	63.9	59.8
	EAR~<RNI	13.6	14.4	13.0	14.7	14.2	13.0	13.0
	RNI~UL	30.2	38.7	24.6	43.4	35.5	23.1	27.2
	>UL	0.0	0.0	0.0	0.0	0.0	0.0	0.0
5~<6	<EAR	54.4	42.3	62.8	33.6	48.9	61.2	66.2
	EAR~<RNI	14.8	17.4	13.0	19.7	15.6	12.7	13.5
	RNI~UL	30.8	40.4	24.2	46.7	35.6	26.1	20.3
	>UL	0.0	0.0	0.0	0.0	0.0	0.0	0.0

注:硒的EAR、RNI和UL均来源于《中国居民膳食营养素参考摄入量(2013版)》。

三、2~5岁儿童膳食构成

1. 能量的食物来源 2~5岁儿童能量摄入的主要食物来源中,谷类食物占46.6%,动物性食物占20.5%,食用油占16.3%。城乡儿童的膳食结构有明显差异,城市儿童能量摄入来源于谷类的比例较农村儿童低,而来源于动物性食物的比例则较高,见表5-105和表5-106。

2. 蛋白质的食物来源 2~5岁儿童摄入的蛋白质中,有40.0%来源于谷类食物,4.2%来源于大豆类食物,40.5%来源于动物性食物,15.2%来源于其他食物。其中,城市儿童摄入的蛋白质中有31.0%来源于谷类食物,48.8%来源于动物性食物;而在农村儿童摄入的蛋白质中有46.1%来源于谷类食物,34.9%来源于动物性食物,见表5-105和表5-107。

3. 脂肪的食物来源 2~5岁儿童来源于动物性食物的脂肪占膳食脂肪总量的41.1%,来源于植物性食物的脂肪占58.9%,见表5-105和表5-108。

4. 能量的营养素来源 2~5岁儿童蛋白质提供能量的比例为12.4%,其中城市儿童为13.4%,农村儿童为11.7%。脂肪提供能量的比例为35.6%,其中城市儿童为38.3%,农村儿童为33.7%,见表5-109。

表 5-105　不同地区 2～5 岁儿童的膳食构成 /%

	合计	城市小计	农村小计	大城市	中小城市	普通农村	贫困农村
能量的食物来源							
谷类	46.6	39.3	51.6	36.3	41.4	50.1	54.5
大豆类	1.4	1.4	1.4	1.7	1.2	1.5	1.1
薯类杂豆类	1.5	1.4	1.6	1.3	1.5	1.5	1.7
动物性食物	20.5	25.0	17.4	26.7	23.8	18.7	15.1
食用油	16.3	16.7	16.1	15.8	17.3	15.7	16.8
糖	1.0	1.2	0.9	1.5	1.1	0.8	0.9
酒	0.0	0.0	0.0	0.0	0.0	0.0	0.0
其他	12.6	14.9	11.0	16.6	13.7	11.6	9.8
蛋白质的食物来源							
谷类	40.0	31.0	46.1	27.5	33.6	43.1	51.7
大豆类	4.2	4.1	4.3	4.8	3.7	4.6	3.9
动物性食物	40.5	48.8	34.9	51.3	47.1	37.3	30.4
其他	15.2	16.0	14.7	16.4	15.7	15.1	14.0
脂肪的食物来源							
动物性食物	41.1	41.1	41.2	43.0	39.7	40.4	42.6
植物性食物	58.9	58.9	58.8	57.0	60.3	59.6	57.4
能量的营养素来源							
碳水化合物	53.0	49.2	55.5	48.9	49.5	54.5	57.3
蛋白质	12.4	13.4	11.7	13.8	13.1	12.1	11.0
脂肪	35.6	38.3	33.7	38.3	38.3	34.3	32.7

表 5-106　不同年龄儿童能量的食物来源 /%

年龄 / 岁	能量的食物来源	合计	城市	农村	大城市	中小城市	普通农村	贫困农村
2～	谷类	44.9	36.7	50.0	33.1	39.5	48.7	52.3
	大豆类	1.3	1.3	1.3	1.7	1.0	1.4	1.1
	薯类杂豆类	1.3	1.2	1.3	1.2	1.3	1.3	1.3
	动物性食物	22.2	27.5	18.9	29.2	26.2	20.0	17.0
	食用油	16.7	16.9	16.6	16.7	17.1	16.1	17.6
	糖	1.1	1.3	1.0	1.9	0.9	1.0	1.0
	酒	0.0	0.1	0.0	0.1	0.1	0.0	0.0
	其他	12.5	15.0	10.9	16.2	14.0	11.5	9.8
3～	谷类	45.8	39.1	50.9	36.9	40.7	49.0	54.7
	大豆类	1.5	1.6	1.4	1.8	1.4	1.6	1.2
	薯类杂豆类	1.6	1.4	1.7	1.4	1.4	1.8	1.5
	动物性食物	21.0	25.8	17.3	26.4	25.4	18.6	14.7
	食用油	15.8	15.7	15.9	15.2	16.1	16.0	15.8
	糖	1.1	1.2	1.0	1.5	1.0	0.9	1.2
	酒	0.0	0.0	0.0	0.0	0.0	0.0	0.0
	其他	13.2	15.2	11.8	16.9	14.0	12.2	11.0

续表

年龄/岁	能量的食物来源	合计	城市	农村	大城市	中小城市	普通农村	贫困农村
4～	谷类	48.0	40.1	53.1	37.0	42.1	51.0	56.7
	大豆类	1.4	1.4	1.3	1.8	1.2	1.4	1.3
	薯类杂豆类	1.7	1.7	1.7	1.6	1.7	1.5	1.8
	动物性食物	19.6	23.3	17.3	25.6	21.7	18.8	14.6
	食用油	16.4	18.1	15.3	16.2	19.3	15.2	15.4
	糖	0.7	1.0	0.6	0.8	1.0	0.6	0.5
	酒	0.0	0.0	0.0	0.0	0.0	0.0	0.0
	其他	12.3	14.5	10.8	17.0	12.9	11.4	9.7
5～<6	谷类	48.0	41.2	52.7	38.1	43.5	51.8	54.5
	大豆类	1.4	1.4	1.4	1.6	1.2	1.7	1.0
	薯类杂豆类	1.6	1.5	1.7	1.2	1.7	1.4	2.2
	动物性食物	19.1	23.3	16.3	25.5	21.6	17.3	14.1
	食用油	16.4	16.1	16.7	15.3	16.8	15.7	18.7
	糖	1.2	1.5	0.9	1.7	1.3	0.9	1.0
	酒	0.0	0.0	0.0	0.0	0.0	0.0	0.0
	其他	12.3	15.1	10.3	16.5	14.0	11.2	8.5

表 5-107　不同年龄儿童蛋白质的食物来源 /%

年龄/岁	蛋白质的食物来源	合计	城市	农村	大城市	中小城市	普通农村	贫困农村
2～	谷类	38.3	28.9	44.2	25.7	31.5	41.2	49.5
	大豆类	3.8	3.6	3.9	4.5	2.9	4.0	3.9
	动物性食物	43.4	52.4	37.9	54.6	50.6	40.4	33.4
	其他	14.5	15.1	14.1	15.2	15.0	14.5	13.3
3～	谷类	38.8	30.1	45.4	27.3	32.1	42.6	51.2
	大豆类	4.5	4.5	4.5	5.0	4.1	4.8	3.9
	动物性食物	40.8	49.5	34.2	51.3	48.2	36.3	30.2
	其他	15.9	15.9	15.8	16.5	15.6	16.4	14.7
4～	谷类	41.4	32.7	47.1	28.5	35.4	43.1	54.0
	大豆类	4.3	4.4	4.2	5.2	3.8	4.3	4.0
	动物性食物	39.2	46.8	34.2	49.6	45.1	37.6	28.3
	其他	15.1	16.1	14.5	16.7	15.7	15.0	13.8
5～<6	谷类	41.6	32.7	47.7	28.5	35.8	45.5	52.4
	大豆类	4.3	3.9	4.6	4.4	3.5	5.1	3.6
	动物性食物	38.7	46.6	33.3	49.7	44.2	35.0	29.7
	其他	15.4	16.8	14.4	17.3	16.5	14.4	14.3

表 5-108　不同年龄儿童脂肪的食物来源 /%

年龄 / 岁	脂肪的食物来源	合计	城市	农村	大城市	中小城市	普通农村	贫困农村
2～	动物性食物	42.1	42.9	41.7	44.2	41.8	39.8	44.9
	植物性食物	57.9	57.1	58.3	55.8	58.2	60.2	55.1
3～	动物性食物	41.2	42.8	39.9	42.8	42.8	40.5	38.9
	植物性食物	58.8	57.2	60.1	57.2	57.2	59.5	61.1
4～	动物性食物	40.3	38.1	41.8	41.9	35.7	41.5	42.3
	植物性食物	59.7	61.9	58.2	58.1	64.3	58.5	57.7
5～<6	动物性食物	41.0	40.2	41.5	43.3	37.9	39.8	45.0
	植物性食物	59.0	59.8	58.5	56.7	62.1	60.2	55.0

表 5-109　不同年龄儿童能量的营养素来源 /%

年龄 / 岁	能量的营养素来源	合计	城市	农村	大城市	中小城市	普通农村	贫困农村
2～	碳水化合物	52.5	48.4	55.0	48.0	48.8	54.2	56.4
	蛋白质	12.4	13.5	11.7	13.7	13.3	12.2	10.9
	脂肪	36.0	39.0	34.2	39.2	38.7	34.5	33.7
3～	碳水化合物	52.7	49.4	55.2	49.3	49.5	54.0	57.4
	蛋白质	12.5	13.5	11.7	13.8	13.3	12.1	11.1
	脂肪	35.7	38.0	34.0	37.9	38.0	34.8	32.5
4～	碳水化合物	53.4	49.1	56.2	48.9	49.2	54.8	58.6
	蛋白质	12.4	13.2	11.9	13.8	12.8	12.2	11.3
	脂肪	35.2	38.7	32.8	38.3	39.0	33.9	31.1
5～<6	碳水化合物	53.3	49.9	55.6	49.3	50.4	55.2	56.5
	蛋白质	12.3	13.4	11.4	13.9	13.1	11.9	10.6
	脂肪	35.4	37.6	33.9	37.9	37.4	33.9	33.8

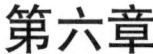
0～5岁儿童食物摄入频率和饮食行为

2010—2013 年过去一周食物频率调查,最终纳入膳食分析的 0～23 月龄婴幼儿样本量为 14 778 人。其中城市 7394 人,农村 7384 人。城乡及各月龄组婴幼儿调查样本量见表 6-1。

表 6-1　我国 0～23 月龄婴幼儿食物频率调查样本量 / 人

月龄 / 月	合计	城市小计	农村小计	大城市	中小城市	普通农村	贫困农村
合计	14 778	7 394	7 384	3 280	4 114	4 838	2 546
0～3	2 551	1 278	1 273	586	692	858	415
4～5	1 908	1 067	841	497	570	561	280
6～8	2 267	1 240	1 027	611	629	685	342
9～11	2 399	1 136	1 263	471	665	840	423
12～17	2 948	1 388	1 560	573	815	961	599
18～23	2 705	1 285	1 420	542	743	933	487

2013 年 0～5 岁儿童和乳母的监测的食物频率调查中,最终纳入膳食频率分析的 2～5 岁儿童样本量为 17 784 人。其中城市 8799 人,农村 8985 人。城乡及各年龄组儿童调查样本量见表 6-2。

表 6-2　我国 2～5 岁儿童食物频率调查样本量 / 人

年龄 / 岁	合计	城市小计	农村小计	大城市	中小城市	普通农村	贫困农村
合计	17 784	8 799	8 985	3 895	4 904	5 817	3 168
2～	4 381	2 129	2 252	941	1 188	1 480	772
3～	4 513	2 216	2 297	981	1 235	1 469	828
4～	4 600	2 297	2 303	989	1 308	1 457	846
5～<6	4 290	2 157	2 133	984	1 173	1 411	722

一、2～5 岁儿童进餐餐次分布

2～5 岁儿童过去一周进食早餐的比例为 99.0%,97.4% 的儿童每天都吃早餐;过去一周进食午餐的比例为 99.0%,97.9% 的儿童每天都吃午餐;过去一周进食晚餐的比例为 99.1%,98.4% 的儿童每天都吃晚餐。见表 6-3、表 6-4 和表 6-5。

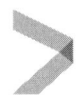

表6-3　不同地区2～5岁儿童过去一周早餐进食次数比例分布/%

年龄/岁	频次	合计	城市	农村	大城市	中小城市	普通农村	贫困农村
合计	1次/天	97.4	97.5	97.4	97.8	97.2	98.8	94.8
	1～6次/周	1.6	1.6	1.6	1.1	1.9	0.7	3.4
	未进食	1.0	1.0	1.0	1.1	0.9	0.5	1.8
2～	1次/天	96.7	96.8	96.7	97.1	96.5	98.7	92.9
	1～6次/周	1.9	2.1	1.8	1.8	2.3	0.5	4.3
	未进食	1.3	1.2	1.5	1.1	1.3	0.7	2.8
3～	1次/天	97.4	97.4	97.4	97.5	97.3	99.0	94.6
	1～6次/周	1.6	1.5	1.6	1.2	1.8	0.6	3.3
	未进食	1.1	1.1	1.0	1.3	0.9	0.4	2.2
4～	1次/天	97.7	97.6	97.8	98.0	97.4	99.0	95.7
	1～6次/周	1.5	1.5	1.5	1.1	1.8	0.7	2.8
	未进食	0.8	0.8	0.7	0.9	0.8	0.3	1.4
5～<6	1次/天	97.9	98.0	97.7	98.7	97.4	98.6	96.0
	1～6次/周	1.4	1.2	1.7	0.3	1.9	0.9	3.3
	未进食	0.7	0.8	0.6	1.0	0.7	0.6	0.7

表6-4　不同地区2～5岁儿童过去一周午餐进食次数比例分布/%

年龄/岁	频次	合计	城市	农村	大城市	中小城市	普通农村	贫困农村
合计	1次/天	97.9	98.0	97.9	98.0	98.0	97.5	98.6
	1～6次/周	1.0	1.0	1.1	0.9	1.1	1.3	0.7
	未进食	1.0	1.0	1.0	1.1	0.9	1.2	0.8
2～	1次/天	97.1	97.2	97.1	97.3	97.1	96.7	97.8
	1～6次/周	1.6	1.6	1.6	1.5	1.7	1.7	1.4
	未进食	1.3	1.2	1.3	1.2	1.3	1.6	0.8
3～	1次/天	98.1	98.0	98.1	97.8	98.2	97.8	98.8
	1～6次/周	0.8	0.9	0.8	0.9	0.8	1.1	0.4
	未进食	1.1	1.1	1.0	1.3	1.0	1.2	0.8
4～	1次/天	98.2	98.2	98.2	98.5	98.0	97.9	98.7
	1～6次/周	0.9	1.0	0.7	0.5	1.3	1.0	0.5
	未进食	0.9	0.8	1.0	1.0	0.7	1.1	0.8
5～<6	1次/天	98.3	98.5	98.2	98.3	98.6	97.7	99.0
	1～6次/周	0.9	0.7	1.0	0.7	0.7	1.3	0.4
	未进食	0.8	0.8	0.8	1.0	0.7	0.9	0.6

表6-5　不同地区2～5岁儿童过去一周晚餐进食次数比例分布/%

年龄/岁	频次	合计	城市	农村	大城市	中小城市	普通农村	贫困农村
合计	1次/天	98.4	98.2	98.7	98.2	98.2	98.9	98.2
	1～6次/周	0.7	0.8	0.5	0.7	1.0	0.3	0.8
	未进食	0.9	1.0	0.8	1.2	0.8	0.7	1.0

续表

年龄 / 岁	频次	合计	城市	农村	大城市	中小城市	普通农村	贫困农村
2～	1次/天	97.9	97.6	98.2	97.7	97.6	98.6	97.4
	1～6次/周	1.0	1.2	0.8	1.1	1.3	0.5	1.3
	未进食	1.1	1.2	1.0	1.3	1.1	0.8	1.3
3～	1次/天	98.5	98.3	98.7	98.3	98.4	99.1	98.1
	1～6次/周	0.5	0.5	0.4	0.4	0.6	0.2	0.7
	未进食	1.0	1.1	0.9	1.3	1.0	0.7	1.2
4～	1次/天	98.7	98.3	99.0	98.4	98.3	99.2	98.8
	1～6次/周	0.6	0.9	0.4	0.6	1.1	0.3	0.6
	未进食	0.7	0.8	0.6	1.0	0.6	0.5	0.6
5～<6	1次/天	98.5	98.4	98.6	98.3	98.6	98.7	98.3
	1～6次/周	0.6	0.7	0.5	0.7	0.8	0.4	0.7
	未进食	0.9	0.8	0.9	1.0	0.7	0.9	1.0

2～5岁儿童过去一周进食上午加餐的比例为58.9%；城市为73.5%，农村为44.6%；大城市、中小城市、普通农村和贫困农村分别为82.7%、66.2%、54.5%和26.4%。2岁组、3岁组、4岁组和5岁组儿童过去一周进食上午加餐的比例分别为60.5%、60.9%、58.4%和55.8%。2～5岁儿童过去一周进食上午加餐的频率达到每天1次、每周4～6次和每周1～3次的比例分别为33.4%、11.5%和13.9%。见表6-6。

表6-6 不同地区2～5岁儿童过去一周上午加餐进食次数比例分布 /%

年龄 / 岁	频次	合计	城市	农村	大城市	中小城市	普通农村	贫困农村
合计	1次/天	33.4	48.2	19.0	58.4	40.1	24.5	8.9
	4～6次/周	11.5	12.3	10.8	14.2	10.7	13.4	5.9
	1～3次/周	13.9	13.0	14.8	10.1	15.4	16.6	11.6
	未进食	41.1	26.5	55.4	17.3	33.8	45.5	73.6
2～	1次/天	37.0	51.4	23.4	60.7	44.1	27.0	16.6
	4～6次/周	9.2	10.0	8.5	10.1	9.8	10.3	5.1
	1～3次/周	14.2	13.1	15.3	11.2	14.6	17.8	10.4
	未进食	39.5	25.5	52.8	18.1	31.4	44.9	68.0
3～	1次/天	35.5	50.3	21.2	59.7	42.8	27.6	9.7
	4～6次/周	10.9	11.3	10.6	12.2	10.5	12.7	7.0
	1～3次/周	14.5	12.5	16.5	9.4	15.0	17.8	14.0
	未进食	39.1	25.9	51.8	18.7	31.7	41.9	69.3
4～	1次/天	31.3	47.6	15.1	59.2	38.8	21.0	4.8
	4～6次/周	13.1	13.2	12.9	15.3	11.7	16.0	7.7
	1～3次/周	14.0	13.8	14.2	9.9	16.7	14.7	13.4
	未进食	41.6	25.4	57.8	15.7	32.8	48.3	74.1
5～<6	1次/天	30.0	43.5	16.3	54.1	34.6	22.3	4.7
	4～6次/周	12.8	14.6	11.0	19.1	10.8	14.9	3.5
	1～3次/周	13.0	12.7	13.2	10.0	15.1	15.8	8.0
	未进食	44.2	29.2	59.5	16.9	39.5	47.1	83.8

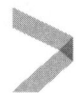

　　2～5 岁儿童过去一周进食下午加餐的比例为 66.7%；城市为 84.7%，农村为 49.1%；大城市、中小城市、普通农村和贫困农村分别为 89.1%、81.2%、60.7% 和 27.8%。2 岁组、3 岁组、4 岁组和 5 岁组儿童过去一周进食下午加餐的比例分别为 66.0%、68.9%、66.6% 和 65.2%。2～5 岁儿童过去一周进食下午加餐的频率达到每天 1 次、每周 4～6 次和每周 1～3 次的比例分别为 40.1%、14.6% 和 12.0%。见表 6-7。

表 6-7　不同地区 2～5 岁儿童过去一周下午加餐进食次数比例分布 /%

年龄/岁	频次	合计	城市	农村	大城市	中小城市	普通农村	贫困农村
合计	1 次/天	40.1	59.7	20.9	67.2	53.6	26.8	10.0
	4～6 次/周	14.6	15.4	13.7	15.7	15.2	17.8	6.2
	1～3 次/周	12.0	9.6	14.5	6.1	12.4	16.1	11.5
	未进食	33.3	15.3	50.9	10.9	18.8	39.3	72.2
2～	1 次/天	40.7	58.6	23.9	65.7	52.9	27.7	16.6
	4～6 次/周	10.7	11.4	10.0	10.3	12.3	12.2	5.8
	1～3 次/周	14.5	12.9	16.0	11.4	14.1	18.6	11.1
	未进食	34.0	17.1	50.0	12.6	20.6	41.5	66.5
3～	1 次/天	42.6	62.6	23.4	70.2	56.5	30.7	10.4
	4～6 次/周	14.1	14.0	14.1	12.7	15.1	18.1	7.0
	1～3 次/周	12.2	9.2	15.2	5.9	11.7	15.6	14.5
	未进食	31.1	14.2	47.3	11.1	16.7	35.6	68.1
4～	1 次/天	38.6	59.6	17.7	69.0	52.4	23.6	7.4
	4～6 次/周	16.8	17.5	16.2	18.8	16.4	21.1	7.8
	1～3 次/周	11.2	9.5	12.9	3.3	14.1	14.1	10.9
	未进食	33.4	13.5	53.2	8.9	17.0	41.2	73.9
5～<6	1 次/天	38.3	57.8	18.6	64.0	52.6	25.2	5.7
	4～6 次/周	16.6	18.6	14.6	20.8	16.8	20.1	3.9
	1～3 次/周	10.2	6.8	13.7	4.0	9.2	15.9	9.3
	未进食	34.8	16.7	53.1	11.2	21.4	38.7	81.2

　　2～5 岁儿童过去一周进食晚上加餐的比例为 50.0%；城市为 64.4%，农村为 35.9%；大城市、中小城市、普通农村和贫困农村分别为 71.6%、58.6%、39.0% 和 30.2%。2 岁组、3 岁组、4 岁组和 5 岁组儿童过去一周进食晚上加餐的比例分别为 49.5%、53.5%、48.4% 和 48.5%。2～5 岁儿童过去一周进食晚上加餐的频率达到每天 1 次、每周 4～6 次和每周 1～3 次的比例分别为 28.8%、6.7% 和 14.5%。见表 6-8。

表6-8　不同地区2~5岁儿童过去一周晚上加餐进食次数比例分布/%

年龄/岁	频次	合计	城市	农村	大城市	中小城市	普通农村	贫困农村
合计	1次/天	28.8	44.7	13.3	52.8	38.3	16.1	8.0
	4~6次/周	6.7	6.6	6.8	7.5	5.9	5.9	8.5
	1~3次/周	14.5	13.1	15.8	11.3	14.5	17.0	13.7
	未进食	50.0	35.6	64.1	28.4	41.4	61.0	69.8
2~	1次/天	29.0	45.6	13.3	53.5	39.3	15.1	9.8
	4~6次/周	6.0	6.2	5.7	7.2	5.5	5.8	5.4
	1~3次/周	14.5	14.1	15.0	13.7	14.4	16.3	12.4
	未进食	50.5	34.1	66.1	25.6	40.8	62.8	72.3
3~	1次/天	30.4	46.7	14.7	53.0	41.6	17.4	10.0
	4~6次/周	7.0	6.3	7.8	6.7	5.9	7.6	8.2
	1~3次/周	16.1	13.6	18.5	11.6	15.1	19.3	17.0
	未进食	46.5	33.5	59.0	28.6	37.3	55.8	64.7
4~	1次/天	27.7	43.6	11.9	52.3	37.0	15.1	6.5
	4~6次/周	7.2	6.9	7.4	8.1	6.0	5.8	10.3
	1~3次/周	13.5	12.5	14.5	9.5	14.8	14.6	14.3
	未进食	51.6	37.0	66.1	30.1	42.2	64.5	68.9
5~<6	1次/天	28.2	43.1	13.2	52.5	35.1	17.1	5.5
	4~6次/周	6.6	6.9	6.2	7.8	6.1	4.4	9.8
	1~3次/周	13.7	12.1	15.3	10.5	13.5	17.8	10.5
	未进食	51.5	37.9	65.3	29.2	45.3	60.7	74.1

二、2~5岁儿童进餐地点分布

2~5岁儿童过去一周早餐全部在家进食的比例为70.6%；城市为56.8%，农村为84.1%；大城市、中小城市、普通农村和贫困农村分别为50.2%、62.0%、87.6%和77.4%。2岁组、3岁组、4岁组和5岁组儿童过去一周早餐全部在家进食的比例分别为88.7%、67.6%、63.3%和63.1%，见表6-9和表6-10。2~5岁儿童过去一周60%及以上的早餐在托幼机构进食的比例为22.8%；城市为34.5%，农村为11.5%；大城市、中小城市、普通农村和贫困农村分别为41.6%、28.7%、8.2%和17.7%。2岁组、3岁组、4岁组和5岁组儿童过去一周60%及以上的早餐在托幼机构进食的比例分别为5.7%、25.5%、29.6%和30.1%。见表6-11和表6-12。2~5岁儿童过去一周在餐馆进食过早餐的比例为5.5%；城市为8.1%，农村为3.0%；大城市、中小城市、普通农村和贫困农村分别为5.9%、9.8%、3.0%和3.0%。2岁组、3岁组、4岁组和5岁组儿童过去一周在餐馆进食过早餐比例分别为4.8%、5.7%、5.7%和5.9%，见表6-13和表6-14。2~5岁儿童过去一周在亲朋好友家进食过早餐的比例为0.5%，见表6-15和表6-16。

表6-9　城乡2~5岁儿童在家进食早餐的比例

年龄/岁		合计		城市		农村	
		n/名	%	n/名	%	n/名	%
合计	合计	17 612	100.0	8 713	100.0	8 899	100.0
	从不	581	3.3	388	4.5	193	2.2
	<40%	3 753	21.3	2 839	32.6	914	10.3
	40%~	852	4.8	540	6.2	312	3.5
	全部	12 426	70.6	4 946	56.8	7 480	84.1
2~	小计	4 323	100.0	2 104	100.0	2 219	100.0
	从不	71	1.6	47	2.2	24	1.1
	<40%	240	5.6	190	9.0	50	2.3
	40%~	178	4.1	119	5.7	59	2.7
	全部	3 834	88.7	1 748	83.1	2 086	94.0
3~	小计	4 465	100.0	2 192	100.0	2 273	100.0
	从不	163	3.7	106	4.8	57	2.5
	<40%	1 042	23.3	835	38.1	207	9.1
	40%~	244	5.5	133	6.1	111	4.9
	全部	3 016	67.6	1 118	51.0	1 898	83.5
4~	小计	4 565	100.0	2 278	100.0	2 287	100.0
	从不	201	4.4	137	6.0	64	2.8
	<40%	1 245	27.3	908	39.9	337	14.7
	40%~	230	5.0	147	6.5	83	3.6
	全部	2 889	63.3	1 086	47.7	1 803	78.8
5~<6	小计	4 259	100.0	2 139	100.0	2 120	100.0
	从不	146	3.4	98	4.6	48	2.3
	<40%	1 226	28.8	906	42.4	320	15.1
	40%~	200	4.7	141	6.6	59	2.8
	全部	2 687	63.1	994	46.5	1 693	79.9

表6-10　四类地区2~5岁儿童在家进食早餐的比例

年龄/岁		大城市		中小城市		普通农村		贫困农村	
		n/名	%	n/名	%	n/名	%	n/名	%
合计	合计	3 853	100.0	6 498	100.0	5 788	100.0	3 111	100.0
	从不	179	4.7	209	4.3	111	1.9	82	2.6
	<40%	1 474	38.3	1 365	28.1	405	7.0	509	16.4
	40%~	267	6.9	273	5.6	201	3.5	111	3.6
	全部	1 933	50.2	3 013	62.0	5 071	87.6	2 409	77.4
2~	小计	931	100.0	1 351	100.0	1 469	100.0	750	100.0
	从不	20	2.2	27	2.3	13	0.9	11	1.5
	<40%	81	8.7	109	9.3	22	1.5	28	3.7
	40%~	50	5.4	69	5.9	35	2.4	24	3.2
	全部	780	83.8	968	82.5	1 399	95.2	687	91.6

续表

年龄/岁		大城市		中小城市		普通农村		贫困农村	
		n/名	%	n/名	%	n/名	%	n/名	%
3~	小计	968	100.0	1 675	100.0	1 463	100.0	810	100.0
	从不	56	5.8	50	4.1	30	2.1	27	3.3
	<40%	452	46.7	383	31.3	102	7.0	105	13.0
	40%~	65	6.7	68	5.6	74	5.1	37	4.6
	全部	395	40.8	723	59.1	1 257	85.9	641	79.1
4~	小计	980	100.0	1 298	100.0	1 453	100.0	1 475	179.1
	从不	70	7.1	67	5.2	39	2.7	25	3.0
	<40%	455	46.4	453	34.9	143	9.8	194	23.3
	40%~	76	7.8	71	5.5	46	3.2	615	73.7
	全部	379	38.7	707	54.5	1 225	84.3	641	79.1
5~<6	小计	974	100.0	1 165	100.0	1 403	100.0	717	100.0
	从不	33	3.4	65	5.6	29	2.1	19	2.7
	<40%	486	49.9	420	36.1	138	9.8	182	25.4
	40%~	76	7.8	65	5.6	46	3.3	13	1.8
	全部	379	38.9	615	52.8	1 190	84.8	503	70.2

表6-11　城乡2~5岁儿童在托幼机构进食早餐的比例

年龄/岁		合计		城市		农村	
		n/名	%	n/名	%	n/名	%
合计	合计	17 612	100.0	8 713	100.0	8 899	100.0
	从不	13 260	75.3	5 490	63.0	7 770	87.3
	<60%	330	1.9	226	2.6	104	1.2
	60%~	3 703	21.0	2 810	32.3	893	10.0
	全部	319	1.8	187	2.2	132	1.5
2~	小计	4 323	100.0	2 104	100.0	2 219	100.0
	从不	4 053	93.8	1 891	89.9	2 162	97.4
	<60%	23	0.5	18	0.9	5	0.2
	60%~	221	5.1	177	8.4	44	2.0
	全部	26	0.6	18	0.9	8	0.4
3~	小计	4 465	100.0	2 192	100.0	2 273	100.0
	从不	3 246	72.7	1 244	56.8	2 002	88.1
	<60%	79	1.8	56	2.6	23	1.0
	60%~	1 032	23.1	828	37.8	204	9.0
	全部	108	2.4	64	2.9	44	1.9

续表

年龄/岁		合计		城市		农村	
		n/名	%	n/名	%	n/名	%
4～	小计	4 565	100.0	2 278	100.0	2 287	100.0
	从不	3 091	67.7	1 227	53.9	1 864	81.5
	<60%	123	2.7	76	3.3	47	2.1
	60%～	1 239	27.1	907	39.8	332	14.5
	全部	112	2.5	68	3.0	44	1.9
5～<6	小计	4 259	100.0	2 139	100.0	2 120	100.0
	从不	2 870	67.4	1 128	52.7	1 742	82.2
	<60%	105	2.5	76	3.6	29	1.4
	60%～	1 211	28.4	898	42.0	313	14.8
	全部	73	1.7	37	1.7	36	1.7

表6-12　四类地区2～5岁儿童在托幼机构进食早餐的比例

年龄/岁		大城市		中小城市		普通农村		贫困农村	
		n/名	%	n/名	%	n/名	%	n/名	%
合计	合计	3 853	100.0	4 860	100.0	5 788	100.0	3 111	100.0
	从不	2 089	54.2	3 401	70.0	5 252	90.7	2 518	80.9
	<60%	163	4.2	63	1.3	61	1.1	43	1.4
	60%～	1 468	38.1	1 342	27.6	399	6.9	494	15.9
	全部	133	3.5	54	1.1	76	1.3	56	1.8
2～	小计	931	100.0	1 173	100.0	1 469	100.0	750	100.0
	从不	828	88.9	1 063	90.6	1 437	97.8	725	96.7
	<60%	15	1.6	3	0.3	5	0.4	0	0.0
	60%～	78	8.4	99	8.4	23	1.6	21	2.8
	全部	10	1.1	8	0.7	4	0.3	4	0.5
3～	小计	968	100.0	1 224	100.0	1 463	100.0	810	100.0
	从不	433	44.7	811	66.3	1 324	90.5	678	83.7
	<60%	38	3.9	18	1.5	10	0.7	13	1.6
	60%～	449	46.4	379	31.0	103	7.0	101	12.5
	全部	48	5.0	16	1.3	26	1.8	18	2.2
4～	小计	980	100.0	1 298	100.0	1 453	100.0	834	100.0
	从不	414	42.2	813	62.6	1 266	87.1	598	71.7
	<60%	55	5.6	21	1.6	24	1.7	23	2.8
	60%～	457	46.6	450	34.7	138	9.5	194	23.3
	全部	54	5.5	14	1.1	25	1.7	19	2.3
5～<6	小计	974	100.0	1 165	100.0	1 403	100.0	717	100.0
	从不	414	42.5	714	61.3	1 225	87.3	517	72.1
	<60%	55	5.7	21	1.8	22	1.6	7	1.0
	60%～	484	49.7	414	35.5	135	9.6	178	24.8
	全部	21	2.2	16	1.4	21	1.5	15	2.1

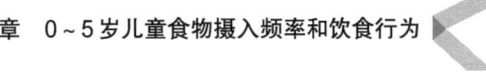

表6-13 城乡2~5岁儿童在餐馆进食早餐的比例

年龄/岁		合计		城市		农村	
		n/名	%	n/名	%	n/名	%
合计	合计	17 612	100.0	8 713	100.0	8 899	100.0
	从不	16 641	94.5	8 009	91.9	8 632	97.0
	有时	971	5.5	704	8.1	267	3.0
2~	小计	4 323	100.0	2 104	100.0	2 219	100.0
	从不	4 117	95.2	1 960	93.2	2 157	97.2
	有时	206	4.8	144	6.9	62	2.8
3~	小计	4 465	100.0	2 192	100.0	2 273	100.0
	从不	4 213	94.4	2 029	92.6	2 184	96.1
	有时	252	5.7	163	7.4	89	3.9
4~	小计	4 565	100.0	2 278	100.0	2 287	100.0
	从不	4 305	94.3	2 083	91.4	2 222	97.2
	有时	260	5.7	195	8.6	65	2.8
5~<6	小计	4 259	100.0	2 139	100.0	2 120	100.0
	从不	4 006	94.1	1 937	90.6	2 069	97.6
	有时	253	5.9	202	9.5	51	2.4

表6-14 四类地区2~5岁儿童在餐馆进食早餐的比例

年龄/岁		大城市		中小城市		普通农村		贫困农村	
		n/名	%	n/名	%	n/名	%	n/名	%
合计	合计	3 853	100.0	4 860	100.0	5 788	100.0	3 111	100.0
	从不	3 626	94.1	4 383	90.2	5 614	97.0	3 018	97.0
	有时	227	5.9	477	9.8	174	3.0	93	3.0
2~	小计	931	100.0	1 173	100.0	1 469	100.0	750	100.0
	从不	880	94.5	1 080	92.1	1 437	97.8	720	96.0
	有时	51	5.5	93	7.9	32	2.2	30	4.0
3~	小计	968	100.0	1 224	100.0	1 463	100.0	810	100.0
	从不	913	94.3	1 116	91.2	1 396	95.4	788	97.3
	有时	55	5.7	108	8.8	67	4.6	22	2.7
4~	小计	980	100.0	1 298	100.0	1 453	100.0	834	100.0
	从不	921	94.0	1 162	89.5	1 415	97.4	807	96.8
	有时	59	6.0	136	10.5	38	2.6	27	3.2
5~<6	小计	974	100.0	1 165	100.0	1 403	100.0	717	100.0
	从不	912	93.6	1 025	88.0	1 366	97.4	703	98.1
	有时	62	6.4	140	12.0	37	2.7	14	2.0

表6-15　城乡2~5岁儿童在亲朋好友家进食早餐的比例

年龄/岁		合计		城市		农村	
		n/名	%	n/名	%	n/名	%
合计	合计	17 612	100.0	8 713	100.0	8 899	100.0
	从不	17 526	99.5	8 674	99.6	8 852	99.5
	有时	86	0.5	39	0.5	47	0.5
2~	小计	4 323	100.0	2 104	100.0	2 219	100.0
	从不	4 290	99.2	2 087	99.2	2 203	99.3
	有时	33	0.8	17	0.8	16	0.7
3~	小计	4 465	100.0	2 192	100.0	2 273	100.0
	从不	4 437	99.4	2 182	99.5	2 255	99.2
	有时	28	0.6	10	0.5	18	0.8
4~	小计	4 565	100.0	2 277	100.0	2 287	100.0
	从不	4 548	99.6	2 270	99.7	2 278	99.6
	有时	17	0.4	7	0.3	9	0.4
5~<6	小计	4 259	100.0	2 139	100.0	2 120	100.0
	从不	4 251	99.8	2 135	99.8	2 116	99.8
	有时	8	0.2	4	0.2	4	0.2

表6-16　四类地区2~5岁儿童在亲朋好友家进食早餐的比例

年龄/岁		大城市		中小城市		普通农村		贫困农村	
		n/名	%	n/名	%	n/名	%	n/名	%
合计	合计	3 853	100.0	4 860	100.0	5 788	100.0	3 111	100.0
	从不	3 836	99.6	4 838	99.6	5 761	99.5	3 091	99.4
	有时	17	0.5	22	0.5	27	0.5	20	0.6
2~	小计	931	100.0	1 173	100.0	1 469	100.0	750	100.0
	从不	924	99.3	1 163	99.2	1 459	99.3	744	99.2
	有时	7	0.8	10	0.9	10	0.7	6	0.8
3~	小计	968	100.0	1 224	100.0	1 463	100.0	813	100.4
	从不	963	99.5	1 219	99.6	1 457	99.6	798	98.5
	有时	5	0.5	5	0.4	6	0.4	15	1.9
4~	小计	980	100.0	1 298	100.0	1 453	100.2	834	100.0
	从不	978	99.8	1 292	99.5	1 445	99.5	833	99.9
	有时	2	0.2	6	0.5	8	0.7	1	0.1
5~<6	小计	974	100.0	1 165	100.0	1 403	100.0	717	100.0
	从不	971	99.7	1 164	99.9	1 400	99.8	716	99.9
	有时	3	0.3	1	0.1	3	0.2	1	0.1

2~5岁儿童过去一周上午加餐全部在家进食的比例为43.2%；城市为37.6%，农村为52.3%；大城市、中小城市、普通农村和贫困农村分别为31.7%、43.5%、51.7%和54.4%。2

岁组、3岁组、4岁组和5岁组儿童过去一周上午加餐全部在家进食的比例分别为77.3%、40.1%、28.0%和26.1%，见表6-17和表6-18。2~5岁儿童过去一周60%及以上的上午加餐在托幼机构进食的比例为51.1%；城市为58.9%，农村为38.7%；大城市、中小城市、普通农村和贫困农村分别为64.7%、53.1%、41.6%和27.8%。2岁组、3岁组、4岁组和5岁组儿童过去一周60%及以上的上午加餐在托幼机构进食的比例分别为15.6%、54.0%、67.2%和69.1%，见表6-19和表6-20。2~5岁儿童过去一周在餐馆进食过上午加餐的比例为3.0%；城市为2.2%，农村为4.1%；大城市、中小城市、普通农村和贫困农村分别为1.6%、2.8%、3.7%和5.7%。2岁组、3岁组、4岁组和5岁组儿童过去一周在餐馆进食过上午加餐比例分别为4.0%、2.8%、2.5%和2.5%，见表6-21和表6-22。2~5岁儿童过去一周在亲朋好友家进食过上午加餐的比例为1.5%，见表6-23和表6-24。

表6-17　城乡2~5岁儿童在家进食上午加餐的比例

年龄/岁		合计		城市		农村	
		n/名	%	n/名	%	n/名	%
合计	合计	10 475	100.0	6 468	100.0	4 007	100.0
	从不	2 294	21.9	1 299	20.1	995	24.8
	<40%	3 151	30.1	2 493	38.6	658	16.4
	40%~	505	4.8	245	3.8	260	6.5
	全部	4 525	43.2	2 431	37.6	2 094	52.3
2~	小计	2 649	100.0	1 586	100.0	1 063	100.0
	从不	205	7.7	128	8.1	77	7.2
	<40%	274	10.4	204	12.9	70	6.6
	40%~	122	4.6	57	3.6	65	6.1
	全部	2 048	77.3	1 197	75.5	851	80.1
3~	小计	2 749	100.0	1 641	100.0	1 108	100.0
	从不	604	22.0	315	19.2	289	26.1
	<40%	898	32.7	727	44.3	171	15.4
	40%~	146	5.3	62	3.8	84	7.6
	全部	1 101	40.1	537	32.7	564	50.9
4~	小计	2 685	100.0	1 713	100.0	972	100.0
	从不	765	28.5	420	24.5	345	35.5
	<40%	1 032	38.4	837	48.9	195	20.1
	40%~	135	5.0	75	4.4	60	6.2
	全部	753	28.0	381	22.2	372	38.3
5~<6	小计	2 392	100.0	1 528	100.0	864	100.0
	从不	720	30.1	436	28.5	284	32.9
	<40%	947	39.6	725	47.5	222	25.7
	40%~	102	4.3	51	3.3	51	5.9
	全部	623	26.1	316	20.7	307	35.5

表6-18 四类地区2~5岁儿童在家进食上午加餐的比例

年龄/岁		大城市		中小城市		普通农村		贫困农村	
		n/名	%	n/名	%	n/名	%	n/名	%
合计	合计	3 221	100.0	4 530	100.0	3 170	100.0	837	100.0
	从不	746	23.2	553	17.0	776	24.5	219	26.2
	<40%	1 340	41.6	1 153	35.5	571	18.0	87	10.4
	40%~	115	3.6	130	4.0	184	5.8	76	9.1
	全部	1 020	31.7	1 411	43.5	1 639	51.7	455	54.4
2~	小计	771	100.0	937	100.0	816	100.0	247	100.0
	从不	68	8.8	60	7.4	51	6.3	26	10.5
	<40%	106	13.8	98	12.0	62	7.6	8	3.2
	40%~	33	4.3	24	2.9	47	5.8	18	7.3
	全部	564	73.2	633	77.7	656	80.4	195	79.0
3~	小计	798	100.0	1 218	100.0	854	100.0	254	100.0
	从不	179	22.4	136	16.1	231	27.1	58	22.8
	<40%	388	48.6	339	40.2	134	15.7	37	14.6
	40%~	26	3.3	36	4.3	46	5.4	38	15.0
	全部	205	25.7	332	39.4	443	51.9	121	47.6
4~	小计	834	100.0	879	100.0	753	100.0	219	100.0
	从不	222	26.6	198	22.5	251	33.3	94	42.9
	<40%	440	52.8	397	45.2	171	22.7	24	11.0
	40%~	172	20.6	43	4.9	44	5.8	16	7.3
	全部	0	0.0	241	27.4	287	38.1	85	38.8
5~<6	小计	818	100.0	710	100.0	747	100.0	117	100.0
	从不	277	33.9	159	22.4	243	32.5	41	35.0
	<40%	406	49.6	319	44.9	204	27.3	18	15.4
	40%~	24	2.9	27	3.8	47	6.3	4	3.4
	全部	111	13.6	205	28.9	253	33.9	54	46.2

表6-19 城乡2~5岁儿童在托幼机构进食上午加餐的比例

年龄/岁		合计		城市		农村	
		n/名	%	n/名	%	n/名	%
合计	合计	10 475	100.0	6 468	100.0	4 007	100.0
	从不	4 919	47.0	2 555	39.5	2 364	59.0
	<60%	200	1.9	108	1.7	92	2.3
	60%~	3 240	30.9	2 566	39.7	674	16.8
	全部	2 116	20.2	1 239	19.2	877	21.9

续表

年龄/岁		合计		城市		农村	
		n/名	%	n/名	%	n/名	%
2~	小计	2 649	100.0	1 586	100.0	1 063	100.0
	从不	2 220	83.8	1 266	79.8	954	89.8
	<60%	15	0.6	8	0.5	7	0.7
	60%~	268	10.1	204	12.9	64	6.0
	全部	146	5.5	108	6.8	38	3.6
3~	小计	2 749	100.0	1 339	81.6	1 108	100.0
	从不	1 194	43.4	555	33.8	639	57.7
	<60%	71	2.6	20	1.2	37	3.3
	60%~	923	33.6	725	44.2	173	15.6
	全部	561	20.4	39	2.4	259	23.4
4~	小计	2 685	100.0	1 713	100.0	972	100.0
	从不	815	30.4	398	23.2	417	42.9
	<60%	65	2.4	36	2.1	29	3.0
	60%~	1 074	40.0	867	50.6	207	21.3
	全部	731	27.2	412	24.1	319	32.8
5~<6	小计	2 392	100.0	1 528	100.0	864	100.0
	从不	690	28.9	336	22.0	354	41.0
	<60%	49	2.1	30	2.0	19	2.2
	60%~	975	40.8	745	48.8	230	26.6
	全部	678	28.3	417	27.3	261	30.2

表 6-20　四类地区 2~5 岁儿童在托幼机构进食上午加餐的比例

年龄/岁		大城市		中小城市		普通农村		贫困农村	
		n/名	%	n/名	%	n/名	%	n/名	%
合计	合计	3 221	100.0	3 247	100.0	3 170	100.0	837	100.0
	从不	1 078	33.5	1 477	45.5	1 791	56.5	573	68.5
	<60%	60	1.9	48	1.5	60	1.9	32	3.8
	60%~	1 362	42.3	1 204	37.1	599	18.9	75	9.0
	全部	721	22.4	518	16.0	720	22.7	157	18.8
2~	小计	771	100.0	815	100.0	816	100.0	247	100.0
	从不	599	77.7	667	81.8	716	87.8	238	96.4
	<60%	7	0.9	1	0.1	6	0.7	1	0.4
	60%~	105	13.6	99	12.2	62	7.6	2	0.8
	全部	60	7.8	48	5.9	32	3.9	6	2.4

续表

年龄/岁		大城市		中小城市		普通农村		贫困农村	
		n/名	%	n/名	%	n/名	%	n/名	%
3~	小计	798	100.0	843	100.0	854	100.0	254	100.0
	从不	213	26.7	342	40.6	479	56.1	160	63.0
	<60%	18	2.3	16	1.9	16	1.9	21	8.3
	60%~	395	49.5	355	42.1	141	16.5	32	12.6
	全部	172	21.6	130	15.4	218	25.5	41	16.1
4~	小计	834	100.0	879	100.0	753	100.0	219	100.0
	从不	148	17.8	250	28.4	315	41.8	102	46.6
	<60%	18	2.2	18	2.1	20	2.7	9	4.1
	60%~	448	53.7	419	47.7	182	24.2	25	11.4
	全部	220	26.4	192	21.8	236	31.3	83	37.9
5~<6	小计	818	100.0	710	100.0	747	100.0	117	100.0
	从不	118	14.4	218	30.7	281	37.6	73	62.4
	<60%	17	2.1	13	1.8	18	2.4	1	0.9
	60%~	414	50.6	331	46.6	214	28.7	16	13.7
	全部	269	32.9	148	20.9	234	31.3	27	23.1

表6-21 城乡2~5岁儿童在餐馆进食上午加餐的比例

年龄/岁		合计		城市		农村	
		n/名	%	n/名	%	n/名	%
合计	合计	10 475	100.0	6 468	100.0	4 007	100.0
	从不	10 166	97.1	6 324	97.8	3 842	95.9
	有时	309	3.0	144	2.2	165	4.1
2~	小计	2 649	100.0	1 586	100.0	1 063	100.0
	从不	2 543	96.0	1 539	97.0	1 004	94.5
	有时	106	4.0	47	3.0	59	5.6
3~	小计	2 749	100.0	1 641	100.0	1 108	100.0
	从不	2 673	97.2	1 610	98.1	1 063	95.9
	有时	76	2.8	31	1.9	45	4.1
4~	小计	2 685	100.0	1 713	100.0	972	100.0
	从不	2 617	97.5	1 678	98.0	939	96.6
	有时	68	2.5	35	2.0	33	3.4
5~<6	小计	2 392	100.0	1 528	100.0	864	100.0
	从不	2 333	97.5	1 497	98.0	836	96.8
	有时	59	2.5	31	2.0	28	3.2

表6-22 四类地区2～5岁儿童在餐馆进食上午加餐的比例

年龄/岁		大城市		中小城市		普通农村		贫困农村	
		n/名	%	n/名	%	n/名	%	n/名	%
合计	合计	3 221	100.0	3 247	100.0	3 170	100.0	837	100.0
	从不	3 169	98.4	3 155	97.2	3 053	96.3	789	94.3
	有时	52	1.6	92	2.8	117	3.7	48	5.7
2～	小计	771	100.0	815	100.0	816	100.0	247	100.0
	从不	749	97.2	790	96.9	774	94.9	230	93.1
	有时	22	2.9	25	3.1	42	5.2	17	6.9
3～	小计	798	100.0	843	100.0	854	100.0	254	100.0
	从不	790	99.0	820	97.3	825	96.6	238	93.7
	有时	8	1.0	23	2.7	29	3.4	16	6.3
4～	小计	834	100.0	879	100.0	753	100.0	219	100.0
	从不	824	98.8	854	97.2	728	96.7	211	96.4
	有时	10	1.2	25	2.8	25	3.3	8	3.7
5～<6	小计	818	100.0	710	100.0	747	100.0	117	100.0
	从不	806	98.5	691	97.3	726	97.2	110	94.0
	有时	12	1.5	19	2.7	21	2.8	7	6.0

表6-23 城乡2～5岁儿童在亲朋好友家进食上午加餐的比例

年龄/岁		合计		城市		农村	
		n/名	%	n/名	%	n/名	%
合计	合计	10 475	100.0	6 468	100.0	4 007	100.0
	从不	10 319	98.5	6 396	98.9	3 923	97.9
	有时	156	1.5	72	1.1	84	2.1
2～	小计	2 649	100.0	1 586	100.0	1 063	100.0
	从不	2 588	97.7	1 560	98.4	1 028	96.7
	有时	61	2.3	26	1.6	35	3.3
3～	小计	2 749	100.0	1 641	100.0	1 108	100.0
	从不	2 702	98.3	1 623	98.9	1 079	97.4
	有时	47	1.7	18	1.1	29	2.6
4～	小计	2 685	100.0	1 713	100.0	972	100.0
	从不	2 651	98.7	1 689	98.6	962	99.0
	有时	34	1.3	24	1.4	10	1.0
5～<6	小计	2 392	100.0	1 528	100.0	864	100.0
	从不	2 378	99.4	1 524	99.7	854	98.8
	有时	14	0.6	4	0.3	10	1.2

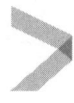

表6-24　四类地区2～5岁儿童在亲朋好友家进食上午加餐的比例

年龄/岁		大城市		中小城市		普通农村		贫困农村	
		n/名	%	n/名	%	n/名	%	n/名	%
合计	合计	3 221	100.0	3 247	100.0	3 170	100.0	837	100.0
	从不	3 196	99.2	3 200	98.6	3 127	98.6	796	95.1
	有时	25	0.8	47	1.5	43	1.4	41	4.9
2～	小计	771	100.0	815	100.0	816	100.0	247	100.0
	从不	757	98.2	803	98.5	796	97.6	232	93.9
	有时	14	1.8	12	1.5	20	2.5	15	6.1
3～	小计	798	100.0	843	100.0	854	100.0	254	100.0
	从不	793	99.4	830	98.5	845	99.0	234	92.1
	有时	5	0.6	13	1.5	9	1.1	20	7.9
4～	小计	834	100.0	879	100.0	753	100.0	219	100.0
	从不	830	99.5	859	97.7	746	99.1	216	98.6
	有时	4	0.5	20	2.3	7	0.9	3	1.4
5～<6	小计	818	100.0	710	100.0	747	100.0	117	100.0
	从不	816	99.8	708	99.7	740	99.1	114	97.4
	有时	2	0.2	2	0.3	7	0.9	3	2.6

　　2～5岁儿童过去一周午餐全部在家进食的比例为47.5%；城市为33.0%，农村为61.7%；大城市、中小城市、普通农村和贫困农村分别为26.7%、38.1%、57.3%和69.6%。2岁组、3岁组、4岁组和5岁组儿童过去一周午餐全部在家进食的比例分别为81.8%、45.2%、33.1%和30.5%，见表6-25和表6-26。2～5岁儿童过去一周60%及以上的午餐在托幼机构进食的比例为49.8%；城市为64.1%，农村为35.7%；大城市、中小城市、普通农村和贫困农村分别为69.6%、59.7%、40.0%和27.8%。2岁组、3岁组、4岁组和5岁组儿童过去一周60%及以上的午餐在托幼机构进食的比例分别为14.7%、52.3%、64.2%和67.3%，见表6-27和表6-28。2～5岁儿童过去一周在餐馆进食过午餐的比例为3.0%；城市为2.2%，农村为4.1%；大城市、中小城市、普通农村和贫困农村分别为1.6%、2.8%、3.7%和5.7%。2岁组、3岁组、4岁组和5岁组儿童过去一周在餐馆进食过午餐比例分别为4.0%、2.8%、2.5%和2.5%，见表6-29和表6-30。2～5岁儿童过去一周在亲朋好友家进食过午餐的比例为1.3%，见表6-31和表6-32。

表6-25　城乡2～5岁儿童在家进食午餐的比例

年龄/岁		合计		城市		农村	
		n/名	%	n/名	%	n/名	%
合计	合计	17 602	100.0	8 711	100.0	8 891	100.0
	从不	1 100	6.3	591	6.8	509	5.7
	<40%	7 723	43.9	5 038	57.8	2 685	30.2
	40%～	417	2.4	204	2.3	213	2.4
	全部	8 362	47.5	2 878	33.0	5 484	61.7

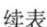

年龄/岁		合计		城市		农村	
		n/名	%	n/名	%	n/名	%
2～	小计	4 325	100.0	2 103	100.0	2 222	100.0
	从不	106	2.5	84	4.0	22	1.0
	<40%	541	12.5	361	17.2	180	8.1
	40%～	141	3.3	79	3.8	62	2.8
	全部	3 537	81.8	1 579	75.1	1 958	88.1
3～	小计	4 464	100.0	2 191	100.0	2 273	100.0
	从不	353	7.9	169	7.7	184	8.1
	<40%	1 996	44.7	1 356	61.9	640	28.2
	40%～	99	2.2	50	2.3	49	2.2
	全部	2 016	45.2	616	28.1	1 400	61.6
4～	小计	4 558	100.0	2 278	100.0	2 280	100.0
	从不	339	7.4	184	8.1	155	6.8
	<40%	2 610	57.3	1 693	74.3	917	40.2
	40%～	99	2.2	37	1.6	62	2.7
	全部	1 510	33.1	364	16.0	1 146	50.3
5～<6	小计	4 255	100.0	2 139	100.0	2 116	100.0
	从不	302	7.1	154	7.2	148	7.0
	<40%	2 576	60.5	1 628	76.1	948	44.8
	40%～	78	1.8	38	1.8	40	1.9
	全部	1 299	30.5	319	14.9	980	46.3

表6-26 四类地区2～5岁儿童在家进食午餐的比例

年龄/岁		大城市		中小城市		普通农村		贫困农村	
		n/名	%	n/名	%	n/名	%	n/名	%
合计	合计	3 851	100.0	4 860	100.0	5 747	100.0	3 144	100.0
	从不	377	9.8	214	4.4	434	7.6	75	2.4
	<40%	2 331	60.5	2 707	55.7	1 883	32.8	802	25.5
	40%～	116	3.0	88	1.8	135	2.4	78	2.5
	全部	1 027	26.7	1 851	38.1	3 295	57.3	2 189	69.6
2～	小计	930	100.0	1 173	100.0	1 456	100.0	766	100.0
	从不	45	4.8	39	3.3	16	1.1	6	0.8
	<40%	158	17.0	203	17.3	131	9.0	49	6.4
	40%～	52	5.6	27	2.3	31	2.1	31	4.0
	全部	675	72.6	904	77.1	1 278	87.8	680	88.8
3～	小计	968	100.0	1 223	100.0	1 452	100.0	821	100.0
	从不	120	12.4	49	4.0	159	11.0	25	3.1
	<40%	621	64.2	735	60.1	450	31.0	190	23.1
	40%～	26	2.7	24	2.0	28	1.9	21	2.6
	全部	201	20.8	415	33.9	815	56.1	585	71.3

续表

年龄/岁		大城市		中小城市		普通农村		贫困农村	
		n/名	%	n/名	%	n/名	%	n/名	%
4~	小计	979	100.0	1 299	100.0	1 441	100.0	839	100.0
	从不	116	11.9	68	5.2	129	9.0	26	3.1
	<40%	760	77.6	933	71.8	626	43.4	291	34.7
	40%~	15	1.5	22	1.7	45	3.1	17	2.0
	全部	88	9.0	276	21.3	641	44.5	505	60.2
5~<6	小计	974	100.0	1 165	100.0	1 398	100.0	718	100.0
	从不	96	9.9	58	5.0	130	9.3	18	2.5
	<40%	792	81.3	836	71.8	676	48.4	272	37.9
	40%~	23	2.4	15	1.3	31	2.2	9	1.3
	全部	63	6.5	256	22.0	561	40.1	419	58.4

表6-27　城乡2~5岁儿童在托幼机构进食午餐的比例

年龄/岁		合计		城市		农村	
		n/名	%	n/名	%	n/名	%
合计	合计	17 602	100.0	8 711	100.0	8 891	100.0
	从不	8 619	49.0	3 002	34.5	5 617	63.2
	<60%	225	1.3	124	1.4	101	1.1
	60%~	7 726	43.9	5 045	57.9	2 681	30.2
	全部	1 032	5.9	540	6.2	492	5.5
2~	小计	4 325	100.0	2 103	100.0	2 222	100.0
	从不	3 668	84.8	1 653	78.6	2 015	90.7
	<60%	21	0.5	13	0.6	8	0.4
	60%~	542	12.5	362	17.2	180	8.1
	全部	94	2.2	75	3.6	19	0.9
3~	小计	4 464	100.0	2 191	100.0	2 273	100.0
	从不	2 072	46.4	643	29.4	1 429	62.9
	<60%	59	1.3	35	1.6	24	1.1
	60%~	2 005	44.9	1 363	62.2	642	28.2
	全部	328	7.4	150	6.9	178	7.8
4~	小计	4 558	100.0	2 278	100.0	2 280	100.0
	从不	1 557	34.2	379	16.6	1 178	51.7
	<60%	74	1.6	36	1.6	38	1.7
	60%~	2 609	57.2	1 694	74.4	915	40.1
	全部	318	7.0	169	7.4	149	6.5
5~<6	小计	4 255	100.0	2 139	100.0	2 116	100.0
	从不	1 322	31.1	327	15.3	995	47.0
	<60%	71	1.7	40	1.9	31	1.5
	60%~	2 570	60.4	1 626	76.0	944	44.6
	全部	292	6.9	146	6.8	146	6.9

表6-28　四类地区2~5岁儿童在托幼机构进食午餐的比例

年龄/岁		大城市		中小城市		普通农村		贫困农村	
		n/名	%	n/名	%	n/名	%	n/名	%
合计	合计	3 851	100.0	4 860	100.0	5 747	100.0	3 144	100.0
	从不	1 085	28.2	1 917	39.4	3 369	58.6	2 248	71.5
	<60%	85	2.2	39	0.8	78	1.4	23	0.7
	60%~	2 337	60.7	2 708	55.7	1 879	32.7	802	25.5
	全部	344	8.9	196	4.0	421	7.3	71	2.3
2~	小计	930	100.0	1 173	100.0	1 456	100.0	766	100.0
	从不	718	77.2	935	79.7	1 303	89.5	712	93.0
	<60%	10	1.1	3	0.3	7	0.5	1	0.1
	60%~	160	17.2	202	17.2	132	9.1	48	6.3
	全部	42	4.5	33	2.8	14	1.0	5	0.7
3~	小计	968	100.0	1 223	100.0	1 452	100.0	821	100.0
	从不	212	21.9	431	35.2	829	57.1	600	73.1
	<60%	23	2.4	12	1.0	17	1.2	7	0.9
	60%~	626	64.7	737	60.3	452	31.1	190	23.1
	全部	107	11.1	43	3.5	154	10.6	24	2.9
4~	小计	979	100.0	1 299	100.0	1 441	100.0	839	100.0
	从不	89	9.1	290	22.3	662	45.9	516	61.5
	<60%	23	2.4	13	1.0	31	2.2	7	0.8
	60%~	763	77.9	931	71.7	623	43.2	292	34.8
	全部	104	10.6	65	5.0	125	8.7	24	2.9
5~<6	小计	974	100.0	1 165	100.0	1 398	100.0	718	100.0
	从不	66	6.8	261	22.4	575	41.1	420	58.5
	<60%	29	3.0	11	1.0	23	1.7	8	1.1
	60%~	788	80.9	838	71.9	672	48.1	272	37.9
	全部	91	9.3	55	4.7	128	9.2	18	2.5

表6-29　城乡2~5岁儿童在餐馆进食午餐的比例

年龄/岁		合计		城市		农村	
		n/名	%	n/名	%	n/名	%
合计	合计	10 475	100.0	6 468	100.0	4 007	100.0
	从不	10 166	97.1	6 324	97.8	3 842	95.9
	有时	309	3.0	144	2.2	165	4.1
2~	小计	2 649	100.0	1 586	100.0	1 063	100.0
	从不	2 543	96.0	1 539	97.0	1 004	94.5
	有时	106	4.0	47	3.0	59	5.6
3~	小计	2 749	100.0	1 641	100.0	1 108	100.0
	从不	2 673	97.2	1 610	98.1	1 063	95.9
	有时	76	2.8	31	1.9	45	4.1

续表

年龄/岁		合计		城市		农村	
		n/名	%	n/名	%	n/名	%
4~	小计	2 685	100.0	1 713	100.0	972	100.0
	从不	2 617	97.5	1 678	98.0	939	96.6
	有时	68	2.5	35	2.0	33	3.4
5~<6	小计	2 392	100.0	1 528	100.0	864	100.0
	从不	2 333	97.5	1 497	98.0	836	96.8
	有时	59	2.5	31	2.0	28	3.2

表6-30　四类地区2~5岁儿童在餐馆进食午餐的比例

年龄/岁		大城市		中小城市		普通农村		贫困农村	
		n/名	%	n/名	%	n/名	%	n/名	%
合计	合计	3 221	100.0	3 247	100.0	3 170	100.0	837	100.0
	从不	3 169	98.4	3 155	97.2	3 053	96.3	789	94.3
	有时	52	1.6	92	2.8	117	3.7	48	5.7
2~	小计	771	100.0	815	100.0	816	100.0	247	100.0
	从不	749	97.2	790	96.9	774	94.9	230	93.1
	有时	22	2.9	25	3.1	42	5.2	17	6.9
3~	小计	798	100.0	843	100.0	854	100.0	254	100.0
	从不	790	99.0	820	97.3	825	96.6	238	93.7
	有时	8	1.0	23	2.7	29	3.4	16	6.3
4~	小计	834	100.0	879	100.0	753	100.0	219	100.0
	从不	824	98.8	854	97.2	728	96.7	211	96.4
	有时	10	1.2	25	2.8	25	3.3	8	3.7
5~<6	小计	818	100.0	710	100.0	747	100.0	117	100.0
	从不	806	98.5	691	97.3	726	97.2	110	94.0
	有时	12	1.5	19	2.7	21	2.8	7	6.0

表6-31　城乡2~5岁儿童在亲朋好友家进食午餐的比例

年龄/岁		合计		城市		农村	
		n/名	%	n/名	%	n/名	%
合计	合计	17 602	100.0	8 711	100.0	8 891	100.0
	从不	17 382	98.8	8 600	98.7	8 782	98.8
	有时	220	1.3	111	1.3	109	1.2
2~	小计	4 325	100.0	2 103	100.0	2 222	100.0
	从不	4 248	98.2	2 070	98.4	2 178	98.0
	有时	77	1.8	33	1.6	44	2.0
3~	小计	4 464	100.0	2 191	100.0	2 273	100.0
	从不	4 404	98.7	2 159	98.5	2 245	98.8
	有时	60	1.3	32	1.5	28	1.2

续表

年龄/岁		合计		城市		农村	
		n/名	%	n/名	%	n/名	%
4～	小计	4 558	100.0	2 278	100.0	2 280	100.0
	从不	4 507	98.9	2 250	98.8	2 257	99.0
	有时	51	1.1	28	1.2	23	1.0
5～<6	小计	4 255	100.0	2 139	100.0	2 116	100.0
	从不	4 223	99.3	2 121	99.2	2 102	99.3
	有时	32	0.8	18	0.8	14	0.7

表6-32　四类地区2～5岁儿童在亲朋好友家进食午餐的比例

年龄/岁		大城市		中小城市		普通农村		贫困农村	
		n/名	%	n/名	%	n/名	%	n/名	%
合计	合计	3 851	100.0	4 860	100.0	5 747	100.0	3 144	100.0
	从不	3 809	98.9	4 791	98.6	5 680	98.8	3 102	98.7
	有时	42	1.1	69	1.4	67	1.2	42	1.3
2～	小计	930	100.0	1 173	100.0	1 456	100.0	766	100.0
	从不	917	98.6	1 153	98.3	1 429	98.2	749	97.8
	有时	13	1.4	20	1.7	27	1.9	17	2.2
3～	小计	968	100.0	1 223	100.0	1 452	100.0	821	100.0
	从不	954	98.6	1 205	98.5	1 438	99.0	807	98.3
	有时	14	1.5	18	1.5	14	1.0	14	1.7
4～	小计	979	100.0	1 299	100.0	1 441	100.0	839	100.0
	从不	968	98.9	1 282	98.7	1 427	99.0	830	98.9
	有时	11	1.1	17	1.3	14	1.0	9	1.1
5～<6	小计	974	100.0	1 165	100.0	1 398	100.0	718	100.0
	从不	970	99.6	1 151	98.8	1 386	99.1	716	99.7
	有时	4	0.4	14	1.2	12	0.9	2	0.3

　　2～5岁儿童过去一周下午加餐全部在家进食的比例为40.1%；城市为33.0%，农村为52.1%；大城市、中小城市、普通农村和贫困农村分别为27.6%、37.6%、51.8%和53.1%。2岁组、3岁组、4岁组和5岁组儿童过去一周下午加餐全部在家进食的比例分别为76.2%、37.2%、24.4%和23.2%，见表6-33和表6-34。2～5岁儿童过去一周60%及以上的下午加餐在托幼机构进食的比例为54.5%；城市为63.5%，农村为39.3%；大城市、中小城市、普通农村和贫困农村分别为68.6%、59.1%、42.1%和27.9%。2岁组、3岁组、4岁组和5岁组儿童过去一周60%及以上的下午加餐在托幼机构进食的比例分别为17.4%、56.6%、71.0%和72.4%，见表6-35和表6-36。2～5岁儿童过去一周在餐馆进食过下午加餐的比例为3.0%；城市为2.3%，农村为4.1%；大城市、中小城市、普通农村和贫困农村分别为1.4%、3.0%、3.4%和6.9%。2岁组、3岁组、4岁组和5岁组儿童过去一周在餐馆进食过下午加餐比例分别为3.9%、2.8%、2.6%和2.5%，见表6-37和表6-38。2～5岁儿童过去一周在亲朋好友家进食过下午加餐的比例为1.6%，见表6-39和表6-40。

表6-33 城乡2~5岁儿童在家进食下午加餐的比例

年龄/岁		合计		城市		农村	
		n/名	%	n/名	%	n/名	%
合计	合计	11 862	100.0	7 449	100.0	4 413	100.0
	从不	2 614	22.0	1 525	20.5	1 089	24.7
	<40%	3 892	32.8	3 156	42.4	736	16.7
	40%~	603	5.1	313	4.2	290	6.6
	全部	4 753	40.1	2 455	33.0	2 298	52.1
2~	小计	2 890	100.0	1 765	100.0	1 125	100.0
	从不	231	8.0	145	8.2	86	7.6
	<40%	328	11.4	251	14.2	77	6.8
	40%~	129	4.5	66	3.7	63	5.6
	全部	2 202	76.2	1 303	73.8	899	79.9
3~	小计	3 111	100.0	1 901	100.0	1 210	100.0
	从不	681	21.9	361	19.0	320	26.5
	<40%	1 100	35.4	900	47.3	200	16.5
	40%~	174	5.6	82	4.3	92	7.6
	全部	1 156	37.2	558	29.4	598	49.4
4~	小计	3 064	100.0	1 987	100.0	1 077	100.0
	从不	885	28.9	520	26.2	365	33.9
	<40%	1 265	41.3	1 035	52.1	230	21.4
	40%~	167	5.4	105	5.3	62	5.8
	全部	747	24.4	327	16.5	420	39.0
5~<6	小计	2 797	100.0	1 796	100.0	1 001	100.0
	从不	817	29.2	499	27.8	318	31.8
	<40%	1 199	42.9	970	54.0	229	22.9
	40%~	133	4.8	60	3.3	73	7.3
	全部	648	23.2	267	14.9	381	38.1

表6-34 四类地区2~5岁儿童在家进食下午加餐的比例

年龄/岁		大城市		中小城市		普通农村		贫困农村	
		n/名	%	n/名	%	n/名	%	n/名	%
合计	合计	3 469	100.0	3 980	100.0	3 533	100.0	880	100.0
	从不	764	22.0	761	19.1	880	24.9	209	23.8
	<40%	1 613	46.5	1 543	38.8	627	17.8	109	12.4
	40%~	135	3.9	178	4.5	195	5.5	95	10.8
	全部	957	27.6	1 498	37.6	1 831	51.8	467	53.1
2~	小计	822	100.0	943	100.0	866	100.0	259	100.0
	从不	61	7.4	84	8.9	61	7.0	25	9.7
	<40%	126	15.3	125	13.3	64	7.4	13	5.0
	40%~	36	4.4	30	3.2	40	4.6	23	8.9
	全部	599	72.9	704	74.7	701	81.0	198	76.5

续表

年龄/岁		大城市		中小城市		普通农村		贫困农村	
		n/名	%	n/名	%	n/名	%	n/名	%
3～	小计	872	100.0	1 029	100.0	946	100.0	264	100.0
	从不	180	20.6	181	17.6	263	27.8	57	21.6
	<40%	455	52.2	445	43.2	161	17.0	39	14.8
	40%～	36	4.1	46	4.5	51	5.4	41	15.5
	全部	201	23.1	357	34.7	471	49.8	127	48.1
4～	小计	901	100.0	1 086	100.0	856	100.0	221	100.0
	从不	255	28.3	265	24.4	274	32.0	91	41.2
	<40%	524	58.2	511	47.1	191	22.3	39	17.6
	40%～	35	3.9	70	6.5	46	5.4	16	7.2
	全部	87	9.7	240	22.1	345	40.3	75	33.9
5～<6	小计	874	100.0	922	100.0	865	100.0	136	100.0
	从不	268	30.7	231	25.1	282	32.6	36	26.5
	<40%	508	58.1	462	50.1	211	24.4	18	13.2
	40%～	28	3.2	32	3.5	58	6.7	15	11.0
	全部	70	8.0	197	21.4	314	36.3	67	49.3

表6-35 城乡2～5岁儿童在托幼机构进食下午加餐的比例

年龄/岁		合计		城市		农村	
		n/名	%	n/名	%	n/名	%
合计	合计	11 862	100.0	7 449	100.0	4 413	100.0
	从不	5 152	43.4	2 578	34.6	2 574	58.3
	<60%	249	2.1	142	1.9	107	2.4
	60%～	4 040	34.1	3 277	44.0	763	17.3
	全部	2 421	20.4	1 452	19.5	969	22.0
2～	小计	2 890	100.0	1 765	100.0	1 125	100.0
	从不	2 369	82.0	1 375	77.9	994	88.4
	<60%	20	0.7	12	0.7	8	0.7
	60%～	325	11.3	254	14.4	71	6.3
	全部	176	6.1	124	7.0	52	4.6
3～	小计	3 111	100.0	1 901	100.0	1 210	100.0
	从不	1 269	40.8	582	30.6	687	56.8
	<60%	80	2.6	45	2.4	35	2.9
	60%～	1 139	36.6	935	49.2	204	16.9
	全部	623	20.0	339	17.8	284	23.5

续表

年龄/岁		合计		城市		农村	
		n/名	%	n/名	%	n/名	%
4~	小计	3 064	100.0	1 987	100.0	1 077	100.0
	从不	804	26.2	341	17.2	463	43.0
	<60%	86	2.8	45	2.3	41	3.8
	60%~	1 329	43.4	1 093	55.0	236	21.9
	全部	845	27.6	508	25.6	337	31.3
5~<6	小计	2 797	100.0	1 796	100.0	1 001	100.0
	从不	710	25.4	280	15.6	430	43.0
	<60%	63	2.3	40	2.2	23	2.3
	60%~	1 247	44.6	995	55.4	252	25.2
	全部	777	27.8	481	26.8	296	29.6

表6-36 四类地区2~5岁儿童在托幼机构进食下午加餐的比例

年龄/岁		大城市		中小城市		普通农村		贫困农村	
		n/名	%	n/名	%	n/名	%	n/名	%
合计	合计	3 469	100.0	3 980	100.0	3 533	100.0	880	100.0
	从不	1 016	29.3	1 562	39.3	1 979	56.0	595	67.6
	<60%	76	2.2	66	1.7	67	1.9	40	4.6
	60%~	1 636	47.2	1 641	41.2	663	18.8	100	11.4
	全部	741	21.4	711	17.9	824	23.3	145	16.5
2~	小计	822	100.0	943	100.0	866	100.0	259	100.0
	从不	636	77.4	739	78.4	750	86.6	244	94.2
	<60%	7	0.9	5	0.5	7	0.8	1	0.4
	60%~	124	15.1	130	13.8	65	7.5	6	2.3
	全部	55	6.7	69	7.3	44	5.1	8	3.1
3~	小计	872	100.0	1 029	100.0	946	100.0	264	100.0
	从不	213	24.4	369	35.9	514	54.3	173	65.5
	<60%	24	2.8	21	2.0	17	1.8	18	6.8
	60%~	463	53.1	472	45.9	167	17.7	37	14.0
	全部	172	19.7	167	16.2	248	26.2	36	13.6
4~	小计	901	100.0	1 086	100.0	856	100.0	221	100.0
	从不	94	10.4	247	22.7	372	43.5	91	41.2
	<60%	21	2.3	24	2.2	26	3.0	15	6.8
	60%~	535	59.4	558	51.4	197	23.0	39	17.6
	全部	251	27.9	257	23.7	261	30.5	76	34.4
5~<6	小计	874	100.0	922	100.0	865	100.0	136	100.0
	从不	73	8.4	207	22.5	343	39.7	87	64.0
	<60%	24	2.8	16	1.7	17	2.0	6	4.4
	60%~	514	58.8	481	52.2	234	27.1	18	13.2
	全部	263	30.1	218	23.6	271	31.3	25	18.4

表6-37　城乡2～5岁儿童在餐馆进食下午加餐的比例

年龄/岁		合计		城市		农村	
		n/名	%	n/名	%	n/名	%
合计	合计	11 862	100.0	7 449	100.0	4 413	100.0
	从不	11 511	97.0	7 280	97.7	4 231	95.9
	有时	351	3.0	169	2.3	182	4.1
2～	小计	2 890	100.0	1 765	100.0	1 125	100.0
	从不	2 776	96.1	1 711	96.9	1 065	94.7
	有时	114	3.9	54	3.1	60	5.3
3～	小计	3 111	100.0	1 901	100.0	1 210	100.0
	从不	3 023	97.2	1 866	98.2	1 157	95.6
	有时	88	2.8	35	1.8	53	4.4
4～	小计	3 064	100.0	1 987	100.0	1 077	100.0
	从不	2 984	97.4	1 945	97.9	1 039	96.5
	有时	80	2.6	42	2.1	38	3.5
5～<6	小计	2 797	100.0	1 796	100.0	1 001	100.0
	从不	2 728	97.5	1 758	97.9	970	96.9
	有时	69	2.5	38	2.1	31	3.1

表6-38　四类地区2～5岁儿童在餐馆进食下午加餐的比例

年龄/岁		大城市		中小城市		普通农村		贫困农村	
		n/名	%	n/名	%	n/名	%	n/名	%
合计	合计	3 469	100.0	3 980	100.0	3 533	100.0	880	100.0
	从不	3 419	98.6	3 861	97.0	3 412	96.6	819	93.1
	有时	50	1.4	119	3.0	121	3.4	61	6.9
2～	小计	822	100.0	943	100.0	866	100.0	259	100.0
	从不	802	97.6	909	96.4	829	95.7	236	91.1
	有时	20	2.4	34	3.6	37	4.3	23	8.9
3～	小计	872	100.0	1 029	100.0	946	100.0	264	100.0
	从不	862	98.9	1 004	97.6	913	96.5	244	92.4
	有时	10	1.2	25	2.4	33	3.5	20	7.6
4～	小计	901	100.0	1 086	100.0	856	100.0	221	100.0
	从不	890	98.8	1 055	97.2	829	96.9	210	95.0
	有时	11	1.2	31	2.9	27	3.2	11	5.0
5～<6	小计	874	100.0	922	100.0	865	100.0	136	100.0
	从不	865	99.0	893	96.9	841	97.2	129	94.9
	有时	9	1.0	29	3.2	24	2.8	7	5.2

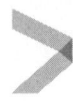

表6-39　城乡2~5岁儿童在亲朋好友家进食下午加餐的比例

年龄/岁		合计		城市		农村	
		n/名	%	n/名	%	n/名	%
合计	合计	11 862	100.0	7 449	100.0	4 413	100.0
	从不	11 668	98.4	7 347	98.6	4 321	97.9
	有时	194	1.6	102	1.4	92	2.1
2~	小计	2 890	100.0	1 765	100.0	1 125	100.0
	从不	2 823	97.7	1 732	98.1	1 091	97.0
	有时	67	2.3	33	1.9	34	3.0
3~	小计	3 111	100.0	1 901	100.0	1 210	100.0
	从不	3 050	98.0	1 874	98.6	1 176	97.2
	有时	61	2.0	27	1.4	34	2.8
4~	小计	3 064	100.0	1 987	100.0	1 077	100.0
	从不	3 023	98.7	1 959	98.6	1 064	98.8
	有时	41	1.3	28	1.4	13	1.2
5~<6	小计	2 797	100.0	1 796	100.0	1 001	100.0
	从不	2 772	99.1	1 782	99.2	990	98.9
	有时	25	0.9	14	0.8	11	1.1

表6-40　四类地区2~5岁儿童在亲朋好友家进食下午加餐的比例

年龄/岁		大城市		中小城市		普通农村		贫困农村	
		n/名	%	n/名	%	n/名	%	n/名	%
合计	合计	3 469	100.0	3 980	100.0	3 533	100.0	880	100.0
	从不	3 439	99.1	3 908	98.2	3 484	98.6	837	95.1
	有时	30	0.9	72	1.8	49	1.4	43	4.9
2~	小计	822	100.0	943	100.0	866	100.0	259	100.0
	从不	808	98.3	924	98.0	849	98.0	242	93.4
	有时	14	1.7	19	2.0	17	2.0	17	6.6
3~	小计	872	100.0	1 029	100.0	946	100.0	264	100.0
	从不	863	99.0	1 011	98.3	932	98.5	244	92.4
	有时	9	1.0	18	1.8	14	1.5	20	7.6
4~	小计	901	100.0	1 086	100.0	856	100.0	221	100.0
	从不	897	99.6	1 062	97.8	846	98.8	218	98.6
	有时	4	0.4	24	2.2	10	1.2	3	1.4
5~<6	小计	874	100.0	922	100.0	865	100.0	136	100.0
	从不	871	99.7	911	98.8	857	99.1	133	97.8
	有时	3	0.3	11	1.2	8	0.9	3	2.2

　　2～5岁儿童过去一周晚餐全部在家进食的比例为81.2%；城市为69.0%，农村为93.1%；大城市、中小城市、普通农村和贫困农村分别为58.1%、77.7%、92.9%和93.6%。2岁组、3岁组、4岁组和5岁组儿童过去一周晚餐全部在家进食的比例分别为92.5%、78.5%、76.8%和77.3%，见表6-41和表6-42。2～5岁儿童过去一周60%及以上的晚餐在托幼机构进食的比例为14.8%；城市为25.1%，农村为4.7%；大城市、中小城市、普通农村和贫困农村分别为35.3%、17.0%、5.0%和4.2%。2岁组、3岁组、4岁组和5岁组儿童过去一周60%及以上的晚餐在托幼机构进食的比例分别为3.8%、17.0%、18.9%和19.3%，见表6-43和表6-44。2～5岁儿童过去一周在餐馆进食过晚餐的比例为2.9%；城市为5.0%，农村为0.9%；大城市、中小城市、普通农村和贫困农村分别为5.4%、4.6%、1.0%和0.6%。2岁组、3岁组、4岁组和5岁组儿童过去一周在餐馆进食过晚餐比例分别为2.2%、3.4%、3.2%和2.7%，见表6-45和表6-46。2～5岁儿童过去一周在亲朋好友家进食过晚餐的比例为2.1%，见表6-47和表6-48。

表6-41　城乡2～5岁儿童在家进食晚餐的比例

年龄/岁		合计		城市		农村	
		n/名	%	n/名	%	n/名	%
合计	合计	17 623	100.0	8 713	100.0	8 910	100.0
	从不	297	1.7	208	2.4	89	1.0
	<40%	2 246	12.8	1 906	21.9	340	3.8
	40%～	770	4.4	585	6.7	185	2.1
	全部	14 310	81.2	6 014	69.0	8 296	93.1
2～	小计	4 334	100.0	2 104	100.0	2 230	100.0
	从不	26	0.6	18	0.9	8	0.4
	<40%	143	3.3	123	5.9	20	0.9
	40%～	155	3.6	124	5.9	31	1.4
	全部	4 010	92.5	1 839	87.4	2 171	97.4
3～	小计	4 468	100.0	2 191	100.0	2 277	100.0
	从不	98	2.2	71	3.2	27	1.2
	<40%	630	14.1	534	24.4	96	4.2
	40%～	235	5.3	159	7.3	76	3.3
	全部	3 505	78.5	1 427	65.1	2 078	91.3
4～	小计	4 569	100.0	2 279	100.0	2 290	100.0
	从不	90	2.0	67	2.9	23	1.0
	<40%	754	16.5	628	27.6	126	5.5
	40%～	215	4.7	160	7.0	55	2.4
	全部	3 510	76.8	1 424	62.5	2 086	91.1
5～<6	小计	4 252	100.0	2 139	100.0	2 113	100.0
	从不	83	2.0	52	2.4	31	1.5
	<40%	719	16.9	621	29.0	98	4.6
	40%～	165	3.9	142	6.6	23	1.1
	全部	3 285	77.3	1 324	61.9	1 961	92.8

表6-42 四类地区2~5岁儿童在家进食晚餐的比例

年龄/岁		大城市		中小城市		普通农村		贫困农村	
		n/名	%	n/名	%	n/名	%	n/名	%
合计	合计	3 850	100.0	4 863	100.0	5 774	100.0	3 136	100.0
	从不	162	4.2	46	1.0	68	1.2	21	0.7
	<40%	1 127	29.3	779	16.0	225	3.9	115	3.7
	40%~	323	8.4	262	5.4	119	2.1	66	2.1
	全部	2 238	58.1	3 776	77.7	5 362	92.9	2 934	93.6
2~	小计	929	100.0	1 175	100.0	1 468	100.0	762	100.0
	从不	12	1.3	6	0.5	6	0.4	2	0.3
	<40%	75	8.1	48	4.1	13	0.9	7	0.9
	40%~	56	6.0	68	5.8	20	1.4	11	1.4
	全部	786	84.6	1 053	89.6	1 429	97.3	742	97.4
3~	小计	968	100.0	1 223	100.0	1 459	100.0	818	100.0
	从不	60	6.2	11	0.9	21	1.4	6	0.7
	<40%	336	34.7	198	16.2	68	4.7	28	3.4
	40%~	96	9.9	63	5.2	62	4.3	14	1.7
	全部	476	49.2	951	77.8	1 308	89.7	770	94.1
4~	小计	979	100.0	1 300	100.0	1 449	100.0	841	100.0
	从不	55	5.6	12	0.9	20	1.4	3	0.4
	<40%	348	35.6	280	21.5	75	5.2	51	6.1
	40%~	86	8.8	74	5.7	23	1.6	32	3.8
	全部	490	50.1	934	71.9	1 331	91.9	755	89.8
5~<6	小计	974	100.0	1 165	100.0	1 398	100.0	715	100.0
	从不	35	3.6	17	1.5	21	1.5	10	1.4
	<40%	368	37.8	253	21.7	69	4.9	29	4.1
	40%~	85	8.7	57	4.9	14	1.0	9	1.3
	全部	486	49.9	838	71.9	1 294	92.6	667	93.3

表6-43 城乡2~5岁儿童在托幼机构进食晚餐的比例

年龄/岁		合计		城市		农村	
		n/名	%	n/名	%	n/名	%
合计	合计	17 623	100.0	8 713	100.0	8 910	100.0
	从不	14 818	84.1	6 356	73.0	8 462	95.0
	<60%	198	1.1	171	2.0	27	0.3
	60%~	2 340	13.3	2 007	23.0	333	3.7
	全部	267	1.5	179	2.1	88	1.0

续表

年龄/岁		合计		城市		农村	
		n/名	%	n/名	%	n/名	%
2～	小计	4 334	100.0	2 104	100.0	2 230	100.0
	从不	4 156	95.9	1 955	92.9	2 201	98.7
	<60%	16	0.4	13	0.6	3	0.1
	60%～	142	3.3	122	5.8	20	0.9
	全部	20	0.5	14	0.7	6	0.3
3～	小计	4 468	100.0	2 191	100.0	2 277	100.0
	从不	3 655	81.8	1 506	68.7	2 149	94.4
	<60%	50	1.1	43	2.0	7	0.3
	60%～	672	15.0	579	26.4	93	4.1
	全部	91	2.0	63	2.9	28	1.2
4～	小计	4 569	100.0	2 279	100.0	2 290	100.0
	从不	3 640	79.7	1 509	66.2	2 131	93.1
	<60%	68	1.5	57	2.5	11	0.5
	60%～	780	17.1	656	28.8	124	5.4
	全部	81	1.8	57	2.5	24	1.1
5～<6	小计	4 252	100.0	2 139	100.0	2 113	100.0
	从不	3 367	79.2	1 386	64.8	1 981	93.8
	<60%	64	1.5	58	2.7	6	0.3
	60%～	746	17.5	650	30.4	96	4.5
	全部	75	1.8	45	2.1	30	1.4

表6-44　四类地区2～5岁儿童在托幼机构进食晚餐的比例

年龄/岁		大城市		中小城市		普通农村		贫困农村	
		n/名	%	n/名	%	n/名	%	n/名	%
合计	合计	3 850	100.0	4 863	100.0	5 774	100.0	3 136	100.0
	从不	2 334	60.6	4 022	82.7	5 469	94.7	2 993	95.4
	<60%	156	4.1	15	0.3	16	0.3	11	0.4
	60%～	1 214	31.5	793	16.3	221	3.8	112	3.6
	全部	146	3.8	33	0.7	68	1.2	20	0.6
2～	小计	929	100.0	1 175	100.0	1 468	100.0	762	100.0
	从不	825	88.8	1 130	96.2	1 447	98.6	754	99.0
	<60%	13	1.4	0	0.0	3	0.2	0	0.0
	60%～	78	8.4	44	3.7	13	0.9	7	0.9
	全部	13	1.4	1	0.1	5	0.3	1	0.1

续表

年龄/岁		大城市		中小城市		普通农村		贫困农村	
		n/名	%	n/名	%	n/名	%	n/名	%
3～	小计	968	100.0	1 223	100.0	1 459	100.0	818	100.0
	从不	503	52.0	1 003	82.0	1 368	93.8	781	95.5
	<60%	39	4.0	4	0.3	4	0.3	3	0.4
	60%～	371	38.3	208	17.0	65	4.5	28	3.4
	全部	55	5.7	8	0.7	22	1.5	6	0.7
4～	小计	979	100.0	1 300	100.0	1 449	100.0	841	100.0
	从不	508	51.9	1 001	77.0	1 348	93.0	783	93.1
	<60%	52	5.3	5	0.4	6	0.4	5	0.6
	60%～	372	38.0	284	21.8	74	5.1	50	6.0
	全部	47	4.8	10	0.8	21	1.5	3	0.4
5～<6	小计	974	100.0	1 165	100.0	1 398	100.0	715	100.0
	从不	498	51.1	888	76.2	1 306	93.4	675	94.4
	<60%	52	5.3	6	0.5	3	0.2	3	0.4
	60%～	393	40.4	257	22.1	69	4.9	27	3.8
	全部	31	3.2	14	1.2	20	1.4	10	1.4

表6-45　城乡2～5岁儿童在餐馆进食晚餐的比例

年龄/岁		合计		城市		农村	
		n/名	%	n/名	%	n/名	%
合计	合计	17 623	100.0	8 713	100.0	8 910	100.0
	从不	17 115	97.1	8 281	95.0	8 834	99.2
	有时	508	2.9	432	5.0	76	0.9
2～	小计	4 334	100.0	2 104	100.0	2 230	100.0
	从不	4 240	97.8	2 015	95.8	2 225	99.8
	有时	94	2.2	89	4.2	5	0.2
3～	小计	4 468	100.0	2 191	100.0	2 277	100.0
	从不	4 315	96.6	2 082	95.0	2 233	98.1
	有时	153	3.4	109	5.0	44	1.9
4～	小计	4 569	100.0	2 279	100.0	2 290	100.0
	从不	4 421	96.8	2 152	94.4	2 269	99.1
	有时	148	3.2	127	5.6	21	0.9
5～<6	小计	4 252	100.0	2 139	100.0	2 113	100.0
	从不	4 139	97.3	2 032	95.0	2 107	99.7
	有时	113	2.7	107	5.0	6	0.3

表6-46 四类地区2~5岁儿童在餐馆进食晚餐的比例

年龄/岁		大城市		中小城市		普通农村		贫困农村	
		n/名	%	n/名	%	n/名	%	n/名	%
合计	合计	3 850	100.0	4 863	100.0	5 774	100.0	3 136	100.0
	从不	3 642	94.6	4 639	95.4	5 717	99.0	3 117	99.4
	有时	208	5.4	224	4.6	57	1.0	19	0.6
2~	小计	929	100.0	1 175	100.0	1 468	100.0	762	100.0
	从不	896	96.5	1 119	95.2	1 464	99.7	761	99.9
	有时	33	3.6	56	4.8	4	0.3	1	0.1
3~	小计	968	100.0	1 223	100.0	1 459	100.0	818	100.0
	从不	904	93.4	1 178	96.3	1 418	97.2	815	99.6
	有时	64	6.6	45	3.7	41	2.8	3	0.4
4~	小计	979	100.0	1 300	100.0	1 449	100.0	841	100.0
	从不	924	94.4	1 228	94.5	1 441	99.5	828	98.5
	有时	55	5.6	72	5.5	8	0.6	13	1.6
5~<6	小计	974	100.0	1 165	100.0	1 398	100.0	715	100.0
	从不	918	94.3	1 114	95.6	1 394	99.7	713	99.7
	有时	56	5.8	51	4.4	4	0.3	2	0.3

表6-47 城乡2~5岁儿童在亲朋好友家进食晚餐的比例

年龄/岁		合计		城市		农村	
		n/名	%	n/名	%	n/名	%
合计	合计	17 623	100.0	8 713	100.0	8 910	100.0
	从不	17 256	97.9	8 467	97.2	8 789	98.6
	有时	367	2.1	246	2.8	121	1.4
2~	小计	4 334	100.0	2 104	100.0	2 230	100.0
	从不	4 239	97.8	2 036	96.8	2 203	98.8
	有时	95	2.2	68	3.2	27	1.2
3~	小计	4 468	100.0	2 191	100.0	2 277	100.0
	从不	4 360	97.6	2 132	97.3	2 228	97.9
	有时	108	2.4	59	2.7	49	2.2
4~	小计	4 569	100.0	2 279	100.0	2 290	100.0
	从不	4 462	97.7	2 204	96.7	2 258	98.6
	有时	107	2.3	75	3.3	32	1.4
5~<6	小计	4 252	100.0	2 139	100.0	2 113	100.0
	从不	4 195	98.7	2 095	97.9	2 100	99.4
	有时	57	1.3	44	2.1	13	0.6

表6-48 四类地区2～5岁儿童在亲朋好友家进食晚餐的比例

年龄/岁		大城市		中小城市		普通农村		贫困农村	
		n/名	%	n/名	%	n/名	%	n/名	%
合计	合计	3 850	100.0	4 863	100.0	5 774	100.0	3 136	100.0
	从不	3 779	98.2	4 688	96.4	5 697	98.7	3 092	98.6
	有时	71	1.8	175	3.6	77	1.3	44	1.4
2～	小计	929	100.0	1 175	100.0	1 468	100.0	762	100.0
	从不	906	97.5	1 130	96.2	1 450	98.8	753	98.8
	有时	23	2.5	45	3.8	18	1.2	9	1.2
3～	小计	968	100.0	1 223	100.0	1 459	100.0	818	100.0
	从不	951	98.2	1 181	96.6	1 420	97.3	808	98.8
	有时	17	1.8	42	3.4	39	2.7	10	1.2
4～	小计	979	100.0	1 300	100.0	1 449	100.0	841	100.0
	从不	959	98.0	1 245	95.8	1 437	99.2	821	97.6
	有时	20	2.0	55	4.2	12	0.8	20	2.4
5～<6	小计	974	100.0	1 165	100.0	1 398	100.0	715	100.0
	从不	963	98.9	1 132	97.2	1 390	99.4	710	99.3
	有时	11	1.1	33	2.8	8	0.6	5	0.7

　　2～5岁儿童过去一周晚上加餐全部在家进食的比例为91.8%；城市为91.3%，农村为92.6%；大城市、中小城市、普通农村和贫困农村分别为89.7%、92.9%、92.3%和93.5%。2岁组、3岁组、4岁组和5岁组儿童过去一周晚上加餐全部在家进食的比例分别为95.0%、91.1%、90.4%和90.8%，见表6-49和表6-50。2～5岁儿童过去一周在托幼机构进食过晚上加餐的比例为4.5%；城市为5.3%，农村为3.0%；大城市、中小城市、普通农村和贫困农村分别为8.3%、2.4%、3.5%和1.7%。2岁组、3岁组、4岁组和5岁组儿童过去一周在托幼机构进食过晚上加餐比例分别为1.3%、4.6%、6.2%和5.8%，见表6-51和表6-52。2～5岁儿童过去一周在餐馆进食过晚上加餐的比例为2.8%；城市为3.0%，农村为2.5%；大城市、中小城市、普通农村和贫困农村分别为2.0%、3.9%、2.9%和1.7%。2岁组、3岁组、4岁组和5岁组儿童过去一周在餐馆进食过晚上加餐比例分别为2.0%、3.5%、2.7%和2.9%，见表6-53和表6-54。2～5岁儿童过去一周在亲朋好友家进食过晚上加餐的比例为2.2%，见表6-55和表6-56。

表6-49 城乡2～5岁儿童在家进食晚上加餐的比例

年龄/岁		合计		城市		农村	
		n/名	%	n/名	%	n/名	%
合计	合计	8 890	100.0	5 663	100.0	3 227	100.0
	从不	145	1.6	80	1.4	65	2.0
	<40%	266	3.0	219	3.9	47	1.5
	全部	8 160	91.8	5 171	91.3	2 989	92.6

续表

年龄/岁		合计		城市		农村	
		n/名	%	n/名	%	n/名	%
2~	小计	2 167	100.0	1 403	100.0	764	100.0
	从不	15	0.7	3	0.2	12	1.6
	<40%	22	1.0	16	1.1	6	0.8
	40%~	72	3.3	49	3.5	23	3.0
	全部	2 058	95.0	1 335	95.2	723	94.6
3~	小计	2 416	100.0	1 474	100.0	942	100.0
	从不	46	1.9	27	1.8	19	2.0
	<40%	68	2.8	54	3.7	14	1.5
	40%~	101	4.2	46	3.1	55	5.8
	全部	2 201	91.1	1 347	91.4	854	90.7
4~	小计	2 227	100.0	1 447	100.0	780	100.0
	从不	50	2.3	27	1.9	23	3.0
	<40%	83	3.7	73	5.1	10	1.3
	40%~	81	3.6	60	4.2	21	2.7
	全部	2 013	90.4	1 287	88.9	726	93.1
5~<6	小计	2 080	100.0	1 339	100.0	741	100.0
	从不	34	1.6	23	1.7	11	1.5
	<40%	93	4.5	76	5.7	17	2.3
	40%~	65	3.1	38	2.8	27	3.6
	全部	1 888	90.8	1 202	89.8	686	92.6

表6-50 四类地区2~5岁儿童在家进食晚上加餐的比例

年龄/岁		大城市		中小城市		普通农村		贫困农村	
		n/名	%	n/名	%	n/名	%	n/名	%
合计	合计	2 788	100.0	2 875	100.0	2 271	100.0	956	100.0
	从不	60	2.2	20	0.7	43	1.9	22	2.3
	<40%	155	5.6	64	2.2	38	1.7	9	0.9
	全部	2 501	89.7	2 670	92.9	2 095	92.3	894	93.5
2~	小计	700	100.0	703	100.0	550	100.0	214	100.0
	从不	1	0.1	2	0.3	7	1.3	5	2.3
	<40%	12	1.7	4	0.6	3	0.6	3	1.4
	40%~	17	2.4	32	4.6	15	2.7	8	3.7
	全部	670	95.7	665	94.6	525	95.5	198	92.5

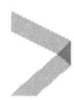

续表

年龄/岁		大城市		中小城市		普通农村		贫困农村	
		n/名	%	n/名	%	n/名	%	n/名	%
3～	小计	700	100.0	774	100.0	650	100.0	292	100.0
	从不	20	2.9	7	0.9	12	1.9	7	2.4
	<40%	39	5.6	15	1.9	11	1.7	3	1.0
	40%～	17	2.4	29	3.8	38	5.9	17	5.8
	全部	624	89.1	723	93.4	589	90.6	265	90.8
4～	小计	691	100.0	756	100.0	517	100.0	263	100.0
	从不	23	3.3	4	0.5	15	2.9	8	3.0
	<40%	49	7.1	24	3.2	8	1.6	2	0.8
	40%～	23	3.3	37	4.9	18	3.5	3	1.1
	全部	596	86.3	691	91.4	476	92.1	250	95.1
5～<6	小计	697	100.0	642	100.0	554	100.0	187	100.0
	从不	16	2.3	7	1.1	9	1.6	2	1.1
	<40%	55	7.9	21	3.3	16	2.9	1	0.5
	40%～	15	2.2	23	3.6	24	4.3	3	1.6
	全部	611	87.7	591	92.1	505	91.2	181	96.8

表6-51　城乡2～5岁儿童在托幼机构进食晚上加餐的比例

年龄/岁		合计		城市		农村	
		n/名	%	n/名	%	n/名	%
合计	合计	8 890	100.0	5 663	100.0	3 227	100.0
	从不	8 492	95.5	5 361	94.7	3 131	97.0
	有时	398	4.5	302	5.3	96	3.0
2～	小计	2 167	100.0	1 403	100.0	764	100.0
	从不	2 139	98.7	1 385	98.7	754	98.7
	有时	28	1.3	18	1.3	10	1.3
3～	小计	2 416	100.0	1 474	100.0	942	100.0
	从不	2 305	95.4	1 391	94.4	914	97.0
	有时	111	4.6	83	5.6	28	3.0
4～	小计	2 227	100.0	1 447	100.0	780	100.0
	从不	2 089	93.8	1 342	92.7	747	95.8
	有时	138	6.2	105	7.3	33	4.2
5～<6	小计	2 080	100.0	1 339	100.0	741	100.0
	从不	1 959	94.2	1 243	92.8	716	96.6
	有时	121	5.8	96	7.2	25	3.4

表6-52　四类地区2～5岁儿童在托幼机构进食晚上加餐的比例

年龄/岁		大城市		中小城市		普通农村		贫困农村	
		n/名	%	n/名	%	n/名	%	n/名	%
合计	合计	2 788	100.0	2 875	100.0	2 271	100.0	956	100.0
	从不	2 556	91.7	2 805	97.6	2 191	96.5	940	98.3
	有时	232	8.3	70	2.4	80	3.5	16	1.7
2～	小计	700	100.0	703	100.0	550	100.0	214	100.0
	从不	685	97.9	700	99.6	542	98.6	212	99.1
	有时	15	2.1	3	0.4	8	1.5	2	0.9
3～	小计	700	100.0	774	100.0	650	100.0	292	100.0
	从不	636	90.9	755	97.6	630	96.9	284	97.3
	有时	64	9.1	19	2.5	20	3.1	8	2.7
4～	小计	691	100.0	756	100.0	517	100.0	263	100.0
	从不	613	88.7	729	96.4	490	94.8	257	97.7
	有时	78	11.3	27	3.6	27	5.2	6	2.3
5～<6	小计	697	100.0	642	100.0	554	100.0	187	100.0
	从不	622	89.2	621	96.7	529	95.5	187	100.0
	有时	75	10.8	21	3.3	25	4.5	0	0.0

表6-53　城乡2～5岁儿童在餐馆进食晚上加餐的比例

年龄/岁		合计		城市		农村	
		n/名	%	n/名	%	n/名	%
合计	合计	8 890	100.0	5 663	100.0	3 227	100.0
	从不	8 642	97.2	5 496	97.1	3 146	97.5
	有时	248	2.8	167	3.0	81	2.5
2～	小计	2 167	100.0	1 403	100.0	764	100.0
	从不	2 124	98.0	1 378	98.2	746	97.6
	有时	43	2.0	25	1.8	18	2.4
3～	小计	2 416	100.0	1 474	100.0	942	100.0
	从不	2 332	96.5	1 426	96.7	906	96.2
	有时	84	3.5	48	3.3	36	3.8
4～	小计	2 227	100.0	1 447	100.0	780	100.0
	从不	2 167	97.3	1 398	96.6	769	98.6
	有时	60	2.7	49	3.4	11	1.4
5～<6	小计	2 080	100.0	1 339	100.0	741	100.0
	从不	2 019	97.1	1 294	96.6	725	97.8
	有时	61	2.9	45	3.4	16	2.2

表6-54 四类地区2～5岁儿童在餐馆进食晚上加餐的比例

年龄/岁		大城市		中小城市		普通农村		贫困农村	
		n/名	%	n/名	%	n/名	%	n/名	%
合计	合计	2 788	100.0	2 875	100.0	2 271	100.0	956	100.0
	从不	2 732	98.0	2 764	96.1	2 206	97.1	940	98.3
	有时	56	2.0	111	3.9	65	2.9	16	1.7
2～	小计	700	100.0	703	100.0	550	100.0	214	100.0
	从不	691	98.7	687	97.7	537	97.6	209	97.7
	有时	9	1.3	16	2.3	13	2.4	5	2.3
3～	小计	700	100.0	774	100.0	650	100.0	292	100.0
	从不	682	97.4	744	96.1	622	95.7	284	97.3
	有时	18	2.6	30	3.9	28	4.3	8	2.7
4～	小计	691	100.0	756	100.0	517	100.0	263	100.0
	从不	678	98.1	720	95.2	507	98.1	262	99.6
	有时	13	1.9	36	4.8	10	1.9	1	0.4
5～<6	小计	697	100.0	642	100.0	554	100.0	187	100.0
	从不	681	97.7	613	95.5	540	97.5	185	98.9
	有时	16	2.3	29	4.5	14	2.5	2	1.1

表6-55 城乡2～5岁儿童在亲朋好友家进食晚上加餐的比例

年龄/岁		合计		城市		农村	
		n/名	%	n/名	%	n/名	%
合计	合计	8 890	100.0	5 663	100.0	3 227	100.0
	从不	8 695	97.8	5 544	97.9	3 151	97.6
	有时	195	2.2	119	2.1	76	2.4
2～	小计	2 167	100.0	1 403	100.0	764	100.0
	从不	2 117	97.7	1 372	97.8	745	97.5
	有时	50	2.3	31	2.2	19	2.5
3～	小计	2 416	100.0	1 474	100.0	942	100.0
	从不	2 344	97.0	1 441	97.8	903	95.9
	有时	72	3.0	33	2.2	39	4.1
4～	小计	2 227	100.0	1 447	100.0	780	100.0
	从不	2 183	98.0	1 412	97.6	771	98.9
	有时	44	2.0	35	2.4	9	1.2
5～<6	小计	2 080	100.0	1 339	100.0	741	100.0
	从不	2 051	98.6	1 319	98.5	732	98.8
	有时	29	1.4	20	1.5	9	1.2

表6-56　四类地区2～5岁儿童在亲朋好友家进食晚上加餐的比例

年龄/岁		大城市		中小城市		普通农村		贫困农村	
		n/名	%	n/名	%	n/名	%	n/名	%
合计	合计	2 788	100.0	2 875	100.0	2 271	100.0	956	100.0
	从不	2 770	99.4	2 774	96.5	2 214	97.5	937	98.0
	有时	18	0.7	101	3.5	57	2.5	19	2.0
2～	小计	700	100.0	703	100.0	550	100.0	214	100.0
	从不	692	98.9	680	96.7	537	97.6	208	97.2
	有时	8	1.1	23	3.3	13	2.4	6	2.8
3～	小计	700	100.0	774	100.0	650	100.0	292	100.0
	从不	696	99.4	745	96.3	622	95.7	281	96.2
	有时	4	0.6	29	3.8	28	4.3	11	3.8
4～	小计	691	100.0	756	100.0	517	100.0	263	100.0
	从不	686	99.3	726	96.0	510	98.7	261	99.2
	有时	5	0.7	30	4.0	7	1.4	2	0.8
5～<6	小计	697	100.0	642	100.0	554	100.0	187	100.0
	从不	696	99.9	623	97.0	545	98.4	187	100.0
	有时	1	0.1	19	3.0	9	1.6	0	0.0

三、2～5岁儿童西式快餐进食频率

2～5岁儿童过去一周进食西式快餐的比例为10.2%；城市为15.9%，农村为4.5%；大城市、中小城市、普通农村和贫困农村分别为19.7%、12.9%、4.7%和4.2%。2岁组、3岁组、4岁组和5岁组儿童过去一周进食西式快餐的比例分别为8.4%、10.1%、10.6%和11.4%。2～5岁儿童过去一周进食西式快餐的频率达到每周1次和每周2次及以上的比例分别为8.0%和2.2%，见表6-57和表6-58。

表6-57　城乡2～5岁儿童过去一周西式快餐进食频率

年龄/岁	频率/次·周⁻¹	合计		城市		农村	
		n/名	%	n/名	%	n/名	%
合计	合计	17 673	100.0	8 725	100.0	8 948	100.0
	0	15 883	89.9	7 337	84.1	8 546	95.5
	1	1 405	8.0	1 119	12.8	286	3.2
	≥2	385	2.2	269	3.1	116	1.3
2～	小计	4 349	100.0	2 109	100.0	2 240	100.0
	0	3 983	91.6	1 831	86.8	2 152	96.1
	1	266	6.1	206	9.8	60	2.7
	≥2	100	2.3	72	3.4	28	1.3

续表

年龄/岁	频率/次·周$^{-1}$	合计		城市		农村	
		n/名	%	n/名	%	n/名	%
3~	小计	4 479	100.0	2 193	100.0	2 286	100.0
	0	4 027	89.9	1 829	83.4	2 198	96.2
	1	354	7.9	295	13.5	59	2.6
	≥2	98	2.2	69	3.2	29	1.3
4~	小计	4 580	100.0	2 282	100.0	2 298	100.0
	0	4 092	89.3	1 900	83.3	2 192	95.4
	1	390	8.5	308	13.5	82	3.6
	≥2	98	2.1	74	3.2	24	1.0
5~<6	小计	4 265	100.0	2 141	100.0	2 124	100.0
	0	3 781	88.7	1 777	83.0	2 004	94.4
	1	395	9.3	310	14.5	85	4.0
	≥2	89	2.1	54	2.5	35	1.7

表6-58 四类地区2~5岁儿童过去一周西式快餐进食频率

年龄/岁	频率/次·周$^{-1}$	大城市		中小城市		普通农村		贫困农村	
		n/名	%	n/名	%	n/名	%	n/名	%
合计	合计	3 855	100.0	4 870	100.0	5 799	100.0	3 149	100.0
	0	3 097	80.3	4 240	87.1	5 529	95.3	3 017	95.8
	1	650	16.9	469	9.6	214	3.7	72	2.3
	≥2	108	2.8	161	3.3	56	1.0	60	1.9
2~	小计	932	100.0	1 177	100.0	1 473	100.0	767	100.0
	0	787	84.4	1 044	88.7	1 413	95.9	739	96.4
	1	110	11.8	96	8.2	50	3.4	10	1.3
	≥2	35	3.8	37	3.1	10	0.7	18	2.4
3~	小计	968	100.0	1 225	100.0	1 466	100.0	820	100.0
	0	760	78.5	1 069	87.3	1 399	95.4	799	97.4
	1	180	18.6	115	9.4	51	3.5	8	1.0
	≥2	28	2.9	41	3.4	16	1.1	13	1.6
4~	小计	981	100.0	1 301	100.0	1 455	100.0	843	100.0
	0	788	80.3	1 112	85.5	1 382	95.0	810	96.1
	1	177	18.0	131	10.1	61	4.2	21	2.5
	≥2	16	1.6	58	4.5	12	0.8	12	1.4
5~<6	小计	974	100.0	1 167	100.0	1 405	100.0	719	100.0
	0	762	78.2	1 015	87.0	1 335	95.0	669	93.1
	1	183	18.8	127	10.9	52	3.7	33	4.6
	≥2	29	3.0	25	2.1	18	1.3	17	2.4

四、0～5岁儿童食物摄入频率

表6-59至表6-126未列出摄入频率缺失的数据，因此摄入频率比例之和可能小于100%。

1. 谷薯类　0～3月龄、4～5月龄、6～8月龄、9～11月龄、12～17月龄和18～23月龄婴幼儿过去一周添加谷薯类食物的比例分别为4.4%、19.9%、62.2%、86.6%、93.2%和95.4%，城市分别为3.4%、18.7%、67.9%、90.8%、96.3%和97.7%，农村分别为5.4%、21.5%、55.3%、82.7%、90.5%和93.4%。6～8月龄、9～11月龄、12～17月龄和18～23月龄婴幼儿过去一周食用谷薯类食物达到每天3次及以上的比例分别为7.9%、17.0%、23.1%和22.5%。见表6-59。

表6-59　不同地区0～23月龄婴幼儿过去一周谷薯类摄入频率比例/%

月龄/月	频率	全国合计	城市小计	农村小计	大城市	中小城市	普通农村	贫困农村
0～3	已进食	4.4	3.4	5.4	3.6	3.3	2.3	11.6
	未进食	95.6	96.6	94.6	96.4	96.7	97.7	88.4
4～5	已进食	19.9	18.7	21.5	17.2	19.9	18.9	26.5
	未进食	80.1	81.3	78.5	82.8	80.1	81.1	73.5
6～8	≥3次/天	7.9	7.7	8.2	5.6	9.8	9.4	5.6
	2次/天	16.0	16.9	15.0	17.8	16.0	12.2	20.5
	1次/天	19.6	22.5	16.0	23.4	21.8	17.4	13.4
	4～6次/周	4.5	5.7	3.0	5.4	5.9	2.1	4.8
	1～3次/周	9.7	10.9	8.2	11.9	9.9	10.4	3.9
	<1次/周	3.8	3.7	4.0	3.2	4.2	4.6	3.0
	未进食	37.8	32.1	44.7	32.4	31.8	43.7	46.6
9～11	≥3次/天	17.0	16.0	17.9	10.5	19.9	19.4	14.9
	2次/天	23.1	25.0	21.3	27.1	23.4	17.6	28.6
	1次/天	25.5	28.2	23.1	31.0	26.3	26.4	16.6
	4～6次/周	6.6	6.9	6.2	8.6	5.7	3.4	11.8
	1～3次/周	8.9	9.2	8.7	9.8	8.8	9.7	6.9
	<1次/周	4.7	5.0	4.4	3.9	5.7	5.0	3.3
	未进食	13.4	9.2	17.3	8.8	9.5	18.1	15.6
12～17	≥3次/天	23.1	25.2	21.2	17.8	30.4	23.7	17.2
	2次/天	26.2	28.6	24.1	30.5	27.2	19.2	31.9
	1次/天	23.8	24.6	23.1	26.7	23.0	29.5	13.0
	4～6次/周	6.7	5.7	7.6	7.3	4.6	5.5	10.9
	1～3次/周	8.2	7.7	8.7	8.4	7.3	8.7	8.7
	<1次/周	4.0	3.8	4.2	4.5	3.2	4.2	4.3
	未进食	6.8	3.7	9.5	3.3	3.9	7.9	12.0
18～23	≥3次/天	22.5	20.7	24.1	17.0	23.5	26.3	20.0
	2次/天	27.2	29.9	24.7	29.6	30.2	20.2	33.1
	1次/天	26.0	28.7	23.5	30.9	27.1	28.6	13.6
	4～6次/周	6.6	6.7	6.5	7.2	6.3	4.8	9.7
	1～3次/周	7.5	7.2	7.8	7.4	7.0	7.9	7.6
	<1次/周	4.7	3.7	5.5	4.1	3.5	5.6	5.4
	未进食	4.6	2.3	6.6	2.6	2.2	5.2	9.3

0～3月龄、4～5月龄、6～8月龄、9～11月龄、12～17月龄和18～23月龄婴幼儿过去一周添加谷类食物的比例分别为4.3%、19.0%、59.2%、84.7%、92.2%和94.3%，城市分别为3.3%、17.7%、63.3%、88.5%、95.3%和96.5%，农村分别为5.3%、20.8%、54.0%、81.4%、89.4%和92.4%。6～8月龄、9～11月龄、12～17月龄和18～23月龄婴幼儿过去一周食用谷类食物达到每天3次及以上的比例分别为7.0%、14.0%、19.6%和19.0%。见表6-60。

表6-60　不同地区0～23月龄婴幼儿谷类摄入频率比例/%

月龄/月	频率	全国合计	城市小计	农村小计	大城市	中小城市	普通农村	贫困农村
0～3	已进食	4.3	3.3	5.3	3.6	3.2	2.3	11.4
	未进食	95.7	96.7	94.7	96.4	96.9	97.7	88.6
4～5	已进食	19.0	17.7	20.8	16.0	19.0	18.6	25.0
	未进食	81.0	82.3	79.2	84.0	81.0	81.4	75.0
6～8	≥3次/天	7.0	6.6	7.5	4.0	9.0	8.9	4.8
	2次/天	15.2	14.9	15.4	14.5	15.4	12.4	21.4
	1次/天	20.3	23.8	15.9	25.6	22.1	17.6	12.8
	4～6次/周	3.2	4.5	1.6	3.4	5.6	1.7	1.5
	1～3次/周	9.3	10.0	8.4	10.9	9.1	9.5	6.2
	<1次/周	3.6	3.0	4.2	2.9	3.2	5.0	2.7
	未进食	40.8	36.7	46.0	38.4	35.0	44.6	48.7
9～11	≥3次/天	14.0	12.3	15.5	6.0	16.8	17.9	10.9
	2次/天	22.1	22.9	21.4	23.7	22.4	16.7	30.7
	1次/天	27.6	31.4	24.1	36.3	28.0	27.3	18.0
	4～6次/周	3.7	4.4	3.1	5.1	3.9	2.3	4.7
	1～3次/周	11.6	11.3	11.8	12.2	10.7	10.6	14.0
	<1次/周	4.8	5.4	4.3	4.3	6.2	5.1	2.8
	未进食	15.3	11.5	18.6	11.8	11.4	19.7	16.6
12～17	≥3次/天	19.6	21.0	18.3	12.2	27.3	20.9	14.0
	2次/天	25.9	28.0	24.1	29.3	27.0	18.9	32.2
	1次/天	25.7	27.2	24.2	30.7	24.8	30.3	14.5
	4～6次/周	3.8	3.6	4.0	4.7	2.8	3.4	5.0
	1～3次/周	11.4	10.1	12.6	11.5	9.1	11.2	14.9
	<1次/周	4.7	4.6	4.8	5.9	3.7	5.0	4.3
	未进食	7.8	4.7	10.6	4.4	4.9	9.1	13.0
18～23	≥3次/天	19.0	16.4	21.3	11.3	20.1	22.9	18.3
	2次/天	26.8	29.6	24.2	28.5	30.4	20.1	32.1
	1次/天	28.0	31.3	25.0	35.5	28.2	30.9	13.6
	4～6次/周	3.7	3.9	3.5	3.9	3.9	2.5	5.6
	1～3次/周	10.7	10.3	11.0	11.5	9.5	10.9	11.1
	<1次/周	5.5	4.5	6.4	5.2	4.1	6.2	6.6
	未进食	5.7	3.5	7.6	3.5	3.5	5.6	11.5

　　0～3月龄、4～5月龄、6～8月龄、9～11月龄、12～17月龄和18～23月龄婴幼儿过去一周添加薯类食物的比例分别为0.8%、3.3%、20.9%、38.5%、52.6%和59.5%,城市分别为1.2%、4.1%、29.0%、51.3%、68.8%和72.0%,农村分别为0.3%、2.3%、11.1%、27.0%、38.2%和48.2%。6～8月龄、9～11月龄、12～17月龄和18～23月龄婴幼儿过去一周食用薯类食物达到每周4次及以上的比例分别为5.0%、10.7%、13.9%和13.4%。见表6-61。

表6-61　不同地区0～23月龄婴幼儿薯类摄入频率比例/%

月龄/月	频率	全国合计	城市小计	农村小计	大城市	中小城市	普通农村	贫困农村
0～3	已进食	0.8	1.2	0.3	1.7	0.8	0.3	0.5
	未进食	99.2	98.8	99.7	98.3	99.2	99.7	99.5
4～5	已进食	3.3	4.1	2.3	5.1	3.3	2.1	2.6
	未进食	96.7	95.9	97.7	94.9	96.7	97.9	97.4
6～8	≥1次/天	3.6	5.1	1.8	7.1	3.2	1.7	2.1
	4～6次/周	1.4	2.1	0.4	3.4	1.0	0.3	0.6
	1～3次/周	10.9	14.6	6.3	17.3	12.0	6.6	5.6
	<1次/周	4.8	6.7	2.4	6.2	7.2	2.6	2.1
	未进食	79.1	71.0	88.9	65.7	76.1	88.7	89.3
9～11	≥1次/天	8.6	11.6	5.9	14.3	9.7	5.8	6.1
	4～6次/周	2.1	2.8	1.5	3.9	2.1	1.9	0.7
	1～3次/周	17.7	22.9	13.0	27.8	19.4	12.3	14.2
	<1次/周	9.8	13.7	6.3	10.3	16.2	7.6	3.8
	未进食	61.5	48.7	73.0	43.4	52.5	71.9	75.2
12～17	≥1次/天	10.6	12.7	8.7	15.7	10.5	9.1	8.1
	4～6次/周	3.3	4.2	2.5	5.4	3.3	2.4	2.7
	1～3次/周	22.5	30.7	15.2	31.6	30.1	16.0	13.9
	<1次/周	15.7	20.5	11.5	16.3	23.4	12.6	9.9
	未进食	47.4	31.2	61.8	29.7	32.3	59.5	65.4
18～23	≥1次/天	10.3	12.1	8.7	16.5	8.9	8.7	8.7
	4～6次/周	3.1	4.2	2.1	4.5	4.1	2.3	1.9
	1～3次/周	26.5	34.9	18.9	36.6	33.7	21.7	13.4
	<1次/周	18.9	20.2	17.7	16.7	22.7	20.4	12.6
	未进食	40.5	28.0	51.8	24.9	30.3	46.0	62.9

　　2～5岁儿童过去一周食用谷薯类食物的频率达到每天3次及以上的比例为73.5%;城市为74.7%,农村为72.3%;大城市、中小城市、普通农村和贫困农村分别为73.3%、75.9%、

74.9% 和 67.7%。2 岁组、3 岁组、4 岁组和 5 岁组儿童过去一周食用谷薯类的频率达到每天 3 次及以上的比例分别为 71.1%、74.1%、73.7% 和 75.2%。见表 6-62。

表6-62　不同地区2～5岁儿童过去一周谷薯类摄入频率比例/%

年龄/岁	频率	全国合计	城市小计	农村小计	大城市	中小城市	普通农村	贫困农村
合计	≥3次/天	73.5	74.7	72.3	73.3	75.9	74.9	67.7
	2次/天	19.9	21.3	18.5	21.2	21.3	17.4	20.4
	1次/天	4.9	2.9	6.9	4.0	2.0	6.3	7.9
	<1次/天	1.1	0.3	1.8	0.6	0.1	0.8	3.5
	未进食	0.6	0.8	0.5	0.9	0.7	0.5	0.6
2～	≥3次/天	71.1	73.2	69.1	72.3	73.9	72.4	63.0
	2次/天	21.4	21.4	21.5	19.8	22.7	19.5	25.1
	1次/天	5.5	4.0	6.9	6.3	2.2	6.4	8.0
	<1次/天	1.1	0.4	1.7	0.8	0.1	1.0	3.1
	未进食	0.9	1.0	0.8	1.0	1.1	0.7	0.8
3～	≥3次/天	74.1	75.6	72.7	73.2	77.6	77.1	64.9
	2次/天	19.6	20.6	18.7	21.6	19.8	16.3	23.0
	1次/天	4.4	2.8	5.9	3.8	1.9	5.6	6.5
	<1次/天	1.2	0.2	2.2	0.4	0.0	0.7	5.0
	未进食	0.6	0.8	0.5	1.0	0.7	0.3	0.7
4～	≥3次/天	73.7	74.4	73.0	74.0	74.6	75.4	68.8
	2次/天	20.0	22.0	18.0	21.3	22.5	17.3	19.3
	1次/天	4.8	2.7	7.0	3.2	2.2	6.0	8.6
	<1次/天	1.0	0.3	1.7	0.6	0.1	1.0	3.0
	未进食	0.5	0.7	0.3	0.8	0.6	0.3	0.4
5～<6	≥3次/天	75.2	75.8	74.7	73.8	77.4	74.8	74.5
	2次/天	18.3	21.1	15.6	22.1	20.2	16.6	13.7
	1次/天	5.0	2.1	7.8	2.6	1.7	7.4	8.6
	<1次/天	0.9	0.5	1.4	0.6	0.3	0.6	2.8
	未进食	0.5	0.6	0.5	0.9	0.3	0.5	0.4

2～5 岁儿童过去一周食用米类食物的频率达到每天 2 次及以上的比例为 74.4%；城市为 82.0%，农村为 66.9%；大城市、中小城市、普通农村和贫困农村分别为 80.3%、83.3%、67.3% 和 66.3%。2 岁组、3 岁组、4 岁组和 5 岁组儿童过去一周食用米类的频率达到每天 2 次及以上的比例分别为 73.7%、74.5%、73.7% 和 75.6%。见表 6-63。

表6-63 不同地区2~5岁儿童过去一周米类摄入频率比例 /%

年龄/岁	频率	全国合计	城市小计	农村小计	大城市	中小城市	普通农村	贫困农村
合计	≥3次/天	35.4	34.4	36.3	33.6	35.0	40.9	27.9
	2次/天	39.0	47.6	30.6	46.7	48.3	26.4	38.4
	1次/天	15.2	14.6	15.7	15.4	14.0	16.9	13.5
	4~6次/周	4.6	1.9	7.2	2.7	1.3	8.1	5.5
	1~3次/周	4.4	0.6	8.1	0.5	0.6	6.0	12.0
	未进食	1.5	0.9	2.1	1.0	0.8	1.7	2.8
2~	≥3次/天	36.6	36.4	36.9	36.3	36.4	41.4	28.1
	2次/天	37.1	44.0	30.6	40.7	46.6	24.5	42.1
	1次/天	15.6	15.3	15.9	17.1	13.8	17.4	13.0
	4~6次/周	4.9	2.6	7.1	4.3	1.3	8.4	4.7
	1~3次/周	4.0	0.7	7.1	0.5	0.8	5.7	9.6
	未进食	1.9	1.1	2.5	1.1	1.2	2.5	2.6
3~	≥3次/天	35.9	34.3	37.3	33.4	35.1	42.3	28.5
	2次/天	38.6	47.9	29.7	47.9	47.9	25.6	36.9
	1次/天	15.2	14.6	15.8	14.9	14.4	17.6	12.6
	4~6次/周	4.2	1.7	6.6	2.6	1.1	7.4	5.1
	1~3次/周	4.8	0.5	8.9	0.3	0.7	5.8	14.4
	未进食	1.4	1.0	1.8	1.0	0.9	1.4	2.5
4~	≥3次/天	34.5	34.0	35.0	34.4	33.7	39.4	27.5
	2次/天	39.2	48.6	29.9	47.2	49.7	28.1	33.0
	1次/天	15.9	14.5	17.2	15.0	14.1	16.2	19.0
	4~6次/周	4.6	1.8	7.4	1.9	1.7	8.3	5.8
	1~3次/周	4.4	0.4	8.4	0.5	0.2	6.6	11.6
	未进食	1.4	0.8	2.0	1.0	0.7	1.4	3.1
5~<6	≥3次/天	34.4	32.9	36.0	30.3	35.2	40.4	27.3
	2次/天	41.2	49.8	32.5	50.9	48.9	27.4	42.4
	1次/天	14.0	14.1	13.8	14.7	13.6	16.5	8.6
	4~6次/周	4.7	1.7	7.6	2.2	1.3	8.2	6.7
	1~3次/周	4.4	0.7	8.2	0.8	0.7	6.0	12.3
	未进食	1.3	0.7	1.9	1.0	0.4	1.4	2.8

2~5岁儿童过去一周食用面类食物的频率达到每天1次及以上的比例为38.1%；城市为32.0%，农村为44.0%；大城市、中小城市、普通农村和贫困农村分别为30.1%、33.6%、43.6%和44.9%。2岁组、3岁组、4岁组和5岁组儿童过去一周食用面类的频率达到每天1次及以上的比例分别为35.8%、38.8%、38.4%和39.6%。见表6-64。

表6-64　不同地区2～5岁儿童过去一周面类摄入频率比例/%

年龄/岁	频率	全国合计	城市小计	农村小计	大城市	中小城市	普通农村	贫困农村
合计	≥3次/天	5.2	2.0	8.3	2.2	1.9	7.0	10.6
	2次/天	8.6	5.1	12.0	3.2	6.7	12.2	11.8
	1次/天	24.3	24.9	23.7	24.7	25.0	24.4	22.5
	4～6次/周	13.7	15.3	12.1	16.2	14.6	13.3	9.9
	1～3次/周	34.2	40.6	28.0	42.2	39.3	30.3	23.8
	未进食	14.0	12.1	15.8	11.4	12.6	12.8	21.4
2～	≥3次/天	4.4	2.0	6.6	1.7	2.3	6.4	7.0
	2次/天	7.4	5.0	9.7	3.4	6.2	10.7	7.8
	1次/天	24.0	25.7	22.3	27.2	24.6	23.1	20.7
	4～6次/周	12.6	13.5	11.7	13.1	13.8	12.4	10.5
	1～3次/周	34.0	40.0	28.4	40.3	39.8	30.8	23.7
	未进食	17.6	13.7	21.3	14.2	13.3	16.6	30.3
3～	≥3次/天	5.1	2.7	7.4	3.4	2.1	6.7	8.7
	2次/天	9.0	4.9	13.0	3.4	6.1	13.4	12.2
	1次/天	24.7	25.0	24.4	24.2	25.7	26.6	20.5
	4～6次/周	13.6	14.6	12.6	15.9	13.6	14.0	10.3
	1～3次/周	33.8	40.5	27.4	41.0	40.1	27.9	26.3
	未进食	13.8	12.3	15.2	12.1	12.5	11.4	22.0
4～	≥3次/天	5.2	1.7	8.6	1.9	1.5	7.4	10.6
	2次/天	9.1	5.5	12.6	3.2	7.3	11.9	13.8
	1次/天	24.1	24.2	24.0	23.6	24.7	24.9	22.5
	4～6次/周	13.8	15.9	11.7	17.6	14.7	13.0	9.6
	1～3次/周	35.1	40.8	29.3	44.2	38.3	32.1	24.5
	未进食	12.7	11.8	13.7	9.5	13.5	10.6	19.0
5～<6	≥3次/天	6.2	1.7	10.7	1.9	1.5	7.7	16.6
	2次/天	9.0	5.2	12.9	2.9	7.1	12.6	13.4
	1次/天	24.4	24.6	24.2	24.1	25.1	23.0	26.6
	4～6次/周	14.7	17.1	12.3	18.0	16.3	14.0	9.1
	1～3次/周	34.0	41.0	27.0	43.3	39.1	30.4	20.2
	未进食	11.7	10.5	12.9	9.9	11.0	12.4	14.0

　　2～5岁儿童过去一周食用过其他谷类的比例为31.5%；城市为43.5%，农村为19.7%；大城市、中小城市、普通农村和贫困农村分别为55.3%、34.1%、25.7%和8.7%。2岁组、3岁组、4岁组和5岁组儿童过去一周食用过其他谷类的比例分别为30.7%、31.2%、32.3%和31.7%。过去一周食用其他谷类食物的频率为每周1～3次的儿童比例最高，为22.9%；食用频率达到每周4次及以上的比例为8.5%。见表6-65。

表6-65 不同地区2～5岁儿童过去一周其他谷类摄入频率比例/%

年龄/岁	频率	全国合计	城市小计	农村小计	大城市	中小城市	普通农村	贫困农村
合计	≥1次/天	6.6	6.7	6.5	8.6	5.2	7.4	4.8
	4～6次/周	1.9	2.6	1.3	3.6	1.9	1.8	0.3
	1～3次/周	22.9	34.1	11.9	43.2	26.9	16.3	3.7
	未进食	68.5	56.5	80.3	44.7	65.9	74.3	91.3
2～	≥1次/天	6.5	7.5	5.6	8.6	6.7	6.6	3.6
	4～6次/周	1.6	2.2	1.0	2.8	1.7	1.3	0.4
	1～3次/周	22.6	31.9	13.8	38.9	26.3	19.3	3.2
	未进食	69.3	58.4	79.7	49.6	65.4	72.8	92.7
3～	≥1次/天	6.4	7.0	5.8	9.7	4.9	7.6	2.8
	4～6次/周	2.0	2.7	1.3	3.5	2.1	1.8	0.5
	1～3次/周	22.7	34.5	11.3	42.0	28.6	14.9	5.0
	未进食	68.8	55.7	81.4	44.8	64.4	75.5	91.8
4～	≥1次/天	7.1	6.6	7.5	8.5	5.2	8.1	6.5
	4～6次/周	2.2	2.8	1.5	3.7	2.1	2.1	0.4
	1～3次/周	22.9	34.6	11.3	45.8	26.2	15.9	3.4
	未进食	67.7	55.8	79.6	42.0	66.3	73.7	89.7
5～<6	≥1次/天	6.4	5.7	5.7	7.4	4.2	7.6	6.2
	4～6次/周	2.0	2.7	2.7	4.3	1.5	1.8	0.0
	1～3次/周	23.3	35.4	35.4	45.8	26.6	15.2	2.9
	未进食	68.3	56.2	56.2	42.5	67.6	75.3	90.9

2～5岁儿童过去一周食用过杂豆类的比例为23.4%；城市为35.3%，农村为11.6%；大城市、中小城市、普通农村和贫困农村分别为47.7%、25.5%、14.2%和7.0%。2岁组、3岁组、4岁组和5岁组儿童过去一周食用过杂豆类的比例分别为21.7%、23.3%、24.0%和24.3%。过去一周食用杂豆类食物的频率为每周1～3次的儿童比例最高，为18.8%；食用频率达到每周4次及以上的比例为4.6%。见表6-66。

表6-66 不同地区2～5岁儿童过去一周杂豆类摄入频率比例/%

年龄/岁	频率	全国合计	城市小计	农村小计	大城市	中小城市	普通农村	贫困农村
合计	≥1次/天	3.5	4.3	2.7	4.8	3.8	2.7	2.5
	4～6次/周	1.1	1.7	0.6	2.6	0.9	0.6	0.5
	1～3次/周	18.8	29.4	8.4	40.3	20.7	10.7	4.0
	未进食	76.6	64.7	88.4	52.3	74.5	85.8	93.0
2～	≥1次/天	3.3	4.7	2.0	5.5	4.0	2.2	1.6
	4～6次/周	1.2	1.8	0.5	2.8	1.1	0.6	0.4
	1～3次/周	17.3	25.3	9.8	32.9	19.2	12.5	4.7
	未进食	78.3	68.3	87.7	58.8	75.8	84.7	93.4

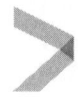

续表

年龄/岁	频率	全国合计	城市小计	农村小计	大城市	中小城市	普通农村	贫困农村
3~	≥1次/天	3.6	4.7	2.6	5.2	4.2	2.3	3.1
	4~6次/周	1.3	1.9	0.7	3.0	1.1	0.8	0.6
	1~3次/周	18.3	28.9	8.1	39.2	20.7	10.0	4.8
	未进食	76.7	64.5	88.5	52.7	73.9	86.8	91.4
4~	≥1次/天	3.8	4.5	3.2	5.1	4.1	3.9	1.9
	4~6次/周	0.9	1.4	0.4	2.2	0.8	0.4	0.4
	1~3次/周	19.3	30.8	7.8	43.3	21.3	10.3	3.6
	未进食	76.0	63.3	88.5	49.4	73.9	85.2	94.2
5~<6	≥1次/天	3.1	3.2	2.9	3.6	2.9	2.6	3.6
	4~6次/周	1.2	1.6	0.7	2.5	0.9	0.7	0.7
	1~3次/周	20.1	32.4	7.7	45.3	21.6	10.1	2.9
	未进食	75.7	62.8	88.7	48.6	74.7	86.6	92.8

　　2~5岁儿童过去一周食用过薯类的比例为60.0%；城市为66.3%，农村为53.8%；大城市、中小城市、普通农村和贫困农村分别为69.6%、63.7%、57.1%和47.7%。2岁组、3岁组、4岁组和5岁组儿童过去一周食用过薯类的比例分别为57.7%、59.4%、61.3%和61.6%。过去一周食用薯类的频率为每周1~3次的儿童比例最高，为43.7%；食用频率达到每周4次及以上的比例为16.2%。见表6-67。

表6-67　不同地区2~5岁儿童过去一周薯类摄入频率比例/%

年龄/岁	频率	全国合计	城市小计	农村小计	大城市	中小城市	普通农村	贫困农村
合计	≥1次/天	11.2	7.8	14.6	6.4	8.8	13.0	17.6
	4~6次/周	5.0	5.0	5.1	5.3	4.7	4.9	5.3
	1~3次/周	43.7	53.5	34.1	57.8	50.1	39.2	24.9
	未进食	40.0	33.7	46.2	30.4	36.3	42.9	52.3
2~	≥1次/天	11.4	8.2	14.4	6.7	9.4	12.5	18.0
	4~6次/周	4.1	4.9	3.4	5.5	4.4	2.9	4.4
	1~3次/周	42.2	50.2	34.6	52.4	48.5	39.1	26.2
	未进食	42.3	36.7	47.5	35.4	37.8	45.5	51.4
3~	≥1次/天	12.0	8.2	15.3	7.0	10.0	14.3	17.2
	4~6次/周	4.9	4.5	5.2	4.9	4.2	5.5	4.6
	1~3次/周	42.5	52.3	32.9	57.4	48.3	38.0	24.0
	未进食	40.6	34.5	46.6	30.7	37.4	42.3	54.2
4~	≥1次/天	10.4	6.7	14.1	5.8	7.4	12.7	16.6
	4~6次/周	5.8	6.0	5.7	5.3	6.6	5.5	5.9
	1~3次/周	45.0	55.1	34.9	60.6	50.9	40.4	25.4
	未进食	38.7	32.2	45.3	28.4	35.1	41.3	52.1
5~<6	≥1次/天	11.0	7.6	14.5	6.1	8.8	12.3	18.7
	4~6次/周	5.2	4.5	6.0	5.7	3.5	5.8	6.2
	1~3次/周	45.3	56.4	34.1	60.7	52.7	39.3	24.0
	未进食	38.4	31.5	45.3	27.5	35.0	42.3	51.1

2. 豆类和坚果 0～3月龄、4～5月龄、6～8月龄、9～11月龄、12～17月龄和18～23月龄婴幼儿过去一周添加豆类的比例分别为0.7%、2.9%、20.2%、37.3%、52.0%和59.4%，城市分别为0.8%、3.5%、24.5%、47.3%、67.2%和73.0%，农村分别为0.6%、2.2%、14.9%、28.4%、38.4%和47.1%。6～8月龄、9～11月龄、12～17月龄和18～23月龄婴幼儿过去一周食用豆类达到每周4次及以上的比例分别为3.7%、5.9%、9.5%和11.4%。见表6-68。

表6-68 不同地区0～23月龄婴幼儿豆类摄入频率比例 /%

月龄/月	频率	全国合计	城市小计	农村小计	大城市	中小城市	普通农村	贫困农村
0～3	已进食	0.7	0.8	0.6	1.1	0.5	0.4	1.0
	未进食	99.3	99.2	99.4	98.9	99.5	99.6	99.0
4～5	已进食	2.9	3.5	2.2	4.4	2.7	2.1	2.2
	未进食	97.1	96.5	97.9	95.6	97.3	97.9	97.8
6～8	≥1次/天	2.5	2.9	2.1	4.0	1.8	3.1	0.3
	4～6次/周	1.2	1.7	0.5	1.9	1.6	0.8	0.0
	1～3次/周	10.9	13.6	7.8	14.1	13.0	8.7	5.9
	<1次/周	5.4	6.2	4.4	6.2	6.1	5.3	2.7
	未进食	79.8	75.5	85.1	73.6	77.2	82.0	91.1
9～11	≥1次/天	3.8	5.5	2.2	7.1	4.4	2.5	1.7
	4～6次/周	2.1	2.6	1.7	1.7	3.2	2.3	0.5
	1～3次/周	20.6	24.9	16.8	28.2	22.5	19.0	12.3
	<1次/周	10.5	13.8	7.5	11.3	15.6	9.1	4.5
	未进食	62.7	52.7	71.6	50.6	54.2	66.8	81.1
12～17	≥1次/天	6.3	9.0	4.0	12.1	6.8	4.7	2.8
	4～6次/周	3.2	4.3	2.3	4.7	3.9	2.3	2.3
	1～3次/周	27.5	35.8	20.1	36.7	35.1	23.5	14.6
	<1次/周	14.4	17.4	11.8	13.6	20.1	14.2	7.9
	未进食	48.0	32.8	61.6	31.6	33.6	54.8	72.4
18～23	≥1次/天	7.6	9.0	6.3	10.7	7.7	6.2	6.6
	4～6次/周	3.8	4.3	3.3	5.0	3.8	3.7	2.7
	1～3次/周	30.3	39.9	21.5	39.4	40.4	24.4	16.0
	<1次/周	17.3	19.5	15.4	17.9	20.7	18.0	10.3
	未进食	40.6	27.0	52.9	26.8	27.1	46.9	64.3

0～3月龄、4～5月龄、6～8月龄、9～11月龄、12～17月龄和18～23月龄婴幼儿过去一周添加坚果的比例分别为0.5%、0.4%、5.4%、14.9%、31.0%和43.7%，城市分别为0.9%、0.6%、7.5%、20.6%、45.8%和57.9%，农村分别为0.2%、0.1%、2.9%、9.8%、17.9%和30.8%。9～11月龄、12～17月龄和18～23月龄婴幼儿过去一周食用坚果达到每周4次及以上的比例分别为2.5%、5.3%和8.6%。见表6-69。

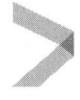

表 6-69　不同地区 0~23 月龄婴幼儿坚果摄入频率比例 /%

月龄/月	频率	全国合计	城市小计	农村小计	大城市	中小城市	普通农村	贫困农村
0~3	已进食	0.5	0.9	0.2	1.5	0.3	0.3	0.0
	未进食	99.5	99.1	99.8	98.5	99.7	99.7	100.0
4~5	已进食	0.4	0.6	0.1	0.4	0.7	0.2	0.0
	未进食	99.6	99.4	99.9	99.6	99.3	99.8	100.0
6~8	已进食	5.4	7.5	2.9	7.7	7.2	4.0	0.9
	未进食	94.5	92.5	97.0	92.3	92.8	95.9	99.1
9~11	≥1 次/天	1.9	2.8	1.0	2.8	2.9	1.3	0.5
	4~6 次/周	0.6	0.6	0.6	0.6	0.6	0.9	0.0
	1~3 次/周	7.1	10.6	3.9	11.6	9.9	4.6	2.6
	<1 次/周	5.3	6.6	4.1	5.8	7.1	5.2	1.9
	未进食	85.1	79.4	90.2	79.2	79.6	87.7	95.0
12~17	≥1 次/天	3.8	6.7	1.4	7.0	6.4	1.9	0.5
	4~6 次/周	1.5	2.1	0.9	2.6	1.7	1.3	0.3
	1~3 次/周	14.2	22.1	7.3	18.9	24.3	10.4	2.3
	<1 次/周	11.2	14.5	8.2	11.5	16.5	9.4	6.4
	未进食	69.0	54.2	82.1	59.6	50.3	76.9	90.5
18~23	≥1 次/天	6.3	9.2	3.7	11.1	7.8	5.2	0.8
	4~6 次/周	2.3	3.0	1.6	2.4	3.5	1.8	1.0
	1~3 次/周	20.1	28.0	13.0	27.7	28.1	17.3	4.7
	<1 次/周	14.7	17.3	12.3	13.1	20.4	14.5	8.0
	未进食	56.3	42.1	69.2	45.5	39.6	60.8	85.2

　　2~5 岁儿童过去一周食用过豆类的比例为 76.2%；城市为 85.3%，农村为 67.4%；大城市、中小城市、普通农村和贫困农村分别为 88.7%、82.5%、71.5% 和 60.0%。2 岁组、3 岁组、4 岁组和 5 岁组儿童过去一周食用过豆类的比例分别为 74.0%、76.2%、76.6% 和 78.2%。过去一周食用豆类的频率为每周 1~3 次的儿童比例最高，为 41.0%；食用频率达到每周 4 次及以上的比例为 35.2%。见表 6-70。

表 6-70　不同地区 2~5 岁儿童过去一周豆类摄入频率比例 /%

年龄/岁	频率	全国合计	城市小计	农村小计	大城市	中小城市	普通农村	贫困农村
合计	≥1 次/天	17.7	19.1	16.3	23.7	15.5	15.5	17.8
	4~6 次/周	17.5	23.8	11.4	26.8	21.4	13.8	7.1
	1~3 次/周	41.0	42.3	39.7	38.2	45.6	42.2	35.1
	未进食	23.8	14.7	32.6	11.3	17.5	28.5	40.0
2~	≥1 次/天	15.7	18.1	13.5	21.9	15.2	11.8	16.7
	4~6 次/周	16.4	22.5	10.7	22.6	22.3	12.8	6.6
	1~3 次/周	41.9	42.7	41.1	40.9	44.1	43.6	36.4
	未进食	26.0	16.6	34.8	14.4	18.4	31.9	40.3

续表

年龄/岁	频率	全国合计	城市小计	农村小计	大城市	中小城市	普通农村	贫困农村
3~	≥1次/天	17.6	18.6	16.6	22.7	15.3	17.0	16.1
	4~6次/周	18.2	24.5	12.0	27.9	21.8	14.6	7.4
	1~3次/周	40.5	41.6	39.4	37.0	45.3	41.5	35.6
	未进食	23.8	15.3	32.0	12.3	17.6	27.0	40.9
4~	≥1次/天	19.3	20.8	17.8	25.7	17.1	18.2	17.1
	4~6次/周	17.0	22.4	11.7	26.1	19.6	13.7	8.3
	1~3次/周	40.2	41.8	38.6	37.6	45.0	40.4	35.6
	未进食	23.4	15.0	31.9	10.6	18.3	27.7	39.0
5~<6	≥1次/天	18.2	18.9	17.4	24.3	14.3	15.3	21.6
	4~6次/周	18.5	25.8	11.2	30.4	21.9	13.9	6.0
	1~3次/周	41.5	43.3	39.7	37.5	48.1	43.3	32.6
	未进食	21.8	12.1	31.6	7.8	15.7	27.4	39.9

　　2~5岁儿童过去一周食用过坚果的比例为42.6%；城市为53.3%，农村为32.2%；大城市、中小城市、普通农村和贫困农村分别为55.3%、51.7%、38.8%和20.0%。2岁组、3岁组、4岁组和5岁组儿童过去一周食用过坚果的比例分别为42.4%、43.3%、41.7%和43.0%。过去一周食用坚果的频率为每周1~3次的儿童比例最高，为32.1%；食用频率达到每周4次及以上的比例为10.5%。见表6-71。

表6-71　不同地区2~5岁儿童过去一周坚果摄入频率比例/%

年龄/岁	频率	全国合计	城市小计	农村小计	大城市	中小城市	普通农村	贫困农村
合计	≥1次/天	7.2	9.2	5.2	9.5	8.9	6.0	3.7
	4~6次/周	3.3	4.6	2.0	5.0	4.2	2.6	1.0
	1~3次/周	32.1	39.4	24.9	40.5	38.6	30.1	15.4
	未进食	57.4	46.7	67.8	44.7	48.3	61.2	80.0
2~	≥1次/天	8.5	11.5	5.6	12.2	10.9	6.4	4.0
	4~6次/周	3.7	6.0	1.6	7.0	5.2	2.2	0.4
	1~3次/周	30.2	36.5	24.1	36.6	36.5	30.8	11.3
	未进食	57.6	45.8	68.7	44.1	47.2	60.5	84.3
3~	≥1次/天	7.1	9.5	4.9	8.8	10.3	5.6	3.6
	4~6次/周	2.9	4.1	1.7	4.1	4.1	2.2	1.0
	1~3次/周	33.2	41.1	25.7	41.5	40.8	29.8	18.4
	未进食	56.7	45.3	67.7	45.8	44.9	62.4	77.1
4~	≥1次/天	6.6	8.2	5.0	8.6	7.8	6.0	3.3
	4~6次/周	3.5	4.4	2.6	5.1	3.9	3.1	1.7
	1~3次/周	31.6	38.9	24.3	39.5	38.4	29.7	15.0
	未进食	58.3	48.4	68.1	46.6	49.9	61.2	80.0
5~<6	≥1次/天	6.5	7.7	5.3	8.9	6.6	6.0	3.9
	4~6次/周	3.0	3.8	2.2	4.0	3.6	2.9	0.8
	1~3次/周	33.5	41.1	25.7	44.3	38.5	30.3	16.8
	未进食	57.0	47.3	66.8	42.5	51.4	60.7	78.5

3. 奶类　0~3月龄、4~5月龄、6~8月龄、9~11月龄、12~17月龄和18~23月龄婴幼儿过去一周添加奶类的比例分别为42.4%、46.9%、56.9%、70.1%、81.7%和85.0%，城市分别为50.9%、54.7%、65.8%、80.1%、91.4%和93.1%，农村分别为33.9%、37.0%、46.2%、61.2%、73.0%和77.7%。0~3月龄、4~5月龄、6~8月龄、9~11月龄、12~17月龄和18~23月龄婴幼儿过去一周食用奶类达到每天1次及以上的比例分别为31.4%、36.7%、45.4%、57.3%、68.0%和67.4%。见表6-72。

表6-72　不同地区0~23月龄婴幼儿奶类摄入频率比例/%

月龄/月	频率	全国合计	城市小计	农村小计	大城市	中小城市	普通农村	贫困农村
0~3	≥3次/天	20.2	25.3	15.0	27.0	23.8	17.0	10.8
	2次/天	5.6	7.5	3.8	8.0	7.1	4.3	2.7
	1次/天	5.6	6.6	4.6	6.5	6.7	5.2	3.1
	4~6次/周	0.5	0.5	0.5	0.3	0.6	0.2	1.0
	1~3次/周	2.8	2.4	3.2	2.4	2.3	1.8	6.3
	<1次/周	7.4	8.4	6.4	3.8	12.3	8.5	1.9
	未进食	57.6	49.1	66.1	51.7	46.8	62.2	74.2
4~5	≥3次/天	24.8	30.6	17.5	30.2	30.9	20.5	11.4
	2次/天	6.1	6.9	5.1	7.0	6.7	6.1	3.2
	1次/天	5.8	6.0	5.5	6.4	5.6	6.6	3.2
	4~6次/周	0.8	0.8	0.8	1.0	0.7	0.4	1.8
	1~3次/周	1.8	1.5	2.3	2.0	1.1	2.0	2.9
	<1次/周	7.1	8.4	5.5	5.8	10.5	7.0	2.5
	未进食	53.1	45.3	63.0	46.9	43.9	57.0	75.0
6~8	≥3次/天	29.1	35.0	22.1	38.9	31.2	25.0	16.4
	2次/天	8.6	9.6	7.3	10.8	8.4	7.7	6.4
	1次/天	7.7	8.7	6.4	9.7	7.8	7.9	3.5
	4~6次/周	1.3	1.0	1.7	1.2	0.8	0.4	4.1
	1~3次/周	2.6	2.7	2.5	3.3	2.1	3.2	1.2
	<1次/周	7.2	8.4	5.7	5.4	11.3	6.7	3.8
	未进食	43.1	34.2	53.8	30.5	37.8	48.5	64.3
9~11	≥3次/天	36.6	47.1	27.2	46.6	47.5	31.1	19.4
	2次/天	12.6	13.5	11.9	12.6	14.1	13.3	9.0
	1次/天	8.1	8.2	8.0	8.7	7.8	9.4	5.2
	4~6次/周	1.9	0.9	2.9	1.3	0.6	0.5	7.6
	1~3次/周	2.9	3.1	2.7	3.4	2.9	3.0	2.1
	<1次/周	7.6	7.1	8.1	4.3	9.0	8.9	6.4
	未进食	29.9	19.9	38.8	22.8	17.9	33.1	50.1
12~17	≥3次/天	38.2	48.4	29.0	52.9	45.3	34.3	20.5
	2次/天	18.9	21.9	16.2	20.4	22.9	18.1	13.2
	1次/天	10.9	10.2	11.5	11.3	9.3	13.2	8.7
	4~6次/周	2.4	1.2	3.5	1.6	1.0	1.5	6.7
	1~3次/周	3.0	2.8	3.2	2.8	2.8	4.1	1.8
	<1次/周	7.6	6.5	8.7	2.8	9.1	9.0	8.2
	未进食	18.3	8.6	27.0	7.5	9.3	18.6	40.4

续表

月龄/月	频率	全国合计	城市小计	农村小计	大城市	中小城市	普通农村	贫困农村
18~23	≥3次/天	30.2	38.5	22.8	48.5	31.1	26.2	16.2
	2次/天	22.4	28.4	16.9	30.3	27.1	18.5	14.0
	1次/天	14.8	13.9	15.5	12.4	15.1	17.7	11.3
	4~6次/周	1.9	0.9	2.8	1.1	0.8	1.4	5.5
	1~3次/周	4.0	3.5	4.4	2.4	4.3	5.6	2.3
	<1次/周	11.2	7.7	14.3	1.9	12.0	15.2	12.5
	未进食	15.0	6.9	22.3	3.5	9.3	14.4	37.6

0~3月龄、4~5月龄、6~8月龄、9~11月龄、12~17月龄和18~23月龄婴幼儿过去一周添加配方奶的比例分别为39.7%、43.7%、51.3%、60.9%、69.8%和70.0%，城市分别为49.3%、53.5%、61.7%、73.8%、83.7%和83.8%，农村分别为30.1%、31.3%、38.9%、49.4%、57.5%和57.5%。0~3月龄、4~5月龄、6~8月龄、9~11月龄、12~17月龄和18~23月龄婴幼儿过去一周食用配方奶达到每天1次及以上的比例分别为29.2%、34.0%、40.7%、50.3%、57.1%和53.0%。见表6-73。

表6-73 不同地区0~23月龄婴幼儿配方奶粉摄入频率比例/%

月龄/月	频率	全国合计	城市小计	农村小计	大城市	中小城市	普通农村	贫困农村
0~3	≥3次/天	18.9	24.3	13.5	25.4	23.3	15.1	10.4
	2次/天	5.4	7.4	3.4	8.0	6.8	3.9	2.4
	1次/天	4.9	6.3	3.5	6.7	5.9	4.0	2.7
	4~6次/周	0.4	0.4	0.4	0.2	0.6	0.2	0.7
	1~3次/周	2.6	2.2	3.0	2.2	2.2	1.4	6.3
	<1次/周	7.1	8.4	5.9	3.9	12.2	8.1	1.5
	未进食	60.3	50.7	69.9	53.2	48.6	66.9	76.1
4~5	≥3次/天	23.4	30.2	14.7	30.0	30.5	16.4	11.4
	2次/天	5.5	6.7	4.0	6.6	6.7	5.0	2.1
	1次/天	5.1	5.7	4.3	6.8	4.8	5.4	2.1
	4~6次/周	0.5	0.8	0.1	0.8	0.7	0.0	0.4
	1~3次/周	1.8	1.3	2.5	1.8	0.9	1.4	4.6
	<1次/周	7.0	8.3	5.4	5.6	10.6	7.0	2.1
	未进食	56.3	46.5	68.7	47.7	45.4	64.5	77.1
6~8	≥3次/天	26.6	33.5	18.2	37.2	29.8	20.3	14.0
	2次/天	7.8	9.1	6.2	10.2	8.0	6.3	6.1
	1次/天	6.3	7.4	4.9	8.9	6.1	6.4	1.8
	4~6次/周	0.5	0.8	0.2	0.8	0.8	0.3	0.0
	1~3次/周	2.2	1.7	2.7	1.8	1.6	1.3	5.6
	<1次/周	7.6	8.8	6.0	6.2	11.3	7.2	3.8
	未进食	48.7	38.3	61.1	34.8	41.8	57.5	68.4

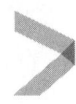

续表

月龄/月	频率	全国合计	城市小计	农村小计	大城市	中小城市	普通农村	贫困农村
9~11	≥3次/天	32.5	44.1	22.1	42.6	45.1	24.8	16.8
	2次/天	11.7	13.5	10.1	12.6	14.1	11.6	7.1
	1次/天	6.1	7.1	5.2	7.7	6.6	5.8	4.0
	4~6次/周	0.5	0.7	0.2	0.9	0.6	0.1	0.5
	1~3次/周	2.2	1.0	3.3	1.3	0.8	1.2	7.3
	<1次/周	7.7	7.3	8.0	4.3	9.5	9.5	5.0
	未进食	39.1	26.2	50.6	30.4	23.2	46.4	59.1
12~17	≥3次/天	30.7	42.2	20.5	45.7	39.8	24.4	14.4
	2次/天	17.5	22.6	13.1	22.3	22.7	13.6	12.2
	1次/天	8.9	8.6	9.1	9.8	7.7	10.5	6.8
	4~6次/周	0.6	0.4	0.8	0.5	0.4	0.9	0.7
	1~3次/周	2.3	1.1	3.3	0.7	1.4	1.9	5.7
	<1次/周	9.2	8.4	9.9	5.1	10.8	10.5	9.0
	未进食	30.2	16.3	42.5	15.2	17.1	37.4	50.8
18~23	≥3次/天	20.4	28.6	12.9	34.8	24.1	14.4	10.1
	2次/天	20.4	28.0	13.5	31.8	25.2	15.2	10.3
	1次/天	12.2	13.0	11.6	13.7	12.5	12.7	9.5
	4~6次/周	0.6	0.4	0.7	0.7	0.1	0.7	0.8
	1~3次/周	2.5	1.6	3.2	1.1	2.0	2.4	4.7
	<1次/周	13.5	12.0	15.0	5.6	16.6	17.2	10.7
	未进食	30.0	16.2	42.5	12.4	18.9	36.8	53.4

0~3月龄、4~5月龄、6~8月龄、9~11月龄、12~17月龄和18~23月龄婴幼儿过去一周添加普通奶粉或液态奶的比例分别为3.3%、5.4%、9.2%、12.9%、20.4%和26.7%，城市分别为2.3%、2.9%、7.7%、9.5%、16.7%和24.2%，农村分别为4.2%、8.5%、11.1%、15.9%、23.7%和29.0%。6~8月龄、9~11月龄、12~17月龄和18~23月龄婴幼儿过去一周食用普通奶粉或液态奶达到每天1次及以上的比例分别为5.7%、8.5%、13.4%和16.8%。见表6-74。

表6-74 不同地区0~23月龄婴幼儿普通奶粉或鲜奶摄入频率比例/%

月龄/月	频率	全国合计	城市小计	农村小计	大城市	中小城市	普通农村	贫困农村
0~3	已进食	3.3	2.3	4.2	2.9	1.7	5.4	1.9
	未进食	96.7	97.7	95.8	97.1	98.3	94.6	98.1
4~5	已进食	5.4	2.9	8.5	2.6	3.2	9.8	5.7
	未进食	94.7	97.1	91.6	97.4	96.8	90.2	94.3
6~8	≥3次/天	2.5	1.7	3.5	1.3	2.1	4.5	1.5
	2次/天	1.8	1.5	2.1	1.8	1.1	2.6	1.2
	1次/天	1.4	1.4	1.5	1.5	1.3	1.6	1.2
	4~6次/周	0.1	0.1	0.2	0.0	0.2	0.3	0.0
	1~3次/周	1.9	1.5	2.4	2.8	0.2	1.2	5.0
	<1次/周	1.4	1.6	1.2	1.5	1.8	1.8	0.0
	未进食	90.8	92.3	88.9	91.1	93.5	87.7	91.2

续表

月龄/月	频率	全国合计	城市小计	农村小计	大城市	中小城市	普通农村	贫困农村
9~11	≥3次/天	3.2	1.7	4.6	1.9	1.5	5.6	2.6
	2次/天	2.6	2.0	3.1	2.1	2.0	3.8	1.7
	1次/天	2.7	2.5	2.9	2.6	2.4	3.5	1.7
	4~6次/周	0.5	0.4	0.6	0.9	0.2	0.6	0.7
	1~3次/周	1.6	0.7	2.5	0.4	0.9	0.6	6.2
	<1次/周	2.2	2.1	2.2	1.7	2.4	2.5	1.7
	未进食	87.1	90.5	84.1	90.2	90.6	83.3	85.6
12~17	≥3次/天	5.1	2.8	7.1	2.8	2.8	8.7	4.7
	2次/天	4.0	2.6	5.3	2.6	2.6	6.7	3.2
	1次/天	4.3	4.8	3.9	5.1	4.6	5.0	2.2
	4~6次/周	0.4	0.6	0.3	0.4	0.7	0.2	0.3
	1~3次/周	2.7	2.5	3.0	3.5	1.7	1.2	5.8
	<1次/周	3.7	3.4	4.0	3.7	3.2	4.3	3.7
	未进食	79.6	83.3	76.3	81.8	84.4	73.8	80.1
18~23	≥3次/天	5.1	3.2	6.7	3.9	2.7	8.0	4.3
	2次/天	4.4	3.6	5.1	3.3	3.8	5.6	4.1
	1次/天	7.3	8.0	6.6	6.7	8.9	8.7	2.5
	4~6次/周	0.7	0.5	0.9	0.9	0.1	1.0	0.6
	1~3次/周	3.8	4.7	3.1	6.1	3.7	1.8	5.4
	<1次/周	5.3	4.0	6.4	4.3	3.8	7.2	5.0
	未进食	73.3	75.8	71.0	74.6	76.7	67.2	78.1

0~3月龄、4~5月龄、6~8月龄、9~11月龄、12~17月龄和18~23月龄婴幼儿过去一周添加酸奶的比例分别为0.4%、1.2%、4.6%、11.4%、21.3%和30.3%,城市分别为0.9%、1.0%、4.8%、14.2%、29.8%和41.4%,农村分别为0.0%、1.4%、4.2%、8.9%、13.7%和20.2%。9~11月龄、12~17月龄和18~23月龄婴幼儿过去一周食用酸奶达到每天1次及以上的比例分别为2.8%、4.9%和8.5%。见表6-75。

表6-75 不同地区0~23月龄婴幼儿酸奶摄入频率比例/%

月龄/月	频率	全国合计	城市小计	农村小计	大城市	中小城市	普通农村	贫困农村
0~3	已进食	0.4	0.9	0.0	1.4	0.4	0.0	0.0
	未进食	99.6	99.1	100.0	98.6	99.6	100.0	100.0
4~5	已进食	1.2	1.0	1.4	1.8	0.4	1.4	1.4
	未进食	98.8	99.0	98.6	98.2	99.7	98.6	98.6
6~8	已进食	4.6	4.8	4.2	7.4	2.4	4.7	3.2
	未进食	95.5	95.2	95.8	92.6	97.6	95.3	96.8

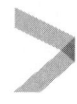

续表

月龄/月	频率	全国合计	城市小计	农村小计	大城市	中小城市	普通农村	贫困农村
9~11	≥1次/天	2.8	3.1	2.5	4.1	2.4	3.3	0.9
	4~6次/周	0.5	0.6	0.3	0.9	0.5	0.1	0.7
	1~3次/周	3.8	5.0	2.8	4.7	5.1	3.3	1.7
	<1次/周	4.4	5.6	3.3	7.3	4.4	3.1	3.6
	未进食	88.6	85.8	91.1	83.2	87.6	90.1	93.1
12~17	≥1次/天	4.9	6.6	3.3	7.2	6.2	4.0	0.7
	4~6次/周	1.1	1.2	1.0	2.1	0.6	0.4	1.7
	1~3次/周	7.4	11.2	4.0	15.2	8.4	4.6	2.0
	<1次/周	7.8	10.7	5.1	11.7	10.0	5.5	3.2
	未进食	78.7	70.2	86.3	63.6	74.8	85.3	88.0
18~23	≥1次/天	8.5	12.5	4.9	17.2	9.1	5.9	2.9
	4~6次/周	1.6	1.9	1.3	2.2	1.6	0.8	2.3
	1~3次/周	9.9	14.9	5.3	18.9	12.0	6.5	3.1
	<1次/周	10.1	12.0	8.4	8.9	14.2	10.4	4.6
	未进食	69.7	58.6	79.8	52.5	63.1	76.2	86.8

0~3月龄、4~5月龄、6~8月龄、9~11月龄、12~17月龄和18~23月龄婴幼儿过去一周添加奶酪的比例分别为0.4%、1.1%、3.6%、5.6%、11.0%和15.9%,城市分别为0.4%、1.4%、4.9%、8.3%、17.7%和24.7%,农村分别为0.4%、0.8%、1.8%、3.2%、4.9%和7.9%。见表6-76。

表6-76 不同地区0~23月龄婴幼儿奶酪摄入频率比例/%

月龄/月	频率	全国合计	城市小计	农村小计	大城市	中小城市	普通农村	贫困农村
0~3	已进食	0.4	0.4	0.4	0.6	0.3	0.1	0.8
	未进食	99.6	99.6	99.7	99.4	99.7	99.9	99.2
4~5	已进食	1.1	1.4	0.8	2.4	0.5	0.8	0.7
	未进食	98.9	98.6	99.2	97.6	99.5	99.2	99.3
6~8	已进食	3.6	4.9	1.8	7.1	2.9	1.8	1.8
	未进食	96.5	95.1	98.2	92.9	97.1	98.2	98.2
9~11	已进食	5.6	8.3	3.2	11.4	6.2	3.6	2.4
	未进食	94.4	91.7	96.8	88.7	93.8	96.4	97.6
12~17	已进食	11.0	17.7	4.9	23.4	13.7	6.8	1.9
	未进食	89.1	82.3	95.1	76.6	86.3	93.2	98.2
18~23	≥1次/天	4.2	6.9	1.8	10.2	4.5	2.2	1.2
	4~6次/周	0.6	0.9	0.4	1.3	0.5	0.5	0.2
	1~3次/周	5.3	8.8	2.1	12.4	6.2	3.1	0.2
	<1次/周	5.7	8.1	3.5	7.0	8.9	4.4	1.7
	未进食	84.1	75.3	92.1	69.0	79.9	89.6	96.7

2~5岁儿童过去一周食用过奶类的比例为50.6%;城市为72.8%,农村为28.8%;大城市、中小城市、普通农村和贫困农村分别为85.5%、62.8%、36.9%和14.1%。2岁组、3岁

组、4岁组和5岁组儿童过去一周食用过奶类的比例分别为56.0%、50.0%、48.9%和47.6%。
2～5岁儿童过去一周食用奶类的频率为每天1次及以上的比例为38.3%；城市为57.6%，农村为19.4%；大城市、中小城市、普通农村和贫困农村分别为69.1%、48.4%、24.7%和9.6%；2岁组、3岁组、4岁组和5岁组儿童过去一周食用奶类的频率为每天1次及以上的比例分别为46.7%、37.5%、35.6%和33.2%。见表6-77。

表6-77 不同地区2～5岁儿童过去一周奶类摄入频率比例/%

年龄/岁	频率	全国合计	城市小计	农村小计	大城市	中小城市	普通农村	贫困农村
合计	≥3次/天	5.2	8.0	2.5	11.0	5.6	3.1	1.3
	2次/天	10.1	16.3	4.0	20.3	13.1	4.9	2.4
	1次/天	23.0	33.3	12.9	37.8	29.7	16.7	5.9
	4～6次/周	4.7	6.3	3.0	7.0	5.8	3.9	1.5
	1～3次/周	7.7	9.0	6.4	9.5	8.6	8.3	3.0
	未进食	49.4	27.2	71.2	14.5	37.2	63.1	85.9
2～	≥3次/天	10.7	16.3	5.3	22.2	11.6	6.7	2.7
	2次/天	14.1	21.8	6.9	26.1	18.3	8.2	4.5
	1次/天	21.9	29.6	14.6	30.9	28.6	19.1	6.0
	4～6次/周	3.2	3.9	2.5	4.0	3.7	3.1	1.4
	1～3次/周	6.1	5.5	6.7	5.0	5.9	8.7	3.0
	未进食	44.0	22.9	63.9	11.6	31.8	54.3	82.4
3～	≥3次/天	4.2	6.6	1.9	9.4	4.5	2.5	0.9
	2次/天	10.2	17.1	3.7	20.5	14.3	4.8	1.6
	1次/天	23.1	33.4	13.3	38.5	29.3	17.2	6.3
	4～6次/周	4.6	6.1	3.2	6.9	5.4	4.1	1.7
	1～3次/周	7.7	9.8	5.7	10.2	9.6	7.3	2.8
	未进食	50.0	26.9	72.3	14.3	36.9	64.1	86.8
4～	≥3次/天	3.6	5.7	1.5	8.5	3.5	2.0	0.7
	2次/天	8.3	13.6	2.9	17.6	10.6	3.7	1.5
	1次/天	23.7	35.7	11.8	41.1	31.6	15.8	4.9
	4～6次/周	5.5	7.5	3.4	7.5	7.6	4.3	1.9
	1～3次/周	7.9	9.2	6.6	9.7	8.9	8.7	3.0
	未进食	51.1	28.3	73.8	15.7	37.8	65.6	88.1
5～<6	≥3次/天	2.3	3.5	1.0	4.4	2.8	1.1	0.8
	2次/天	7.7	12.9	2.4	17.1	9.5	2.6	2.2
	1次/天	23.2	34.1	12.1	40.2	29.0	14.7	6.8
	4～6次/周	5.3	7.7	3.0	9.4	6.3	4.0	0.8
	1～3次/周	9.1	11.3	6.9	12.7	10.1	8.7	3.3
	未进食	52.4	30.4	74.7	16.3	42.3	68.9	86.0

2～5岁儿童过去一周食用过配方奶的比例为21.1%；城市为32.1%，农村为10.4%；大城市、中小城市、普通农村和贫困农村分别为37.2%、28.1%、13.4%和4.8%。2岁组、3

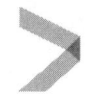

岁组、4 岁组和 5 岁组儿童过去一周食用过配方奶的比例分别为 34.4%、22.0%、16.2% 和 11.9%。2～5 岁儿童过去一周食用配方奶的频率为每天 1 次及以上的比例为 16.8%；城市为 26.5%，农村为 7.3%；大城市、中小城市、普通农村和贫困农村分别为 31.0%、22.9%、9.3% 和 3.8%。2 岁组、3 岁组、4 岁组和 5 岁组儿童过去一周食用配方奶的频率为每天 1 次及以上的比例分别为 30.2%、17.4%、11.8% 和 7.8%。见表 6-78。

表 6-78　不同地区 2～5 岁儿童过去一周配方奶摄入频率比例 /%

年龄 / 岁	频率	全国合计	城市小计	农村小计	大城市	中小城市	普通农村	贫困农村
合计	≥2 次 / 天	6.7	11.1	2.4	13.5	9.2	2.8	1.7
	1 次 / 天	10.1	15.4	4.9	17.5	13.7	6.5	2.1
	4～6 次 / 周	1.1	1.5	0.7	1.4	1.6	1.0	0.1
	1～3 次 / 周	3.2	4.1	2.3	4.8	3.6	3.1	0.9
	未进食	78.9	67.9	89.6	62.8	71.9	86.6	95.2
2～	≥2 次 / 天	16.3	26.9	6.3	34.0	21.2	6.9	5.1
	1 次 / 天	13.9	19.9	8.2	22.1	18.2	10.8	3.2
	4～6 次 / 周	0.9	1.0	0.8	0.6	1.4	1.2	0.1
	1～3 次 / 周	3.2	3.8	2.7	4.9	3.0	3.6	1.0
	未进食	65.6	48.2	82.0	38.2	56.1	77.5	90.5
3～	≥2 次 / 天	5.9	10.4	1.6	13.1	8.3	2.0	1.0
	1 次 / 天	11.5	18.4	4.9	21.3	16.0	6.5	2.2
	4～6 次 / 周	1.0	1.2	0.7	0.7	1.5	1.2	0.0
	1～3 次 / 周	3.6	4.7	2.5	5.7	3.8	3.3	1.0
	未进食	78.0	65.3	90.3	59.0	70.3	87.1	95.9
4～	≥2 次 / 天	2.9	4.7	1.1	5.3	4.2	1.4	0.6
	1 次 / 天	8.9	14.0	3.8	16.7	12.0	5.0	1.8
	4～6 次 / 周	1.2	1.9	0.6	2.0	1.8	0.8	0.2
	1～3 次 / 周	3.2	4.1	2.2	3.3	4.7	2.9	1.0
	未进食	83.8	75.2	92.3	72.7	77.1	89.8	96.5
5～<6	≥2 次 / 天	1.9	3.0	0.8	2.4	3.5	0.9	0.4
	1 次 / 天	5.9	9.3	2.5	10.2	8.5	3.3	1.0
	4～6 次 / 周	1.2	1.8	0.6	2.2	1.5	0.9	0.0
	1～3 次 / 周	2.9	3.8	2.0	5.1	2.7	2.6	0.7
	未进食	88.1	82.1	94.2	80.1	83.8	92.3	97.9

　　2～5 岁儿童过去一周食用过普通奶的比例为 25.1%；城市为 37.2%，农村为 13.4%；大城市、中小城市、普通农村和贫困农村分别为 47.4%、29.0%、18.6% 和 3.8%。2 岁组、3 岁组、4 岁组和 5 岁组儿童过去一周食用过普通奶的比例分别为 21.0%、25.2%、26.4% 和 28.0%。2～5 岁儿童过去一周食用普通奶的频率为每天 1 次及以上的比例为 16.5%；城市为 24.3%，农村为 8.9%；大城市、中小城市、普通农村和贫困农村分别为 31.1%、18.8%、12.2% 和 2.7%；2 岁组、3 岁组、4 岁组和 5 岁组儿童过去一周食用普通奶的频率为每天 1 次及以上的比例分别为 14.6%、15.8%、17.5% 和 17.9%。见表 6-79。

表6-79 不同地区2~5岁儿童过去一周普通奶摄入频率比例/%

年龄/岁	频率	全国合计	城市小计	农村小计	大城市	中小城市	普通农村	贫困农村
合计	≥2次/天	3.5	4.8	2.2	6.0	3.8	2.8	0.9
	1次/天	13.0	19.5	6.7	25.1	15.0	9.4	1.8
	4~6次/周	2.5	4.0	1.1	5.4	2.9	1.6	0.2
	1~3次/周	6.1	8.9	3.4	10.8	7.3	4.7	1.0
	未进食	74.9	62.8	86.6	52.6	71.0	81.4	96.2
2~	≥2次/天	4.8	5.5	4.1	6.8	4.5	5.3	1.8
	1次/天	9.8	13.3	6.4	16.7	10.6	9.0	1.4
	4~6次/周	1.4	2.1	0.8	2.4	1.9	1.2	0.0
	1~3次/周	5.0	7.4	2.8	7.9	7.1	3.4	1.6
	未进食	79.0	71.6	86.0	66.1	75.9	81.1	95.2
3~	≥2次/天	3.2	4.2	2.3	4.8	3.6	3.1	1.0
	1次/天	12.8	18.7	7.1	23.4	15.1	10.0	2.1
	4~6次/周	2.6	4.2	1.0	5.1	3.4	1.5	0.1
	1~3次/周	6.6	10.0	3.3	12.5	8.0	4.8	0.6
	未进食	74.8	62.9	86.2	54.2	69.9	80.6	96.3
4~	≥2次/天	3.2	5.1	1.3	7.4	3.4	1.7	0.5
	1次/天	14.3	21.7	6.9	27.5	17.3	10.0	1.4
	4~6次/周	2.9	4.9	1.0	6.6	3.6	1.4	0.1
	1~3次/周	5.9	8.3	3.6	10.7	6.5	5.2	0.7
	未进食	73.6	59.8	87.3	47.7	69.0	81.5	97.3
5~<6	≥2次/天	2.6	4.3	0.9	5.0	3.7	1.1	0.6
	1次/天	15.3	23.9	6.5	32.4	16.8	8.7	2.2
	4~6次/周	3.3	4.8	1.8	7.3	2.7	2.5	0.4
	1~3次/周	6.8	9.7	3.8	12.2	7.5	5.3	1.0
	未进食	72.0	57.3	86.9	43.0	69.3	82.4	95.8

　　2~5岁儿童过去一周食用过酸奶/奶酪的比例为24.0%；城市为37.5%，农村为10.8%；大城市、中小城市、普通农村和贫困农村分别为48.6%、28.8%、12.5%和7.7%。2岁组、3岁组、4岁组和5岁组儿童过去一周食用过酸奶/奶酪的比例分别为20.5%、24.2%、25.4%和26.0%。2~5岁儿童过去一周食用酸奶/奶酪的频率为每周4次及以上的比例为13.1%；城市为20.5%，农村为5.9%；大城市、中小城市、普通农村和贫困农村分别为27.3%、14.9%、6.1%和5.6%。2岁组、3岁组、4岁组和5岁组儿童过去一周食用酸奶/奶酪的频率为每周4次及以上的比例分别为11.0%、12.4%、14.9%和14.0%。见表6-80。

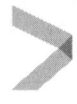

表6-80　不同地区2～5岁儿童过去一周酸奶/奶酪摄入频率比例/%

年龄/岁	频率	全国合计	城市小计	农村小计	大城市	中小城市	普通农村	贫困农村
合计	≥1次/天	9.9	15.4	4.5	19.7	11.9	4.7	4.2
	4～6次/周	3.2	5.1	1.4	7.6	3.0	1.4	1.4
	1～3次/周	10.9	17.0	4.9	21.1	13.7	6.4	2.2
	未进食	76.0	62.5	89.2	51.4	71.2	87.5	92.3
2～	≥1次/天	8.5	13.3	4.0	16.6	10.6	4.4	3.4
	4～6次/周	2.5	4.0	1.1	6.0	2.4	1.1	1.2
	1～3次/周	9.4	14.1	5.0	16.2	12.5	6.6	2.1
	未进食	79.5	68.5	89.8	61.0	74.4	88.0	93.4
3～	≥1次/天	9.2	14.6	4.0	18.9	11.2	4.5	3.1
	4～6次/周	3.2	5.0	1.5	7.0	3.3	1.3	1.8
	1～3次/周	11.7	19.2	4.4	23.5	15.8	5.7	2.1
	未进食	75.8	61.1	90.0	50.4	69.6	88.4	93.0
4～	≥1次/天	11.1	17.6	4.5	22.5	13.9	5.2	3.4
	4～6次/周	3.8	5.8	1.9	8.8	3.4	1.9	1.9
	1～3次/周	10.4	16.0	4.8	21.1	12.2	6.7	1.7
	未进食	74.6	60.5	88.7	47.6	70.3	86.2	93.0
5～<6	≥1次/天	10.7	16.0	5.5	20.8	11.9	4.6	7.1
	4～6次/周	3.3	5.4	1.1	8.5	2.8	1.4	0.4
	1～3次/周	12.0	18.6	5.3	23.5	14.4	6.5	3.2
	未进食	74.0	60.0	88.1	47.1	70.8	87.5	89.3

4.动物性食物　0～3月龄、4～5月龄、6～8月龄、9～11月龄、12～17月龄和18～23月龄婴幼儿过去一周添加动物性食物的比例分别为1.7%、7.4%、38.8%、65.1%、77.5%和84.8%，城市分别为1.7%、7.4%、49.1%、80.1%、91.5%和93.6%，农村分别为1.7%、7.3%、26.2%、51.5%、65.1%和76.9%。6～8月龄、9～11月龄、12～17月龄和18～23月龄婴幼儿过去一周食用动物性食物达到每天1次及以上的比例分别为15.6%、26.7%、36.6%和41.2%。见表6-81。

表6-81　不同地区0～23月龄婴幼儿动物性食物摄入频率比例/%

月龄/月	频率	全国合计	城市小计	农村小计	大城市	中小城市	普通农村	贫困农村
0～3	已进食	1.7	1.7	1.7	2.3	1.2	0.5	4.0
	未进食	98.3	98.3	98.3	97.7	98.8	99.5	96.0
4～5	已进食	7.4	7.4	7.3	6.8	7.9	5.2	11.4
	未进食	92.6	92.6	92.7	93.2	92.1	94.8	88.6
6～8	≥1次/天	15.6	19.7	10.7	20.4	19.1	8.4	15.1
	4～6次/周	5.7	8.2	2.7	8.4	8.0	2.7	2.7
	1～3次/周	11.8	14.6	8.3	14.5	14.7	9.3	6.2
	<1次/周	5.3	6.4	4.0	5.4	7.4	5.0	2.1
	未进食	61.2	50.9	73.8	51.2	50.6	74.0	73.6

续表

月龄/月	频率	全国合计	城市小计	农村小计	大城市	中小城市	普通农村	贫困农村
9~11	≥1次/天	26.7	34.8	19.4	34.8	34.7	18.7	20.8
	4~6次/周	11.2	15.6	7.3	17.7	14.1	8.8	4.3
	1~3次/周	19.0	20.2	17.9	16.5	22.8	19.0	15.8
	<1次/周	7.6	9.1	6.3	7.7	10.1	8.1	2.8
	未进食	34.9	19.9	48.5	22.7	18.0	44.8	55.8
12~17	≥1次/天	36.6	45.9	28.4	46.2	45.6	28.2	28.8
	4~6次/周	13.0	17.0	9.5	18.9	15.7	10.0	8.7
	1~3次/周	19.1	19.9	18.4	18.4	21.0	20.1	15.7
	<1次/周	7.9	7.7	8.0	7.5	7.9	9.4	5.7
	未进食	22.5	8.5	34.9	7.7	9.1	31.3	40.6
18~23	≥1次/天	41.2	50.7	32.5	52.1	49.7	32.8	32.0
	4~6次/周	15.5	18.9	12.4	19.8	18.3	13.3	10.7
	1~3次/周	17.5	16.0	18.8	15.2	16.6	19.8	16.8
	<1次/周	9.9	7.3	12.2	6.1	8.1	13.4	10.1
	未进食	15.2	6.4	23.1	6.5	6.3	19.5	30.0

　　0~3月龄、4~5月龄、6~8月龄、9~11月龄、12~17月龄和18~23月龄婴幼儿过去一周添加鱼虾类食物的比例分别为0.7%、3.5%、22.2%、39.0%、46.9%和53.6%,城市分别为1.1%、4.7%、32.0%、57.4%、71.0%和76.8%,农村分别为0.3%、1.9%、10.2%、22.5%、25.4%和32.5%。6~8月龄、9~11月龄、12~17月龄和18~23月龄婴幼儿过去一周食用鱼虾类食物达到每天1次及以上的比例分别为3.2%、4.3%、6.1%和7.0%。在过去一周添加鱼虾类食物的婴幼儿中,食用频率为每周1~3次的比例最高。见表6-82。

表6-82　不同地区0~23月龄婴幼儿鱼虾类摄入频率比例/%

月龄/月	频率	全国合计	城市小计	农村小计	大城市	中小城市	普通农村	贫困农村
0~3	已进食	0.7	1.1	0.3	1.7	0.6	0.1	0.5
	未进食	99.3	98.9	99.8	98.3	99.4	99.9	99.5
4~5	已进食	3.5	4.7	1.9	5.3	4.2	1.7	2.2
	未进食	96.5	95.3	98.1	94.7	95.8	98.3	97.8
6~8	≥1次/天	3.2	4.9	1.0	6.1	3.9	1.2	0.6
	4~6次/周	1.3	2.0	0.4	3.0	1.0	0.5	0.3
	1~3次/周	12.3	18.3	4.9	19.9	16.9	7.2	0.6
	<1次/周	5.3	6.7	3.7	6.9	6.4	5.3	0.6
	未进食	77.8	68.0	89.8	64.0	71.9	85.7	97.9
9~11	≥1次/天	4.3	6.9	1.9	7.9	6.2	2.5	0.7
	4~6次/周	2.3	3.6	1.1	3.4	3.8	1.6	0.2
	1~3次/周	20.1	31.1	10.2	31.8	30.7	14.1	2.4
	<1次/周	12.1	15.3	9.1	13.1	16.9	12.2	3.1
	未进食	61.0	42.6	77.5	43.1	42.3	69.2	93.6

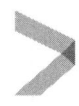

续表

月龄/月	频率	全国合计	城市小计	农村小计	大城市	中小城市	普通农村	贫困农村
12～17	≥1次/天	6.1	9.6	3.1	11.6	8.1	4.0	1.7
	4～6次/周	2.5	4.3	1.0	6.3	2.8	1.4	0.3
	1～3次/周	24.3	39.4	10.8	40.8	38.4	16.1	2.3
	<1次/周	13.3	16.9	10.1	14.7	18.4	12.9	5.7
	未进食	53.1	29.0	74.6	25.2	31.7	64.9	90.0
18～23	≥1次/天	7.0	11.3	3.2	13.5	9.6	4.0	1.7
	4～6次/周	3.4	5.9	1.1	8.5	4.1	1.7	0.0
	1～3次/周	25.7	40.5	12.4	42.1	39.2	17.0	3.5
	<1次/周	16.8	18.6	15.2	16.3	20.3	18.2	9.3
	未进食	46.4	23.2	67.5	19.4	26.0	57.9	85.6

　　0～3月龄、4～5月龄、6～8月龄、9～11月龄、12～17月龄和18～23月龄婴幼儿过去一周添加禽畜肉类食物的比例分别为1.5%、5.2%、29.4%、56.1%、72.0%和80.6%，城市分别为1.5%、4.5%、35.4%、67.9%、84.7%和88.5%，农村分别为1.5%、6.1%、22.1%、45.4%、60.7%和74.4%。6～8月龄、9～11月龄、12～17月龄和18～23月龄婴幼儿过去一周食用禽畜肉类食物达到每天1次及以上的比例分别为11.7%、20.9%、28.9%和33.7%。见表6-83。

表6-83　不同地区0～23月龄婴幼儿禽畜肉类摄入频率比例/%

月龄/月	频率	全国合计	城市小计	农村小计	大城市	中小城市	普通农村	贫困农村
0～3	已进食	1.5	1.5	1.5	2.1	0.9	0.5	3.6
	未进食	98.5	98.6	98.5	97.9	99.1	99.5	96.5
4～5	已进食	5.2	4.5	6.1	4.0	4.9	4.1	9.9
	未进食	94.8	95.5	93.9	96.0	95.1	96.0	90.1
6～8	≥1次/天	11.7	13.7	9.3	13.0	14.4	6.8	13.9
	4～6次/周	2.9	3.5	2.2	3.5	3.5	2.1	2.4
	1～3次/周	10.8	13.6	7.4	14.8	12.3	8.1	6.2
	<1次/周	3.8	4.5	2.9	4.4	4.7	3.7	1.5
	未进食	70.6	64.6	77.9	64.3	64.9	79.0	75.7
9～11	≥1次/天	20.9	25.5	16.7	24.2	26.4	15.2	19.6
	4～6次/周	5.8	6.4	5.4	6.4	6.3	5.7	4.7
	1～3次/周	22.6	27.7	18.0	29.8	26.3	19.9	14.2
	<1次/周	6.5	8.2	5.0	6.6	9.4	6.8	1.4
	未进食	43.9	32.1	54.6	32.8	31.6	52.1	59.6
12～17	≥1次/天	28.9	33.9	24.4	31.6	35.6	23.4	26.1
	4～6次/周	7.5	7.9	7.1	9.6	6.6	6.4	8.2
	1～3次/周	25.6	31.6	20.3	33.7	30.1	22.8	16.2
	<1次/周	9.3	10.5	8.2	9.3	11.3	10.0	5.4
	未进食	28.0	15.3	39.3	14.7	15.7	36.7	43.7

续表

月龄/月	频率	全国合计	城市小计	农村小计	大城市	中小城市	普通农村	贫困农村
18~23	≥1次/天	33.7	38.7	29.3	38.1	39.1	28.4	31.0
	4~6次/周	9.2	8.9	9.5	9.6	8.4	9.2	10.1
	1~3次/周	26.4	31.3	22.0	32.0	30.7	24.4	17.5
	<1次/周	10.6	9.0	12.0	8.1	9.7	13.1	9.9
	未进食	19.4	11.5	26.6	11.8	11.3	24.2	31.2

0~3月龄、4~5月龄、6~8月龄、9~11月龄、12~17月龄和18~23月龄婴幼儿过去一周添加动物内脏的比例分别为0.3%、2.0%、13.0%、22.1%、29.9%和32.5%，城市分别为0.5%、2.4%、20.5%、34.8%、47.1%和47.3%，农村分别为0.1%、1.5%、3.8%、10.6%、14.7%和19.1%。在过去一周添加动物内脏的婴幼儿中，食用频率为每周1~3次的比例最高。见表6-84。

表6-84 不同地区0~23月龄婴幼儿动物内脏摄入频率比例/%

月龄/月	频率	全国合计	城市小计	农村小计	大城市	中小城市	普通农村	贫困农村
0~3	已进食	0.3	0.5	0.1	0.9	0.2	0.0	0.3
	未进食	99.7	99.5	99.9	99.1	99.8	100.0	99.8
4~5	已进食	2.0	2.4	1.5	2.4	2.4	1.0	2.6
	未进食	98.0	97.6	98.5	97.6	97.6	99.0	97.4
6~8	≥1次/天	1.3	2.1	0.3	2.0	2.3	0.3	0.3
	4~6次/周	0.5	0.9	0.1	1.2	0.6	0.0	0.3
	1~3次/周	6.8	10.9	1.7	11.8	10.0	2.3	0.6
	<1次/周	4.4	6.5	1.7	5.6	7.4	2.1	0.9
	未进食	87.0	79.5	96.2	79.4	79.6	95.3	97.9
9~11	≥1次/天	1.9	2.9	0.9	3.2	2.7	1.0	0.7
	4~6次/周	0.6	1.1	0.1	0.9	1.2	0.1	0.0
	1~3次/周	10.7	17.7	4.3	18.8	16.9	5.8	1.4
	<1次/周	8.7	12.8	5.1	10.7	14.2	6.2	3.1
	未进食	77.9	65.2	89.4	66.0	64.7	86.6	94.8
12~17	≥1次/天	2.2	3.6	1.0	4.7	2.8	0.8	1.3
	4~6次/周	1.1	1.7	0.6	2.1	1.4	0.9	0.2
	1~3次/周	13.7	22.2	6.1	25.5	19.8	8.0	3.0
	<1次/周	12.6	19.1	6.8	17.0	20.7	8.7	3.9
	未进食	70.1	52.9	85.3	50.0	55.0	81.4	91.6
18~23	≥1次/天	2.4	3.5	1.3	4.8	2.6	2.1	0.0
	4~6次/周	0.7	1.3	0.1	2.0	0.8	0.0	0.4
	1~3次/周	14.4	22.1	7.4	25.1	19.9	9.7	2.9
	<1次/周	14.8	20.1	10.1	18.9	21.0	12.0	6.4
	未进食	67.5	52.7	80.9	49.0	55.4	76.0	90.1

2~5岁儿童过去一周食用动物性食物的频率为每天1次及以上的比例为66.9%；城市为81.1%，农村为53.1%；大城市、中小城市、普通农村和贫困农村分别为85.4%、77.8%、

56.8% 和 46.2%。2 岁组、3 岁组、4 岁组和 5 岁组儿童过去一周食用动物性食物的频率为每天 1 次及以上的比例分别为 65.2%、68.0%、66.7% 和 68.0%。见表 6-85。

表 6-85　不同地区 2～5 岁儿童过去一周动物性食物摄入频率比例 /%

年龄/岁	频率	全国合计	城市小计	农村小计	大城市	中小城市	普通农村	贫困农村
合计	≥3次/天	12.1	15.8	8.5	19.1	13.2	7.7	9.9
	2次/天	19.2	25.8	12.7	27.0	24.9	12.9	12.3
	1次/天	35.6	39.5	31.9	39.3	39.7	36.2	24.0
	4～6次/周	16.1	11.0	21.1	9.4	12.3	21.0	21.2
	1～3次/周	12.5	6.1	18.7	3.7	8.1	17.9	20.3
	未进食	4.5	1.7	7.2	1.6	1.9	4.4	12.3
2～	≥3次/天	12.2	16.2	8.4	20.0	13.2	7.8	9.5
	2次/天	18.4	24.7	12.4	26.6	23.2	12.6	11.9
	1次/天	34.6	38.4	30.9	37.9	38.8	36.2	20.9
	4～6次/周	16.7	12.6	20.6	10.1	14.6	20.1	21.4
	1～3次/周	12.2	6.0	18.1	3.5	8.0	17.4	19.3
	未进食	6.0	2.1	9.7	1.9	2.3	5.9	17.1
3～	≥3次/天	12.0	13.9	10.1	14.8	13.2	9.9	10.4
	2次/天	20.7	27.2	14.5	29.4	25.4	14.6	14.5
	1次/天	35.3	41.3	29.6	41.5	41.1	33.1	23.4
	4～6次/周	15.5	9.9	20.9	8.7	10.9	20.8	21.0
	1～3次/周	12.2	6.1	18.1	4.0	7.9	17.2	19.7
	未进食	4.3	1.6	6.8	1.7	1.5	4.4	11.0
4～	≥3次/天	12.4	17.5	7.3	22.6	13.6	6.0	9.5
	2次/天	18.3	24.8	11.8	25.4	24.3	11.1	13.0
	1次/天	36.0	38.8	33.3	36.9	40.1	36.9	27.1
	4～6次/周	16.9	11.4	22.5	10.2	12.3	23.7	20.3
	1～3次/周	12.6	5.9	19.2	3.7	7.6	18.3	20.7
	未进食	3.9	1.7	6.0	1.2	2.1	4.0	9.5
5～<6	≥3次/天	11.9	15.7	8.1	19.0	12.9	7.0	10.3
	2次/天	19.4	26.6	12.0	26.6	26.6	13.3	9.6
	1次/天	36.7	39.6	33.8	40.8	38.6	38.6	24.2
	4～6次/周	15.2	10.3	20.3	8.7	11.5	19.3	22.3
	1～3次/周	13.0	6.4	19.6	3.5	8.9	18.6	21.5
	未进食	3.9	1.5	6.2	1.4	1.5	3.2	12.2

　　2～5 岁儿童过去一周食用过鱼虾类食物的比例为 62.1%；城市为 81.6%，农村为 43.0%；大城市、中小城市、普通农村和贫困农村分别为 88.2%、76.4%、55.3% 和 20.5%。2 岁组、3 岁组、4 岁组和 5 岁组儿童过去一周食用过鱼虾类食物的比例分别为 61.9%、62.3%、62.4% 和 61.8%。过去一周食用鱼虾类食物的频率为每周 1～3 次的儿童比例最高，为 41.1%；食用频率达到每周 4 次及以上的比例为 21.0%。见表 6-86。

表6-86 不同地区2～5岁儿童过去一周鱼虾类摄入频率比例/%

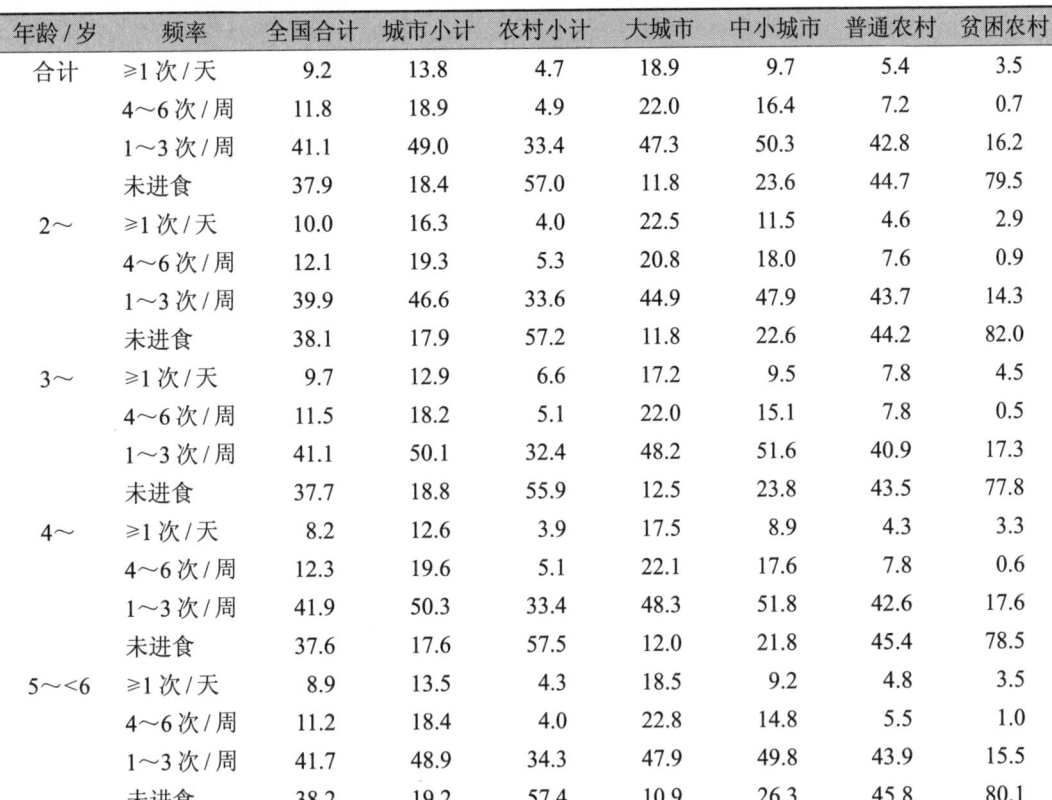

年龄/岁	频率	全国合计	城市小计	农村小计	大城市	中小城市	普通农村	贫困农村
合计	≥1次/天	9.2	13.8	4.7	18.9	9.7	5.4	3.5
	4～6次/周	11.8	18.9	4.9	22.0	16.4	7.2	0.7
	1～3次/周	41.1	49.0	33.4	47.3	50.3	42.8	16.2
	未进食	37.9	18.4	57.0	11.8	23.6	44.7	79.5
2～	≥1次/天	10.0	16.3	4.0	22.5	11.5	4.6	2.9
	4～6次/周	12.1	19.3	5.3	20.8	18.0	7.6	0.9
	1～3次/周	39.9	46.6	33.6	44.9	47.9	43.7	14.3
	未进食	38.1	17.9	57.2	11.8	22.6	44.2	82.0
3～	≥1次/天	9.7	12.9	6.6	17.2	9.5	7.8	4.5
	4～6次/周	11.5	18.2	5.1	22.0	15.1	7.8	0.5
	1～3次/周	41.1	50.1	32.4	48.2	51.6	40.9	17.3
	未进食	37.7	18.8	55.9	12.5	23.8	43.5	77.8
4～	≥1次/天	8.2	12.6	3.9	17.5	8.9	4.3	3.3
	4～6次/周	12.3	19.6	5.1	22.1	17.6	7.8	0.6
	1～3次/周	41.9	50.3	33.4	48.3	51.8	42.6	17.6
	未进食	37.6	17.6	57.5	12.0	21.8	45.4	78.5
5～<6	≥1次/天	8.9	13.5	4.3	18.5	9.2	4.8	3.5
	4～6次/周	11.2	18.4	4.0	22.8	14.8	5.5	1.0
	1～3次/周	41.7	48.9	34.3	47.9	49.8	43.9	15.5
	未进食	38.2	19.2	57.4	10.9	26.3	45.8	80.1

2～5岁儿童过去一周食用禽畜肉类食物的频率为每天1次及以上的比例为55.4%；城市为65.6%，农村为45.1%；大城市、中小城市、普通农村和贫困农村分别为68.5%、63.4%、46.1%和43.3%。2岁组、3岁组、4岁组和5岁组儿童过去一周食用禽畜肉类食物的频率为每天1次及以上的比例分别为52.9%、56.9%、55.0%和56.4%。见表6-87。

表6-87 不同地区2～5岁儿童过去一周禽畜肉类摄入频率比例/%

年龄/岁	频率	全国合计	城市小计	农村小计	大城市	中小城市	普通农村	贫困农村
合计	≥3次/天	6.1	6.3	5.8	7.0	5.8	4.7	7.8
	2次/天	15.8	20.2	11.4	18.8	21.3	10.3	13.3
	1次/天	33.5	39.1	27.9	42.7	36.3	31.1	22.2
	4～6次/周	20.1	17.2	22.9	16.8	17.6	23.8	21.4
	1～3次/周	18.5	13.5	23.4	11.3	15.2	24.4	21.5
	未进食	6.1	3.6	8.6	3.3	3.8	5.7	13.9
2～	≥3次/天	5.9	6.3	5.4	6.4	6.3	4.5	7.1
	2次/天	15.4	19.0	11.9	18.7	19.2	11.2	13.5
	1次/天	31.6	37.0	26.4	41.9	33.2	29.7	20.0
	4～6次/周	20.3	18.3	22.2	16.5	19.7	22.6	21.2
	1～3次/周	19.1	14.8	23.1	12.1	16.9	24.5	20.3
	未进食	7.9	4.6	11.0	4.5	4.7	7.4	17.9

续表

年龄/岁	频率	全国合计	城市小计	农村小计	大城市	中小城市	普通农村	贫困农村
3~	≥3次/天	5.7	5.2	6.2	5.5	5.0	5.8	7.0
	2次/天	16.8	20.0	13.7	17.3	22.1	11.9	16.8
	1次/天	34.4	41.7	27.4	46.3	38.0	30.2	22.5
	4~6次/周	19.5	17.1	21.8	16.4	17.7	22.5	20.5
	1~3次/周	17.6	12.5	22.4	10.5	14.1	23.4	20.8
	未进食	6.0	3.5	8.5	3.9	3.2	6.2	12.4
4~	≥3次/天	6.4	7.3	5.6	8.9	6.1	3.9	8.5
	2次/天	15.0	20.6	9.4	20.0	21.0	7.7	12.4
	1次/天	33.6	37.7	29.5	39.6	36.3	32.7	24.1
	4~6次/周	20.6	17.4	23.7	16.6	18.1	25.0	21.5
	1~3次/周	18.9	13.5	24.3	12.2	14.5	25.7	21.8
	未进食	5.5	3.4	7.5	2.5	4.1	5.1	11.7
5~<6	≥3次/天	6.2	6.4	5.9	7.0	5.9	4.6	8.5
	2次/天	15.9	21.3	10.5	19.2	23.0	10.6	10.3
	1次/天	34.3	40.1	28.5	43.0	37.7	31.7	22.2
	4~6次/周	20.1	16.2	24.1	17.7	14.9	25.1	22.3
	1~3次/周	18.4	13.2	23.7	10.4	15.5	24.0	23.1
	未进食	5.0	2.7	7.3	2.3	3.0	4.0	13.7

2~5岁儿童过去一周食用过动物内脏的比例为17.0%；城市为25.1%，农村为9.1%；大城市、中小城市、普通农村和贫困农村分别为31.9%、19.6%、11.4%和4.8%。2岁组、3岁组、4岁组和5岁组儿童过去一周食用过动物内脏的比例分别为17.1%、17.5%、16.5%和16.8%。过去一周食用动物内脏的频率为每周1~3次的儿童比例最高，为14.7%；食用频率达到每周4次及以上的比例为2.3%。见表6-88。

表6-88　不同地区2~5岁儿童过去一周动物内脏摄入频率比例/%

年龄/岁	频率	全国合计	城市小计	农村小计	大城市	中小城市	普通农村	贫困农村
合计	≥4次/周	2.3	3.2	1.3	4.5	2.2	1.6	0.8
	1~3次/周	14.7	21.8	7.8	27.4	17.4	9.8	4.0
	未进食	83.0	74.9	90.9	68.1	80.4	88.6	95.2
2~	≥4次/周	2.3	3.4	1.2	5.4	1.8	1.4	0.9
	1~3次/周	14.8	22.2	7.9	27.2	18.3	9.9	4.0
	未进食	82.9	74.4	90.9	67.4	80.0	88.7	95.1
3~	≥4次/周	2.5	3.3	1.8	3.7	2.9	2.3	0.7
	1~3次/周	15.1	22.1	8.3	28.2	17.3	10.5	4.4
	未进食	82.5	74.6	90.0	68.1	79.8	87.2	94.9
4~	≥4次/周	2.3	3.4	1.3	4.5	2.5	1.6	0.7
	1~3次/周	14.2	21.1	7.3	25.6	17.7	8.9	4.5
	未进食	83.5	75.6	91.5	70.0	79.8	89.5	94.8
5~<6	≥4次/周	2.0	3.0	1.0	4.7	1.6	1.2	0.7
	1~3次/周	14.8	21.9	7.6	28.6	16.4	9.9	3.2
	未进食	83.2	75.1	91.3	66.8	82.0	88.9	96.1

5. 蛋类 0～3月龄、4～5月龄、6～8月龄、9～11月龄、12～17月龄和18～23月龄婴幼儿过去一周添加蛋类的比例分别为 3.5%、25.6%、69.0%、83.5%、88.1% 和 91.0%，城市分别为 3.2%、31.0%、77.9%、89.7%、93.3% 和 95.2%，农村分别为 3.8%、18.7%、58.0%、77.9%、83.5% 和 87.1%。4～5月龄、6～8月龄、9～11月龄、12～17月龄和18～23月龄婴幼儿过去一周食用蛋类达到每天 1 次及以上的比例分别为 13.4%、34.5%、43.6%、43.8% 和 46.1%。见表 6-89。

表 6-89 不同地区 0～23 月龄婴幼儿蛋类摄入频率比例 /%

月龄/月	频率	全国合计	城市小计	农村小计	大城市	中小城市	普通农村	贫困农村
0～3	已进食	3.5	3.2	3.8	3.0	3.3	1.0	9.4
	未进食	96.5	96.8	96.2	97.0	96.7	99.0	90.6
4～5	≥1次/天	13.4	18.2	7.3	17.7	18.7	9.1	4.1
	4～6次/周	2.1	2.4	1.7	2.2	2.6	0.2	4.4
	1～3次/周	6.9	7.0	6.7	7.3	6.8	7.3	5.5
	<1次/周	3.0	3.4	2.4	4.2	2.7	2.1	2.9
	未进食	74.4	69.0	81.3	68.7	69.3	81.3	81.3
6～8	≥1次/天	34.5	43.3	23.7	47.7	39.1	29.2	13.1
	4～6次/周	7.7	9.0	6.1	8.1	9.9	5.6	7.1
	1～3次/周	16.4	15.8	17.1	15.0	16.5	19.9	11.6
	<1次/周	9.3	9.0	9.7	7.2	10.7	8.4	12.2
	未进食	31.0	22.1	42.0	20.9	23.2	36.1	53.4
9～11	≥1次/天	43.6	53.9	34.3	57.2	51.5	36.8	29.3
	4～6次/周	9.7	9.5	9.8	10.7	8.6	9.2	11.1
	1～3次/周	18.4	16.4	20.2	13.3	18.6	21.8	17.0
	<1次/周	10.7	9.5	11.8	7.5	10.9	11.5	12.5
	未进食	16.5	10.3	22.1	10.5	10.1	19.7	27.0
12～17	≥1次/天	43.8	54.0	34.8	58.8	50.6	40.6	25.6
	4～6次/周	11.1	10.5	11.7	10.1	10.7	11.2	12.4
	1～3次/周	20.7	18.8	22.5	17.1	19.9	19.5	27.3
	<1次/周	11.0	9.4	12.4	6.8	11.2	13.0	11.4
	未进食	11.9	6.7	16.5	5.9	7.3	14.5	19.7
18～23	≥1次/天	46.1	56.2	36.9	63.3	51.1	41.1	29.0
	4～6次/周	11.5	11.0	12.0	9.6	12.0	12.8	10.5
	1～3次/周	22.1	19.4	24.4	16.7	21.4	24.1	25.1
	<1次/周	10.6	8.4	12.6	6.3	9.8	10.9	16.0
	未进食	9.0	4.8	12.9	3.9	5.5	10.0	18.3

2～5岁儿童过去一周食用过蛋类的比例为 84.7%；城市为 88.2%，农村为 81.2%；大城市、中小城市、普通农村和贫困农村分别为 89.8%、86.9%、83.6% 和 76.9%。2 岁组、3 岁组、4 岁组和 5 岁组儿童过去一周食用过蛋类的比例分别为 83.5%、84.6%、85.7% 和 84.8%。过去一周食用蛋类的频率为每天 1 次及以上的儿童比例最高，为 37.8%；食用频率为每周 4～6 次的儿童比例为 14.0%，食用频率为每周 1～3 次的儿童比例为 32.9%。见表 6-90。

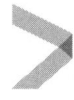

表6-90 不同地区2～5岁儿童过去一周蛋类摄入频率比例/%

年龄/岁	频率	全国合计	城市小计	农村小计	大城市	中小城市	普通农村	贫困农村
合计	≥1次/天	37.8	44.7	31.0	50.5	40.2	31.9	29.2
	4～6次/周	14.0	15.0	13.1	16.3	14.0	16.0	7.6
	1～3次/周	32.9	28.4	37.2	23.1	32.7	35.7	40.1
	未进食	15.3	11.8	18.8	10.2	13.1	16.4	23.1
2～	≥1次/天	39.3	46.7	32.3	54.4	40.6	34.2	28.8
	4～6次/周	13.4	14.0	12.9	13.6	14.3	15.6	7.6
	1～3次/周	30.8	26.3	35.0	20.6	30.8	32.6	39.4
	未进食	16.5	13.0	19.9	11.4	14.3	17.6	24.2
3～	≥1次/天	37.8	44.1	31.7	49.8	39.7	33.2	29.2
	4～6次/周	14.2	16.1	12.4	17.3	15.1	16.4	5.3
	1～3次/周	32.6	28.0	36.9	22.6	32.3	34.0	42.0
	未进食	15.4	11.7	18.9	10.3	12.9	16.4	23.4
4～	≥1次/天	37.6	44.4	30.7	49.9	40.4	30.4	31.3
	4～6次/周	14.1	14.9	13.2	16.9	13.5	15.7	9.0
	1～3次/周	34.1	30.0	38.1	24.8	34.0	38.6	37.4
	未进食	14.3	10.6	17.9	8.5	12.2	15.4	22.3
5～<6	≥1次/天	36.4	43.7	29.0	48.0	40.2	30.0	27.0
	4～6次/周	14.4	14.9	13.8	17.2	13.1	16.4	8.6
	1～3次/周	34.1	29.2	39.0	24.1	33.5	37.5	41.8
	未进食	15.2	12.1	18.3	10.7	13.2	16.1	22.6

6. 蔬菜和水果 0～3月龄、4～5月龄、6～8月龄、9～11月龄、12～17月龄和18～23月龄婴幼儿过去一周添加深色蔬果比例分别为2.2%、12.0%、47.3%、66.7%、76.7%和81.9%，城市分别为2.2%、15.1%、62.2%、84.3%、92.6%和94.1%，农村分别为2.1%、8.1%、29.0%、50.9%、62.5%和70.8%。6～8月龄、9～11月龄、12～17月龄和18～23月龄婴幼儿过去一周食用深色蔬果达到每天1次及以上的比例分别为17.5%、28.4%、33.3%和34.8%。见表6-91。

表6-91 不同地区0～23月龄婴幼儿深色蔬果摄入频率比例/%

月龄/月	频率	全国合计	城市小计	农村小计	大城市	中小城市	普通农村	贫困农村
0～3	已进食	2.2	2.2	2.1	2.6	1.9	0.9	4.6
	未进食	97.8	97.8	97.9	97.4	98.1	99.1	95.4
4～5	已进食	12.0	15.1	8.1	18.3	12.4	6.4	11.4
	未进食	88.0	84.9	91.9	81.7	87.6	93.6	88.6
6～8	≥1次/天	17.5	24.5	8.9	30.6	18.6	8.8	8.9
	4～6次/周	7.4	10.4	3.7	10.6	10.3	4.4	2.4
	1～3次/周	15.0	18.7	10.5	18.2	19.2	13.1	5.3
	<1次/周	6.9	7.9	5.6	6.1	9.6	6.2	4.5
	未进食	52.7	37.8	71.0	33.6	41.8	67.0	78.9

续表

月龄/月	频率	全国合计	城市小计	农村小计	大城市	中小城市	普通农村	贫困农村
9~11	≥1次/天	28.4	38.0	19.8	45.1	32.9	19.9	19.6
	4~6次/周	9.5	13.7	5.8	15.2	12.7	6.6	4.0
	1~3次/周	18.4	22.1	15.0	19.0	24.3	18.3	8.5
	<1次/周	9.8	10.0	9.7	7.9	11.5	10.1	8.8
	未进食	33.3	15.7	49.1	12.4	18.0	44.5	58.2
12~17	≥1次/天	33.3	43.2	24.5	50.3	38.3	26.5	21.2
	4~6次/周	12.8	17.5	8.5	18.7	16.7	9.4	7.0
	1~3次/周	19.0	20.9	17.2	16.6	24.0	19.4	13.7
	<1次/周	10.6	9.8	11.3	6.6	12.1	12.6	9.2
	未进食	23.3	7.4	37.5	5.8	8.5	31.0	48.0
18~23	≥1次/天	34.8	46.0	24.6	54.5	39.9	26.5	20.9
	4~6次/周	13.4	17.7	9.4	16.9	18.3	10.5	7.4
	1~3次/周	19.0	18.9	19.1	17.6	19.8	20.8	15.8
	<1次/周	13.6	10.7	16.3	6.5	13.8	16.2	16.4
	未进食	18.1	5.9	29.2	3.7	7.6	24.8	37.6

0~3月龄、4~5月龄、6~8月龄、9~11月龄、12~17月龄和18~23月龄婴幼儿过去一周添加深色蔬菜的比例分别为1.3%、8.7%、38.8%、55.0%、65.7%和69.5%,城市分别为1.6%、11.6%、53.7%、75.0%、86.5%和85.6%,农村分别为1.0%、5.1%、20.4%、37.0%、47.2%和54.9%。6~8月龄、9~11月龄、12~17月龄和18~23月龄婴幼儿过去一周食用深色蔬菜达到每天1次及以上的比例分别为8.6%、13.2%、15.0%和14.9%。见表6-92。

表6-92 不同地区0~23月龄婴幼儿深色蔬菜摄入频率比例/%

月龄/月	频率	全国合计	城市小计	农村小计	大城市	中小城市	普通农村	贫困农村
0~3	已进食	1.3	1.6	1.0	2.3	1.1	0.3	2.5
	未进食	98.7	98.4	99.0	97.8	98.9	99.7	97.5
4~5	已进食	8.7	11.6	5.1	14.1	9.5	3.5	8.1
	未进食	91.3	88.4	94.9	85.9	90.5	96.5	91.9
6~8	≥1次/天	8.6	13.1	2.9	16.5	9.9	3.7	1.5
	4~6次/周	3.1	3.9	2.1	4.4	3.5	0.9	4.5
	1~3次/周	18.5	26.2	9.1	29.4	23.1	11.3	4.8
	<1次/周	8.2	9.9	6.1	7.6	12.2	7.5	3.6
	未进食	61.2	46.3	79.6	41.5	50.8	76.4	85.8
9~11	≥1次/天	13.2	18.9	8.1	22.4	16.5	8.9	6.2
	4~6次/周	4.3	4.3	4.3	5.1	3.6	2.5	7.8
	1~3次/周	24.4	35.0	14.9	39.3	31.9	18.7	7.6
	<1次/周	12.6	16.4	9.3	13.9	18.1	10.5	6.9
	未进食	45.0	25.0	63.0	18.6	29.5	59.1	70.7

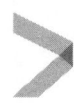

续表

月龄/月	频率	全国合计	城市小计	农村小计	大城市	中小城市	普通农村	贫困农村
12～17	≥1次/天	15.0	20.3	10.3	24.7	17.1	12.1	7.2
	4～6次/周	4.8	5.3	4.3	7.2	4.0	2.4	7.4
	1～3次/周	28.7	41.3	17.4	39.3	42.8	21.6	10.7
	<1次/周	16.4	18.4	14.7	14.3	21.3	16.1	12.4
	未进食	34.3	13.5	52.8	12.6	14.2	47.2	61.7
18～23	≥1次/天	14.9	19.8	10.5	23.9	16.8	10.8	9.9
	4～6次/周	4.8	5.9	3.8	6.7	5.4	2.4	6.4
	1～3次/周	29.0	39.8	19.2	41.7	38.4	23.8	10.3
	<1次/周	19.9	19.3	20.4	16.1	21.7	21.7	18.1
	未进食	30.5	14.4	45.1	10.7	17.1	40.4	54.1

　　0～3月龄、4～5月龄、6～8月龄、9～11月龄、12～17月龄和18～23月龄婴幼儿过去一周添加深色水果的比例分别为1.6%、7.2%、33.6%、51.6%、64.4%和70.0%，城市分别为1.6%、8.7%、44.1%、67.3%、82.0%和85.6%，农村分别为1.5%、5.2%、20.7%、37.4%、48.7%和55.7%。6～8月龄、9～11月龄、12～17月龄和18～23月龄婴幼儿过去一周食用深色水果达到每天1次及以上的比例分别为10.3%、18.4%、22.4%和24.1%。见表6-93。

表6-93　不同地区0～23月龄婴幼儿深色水果摄入频率比例/%

月龄/月	频率	全国合计	城市小计	农村小计	大城市	中小城市	普通农村	贫困农村
0～3	已进食	1.6	1.6	1.5	2.1	1.3	0.9	2.8
	未进食	98.4	98.4	98.5	97.9	98.7	99.1	97.2
4～5	已进食	7.2	8.7	5.2	12.1	5.9	4.1	7.4
	未进食	92.8	91.3	94.8	87.9	94.2	95.9	92.6
6～8	≥1次/天	10.3	14.2	5.5	18.4	10.3	5.0	6.5
	4～6次/周	2.9	3.9	1.7	3.9	4.0	2.1	0.9
	1～3次/周	14.3	18.6	9.0	19.2	18.0	11.1	4.8
	<1次/周	5.7	6.8	4.2	4.7	8.8	4.7	3.3
	未进食	66.4	55.9	79.3	53.2	58.5	76.5	84.6
9～11	≥1次/天	18.4	25.3	12.1	32.1	20.6	11.3	13.8
	4～6次/周	4.2	5.4	3.1	5.6	5.3	3.8	1.9
	1～3次/周	18.6	24.9	13.0	24.2	25.4	15.7	7.6
	<1次/周	10.1	11.4	9.0	9.6	12.7	9.7	7.6
	未进食	48.4	32.7	62.6	28.2	35.8	59.2	69.2
12～17	≥1次/天	22.4	30	15.6	35.3	26.3	15.8	15
	4～6次/周	6.7	7.9	5.5	9.1	7.1	5.9	5.0
	1～3次/周	22.3	28.9	16.4	29.1	28.8	19.8	11.1
	<1次/周	12.3	14.1	10.7	9.4	17.5	12.5	7.9
	未进食	35.6	18.0	51.3	15.7	19.6	45.7	60.3
18～23	≥1次/天	24.1	33.9	15.2	43.4	27	17	11.7
	4～6次/周	6.5	7.6	5.5	8.2	7.1	5.2	6.2
	1～3次/周	23.8	29.2	18.8	27.4	30.5	21.2	14.4
	<1次/周	15.0	14.7	15.4	11.3	17.1	16.3	13.6
	未进食	30.0	14.4	44.3	9.6	17.8	39.6	53.1

0~3月龄、4~5月龄、6~8月龄、9~11月龄、12~17月龄和18~23月龄婴幼儿过去一周添加浅色蔬果的比例分别为1.1%、6.5%、21.8%、30.0%、34.2%和34.5%,城市分别为1.2%、7.4%、30.2%、38.1%、47.1%和48.3%,农村分别为0.9%、5.2%、11.4%、22.7%、22.8%和22.1%。6~8月龄、9~11月龄、12~17月龄和18~23月龄婴幼儿过去一周食用浅色蔬果达到每天1次及以上的比例分别为8.2%、11.5%、12.8%和13.3%。见表6-94。

表6-94 不同地区0~23月龄婴幼儿浅色蔬果摄入频率比例/%

月龄/月	频率	全国合计	城市小计	农村小计	大城市	中小城市	普通农村	贫困农村
0~3	已进食	1.1	1.2	0.9	0.8	1.6	0.3	2.3
	未进食	98.9	98.8	99.1	99.3	98.4	99.7	97.7
4~5	已进食	6.5	7.4	5.2	7.6	7.3	4.1	7.4
	未进食	93.6	92.6	94.8	92.4	92.7	95.9	92.7
6~8	≥1次/天	8.2	11.8	3.7	13.5	10.2	4.6	1.8
	4~6次/周	2.1	2.7	1.3	3.2	2.3	1.2	1.5
	1~3次/周	7.6	10.1	4.5	9.6	10.5	4.3	4.8
	<1次/周	3.6	5.1	1.7	2.9	7.3	2.3	0.6
	未进食	78.2	69.8	88.6	70.1	69.5	87.1	91.4
9~11	≥1次/天	11.5	16.3	7.0	16.6	16.1	8.2	5.0
	4~6次/周	2.8	2.5	3.0	2.6	2.5	3.2	2.6
	1~3次/周	10.3	11.7	9.1	12.2	11.3	8.5	10.2
	<1次/周	5.0	6.8	3.4	4.1	8.7	4.3	1.7
	未进食	70.0	61.9	77.3	63.3	60.9	75.6	80.6
12~17	≥1次/天	12.8	18.7	7.4	19.8	18	10.1	3.1
	4~6次/周	2.8	3.5	2.2	3.2	3.7	3.3	0.5
	1~3次/周	12.1	15.0	9.4	13.1	16.4	9.8	8.9
	<1次/周	6.3	9.3	3.8	6.4	11.3	4.5	2.5
	未进食	65.8	52.9	77.2	56.8	50.2	72.3	85.0
18~23	≥1次/天	13.3	20.3	7.1	21.7	19.2	8.9	3.5
	4~6次/周	2.4	3.4	1.5	3.4	3.4	2.0	0.6
	1~3次/周	12.7	17.2	8.5	13.6	19.9	10.2	5.4
	<1次/周	5.9	7.2	4.8	5.3	8.6	6.0	2.5
	未进食	65.5	51.7	77.9	55.9	48.7	72.6	88.0

2~5岁儿童过去一周食用蔬菜的频率为每天1次及以上的比例为85.0%;城市为91.6%,农村为78.5%;大城市、中小城市、普通农村和贫困农村分别为94.1%、89.8%、77.2%和80.8%。2岁组、3岁组、4岁组和5岁组儿童过去一周食用蔬菜的频率为每天1次及以上的比例分别为82.9%、85.8%、86.1%和85.0%。见表6-95。

表6-95　不同地区2~5岁儿童过去一周蔬菜摄入频率比例/%

年龄/岁	频率	全国合计	城市小计	农村小计	大城市	中小城市	普通农村	贫困农村
合计	≥3次/天	34.7	42.3	27.2	48.0	37.9	28.7	24.4
	2次/天	25.9	29.0	22.9	28.5	29.4	20.6	27.1
	1次/天	24.4	20.3	28.4	17.6	22.5	27.9	29.3
	4~6次/周	7.8	5.1	10.5	3.6	6.3	11.6	8.4
	1~3次/周	4.3	1.8	6.7	0.9	2.5	7.3	5.7
	未进食	2.9	1.5	4.4	1.4	1.6	3.9	5.2
2~	≥3次/天	34.4	41.5	27.8	45.1	38.7	27.5	28.2
	2次/天	24.5	27.6	21.5	29.0	26.4	19.9	24.6
	1次/天	24.0	20.6	27.1	19.3	21.6	26.2	28.9
	4~6次/周	9.1	5.8	12.3	3.3	7.7	14.1	8.7
	1~3次/周	4.3	2.4	6.1	1.5	3.2	7.0	4.5
	未进食	3.7	2.0	5.2	1.7	2.3	5.3	5.1
3~	≥3次/天	35.2	42.7	28.0	48.0	38.5	31.0	22.7
	2次/天	26.1	29.8	22.6	29.8	29.8	20.6	26.1
	1次/天	24.5	20.7	28.2	17.5	23.3	28.6	27.5
	4~6次/周	7.0	3.8	10.1	2.4	4.9	9.8	10.6
	1~3次/周	4.4	1.6	7.1	0.9	2.2	6.5	8.1
	未进食	2.8	1.4	4.0	1.5	1.4	3.5	5.0
4~	≥3次/天	34.5	42.8	26.2	49.2	37.8	28.5	22.3
	2次/天	26.4	28.5	24.2	27.3	29.4	22.0	28.0
	1次/天	25.2	20.9	29.4	18.0	23.0	27.7	32.5
	4~6次/周	7.0	5.4	8.7	3.4	6.8	10.0	6.5
	1~3次/周	4.3	1.1	7.4	0.5	1.6	8.4	5.7
	未进食	2.7	1.4	4.0	1.5	1.4	3.4	5.0
5~<6	≥3次/天	34.5	42.3	26.6	49.4	36.3	27.7	24.5
	2次/天	26.6	30.0	23.2	27.9	31.9	19.8	29.8
	1次/天	23.9	19.0	28.8	15.8	21.7	29.2	28.1
	4~6次/周	8.2	5.4	11.0	5.2	5.6	12.5	7.9
	1~3次/周	4.1	2.1	6.1	0.8	3.2	7.2	4.0
	未进食	2.7	1.1	4.3	1.0	1.2	3.5	5.7

　　2~5岁儿童过去一周食用深色蔬菜的频率为每天1次及以上的比例为64.8%；城市为77.3%，农村为52.3%；大城市、中小城市、普通农村和贫困农村分别为84.0%、72.1%、54.1%和49.1%。2岁组、3岁组、4岁组和5岁组儿童过去一周食用深色蔬菜的频率为每天1次及以上的比例分别为63.8%、66.2%、64.7%和64.4%。见表6-96。

表6-96 不同地区2~5岁儿童过去一周深色蔬菜摄入频率比例/%

年龄/岁	频率	全国合计	城市小计	农村小计	大城市	中小城市	普通农村	贫困农村
合计	≥3次/天	13.0	15.5	10.5	19.4	12.4	10.4	10.7
	2次/天	20.4	26.2	14.6	29.1	24.0	15.7	12.6
	1次/天	31.4	35.6	27.2	35.5	35.7	28.0	25.8
	4~6次/周	13.8	12.0	15.6	9.6	13.9	16.0	14.8
	1~3次/周	12.6	7.5	17.5	4.7	9.8	18.0	16.5
	未进食	8.9	3.2	14.6	1.8	4.3	11.8	19.7
2~	≥3次/天	13.3	16.1	10.7	19.5	13.4	10.3	11.5
	2次/天	19.9	25.4	14.7	27.2	24.0	14.9	14.3
	1次/天	30.6	34.4	26.9	35.8	33.3	27.8	25.3
	4~6次/周	13.5	12.4	14.6	10.6	13.8	14.1	15.4
	1~3次/周	12.8	7.8	17.5	5.0	10.1	19.8	13.2
	未进食	9.9	3.8	15.6	1.8	5.4	13.1	20.3
3~	≥3次/天	13.5	15.4	11.7	18.5	13.0	12.5	10.3
	2次/天	20.4	25.9	15.1	30.2	22.5	16.1	13.4
	1次/天	32.3	37.3	27.4	38.0	36.8	28.8	24.9
	4~6次/周	13.9	11.7	16.0	8.1	14.7	17.2	13.8
	1~3次/周	11.5	6.6	16.1	3.2	9.4	14.9	18.2
	未进食	8.5	3.0	13.7	2.1	3.7	10.5	19.4
4~	≥3次/天	12.9	16.0	9.7	20.8	12.4	9.7	9.8
	2次/天	20.5	26.6	14.4	28.9	24.9	16.1	11.5
	1次/天	31.3	34.9	27.6	34.2	35.5	28.1	26.6
	4~6次/周	14.6	12.7	16.5	10.5	14.4	16.4	16.6
	1~3次/周	12.6	6.9	18.3	4.1	9.1	18.1	18.7
	未进食	8.2	2.9	13.5	1.6	3.8	11.5	16.9
5~<6	≥3次/天	12.3	14.6	9.9	18.9	11.0	9.1	11.4
	2次/天	20.7	27.0	14.3	30.0	24.6	15.9	11.1
	1次/天	31.4	35.7	27.1	34.0	37.2	27.3	26.6
	4~6次/周	13.0	10.9	15.1	9.0	12.5	16.2	13.2
	1~3次/周	13.4	8.7	18.1	6.5	10.6	19.5	15.2
	未进食	9.2	3.0	15.5	1.5	4.3	11.9	22.6

2~5岁儿童过去一周食用浅色蔬菜的频率为每天1次及以上的比例为51.2%；城市为52.9%，农村为49.5%；大城市、中小城市、普通农村和贫困农村分别为51.0%、54.3%、47.3%和53.4%。2岁组、3岁组、4岁组和5岁组儿童过去一周食用浅色蔬菜的频率为每天1次及以上的比例分别为49.9%、51.7%、52.5%和50.5%。见表6-97。

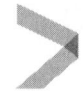

表6-97 不同地区2~5岁儿童过去一周浅色蔬菜摄入频率比例/%

年龄/岁	频率	全国合计	城市小计	农村小计	大城市	中小城市	普通农村	贫困农村
合计	≥3次/天	4.3	3.5	5.0	3.9	3.2	4.9	5.2
	2次/天	14.1	14.3	13.9	12.0	16.1	12.8	15.8
	1次/天	32.8	35.1	30.6	35.1	35.0	29.6	32.4
	4~6次/周	12.1	11.9	12.4	13.9	10.3	12.0	13.0
	1~3次/周	26.8	28.1	25.5	28.9	27.5	27.9	21.1
	未进食	9.9	7.1	12.6	6.1	7.9	12.6	12.6
2~	≥3次/天	4.4	3.9	5.0	3.8	3.9	5.3	4.4
	2次/天	13.1	12.9	13.3	11.0	14.5	10.9	17.9
	1次/天	32.4	34.0	30.9	35.6	32.7	29.4	33.8
	4~6次/周	11.7	11.9	11.5	14.8	9.7	11.5	11.4
	1~3次/周	26.9	27.7	26.3	25.6	29.3	29.6	19.8
	未进食	11.3	9.6	13.0	9.0	10.0	13.2	12.7
3~	≥3次/天	3.5	3.3	3.7	3.1	3.4	3.6	3.9
	2次/天	14.8	14.9	14.6	11.6	17.5	15.1	13.8
	1次/天	33.4	36.7	30.3	36.2	37.1	30.7	29.5
	4~6次/周	12.4	11.6	13.1	12.9	10.6	12.5	14.0
	1~3次/周	26.5	27.3	25.8	31.0	24.3	26.1	25.4
	未进食	9.4	6.3	12.4	5.3	7.1	11.9	13.4
4~	≥3次/天	4.4	3.6	5.1	4.7	2.8	5.2	5.0
	2次/天	13.4	14.0	12.7	12.5	15.2	11.1	15.5
	1次/天	34.7	36.2	33.1	34.5	37.5	32.4	34.3
	4~6次/周	12.6	12.0	13.1	14.9	9.9	12.3	14.5
	1~3次/周	25.8	27.8	23.8	29.2	26.8	26.8	18.8
	未进食	9.1	6.3	11.9	4.4	7.8	11.9	11.9
5~<6	≥3次/天	4.8	3.4	6.1	4.1	2.9	5.4	7.6
	2次/天	15.1	15.4	14.9	12.9	17.4	14.3	16.1
	1次/天	30.6	33.3	28.0	34.3	32.4	25.9	32.0
	4~6次/周	11.8	12.0	11.7	13.1	11.0	11.6	11.9
	1~3次/周	27.9	29.6	26.1	29.6	29.6	29.1	20.1
	未进食	9.7	6.3	13.1	5.9	6.7	13.5	12.3

2~5岁儿童过去一周食用过菌藻类的比例为36.5%;城市为54.9%,农村为18.6%;大城市、中小城市、普通农村和贫困农村分别为64.4%、47.3%、23.5%和9.6%。2岁组、3岁组、4岁组和5岁组儿童过去一周食用过菌藻类的比例分别为33.4%、36.5%、38.3%和38.0%。过去一周食用菌藻类的频率为每周1~3次的儿童比例最高,为31.1%;食用频率达到每周4次及以上的儿童比例为5.5%。见表6-98。

表6-98 不同地区2～5岁儿童过去一周菌藻类摄入频率比例/%

年龄/岁	频率	全国合计	城市小计	农村小计	大城市	中小城市	普通农村	贫困农村
合计	≥1次/天	3.0	4.6	1.4	5.6	3.8	1.7	0.7
	4～6次/周	2.5	4.4	0.6	6.2	3.0	0.8	0.2
	1～3次/周	31.1	45.8	16.7	52.4	40.5	21.1	8.7
	未进食	63.5	45.1	81.4	35.6	52.7	76.5	90.4
2～	≥1次/天	3.1	5.1	1.1	5.5	4.8	1.4	0.7
	4～6次/周	2.1	3.8	0.5	4.9	3.0	0.6	0.3
	1～3次/周	28.3	41.7	15.6	46.8	37.6	19.6	7.9
	未进食	66.6	49.4	82.8	42.8	54.6	78.4	91.2
3～	≥1次/天	2.8	4.1	1.7	4.7	3.6	1.9	1.2
	4～6次/周	2.5	4.5	0.6	6.4	3.0	0.8	0.2
	1～3次/周	31.1	46.7	16.0	53.5	41.3	20.6	7.7
	未进食	63.5	44.7	81.8	35.2	52.2	76.7	90.8
4～	≥1次/天	3.0	4.7	1.3	6.5	3.4	1.9	0.2
	4～6次/周	2.5	4.4	0.6	6.8	2.7	0.9	0.1
	1～3次/周	32.8	48.9	16.7	54.2	44.8	20.8	9.7
	未进食	61.7	42.0	81.4	32.5	49.2	76.5	90.0
5～<6	≥1次/天	3.0	4.6	1.4	5.7	3.7	1.7	0.7
	4～6次/周	2.8	5.0	0.5	6.8	3.5	0.8	0.0
	1～3次/周	32.2	45.5	18.7	54.9	37.7	23.4	9.6
	未进食	62.0	44.8	79.4	32.4	55.2	74.1	89.8

　　2～5岁儿童过去一周食用水果的频率为每天1次及以上的比例为57.4%；城市为68.2%，农村为46.7%；大城市、中小城市、普通农村和贫困农村分别为75.5%、62.5%、52.9%和35.0%。2岁组、3岁组、4岁组和5岁组儿童过去一周食用水果的频率为每天1次及以上的比例分别为57.1%、58.5%、56.8%和57.1%。见表6-99。

表6-99 不同地区2～5岁儿童过去一周水果摄入频率比例/%

年龄/岁	频率	全国合计	城市小计	农村小计	大城市	中小城市	普通农村	贫困农村
合计	≥3次/天	7.0	7.3	6.7	8.5	6.4	6.4	7.1
	2次/天	22.8	29.5	16.2	33.8	26.1	20.7	7.9
	1次/天	27.6	31.4	23.8	33.2	30.0	25.8	20.0
	4～6次/周	22.2	20.4	23.9	16.6	23.5	24.9	22.0
	1～3次/周	14.6	8.3	20.8	5.9	10.3	17.4	27.2
	未进食	5.8	2.9	8.7	2.0	3.7	4.8	15.8
2～	≥3次/天	7.5	8.2	6.8	9.3	7.0	7.2	6.0
	2次/天	21.7	28.8	15.0	34.2	24.6	18.5	8.3
	1次/天	27.9	31.6	24.4	33.4	30.2	26.5	20.4
	4～6次/周	21.6	18.9	24.2	14.4	22.5	25.5	21.7
	1～3次/周	14.9	9.1	20.3	5.8	11.7	17.5	25.7
	未进食	6.4	3.3	9.3	2.4	4.0	4.8	18.0

续表

年龄/岁	频率	全国合计	城市小计	农村小计	大城市	中小城市	普通农村	贫困农村
3～	≥3次/天	7.4	7.5	7.4	8.8	6.4	6.6	8.8
	2次/天	22.6	29.2	16.3	34.1	25.3	20.2	9.4
	1次/天	28.5	33.5	23.6	33.2	33.8	26.4	18.5
	4～6次/周	22.5	19.6	25.3	16.5	22.1	26.4	23.5
	1～3次/周	13.2	7.3	18.8	5.3	8.9	15.3	25.0
	未进食	5.7	2.8	8.5	2.0	3.5	5.0	14.8
4～	≥3次/天	6.6	7.2	5.9	8.6	6.2	5.2	7.0
	2次/天	24.2	30.8	17.6	34.4	28.1	23.8	7.0
	1次/天	26.0	28.9	23.0	31.6	26.9	24.1	21.0
	4～6次/周	21.8	21.0	22.6	16.7	24.3	23.7	20.8
	1～3次/周	15.7	8.8	22.6	6.9	10.3	17.9	30.7
	未进食	5.7	3.1	8.3	1.8	4.1	5.2	13.5
5～<6	≥3次/天	6.5	6.4	6.5	6.9	6.0	6.6	6.4
	2次/天	22.6	29.2	15.9	32.6	26.3	20.4	6.9
	1次/天	28.0	31.8	24.2	34.7	29.4	26.2	20.2
	4～6次/周	22.8	22.1	23.4	18.7	25.0	24.0	22.2
	1～3次/周	14.7	8.0	21.5	5.4	10.3	18.7	27.0
	未进食	5.4	2.4	8.5	1.5	3.1	4.0	17.3

2～5岁儿童过去一周食用深色水果的频率为每天1次及以上的比例为35.0%；城市为43.4%，农村为26.8%；大城市、中小城市、普通农村和贫困农村分别为48.8%、39.0%、30.4%和20.3%。2岁组、3岁组、4岁组和5岁组儿童过去一周食用深色水果的频率为每天1次及以上的比例分别为34.2%、35.6%、35.6%和34.5%。见表6-100。

表6-100 不同地区2～5岁儿童过去一周深色水果摄入频率比例/%

年龄/岁	频率	全国合计	城市小计	农村小计	大城市	中小城市	普通农村	贫困农村
合计	≥1次/天	35.0	43.4	26.8	48.8	39.0	30.4	20.3
	4～6次/周	10.0	11.9	8.2	14.7	9.6	7.9	8.8
	1～3次/周	35.3	34.6	35.9	29.6	38.5	36.0	35.8
	未进食	19.7	10.2	29.0	6.8	12.9	25.6	35.2
2～	≥1次/天	34.2	43.2	25.8	49.9	37.7	29.1	19.4
	4～6次/周	10.0	11.4	8.8	14.5	8.9	8.8	8.7
	1～3次/周	34.7	33.7	35.6	27.4	38.7	35.8	35.2
	未进食	21.1	11.8	29.9	8.2	14.7	26.3	36.8
3～	≥1次/天	35.6	43.9	27.6	49.8	39.2	29.8	23.6
	4～6次/周	10.8	12.3	9.3	14.1	10.9	8.8	10.2
	1～3次/周	35.2	33.6	36.7	29.8	36.6	36.4	37.4
	未进食	18.5	10.3	26.5	6.3	13.4	25.1	28.9
4～	≥1次/天	35.6	43.7	27.8	49.0	39.6	32.0	20.4
	4～6次/周	9.3	11.5	7.2	14.7	9.1	6.1	9.1
	1～3次/周	35.5	35.6	35.5	30.6	39.4	36.7	33.3
	未进食	19.4	9.2	29.6	5.7	11.9	25.2	37.2

续表

年龄 / 岁	频率	全国合计	城市小计	农村小计	大城市	中小城市	普通农村	贫困农村
5～<6	≥1 次 / 天	34.5	42.6	26.2	46.3	39.6	30.8	17.3
	4～6 次 / 周	10.1	12.4	7.7	15.7	9.7	8.0	7.1
	1～3 次 / 周	35.6	35.3	36.0	30.6	39.2	35.2	37.4
	未进食	19.8	9.6	30.2	7.2	11.6	26.0	38.2

2～5 岁儿童过去一周食用浅色水果的频率为每天 1 次及以上的比例为 37.5%；城市为 45.2%，农村为 30.0%；大城市、中小城市、普通农村和贫困农村分别为 49.6%、41.7%、34.8% 和 21.4%。2 岁组、3 岁组、4 岁组和 5 岁组儿童过去一周食用浅色水果的频率为每天 1 次及以上的比例分别为 37.4%、38.0%、37.9% 和 37.0%。见表 6-101。

表 6-101　不同地区 2～5 岁儿童过去一周浅色水果摄入频率比例 /%

年龄 / 岁	频率	全国合计	城市小计	农村小计	大城市	中小城市	普通农村	贫困农村
合计	≥1 次 / 天	37.5	45.2	30.0	49.6	41.7	34.8	21.4
	4～6 次 / 周	12.3	15.6	9.0	17.2	14.4	10.8	5.8
	1～3 次 / 周	36.7	32.0	41.4	27.7	35.4	42.7	39.0
	未进食	13.4	7.1	19.6	5.4	8.5	11.8	33.9
2～	≥1 次 / 天	37.4	45.7	29.4	51.8	40.9	33.3	21.8
	4～6 次 / 周	11.9	15.2	8.7	16.6	14.1	10.3	5.7
	1～3 次 / 周	36.1	31.2	40.8	25.6	35.6	43.5	35.5
	未进食	14.7	7.8	21.1	5.8	9.4	12.8	37.0
3～	≥1 次 / 天	38.0	46.4	29.8	50.1	43.5	34.5	21.6
	4～6 次 / 周	12.8	16.2	9.5	16.6	15.9	12.2	4.7
	1～3 次 / 周	35.7	30.1	41.1	27.3	32.4	41.8	39.8
	未进食	13.5	7.2	19.6	5.9	8.3	11.5	34.0
4～	≥1 次 / 天	37.9	45.2	30.4	48.8	42.5	36.7	19.6
	4～6 次 / 周	11.4	14.4	8.4	17.3	12.2	9.6	6.5
	1～3 次 / 周	37.9	33.7	42.1	28.9	37.3	42.0	42.3
	未进食	12.8	6.7	19.0	4.9	8.0	11.7	31.6
5～<6	≥1 次 / 天	37.0	43.4	30.4	47.7	39.9	34.3	22.6
	4～6 次 / 周	13.1	16.8	9.4	18.1	15.7	11.1	6.1
	1～3 次 / 周	37.2	32.9	41.6	29.0	36.2	43.4	38.1
	未进食	12.7	6.8	18.6	5.1	8.2	11.1	33.2

7. 零食　0～3 月龄、4～5 月龄、6～8 月龄、9～11 月龄、12～17 月龄和 18～23 月龄婴幼儿过去一周添加零食的比例分别为 1.1%、3.9%、22.6%、44.3%、57.4% 和 65.8%，城市分别为 1.4%、4.2%、25.9%、51.6%、69.6% 和 76.7%，农村分别为 0.8%、3.5%、18.5%、37.6%、46.5% 和 55.9%。6～8 月龄、9～11 月龄、12～17 月龄和 18～23 月龄婴幼儿过去一周食用零食达到每天 1 次及以上的比例分别为 6.2%、14.5%、21.2% 和 25.2%。见表 6-102。

表 6-102　不同地区 0～23 月龄婴幼儿零食摄入频率比例 /%

月龄 / 月	频率	全国合计	城市小计	农村小计	大城市	中小城市	普通农村	贫困农村
0～3	已进食	1.1	1.4	0.8	1.5	1.3	0.8	0.8
	未进食	98.9	98.6	99.2	98.5	98.7	99.2	99.2
4～5	已进食	3.9	4.2	3.5	3.7	4.6	4.4	1.8
	未进食	96.1	95.8	96.5	96.3	95.4	95.6	98.2
6～8	≥1 次 / 天	6.2	7.2	5.0	4.7	9.6	4.7	5.6
	4～6 次 / 周	2.7	3.5	1.6	2.7	4.3	1.8	1.2
	1～3 次 / 周	9.5	10.4	8.3	10.9	9.9	11.3	2.4
	<1 次 / 周	4.1	4.7	3.4	3.9	5.5	4.0	2.4
	未进食	77.4	74.1	81.5	77.8	70.7	78.1	88.1
9～11	≥1 次 / 天	14.5	16.1	13.0	11.8	19.2	11.4	16.1
	4～6 次 / 周	5.4	6.6	4.3	5.6	7.3	5.6	1.9
	1～3 次 / 周	15.4	19.2	12.0	17.5	20.4	14.9	6.4
	<1 次 / 周	8.8	9.5	8.2	9.2	9.7	9.1	6.4
	未进食	55.7	48.4	62.4	55.3	43.5	58.8	69.3
12～17	≥1 次 / 天	21.2	27.1	15.9	20.8	31.5	18.0	12.5
	4～6 次 / 周	7.6	9.7	5.7	8.4	10.7	6.8	3.9
	1～3 次 / 周	17.0	20.7	13.8	23.7	18.6	16.5	9.4
	<1 次 / 周	11.0	11.3	10.8	9.6	12.4	12.0	8.7
	未进食	42.6	30.4	53.5	36.7	26.0	46.0	65.4
18～23	≥1 次 / 天	25.2	31.2	19.8	21.1	38.5	21.9	15.8
	4～6 次 / 周	8.5	9.3	7.8	10.5	8.4	9.2	5.1
	1～3 次 / 周	18.8	23.6	14.4	28.7	20.0	16.4	10.5
	<1 次 / 周	12.8	12.3	13.3	11.5	12.9	13.8	12.3
	未进食	34.2	23.3	44.1	28.1	19.8	38.0	55.7

0～3 月龄、4～5 月龄、6～8 月龄、9～11 月龄、12～17 月龄和 18～23 月龄婴幼儿过去一周添加面包饼干糕点类食物的比例分别为 0.9%、3.4%、19.7%、40.3%、51.6% 和 59.3%，城市分别为 1.2%、3.8%、23.6%、48.0%、64.3% 和 71.9%，农村分别为 0.6%、2.8%、14.8%、33.3%、40.3% 和 47.9%。6～8 月龄、9～11 月龄、12～17 月龄和 18～23 月龄婴幼儿过去一周食用面包饼干糕点类食物达到每天 1 次及以上的比例分别为 4.7%、12.0%、14.4% 和 15.0%。见表 6-103。

表 6-103　不同地区 0～23 月龄婴幼儿面包饼干糕点类食物摄入频率比例 /%

月龄 / 月	频率	全国合计	城市小计	农村小计	大城市	中小城市	普通农村	贫困农村
0～3	已进食	0.9	1.2	0.6	1.3	1.1	0.7	0.5
	未进食	99.1	98.8	99.4	98.7	98.9	99.4	99.5
4～5	已进食	3.4	3.8	2.8	3.1	4.4	3.5	1.5
	未进食	96.7	96.2	97.2	96.9	95.6	96.5	98.5
6～8	≥1 次 / 天	4.7	5.1	4.2	3.5	6.6	3.7	5.3
	4～6 次 / 周	1.9	3.0	0.6	1.5	4.3	0.8	0.3
	1～3 次 / 周	9.1	11.0	6.7	11.8	10.3	8.9	2.4
	<1 次 / 周	4.0	4.6	3.2	3.5	5.6	3.5	2.7
	未进食	80.3	76.4	85.2	79.6	73.2	83.2	89.0

续表

月龄/月	频率	全国合计	城市小计	农村小计	大城市	中小城市	普通农村	贫困农村
9~11	≥1次/天	12.0	13.9	10.2	9.4	17.1	7.9	14.9
	4~6次/周	3.2	4.1	2.5	4.1	4.1	2.9	1.7
	1~3次/周	16.4	21.0	12.2	18.8	22.5	15.8	5.2
	<1次/周	8.4	8.8	8.1	8.3	9.1	9.4	5.4
	未进食	59.7	52.0	66.7	58.6	47.3	63.6	72.8
12~17	≥1次/天	14.4	19.9	9.5	15.2	23.3	11.0	7.2
	4~6次/周	4.3	5.3	3.4	5.4	5.3	3.1	3.7
	1~3次/周	20.3	25.6	15.5	27.2	24.4	19.0	10.1
	<1次/周	12.1	12.7	11.5	10.0	14.7	13.1	9.1
	未进食	48.4	35.7	59.7	41.4	31.7	53.5	69.7
18~23	≥1次/天	15.0	19.8	10.7	10.9	26.2	11.5	9.2
	4~6次/周	5.5	5.6	5.3	5.2	5.9	5.1	5.8
	1~3次/周	24.0	31.5	17.3	36.9	27.5	22.1	8.0
	<1次/周	14.3	14.6	14.1	14.8	14.4	14.9	12.5
	未进食	40.7	28.1	52.1	31.7	25.5	45.9	63.9

0~3月龄、4~5月龄、6~8月龄、9~11月龄、12~17月龄和18~23月龄婴幼儿过去一周添加膨化食品的比例分别为0.2%、0.6%、6.1%、12.8%、23.6%和32.5%，城市分别为0.4%、0.4%、6.7%、13.5%、26.4%和36.5%，农村分别为0.1%、0.8%、5.4%、12.2%、21.1%和28.8%。6~8月龄、9~11月龄、12~17月龄和18~23月龄婴幼儿过去一周食用膨化食品达到每天1次及以上的比例分别为1.4%、2.7%、4.8%和5.4%。见表6-104。

表6-104　不同地区0~23月龄婴幼儿膨化食品摄入频率比例/%

月龄/月	频率	全国合计	城市小计	农村小计	大城市	中小城市	普通农村	贫困农村
0~3	已进食	0.2	0.4	0.1	0.4	0.3	0.1	0.0
	未进食	99.8	99.7	99.9	99.6	99.7	99.9	100.0
4~5	已进食	0.6	0.4	0.8	0.4	0.4	0.8	0.7
	未进食	99.4	99.6	99.2	99.6	99.6	99.2	99.3
6~8	≥1次/天	1.4	1.6	1.1	0.7	2.4	1.5	0.3
	4~6次/周	0.1	0.1	0.0	0.0	0.2	0.0	0.0
	1~3次/周	2.9	2.5	3.4	1.9	3.1	5.0	0.3
	<1次/周	1.8	2.6	0.8	2.2	3.1	0.9	0.6
	未进食	93.9	93.3	94.6	95.3	91.3	92.4	98.8
9~11	≥1次/天	2.7	3.0	2.3	0.9	4.5	2.4	2.1
	4~6次/周	0.5	0.4	0.6	0.0	0.6	1.0	0.0
	1~3次/周	5.1	5.4	4.8	4.3	6.2	6.4	1.7
	<1次/周	4.5	4.7	4.2	3.2	5.8	5.6	1.7
	未进食	87.2	86.5	87.8	91.6	82.9	84.4	94.6
12~17	≥1次/天	4.8	5.7	4.0	3.8	7.0	4.9	2.5
	4~6次/周	1.1	1.4	0.9	0.9	1.7	0.9	0.8
	1~3次/周	9.1	10.4	7.9	6.6	13.1	11.0	3.0
	<1次/周	8.4	8.6	8.2	6.1	10.3	10.0	5.4
	未进食	76.4	73.6	78.9	82.3	67.4	73.0	88.3

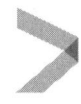

续表

月龄/月	频率	全国合计	城市小计	农村小计	大城市	中小城市	普通农村	贫困农村
18～23	≥1次/天	5.4	6.1	4.7	3.3	8.1	5.9	2.5
	4～6次/周	2.2	2.0	2.3	0.7	3.0	3.0	0.8
	1～3次/周	12.5	15.1	10.1	10.2	18.7	13.2	4.1
	<1次/周	12.3	13.2	11.5	11.1	14.7	13.8	7.2
	未进食	67.5	63.5	71.2	74.6	55.4	63.7	85.4

0～3月龄、4～5月龄、6～8月龄、9～11月龄、12～17月龄和18～23月龄婴幼儿过去一周添加糖果的比例分别为0.4%、0.9%、4.9%、12.3%、28.4%和42.2%，城市分别为0.6%、0.5%、5.5%、12.7%、33.6%和48.6%，农村分别为0.3%、1.4%、4.1%、12.0%、23.8%和36.3%。6～8月龄、9～11月龄、12～17月龄和18～23月龄婴幼儿过去一周食用糖果达到每周4次及以上的比例分别为0.7%、1.8%、6.2%和9.6%。见表6-105。

表6-105 不同地区0～23月龄婴幼儿糖果摄入频率比例/%

月龄/月	频率	全国合计	城市小计	农村小计	大城市	中小城市	普通农村	贫困农村
0～3	已进食	0.4	0.6	0.3	0.6	0.6	0.3	0.3
	未进食	99.6	99.4	99.8	99.4	99.4	99.7	99.8
4～5	已进食	0.9	0.5	1.4	0.4	0.5	1.4	1.5
	未进食	99.1	99.5	98.6	99.6	99.5	98.7	98.5
6～8	≥1次/天	0.6	0.7	0.5	0.8	0.6	0.5	0.6
	4～6次/周	0.1	0.2	0.1	0.3	0.0	0.0	0.3
	1～3次/周	2.0	1.9	2.2	1.7	2.1	2.7	1.2
	<1次/周	2.0	2.7	1.2	2.2	3.2	1.4	0.9
	未进食	95.1	94.5	95.9	95.0	94.1	95.3	97.0
9～11	≥1次/天	1.3	1.5	1.1	1.5	1.5	1.2	1.0
	4～6次/周	0.5	0.3	0.7	0.0	0.5	1.1	0.0
	1～3次/周	4.9	5.3	4.5	4.7	5.8	5.2	3.1
	<1次/周	5.6	5.6	5.5	3.4	7.1	6.7	3.3
	未进食	87.7	87.3	88.0	90.4	85.2	85.6	92.7
12～17	≥1次/天	4.7	5.9	3.5	6.1	5.8	3.8	3.2
	4～6次/周	1.5	1.3	1.7	1.2	1.4	1.6	2.0
	1～3次/周	11.2	14.4	8.4	12.4	15.8	11.3	3.7
	<1次/周	10.8	11.6	10.0	9.4	13.2	10.8	8.7
	未进食	71.6	66.4	76.2	70.6	63.4	72.3	82.4
18～23	≥1次/天	7.3	8.6	6.0	7.6	9.4	6.1	6.0
	4～6次/周	2.3	2.7	1.8	2.2	3.1	1.7	2.1
	1～3次/周	16.1	21.1	11.6	20.5	21.6	13.5	8.0
	<1次/周	16.2	15.8	16.5	10.5	19.7	18.1	13.4
	未进食	57.8	51.4	63.7	59.0	45.8	60.0	70.6

2~5 岁儿童过去一周食用零食的频率为每天 1 次及以上的比例为 39.9%；城市为 46.6%，农村为 33.3%；大城市、中小城市、普通农村和贫困农村分别为 43.9%、48.7%、36.6% 和 27.3%。2 岁组、3 岁组、4 岁组和 5 岁组儿童过去一周食用零食的频率为每天 1 次及以上的比例分别为 40.7%、40.5%、39.4% 和 38.8%。见表 6-106。

表 6-106　不同地区 2~5 岁儿童过去一周零食摄入频率比例 /%

年龄/岁	频率	全国合计	城市小计	农村小计	大城市	中小城市	普通农村	贫困农村
合计	≥3 次/天	5.6	6.4	4.9	5.0	7.5	5.2	4.2
	2 次/天	8.6	10.2	7.0	8.8	11.3	7.9	5.4
	1 次/天	25.7	30.0	21.4	30.1	29.9	23.5	17.7
	4~6 次/周	18.9	22.2	15.6	23.9	20.9	18.2	10.9
	1~3 次/周	21.7	19.9	23.4	20.9	19.1	24.2	22.0
	未进食	19.6	11.4	27.6	11.3	11.4	21.0	39.9
2~	≥3 次/天	6.7	7.0	6.4	6.0	7.8	5.6	7.9
	2 次/天	8.7	10.1	7.5	8.7	11.1	8.7	5.2
	1 次/天	25.3	29.7	21.2	28.8	30.4	24.5	14.8
	4~6 次/周	17.1	19.9	14.4	21.2	18.9	16.9	9.6
	1~3 次/周	20.8	20.4	21.2	22.1	19.1	22.2	19.4
	未进食	21.3	13.0	29.2	13.3	12.7	22.0	43.1
3~	≥3 次/天	5.7	6.7	4.8	4.6	8.3	5.5	3.7
	2 次/天	9.1	10.0	8.1	9.2	10.7	9.0	6.6
	1 次/天	25.7	31.1	20.5	29.8	32.2	21.9	17.9
	4~6 次/周	18.7	22.6	14.9	24.6	21.1	16.8	11.5
	1~3 次/周	21.2	18.7	23.7	20.2	17.5	23.2	24.5
	未进食	19.6	10.8	28.0	11.6	10.2	23.6	35.8
4~	≥3 次/天	5.3	6.2	4.3	4.6	7.5	5.0	3.1
	2 次/天	8.4	10.4	6.4	8.0	12.2	7.0	5.4
	1 次/天	25.7	30.2	21.2	31.9	29.0	22.6	18.7
	4~6 次/周	19.3	22.1	16.5	24.4	20.3	18.8	12.5
	1~3 次/周	22.1	19.8	24.4	20.4	19.3	26.2	21.3
	未进食	19.2	11.2	27.2	10.7	11.6	20.3	39.0
5~<6	≥3 次/天	4.7	5.5	3.9	4.8	6.1	4.8	2.2
	2 次/天	8.2	10.3	6.0	9.4	11.1	7.0	4.0
	1 次/天	25.9	28.8	23.0	30.0	27.9	24.9	19.4
	4~6 次/周	20.5	24.3	16.7	25.4	23.3	20.3	9.6
	1~3 次/周	22.4	20.5	24.3	20.7	20.4	25.2	22.7
	未进食	18.2	10.4	26.0	9.5	11.3	17.8	42.1

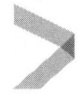

　　2~5 岁儿童过去一周食用面包 / 饼干的频率为每天 1 次及以上的比例为 21.8%；城市为 25.8%，农村为 18.0%；大城市、中小城市、普通农村和贫困农村分别为 24.0%、27.1%、18.2% 和 17.6%。2 岁组、3 岁组、4 岁组和 5 岁组儿童过去一周食用面包 / 饼干的频率为每天 1 次及以上的比例分别为 22.4%、22.0%、22.3% 和 20.5%。见表 6-107。

表 6-107　不同地区 2~5 岁儿童过去一周面包 / 饼干摄入频率比例 /%

年龄 / 岁	频率	全国合计	城市小计	农村小计	大城市	中小城市	普通农村	贫困农村
合计	≥2 次 / 天	6.2	7.2	5.3	6.5	7.7	5.5	4.9
	1 次 / 天	15.6	18.6	12.7	17.5	19.4	12.7	12.7
	4~6 次 / 周	16.2	20.7	11.7	22.8	19.1	14.3	6.9
	1~3 次 / 周	32.5	35.0	30.0	34.9	35.1	34.9	21.0
	未进食	29.5	18.5	40.3	18.1	18.7	32.5	54.5
2~	≥2 次 / 天	7.6	7.3	7.8	6.4	8.0	7.1	9.2
	1 次 / 天	14.8	18.8	11.0	19.3	18.4	11.6	9.7
	4~6 次 / 周	15.7	20.3	11.3	22.2	18.8	13.7	6.7
	1~3 次 / 周	31.5	34.1	29.1	34.2	34.0	34.2	19.2
	未进食	30.5	19.5	40.8	17.9	20.8	33.3	55.2
3~	≥2 次 / 天	6.6	7.8	5.4	6.5	8.8	4.9	6.3
	1 次 / 天	15.4	17.9	13.0	16.4	19.1	13.3	12.3
	4~6 次 / 周	15.9	20.7	11.2	22.6	19.2	14.2	5.8
	1~3 次 / 周	32.1	35.2	29.0	35.2	35.3	31.8	24.2
	未进食	30.0	18.3	41.4	19.2	17.6	35.7	51.5
4~	≥2 次 / 天	5.4	6.8	4.0	6.5	7.0	4.8	2.7
	1 次 / 天	16.9	19.9	13.9	17.6	21.6	13.3	15.0
	4~6 次 / 周	16.2	19.9	12.4	22.2	18.2	14.1	9.5
	1~3 次 / 周	33.2	35.7	30.7	35.3	35.9	37.1	19.6
	未进食	28.3	17.7	38.9	18.3	17.3	30.6	53.2
5~<6	≥2 次 / 天	5.3	6.9	3.8	6.7	7.3	4.9	1.4
	1 次 / 天	15.2	17.5	12.9	16.9	18.1	12.5	13.6
	4~6 次 / 周	17.0	22.1	12.0	24.2	20.3	15.5	5.1
	1~3 次 / 周	33.2	35.0	31.4	34.9	35.1	36.6	21.1
	未进食	29.1	18.4	40.0	17.1	19.5	30.4	58.9

　　2~5 岁儿童过去一周食用过膨化食品的比例为 24.1%；城市为 26.3%，农村为 22.0%；大城市、中小城市、普通农村和贫困农村分别为 22.2%、29.5%、27.1% 和 12.7%。2 岁组、3 岁组、4 岁组和 5 岁组儿童过去一周食用过膨化食品的比例分别为 22.6%、25.0%、24.3% 和 24.5%。过去一周食用膨化食品的频率为每周 1~3 次的儿童比例最高，为 18.5%；食用频率达到每周 4 次及以上的儿童比例为 5.6%。见表 6-108。

表6-108 不同地区2～5岁儿童过去一周膨化食品摄入频率比例/%

年龄/岁	频率	全国合计	城市小计	农村小计	大城市	中小城市	普通农村	贫困农村
合计	≥4次/周	5.6	4.6	6.5	2.4	6.3	7.4	4.8
	1～3次/周	18.5	21.6	15.5	19.7	23.2	19.6	7.9
	未进食	75.9	73.7	78.0	77.8	70.5	72.9	87.3
2～	≥4次/周	5.1	4.2	5.8	2.7	5.5	5.9	5.7
	1～3次/周	17.5	19.1	16.0	15.6	21.8	20.7	6.9
	未进食	77.4	76.6	78.2	81.5	72.7	73.4	87.4
3～	≥4次/周	5.9	4.5	7.3	2.1	6.3	9.2	4.0
	1～3次/周	19.1	22.6	15.7	20.3	24.5	18.5	10.6
	未进食	75.0	72.9	77.0	77.6	69.2	72.2	85.4
4～	≥4次/周	5.4	4.8	6.0	2.3	6.7	7.2	4.1
	1～3次/周	18.9	23.1	14.6	21.5	24.4	19.2	6.6
	未进食	75.7	72.1	79.2	76.2	68.9	73.4	89.2
5～<6	≥4次/周	5.8	4.8	6.8	2.6	6.7	7.3	5.7
	1～3次/周	18.6	21.5	15.7	21.0	21.9	20.1	7.2
	未进食	75.5	73.6	77.5	76.2	71.3	72.6	87.1

2～5岁儿童过去一周食用过糖果的比例为45.3%；城市为57.4%，农村为33.5%；大城市、中小城市、普通农村和贫困农村分别为59.2%、56.0%、39.4%和22.7%。2岁组、3岁组、4岁组和5岁组儿童过去一周食用过糖果的比例分别为45.3%、46.7%、43.6%和45.6%。过去一周食用糖果的频率为每周1～3次的儿童比例最高，为32.5%；食用频率为每周4～6次的儿童比例为4.3%，食用频率为每天1次及以上的儿童比例为8.4%。见表6-109。

表6-109 不同地区2～5岁儿童过去一周糖果摄入频率比例/%

年龄/岁	频率	全国合计	城市小计	农村小计	大城市	中小城市	普通农村	贫困农村
合计	≥1次/天	8.4	10.2	6.7	8.8	11.2	7.3	5.6
	4～6次/周	4.3	5.7	3.0	5.8	5.6	3.3	2.6
	1～3次/周	32.5	41.5	23.7	44.4	39.1	28.8	14.5
	未进食	54.7	42.6	66.5	40.8	44.0	60.6	77.3
2～	≥1次/天	10.1	12.3	8.0	10.7	13.5	8.3	7.5
	4～6次/周	4.3	6.0	2.7	5.7	6.2	3.2	1.8
	1～3次/周	30.9	37.0	25.1	37.1	36.9	30.6	14.5
	未进食	54.7	44.7	64.2	46.3	43.4	57.9	76.2
3～	≥1次/天	8.7	10.8	6.7	9.5	11.9	7.6	5.0
	4～6次/周	4.5	5.6	3.5	5.4	5.8	4.0	2.7
	1～3次/周	33.5	43.8	23.5	45.1	42.9	27.4	16.6
	未进食	53.3	39.7	66.3	40.1	39.4	61.0	75.9
4～	≥1次/天	7.8	9.8	5.8	8.3	11.0	6.4	4.7
	4～6次/周	4.5	6.0	2.9	5.7	6.3	2.9	3.0
	1～3次/周	31.3	40.5	22.2	46.3	36.1	28.2	11.9
	未进食	56.4	43.6	69.1	39.6	46.7	62.5	80.4

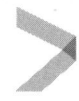

续表

年龄/岁	频率	全国合计	城市小计	农村小计	大城市	中小城市	普通农村	贫困农村
5～<6	≥1次/天	7.1	7.8	6.4	6.9	8.5	6.9	5.4
	4～6次/周	4.0	5.0	3.0	6.3	3.9	3.0	2.9
	1～3次/周	34.5	44.6	24.3	48.9	40.9	29.1	15.0
	未进食	54.4	42.6	66.4	37.6	46.7	61.1	76.7

2～5岁儿童过去一周食用过油炸小食品（薯片、薯条等）的比例为25.8%；城市为28.0%，农村23.7%；大城市、中小城市、普通农村和贫困农村分别为24.8%、30.6%、29.2%和13.5%。2岁组、3岁组、4岁组和5岁组儿童过去一周食用过油炸小食品（薯片、薯条等）的比例分别为23.7%、25.9%、26.1%和27.5%。过去一周食用油炸小食品（薯片、薯条等）的频率为每周1～3次的儿童比例最高，为20.4%；食用频率为每周4次及以上的儿童比例为5.4%。见表6-110。

表6-110　不同地区2～5岁儿童过去一周油炸小食品摄入频率比例/%

年龄/岁	频率	全国合计	城市小计	农村小计	大城市	中小城市	普通农村	贫困农村
合计	≥4次/周	5.4	4.4	6.3	2.8	5.6	7.4	4.3
	1～3次/周	20.4	23.7	17.3	22.0	25.0	21.7	9.3
	未进食	74.2	72.0	76.3	75.2	69.4	70.8	86.5
2～	≥4次/周	5.0	3.7	6.2	3.1	4.1	6.8	5.2
	1～3次/周	18.8	21.1	16.5	18.2	23.5	20.9	8.2
	未进食	76.3	75.2	77.3	78.8	72.4	72.4	86.7
3～	≥4次/周	5.7	4.8	6.6	3.1	6.2	7.9	4.2
	1～3次/周	20.2	23.4	17.1	21.9	24.5	20.6	10.9
	未进食	74.1	71.8	76.2	75.0	69.2	71.3	84.9
4～	≥4次/周	5.2	4.5	5.9	2.0	6.4	7.1	3.9
	1～3次/周	20.8	24.8	16.8	23.7	25.7	21.0	9.7
	未进食	73.9	70.6	77.1	74.3	67.9	71.8	86.4
5～<6	≥4次/周	5.5	4.5	6.6	3.0	5.6	8.0	3.8
	1～3次/周	22.0	25.2	18.8	24.1	26.1	24.3	8.0
	未进食	72.5	70.3	74.6	72.8	68.2	67.7	88.2

8. 饮料　0～3月龄、4～5月龄、6～8月龄、9～11月龄、12～17月龄和18～23月龄婴幼儿过去一周添加饮料的比例分别为7.7%、17.2%、31.4%、40.6%、53.7%和64.1%，城市分别为8.5%、21.6%、39.6%、47.0%、60.2%和68.9%，农村分别为6.8%、11.6%、21.5%、34.8%、47.9%和59.7%。4～5月龄、6～8月龄、9～11月龄、12～17月龄和18～23月龄婴幼儿过去一周食用饮料达到每周4次及以上的比例分别为7.6%、13.7%、15.2%、21.4%和25.7%。见表6-111。

表6-111　不同地区0～23月龄婴幼儿饮料摄入频率比例/%

月龄/月	频率	全国合计	城市小计	农村小计	大城市	中小城市	普通农村	贫困农村
0～3	已进食	7.7	8.5	6.8	6.7	10.1	6.2	8.2
	未进食	92.3	91.5	93.2	93.3	89.9	93.8	91.8

续表

月龄/月	频率	全国合计	城市小计	农村小计	大城市	中小城市	普通农村	贫困农村
4～5	≥4次/周	7.6	10.0	4.5	13.1	7.4	5.3	2.9
	1～3次/周	4.3	4.4	4.2	5.2	3.7	2.1	8.2
	<1次/周	4.5	6.4	2.0	6.0	6.7	1.8	2.5
	未进食	82.8	78.4	88.4	74.0	82.2	90.7	83.6
6～8	≥4次/周	13.7	18.2	8.3	24.1	12.6	8.6	7.6
	1～3次/周	8.6	9.9	7.0	10.3	9.6	6.4	8.2
	<1次/周	8.3	11.1	5.1	8.7	13.4	5.0	5.3
	未进食	68.6	60.4	78.5	56.5	64.2	79.5	76.3
9～11	≥4次/周	15.2	19.3	11.4	24.0	16.0	12.2	9.9
	1～3次/周	11.8	12.7	11.1	14.9	11.1	10.4	12.5
	<1次/周	12.4	14.5	10.5	11.0	17.0	11.3	8.8
	未进食	59.4	53.0	65.2	49.3	55.6	65.9	63.8
12～17	≥4次/周	21.4	24.8	18.3	31.1	20.4	19.2	16.9
	1～3次/周	15.1	17.2	13.2	14.7	18.9	12.5	14.2
	<1次/周	15.6	17.4	14.0	12.6	20.8	14.7	12.7
	未进食	46.3	39.8	52.1	40.0	39.6	52.1	52.0
18～23	≥4次/周	25.7	29.3	22.5	30.1	28.6	24.0	19.5
	1～3次/周	19.0	19.5	18.5	17.7	20.8	20.3	15.0
	<1次/周	18.3	19.6	17.1	15.5	22.5	17.8	15.8
	未进食	35.9	31.1	40.3	35.9	27.5	36.5	47.4

0～3月龄、4～5月龄、6～8月龄、9～11月龄、12～17月龄和18～23月龄婴幼儿过去一周添加糖水的比例分别为6.6%、11.8%、19.1%、20.4%、25.2%和26.6%，城市分别为6.9%、13.7%、23.2%、24.4%、30.3%和32.7%，农村分别为6.2%、9.3%、14.1%、16.9%、20.6%和21.2%。4～5月龄、6～8月龄、9～11月龄、12～17月龄和18～23月龄婴幼儿过去一周食用糖水达到每周4次及以上的比例分别为4.3%、5.1%、5.8%、7.4%和6.4%。见表6-112。

表6-112 不同地区0～23月龄婴幼儿糖水摄入频率比例/%

月龄/月	频率	全国合计	城市小计	农村小计	大城市	中小城市	普通农村	贫困农村
0～3	已进食	6.6	6.9	6.2	5.1	8.4	5.2	8.2
	未进食	93.4	93.1	93.8	94.9	91.6	94.8	91.8
4～5	≥4次/周	4.3	5.2	2.9	6.3	4.2	3.4	2.2
	1～3次/周	2.9	2.5	3.6	2.6	2.3	1.3	8.2
	<1次/周	3.8	5.5	1.8	4.8	6.0	1.4	2.5
	未进食	88.2	86.3	90.7	84.9	87.5	93.9	84.2
6～8	≥4次/周	5.1	6.3	3.6	7.4	5.2	2.9	5.0
	1～3次/周	6.7	8.0	5.1	9.8	6.2	3.5	8.2
	<1次/周	6.7	8.7	4.3	6.9	10.5	4.0	5.0
	未进食	80.9	76.8	85.9	75.6	78.0	89.3	79.1
9～11	≥4次/周	5.8	7.2	4.5	9.8	5.4	4.1	5.2
	1～3次/周	6.0	6.8	5.3	9.6	4.8	4.3	7.4
	<1次/周	7.6	10.0	5.5	7.9	11.6	5.1	6.2
	未进食	79.6	75.6	83.1	72.2	78.1	86.4	76.5

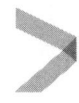

续表

月龄/月	频率	全国合计	城市小计	农村小计	大城市	中小城市	普通农村	贫困农村
12~17	≥4次/周	7.4	8.9	6.1	11.6	7.1	6	6.2
	1~3次/周	7.1	8.3	5.9	9.3	7.6	4.8	7.7
	<1次/周	9.3	12.5	6.5	8.6	15.3	6.2	7.1
	未进食	74.8	69.7	79.4	69.2	70.0	82.3	74.8
18~23	≥4次/周	6.4	7.7	5.2	10	6.1	5.8	3.9
	1~3次/周	7.9	10.2	5.8	12.2	8.7	5.4	6.6
	<1次/周	11.7	14.5	9.1	10.7	17.3	9.2	8.9
	未进食	73.4	67.3	78.8	66.9	67.7	78.8	78.7

0~3月龄、4~5月龄、6~8月龄、9~11月龄、12~17月龄和18~23月龄婴幼儿过去一周添加果蔬饮料的比例分别为1.0%、7.3%、16.3%、16.7%、19.1%和20.0%，城市分别为1.7%、11.3%、25.1%、26.9%、30.6%和31.4%，农村分别为0.3%、2.4%、5.6%、7.5%、8.8%和9.7%。4~5月龄、6~8月龄、9~11月龄、12~17月龄和18~23月龄婴幼儿过去一周食用果蔬饮料达到每周4次及以上的比例分别为3.5%、6.7%、5.3%、5.0%和4.0%。见表6-113。

表6-113 不同地区0~23月龄婴幼儿果蔬饮料摄入频率比例/%

月龄/月	频率	全国合计	城市小计	农村小计	大城市	中小城市	普通农村	贫困农村
0~3	已进食	1.0	1.7	0.3	1.2	2.0	0.4	0.2
	未进食	99.0	98.4	99.7	98.8	98.0	99.7	99.8
4~5	≥4次/周	3.5	5.7	0.7	8.4	3.1	0.9	0.4
	1~3次/周	1.9	3.2	0.4	4.4	2.1	0.5	0.0
	<1次/周	1.7	2.0	1.3	2.8	1.2	0.7	2.5
	未进食	92.7	88.7	97.6	83.3	93.5	97.9	97.1
6~8	≥4次/周	6.7	10.9	1.7	14.9	6.9	2.4	0.3
	1~3次/周	4.6	7.4	1.2	11.8	3.2	1.8	0.0
	<1次/周	4.8	6.6	2.6	6.9	6.2	1.6	4.7
	未进食	83.7	74.9	94.4	66.1	83.4	94.2	95.0
9~11	≥4次/周	5.3	10.2	0.9	13.9	7.6	1.3	0.0
	1~3次/周	4.3	7.2	1.7	10.0	5.3	2.3	0.5
	<1次/周	7.0	9.3	4.9	10.4	8.4	3.6	7.6
	未进食	83.3	73.1	92.5	65.3	78.7	92.7	92.0
12~17	≥4次/周	5.0	8.9	1.7	14.3	4.9	2.1	0.8
	1~3次/周	5.4	9.7	1.5	14.7	6.2	2.1	0.7
	<1次/周	8.5	11.8	5.5	10.5	12.8	3.7	8.4
	未进食	80.9	69.4	91.2	59.8	76.1	92.0	90.0
18~23	≥4次/周	4.0	7.3	1.1	11	4.6	1.3	0.6
	1~3次/周	5.6	9.8	1.8	13.7	7.0	2.4	0.6
	<1次/周	10.2	14.1	6.7	13.7	14.5	6.6	7.0
	未进食	80.0	68.6	90.3	61.3	73.9	89.5	91.8

0～3月龄、4～5月龄、6～8月龄、9～11月龄、12～17月龄和18～23月龄婴幼儿过去一周添加碳酸饮料的比例分别为0.1%、0.2%、0.7%、1.4%、4.8%和9.6%，城市分别为0.2%、0.0%、0.8%、1.6%、5.2%和10.3%，农村分别为0.0%、0.4%、0.5%、1.3%、4.4%和8.9%。18～23月龄婴幼儿过去一周食用碳酸饮料达到每周1次及以上的比例为4.1%。见表6-114。

表6-114 不同地区0～23月龄婴幼儿碳酸饮料摄入频率比例/%

月龄/月	频率	全国合计	城市小计	农村小计	大城市	中小城市	普通农村	贫困农村
0～3	已进食	0.1	0.2	0.0	0.2	0.1	0.0	0.0
4～5	已进食	0.2	0.0	0.4	0.0	0.0	0.4	0.4
	未进食	99.8	100.0	99.6	100.0	100.0	99.6	99.6
6～8	已进食	0.7	0.8	0.5	0.8	0.8	0.7	0.0
	未进食	99.3	99.2	99.5	99.2	99.2	99.3	100.0
9～11	已进食	1.4	1.6	1.3	1.3	1.8	1.6	0.7
	未进食	98.6	98.4	98.7	98.7	98.2	98.5	99.3
12～17	已进食	4.8	5.2	4.4	3.9	6.1	5.0	3.5
	未进食	95.2	94.8	95.6	96.2	93.9	95.0	96.5
18～23	≥1次/周	4.1	4.9	3.2	4.7	5.0	4.3	1.2
	<1次/周	5.5	5.5	5.4	3.5	6.9	6.3	3.9
	未进食	90.4	89.7	91.1	91.9	88.1	89.2	94.7

0～3月龄、4～5月龄、6～8月龄、9～11月龄、12～17月龄和18～23月龄婴幼儿过去一周添加乳饮料的比例分别为0.9%、1.3%、6.8%、18.4%、32.4%和50.0%，城市分别为0.9%、0.6%、6.1%、15.7%、30.7%和47.9%，农村分别为0.8%、2.4%、7.6%、20.8%、33.9%和51.8%。6～8月龄、9～11月龄、12～17月龄和18～23月龄婴幼儿过去一周食用乳饮料达到每周4次及以上的比例分别为2.1%、4.5%、9.3%和16.1%。见表6-115。

表6-115 不同地区0～23月龄婴幼儿乳饮料摄入频率比例/%

月龄/月	频率	全国合计	城市小计	农村小计	大城市	中小城市	普通农村	贫困农村
0～3	已进食	0.9	0.9	0.8	1.0	0.9	0.8	0.7
	未进食	99.1	99.1	99.2	99.0	99.1	99.2	99.3
4～5	已进食	1.3	0.6	2.4	0.4	0.7	2.5	2.1
	未进食	98.6	99.4	97.6	99.6	99.3	97.5	97.9
6～8	≥4次/周	2.1	1.5	2.9	1.0	1.9	3.3	2.4
	1～3次/周	2.6	2.4	2.7	3.0	1.9	3.5	1.2
	<1次/周	2.0	2.1	2.0	1.0	3.2	2.2	1.5
	未进食	93.2	93.9	92.4	94.9	92.8	91.1	95.0
9～11	≥4次/周	4.5	3.1	5.8	1.5	4.2	6.4	4.8
	1～3次/周	6.8	6.4	7.2	7.0	6.0	8.0	5.7
	<1次/周	6.9	6.2	7.6	4.9	7.1	9.1	4.7
	未进食	81.6	84.3	79.2	86.6	82.7	76.5	84.6

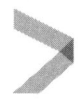

续表

月龄/月	频率	全国合计	城市小计	农村小计	大城市	中小城市	普通农村	贫困农村
12～17	≥4次/周	9.3	8.1	10.5	6.6	9.1	11.0	9.7
	1～3次/周	12.3	13.2	11.6	9.8	15.6	13.2	9.0
	<1次/周	10.4	9.0	11.6	5.9	11.2	13.1	9.4
	未进食	67.6	69.3	66.1	77.0	64.0	62.4	71.9
18～23	≥4次/周	16.1	15	17.1	10.2	18.5	17.6	16.0
	1～3次/周	16.0	15.4	16.5	13.9	16.6	19.6	10.5
	<1次/周	17.3	17.0	17.6	13.9	19.3	19.4	14.2
	未进食	50.0	52.1	48.2	61.7	45.1	42.4	59.1

2～5岁儿童过去一周饮用过饮料的比例为59.2%；城市为61.9%，农村为56.7%；大城市、中小城市、普通农村和贫困农村分别为61.9%、61.8%、62.9%和45.1%。2岁组、3岁组、4岁组和5岁组儿童过去一周饮用过饮料的比例分别为59.8%、59.6%、58.8%和58.7%。过去一周饮用饮料的频率为每周1～3次的儿童比例最高，为28.5%；饮用频率为每周4～6次的比例为10.5%，饮用频率为每天1次及以上的儿童比例为20.1%。见表6-116。

表6-116　不同地区2～5岁儿童过去一周饮料摄入频率比例/%

年龄/岁	频率	全国合计	城市小计	农村小计	大城市	中小城市	普通农村	贫困农村
合计	≥2次/天	5.3	5.6	4.9	6.3	5.1	4.8	5.1
	1次/天	14.8	16.0	13.7	16.1	16.0	14.6	12.0
	4～6次/周	10.5	11.0	10.0	11.8	10.4	11.3	7.5
	1～3次/周	28.5	29.1	27.8	27.6	30.3	31.8	20.5
	未进食	40.8	38.1	43.3	38.1	38.2	37.1	54.9
2～	≥2次/天	5.8	6.2	5.4	6.9	5.6	5.8	4.7
	1次/天	15.3	15.0	15.6	13.3	16.4	15.0	16.8
	4～6次/周	10.4	10.7	10.2	10.6	10.7	11.2	8.2
	1～3次/周	28.2	28.9	27.4	25.7	31.5	30.5	21.5
	未进食	40.2	39.2	41.1	43.4	35.9	37.0	48.8
3～	≥2次/天	5.8	5.6	6.0	5.7	5.6	5.2	7.4
	1次/天	14.5	16.1	13.0	17.4	15.1	13.8	11.6
	4～6次/周	10.7	11.7	9.7	12.7	10.9	11.6	6.4
	1～3次/周	28.5	28.7	28.4	26.3	30.5	31.3	23.2
	未进食	40.4	37.9	42.8	37.8	37.9	37.9	51.5
4～	≥2次/天	4.8	5.4	4.1	6.7	4.4	4.2	4.0
	1次/天	15.0	16.5	13.6	16.6	16.4	15.7	10.1
	4～6次/周	10.8	11.0	10.6	10.9	11.1	12.0	8.3
	1～3次/周	28.0	29.3	26.6	30.4	28.5	31.7	17.7
	未进食	41.2	37.7	44.7	35.3	39.6	35.9	59.9
5～<6	≥2次/天	4.7	5.4	4.0	6.0	4.9	4.0	4.2
	1次/天	14.5	16.4	12.5	16.9	16.0	14.0	9.6
	4～6次/周	10.0	10.7	9.3	12.9	8.8	10.3	7.3
	1～3次/周	29.3	29.6	29.0	27.9	31.0	33.8	19.5
	未进食	41.3	37.8	44.9	36.1	39.2	37.4	59.4

2~5岁儿童过去一周饮用过碳酸饮料的比例为12.4%；城市为14.4%，农村为10.4%；大城市、中小城市、普通农村和贫困农村分别为15.9%、13.2%、13.0% 和 5.7%。2 岁组、3 岁组、4 岁组和 5 岁组儿童过去一周饮用过碳酸饮料的比例分别为9.1%、11.8%、13.2% 和 15.4%。过去一周饮用碳酸饮料的频率为每周 1~3 次的儿童比例最高，为10.0%；饮用频率为每周 4 次及以上的儿童比例为2.2%。见表6-117。

表6-117 不同地区2~5岁儿童过去一周碳酸饮料摄入频率比例 /%

年龄/岁	频率	全国合计	城市小计	农村小计	大城市	中小城市	普通农村	贫困农村
合计	≥4次/周	2.2	2.3	2.1	2.4	2.1	2.6	1.2
	1~3次/周	10.0	12.1	8.0	13.4	11.0	9.9	4.5
	未进食	87.6	85.6	89.6	84.1	86.8	87.0	94.3
2~	≥4次/周	1.6	1.6	1.6	2.0	1.3	1.8	1.3
	1~3次/周	7.2	8.9	5.7	8.5	9.2	7.1	3.0
	未进食	90.9	89.4	92.3	89.4	89.5	90.5	95.7
3~	≥4次/周	2.3	2.5	2.1	1.9	3.0	2.5	1.2
	1~3次/周	9.4	11.1	7.8	11.9	10.4	9.0	5.8
	未进食	88.2	86.4	89.9	86.1	86.6	88.2	93.0
4~	≥4次/周	2.3	2.2	2.5	2.7	1.9	3.3	1.1
	1~3次/周	10.7	12.7	8.7	14.4	11.4	11.8	3.3
	未进食	86.8	85.0	88.5	82.8	86.7	84.4	95.6
5~<6	≥4次/周	2.4	2.6	2.3	3.0	2.3	2.7	1.4
	1~3次/周	12.7	15.5	9.8	18.4	13.1	11.8	5.8
	未进食	84.6	81.7	87.6	78.4	84.5	84.9	92.8

2~5岁儿童过去一周饮用过乳酸饮料的比例为51.0%；城市为50.9%，农村为51.0%；大城市、中小城市、普通农村和贫困农村分别为47.2%、53.9%、57.1% 和 39.9%。2 岁组、3 岁组、4 岁组和 5 岁组儿童过去一周饮用过乳酸饮料的比例分别为53.2%、51.4%、50.1% 和 49.2%。过去一周饮用乳酸饮料的频率为每周 1~3 次的儿童比例最高，为29.4%；饮用频率为每周 4~6 次的儿童比例为6.1%，饮用频率为每天 1 次及以上的儿童比例为15.0%。见表6-118。

表6-118 不同地区2~5岁儿童过去一周乳酸饮料摄入频率比例 /%

年龄/岁	频率	全国合计	城市小计	农村小计	大城市	中小城市	普通农村	贫困农村
合计	≥1次/天	15.0	14.7	15.2	12.2	16.7	15.5	14.7
	4~6次/周	6.1	5.6	6.5	5.2	5.9	7.0	5.6
	1~3次/周	29.4	30.1	28.7	28.9	31.1	33.7	19.7
	未进食	49.0	49.1	49.0	52.8	46.1	42.9	60.1
2~	≥1次/天	16.4	14.5	18.2	10.4	17.7	17.2	20.2
	4~6次/周	6.2	5.8	6.6	4.9	6.5	7.2	5.4
	1~3次/周	29.9	30.5	29.3	26.1	34.0	33.7	20.9
	未进食	46.8	48.5	45.2	57.5	41.4	40.8	53.5

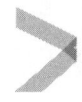

续表

年龄/岁	频率	全国合计	城市小计	农村小计	大城市	中小城市	普通农村	贫困农村
3~	≥1次/天	15.0	14.6	15.4	12.8	16.0	15.1	15.7
	4~6次/周	6.2	5.9	6.5	6.1	5.8	7.2	5.2
	1~3次/周	29.8	29.9	29.7	28.8	30.9	33.7	22.6
	未进食	48.6	49.2	48.1	51.9	47.0	43.3	56.5
4~	≥1次/天	14.6	15.3	13.9	13.2	16.8	15.1	11.6
	4~6次/周	6.5	5.8	7.2	5.3	6.1	7.1	7.3
	1~3次/周	28.8	30.4	27.2	30.4	30.4	33.5	16.3
	未进食	49.9	48.2	51.6	50.4	46.5	44.0	64.8
5~<6	≥1次/天	14.0	14.4	13.6	12.0	16.4	14.8	11.1
	4~6次/周	5.3	4.9	5.8	4.6	5.2	6.6	4.2
	1~3次/周	29.1	29.6	28.7	30.2	29.0	33.7	19.0
	未进食	50.8	50.4	51.2	51.6	49.3	43.7	65.8

2~5 岁儿童过去一周饮用过果蔬饮料的比例为 16.9%；城市为 24.3%，农村为 9.7%；大城市、中小城市、普通农村和贫困农村分别为 34.5%、16.1%、11.8% 和 5.7%。2 岁组、3 岁组、4 岁组和 5 岁组儿童过去一周饮用过果蔬饮料的比例分别为 15.9%、16.8%、17.1% 和 17.8%。过去一周饮用果蔬饮料的频率为每周 1~3 次的儿童比例最高，为 11.9%；饮用频率为每周 4 次及以上的儿童比例为 4.8%。见表 6-119。

表 6-119　不同地区 2~5 岁儿童过去一周果蔬饮料摄入频率比例 /%

年龄/岁	频率	全国合计	城市小计	农村小计	大城市	中小城市	普通农村	贫困农村
合计	≥4次/周	4.8	7.7	2.0	11.8	4.4	2.3	1.5
	1~3次/周	11.9	16.3	7.6	22.2	11.6	9.5	4.2
	未进食	83.1	75.7	90.3	65.5	83.9	88.2	94.3
2~	≥4次/周	4.8	7.8	2.0	12.6	4.1	2.1	1.7
	1~3次/周	10.9	14.2	7.7	19.3	10.3	9.9	3.5
	未进食	84.1	77.6	90.3	67.8	85.4	87.9	94.8
3~	≥4次/周	5.2	8.1	2.3	12.4	4.7	2.9	1.3
	1~3次/周	11.5	15.7	7.4	21.1	11.3	9.5	3.7
	未进食	83.2	76.0	90.2	66.2	83.8	87.5	94.9
4~	≥4次/周	4.5	7.1	1.8	10.9	4.3	2.3	0.8
	1~3次/周	12.5	17.5	7.6	24.1	12.5	9.7	4.1
	未进食	82.9	75.3	90.5	64.7	83.3	87.9	95.0
5~<6	≥4次/周	4.8	7.5	2.0	11.3	4.4	1.8	2.4
	1~3次/周	12.7	17.8	7.6	24.1	12.5	8.8	5.4
	未进食	82.2	74.1	90.4	63.4	83.0	89.4	92.2

2~5 岁儿童过去一周饮用过其他糖饮料的比例为 3.1%；城市为 4.1%，农村为 2.1%；大城市、中小城市、普通农村和贫困农村分别为 4.6%、3.7%、2.2% 和 2.0%。2 岁组、3 岁组、4 岁组和 5 岁组儿童过去一周饮用过其他糖饮料的比例分别为 2.6%、2.8%、3.1% 和 4.0%。见表 6-120。

表6-120 不同地区2~5岁儿童过去一周其他糖饮料摄入频率比例/%

年龄/岁	频率	全国合计	城市小计	农村小计	大城市	中小城市	普通农村	贫困农村
合计	进食	3.1	4.1	2.1	4.6	3.7	2.2	2.0
	未进食	96.9	95.9	97.9	95.4	96.3	97.9	98.0
2~	进食	2.6	3.1	2.1	3.3	2.9	1.9	2.6
	未进食	97.4	96.9	97.9	96.7	97.1	98.1	97.4
3~	进食	2.8	3.5	2.0	4.0	3.2	2.0	2.1
	未进食	97.3	96.5	98.0	96.0	96.8	98.0	98.0
4~	进食	3.1	4.3	1.9	5.1	3.8	2.1	1.4
	未进食	96.9	95.7	98.1	94.9	96.3	97.9	98.6
5~<6	进食	4.0	5.6	2.3	6.2	5.1	2.6	1.8
	未进食	96.0	94.4	97.7	93.8	94.9	97.4	98.2

9. 铁强化食品　0~3月龄、4~5月龄、6~8月龄、9~11月龄、12~17月龄和18~23月龄婴幼儿过去一周添加铁强化食品的比例分别为0.2%、1.7%、7.2%、13.7%、19.0%和20.1%,城市分别为0.4%、1.6%、8.8%、14.8%、24.1%和24.1%,农村分别为0.1%、1.8%、5.2%、12.7%、14.4%和16.5%。9~11月龄、12~17月龄和18~23月龄婴幼儿过去一周食用铁强化食品达到每天1次及以上的比例分别为7.5%、10.7%和12.4%。见表6-121。

表6-121 不同地区0~23月龄婴幼儿过去一周铁强化食品摄入频率比例/%

月龄/月	频率	全国合计	城市小计	农村小计	大城市	中小城市	普通农村	贫困农村
0~3	进食	0.2	0.4	0.1	0.4	0.3	0.0	0.3
	未进食	99.8	99.7	99.9	99.6	99.7	100.0	99.8
4~5	进食	1.7	1.6	1.8	1.8	1.5	1.2	3.0
	未进食	98.3	98.4	98.2	98.2	98.5	98.8	97.1
6~8	进食	7.2	8.8	5.2	8.8	8.8	4.0	7.5
	未进食	92.8	91.2	94.8	91.2	91.2	96.0	92.6
9~11	≥1次/天	7.5	8.2	6.8	8.1	8.2	5.9	8.6
	4~6次/周	2.0	1.3	2.6	1.5	1.2	0.1	7.4
	1~3次/周	2.8	3.7	2.0	4.1	3.4	1.0	4.0
	<1次/周	1.3	1.4	1.2	1.9	1.1	1.4	1.0
	未进食	86.3	85.2	87.3	83.9	86.1	91.6	79.1
12~17	≥1次/天	10.7	13.1	8.5	14.4	12.2	11.5	3.7
	4~6次/周	2.1	1.2	2.9	0.7	1.5	0.5	6.5
	1~3次/周	3.7	6.2	1.5	5.6	6.5	1.3	1.9
	<1次/周	2.3	3.1	1.5	3.3	3.0	1.3	1.9
	未进食	81.0	75.9	85.6	75.3	76.3	85.4	85.7
18~23	≥1次/天	12.4	14.8	10.3	17.1	13.2	12.4	6.2
	4~6次/周	1.8	1.3	2.4	0.9	1.5	0.6	5.8
	1~3次/周	2.9	4.2	1.7	2.1	5.7	1.6	1.9
	<1次/周	2.9	3.8	2.1	6.0	2.2	2.6	1.0
	未进食	79.9	75.9	83.5	73.9	77.4	82.7	85.0

五、0～23月龄婴幼儿营养素补充剂服用频率

0～3月龄、4～5月龄、6～8月龄、9～11月龄、12～17月龄和18～23月龄婴幼儿过去一周补充维生素A的比例分别为23.4%、33.4%、37.4%、33.9%、30.4%和29.5%,城市分别为37.6%、47.1%、52.5%、48.7%、48.0%和45.5%,农村分别为9.1%、16.1%、19.2%、20.7%、14.7%和15.1%。0～3月龄、4～5月龄、6～8月龄、9～11月龄、12～17月龄和18～23月龄婴幼儿过去一周补充维生素A达到每天1次及以上的比例分别为17.7%、22.4%、24.0%、18.1%、13.7%和11.3%。见表6-122。

表6-122　不同地区0～23月龄婴幼儿过去一周维生素A补充剂服用频率比例/%

月龄/月	频率	全国合计	城市小计	农村小计	大城市	中小城市	普通农村	贫困农村
0～3	≥1次/天	17.7	29.5	5.8	41.3	19.5	8.1	1.2
	4～6次/周	0.6	1.0	0.2	1.5	0.6	0.2	0.0
	1～3次/周	1.8	2.8	0.7	3.4	2.3	1.1	0.0
	<1次/周	3.0	3.6	2.4	4.1	3.2	2.1	2.9
	未补充	76.6	62.4	90.9	48.6	74.1	88.5	95.9
4～5	≥1次/天	22.4	33.9	8.0	47.3	22.1	11.6	0.7
	4～6次/周	1.2	1.7	0.6	3.0	0.5	0.7	0.4
	1～3次/周	2.6	3.9	1.0	4.4	3.4	1.4	0.0
	<1次/周	7.0	7.5	6.4	7.9	7.1	6.4	6.5
	未补充	66.6	52.9	83.9	37.2	66.7	79.7	92.5
6～8	≥1次/天	24.0	36.6	8.7	46.3	27.2	11.3	3.5
	4～6次/周	1.3	1.9	0.6	3.0	1.0	0.7	0.3
	1～3次/周	3.0	4.2	1.6	4.8	3.7	2.2	0.3
	<1次/周	8.6	9.1	8.1	7.7	10.4	8.4	7.6
	未补充	62.6	47.5	80.8	37.6	57.2	77.0	88.3
9～11	≥1次/天	18.1	29.1	8.3	38.5	22.4	10.9	3.3
	4～6次/周	1.5	2.0	1.0	3.6	0.9	1.4	0.0
	1～3次/周	2.6	4.4	1.0	5.3	3.8	1.3	0.2
	<1次/周	11.5	12.7	10.3	8.9	15.4	10.6	9.7
	未补充	66.1	51.3	79.3	43.2	57.0	75.6	86.8
12～17	≥1次/天	13.7	24.8	3.9	36.1	16.8	5.7	1.0
	4～6次/周	0.9	1.5	0.3	1.6	1.4	0.4	0.2
	1～3次/周	2.8	4.6	1.2	7.0	2.9	1.6	0.5
	<1次/周	12.6	16.6	9.1	14.5	18.1	10.5	6.9
	未补充	69.6	52.0	85.3	40.1	60.4	81.5	91.4
18～23	≥1次/天	11.3	20.4	3.1	34.3	10.2	4.5	0.4
	4～6次/周	0.6	1.1	0.1	0.6	1.5	0.1	0.0
	1～3次/周	2.5	3.9	1.1	5.6	2.7	1.6	0.2
	<1次/周	15.0	19.9	10.5	17.8	21.5	12.5	6.8
	未补充	70.5	54.5	84.9	41.4	64.1	81.0	92.4

　　0~3 月龄、4~5 月龄、6~8 月龄、9~11 月龄、12~17 月龄和 18~23 月龄婴幼儿过去一周补充维生素 D 的比例分别为 27.0%、39.1%、43.8%、38.5%、35.2% 和 33.4%，城市分别为 42.1%、54.2%、62.5%、56.1%、55.5% 和 51.3%，农村分别为 11.9%、20.0%、21.3%、22.8%、17.1% 和 17.3%。0~3 月龄、4~5 月龄、6~8 月龄、9~11 月龄、12~17 月龄和 18~23 月龄婴幼儿过去一周补充维生素 D 达到每天 1 次及以上的比例分别为 20.6%、26.5%、28.9%、21.2%、16.8% 和 13.2%。见表 6-123。

表 6-123　不同地区 0~23 月龄婴幼儿过去一周维生素 D 补充剂服用频率比例 /%

月龄/月	频率	全国合计	城市小计	农村小计	大城市	中小城市	普通农村	贫困农村
0~3	≥1 次/天	20.6	33.2	7.9	46.6	21.9	11.0	1.7
	4~6 次/周	0.7	1.2	0.2	1.5	0.9	0.2	0.0
	1~3 次/周	2.0	2.9	1.0	3.6	2.3	1.3	0.5
	<1 次/周	3.5	4.3	2.6	4.6	4.1	2.6	2.7
	未补充	73.0	57.9	88.1	42.8	70.6	84.7	95.2
4~5	≥1 次/天	26.5	39.4	10.1	54.1	26.5	14.1	2.2
	4~6 次/周	1.2	1.6	0.6	2.8	0.5	0.7	0.4
	1~3 次/周	3.2	4.5	1.4	5.9	3.4	2.1	0.0
	<1 次/周	7.9	8.2	7.6	8.3	8.1	8.0	6.8
	未补充	60.9	45.8	80.0	28.3	61.0	74.7	90.7
6~8	≥1 次/天	28.9	44.9	9.7	57.6	32.5	12.9	3.2
	4~6 次/周	1.6	2.3	0.8	3.3	1.3	1.0	0.3
	1~3 次/周	3.4	4.8	1.7	5.8	3.8	2.3	0.3
	<1 次/周	9.4	9.8	9.0	8.7	10.9	9.2	8.5
	未补充	56.2	37.5	78.7	23.8	50.9	74.2	87.7
9~11	≥1 次/天	21.2	34.2	9.4	49.2	23.6	12.5	3.3
	4~6 次/周	1.3	2.0	0.7	3.6	0.9	1.1	0.0
	1~3 次/周	3.1	5.3	1.0	6.2	4.7	1.4	0.2
	<1 次/周	12.7	14.2	11.4	10.9	16.5	12.2	10.0
	未补充	61.5	43.9	77.2	30.0	53.8	72.6	86.5
12~17	≥1 次/天	16.8	29.7	5.3	43.5	19.9	7.1	2.4
	4~6 次/周	1.1	1.8	0.4	1.6	2.0	0.5	0.2
	1~3 次/周	3.0	5.0	1.3	7.7	3.1	1.9	0.3
	<1 次/周	13.9	18.4	10.0	14.7	21.0	12.0	6.7
	未补充	64.8	44.5	82.9	31.8	53.5	78.2	90.4
18~23	≥1 次/天	13.2	23.2	4.1	39.8	11.1	5.1	2.1
	4~6 次/周	0.7	1.3	0.1	1.1	1.5	0.2	0.0
	1~3 次/周	2.6	4.0	1.3	5.8	2.7	1.8	0.2
	<1 次/周	16.8	22.5	11.6	19.3	24.9	14.1	6.8
	未补充	66.6	48.7	82.7	33.8	59.7	78.4	90.9

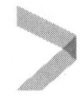

　　0~3 月龄、4~5 月龄、6~8 月龄、9~11 月龄、12~17 月龄和 18~23 月龄婴幼儿过去一周补充钙的比例分别为 11.2%、21.5%、31.4%、33.7%、36.3% 和 37.3%，城市分别为 17.0%、28.9%、42.6%、44.6%、51.4% 和 50.9%，农村分别为 5.4%、12.3%、17.9%、23.9%、22.9% 和 25.0%。0~3 月龄、4~5 月龄、6~8 月龄、9~11 月龄、12~17 月龄和 18~23 月龄婴幼儿过去一周补充钙达到每天 1 次及以上的比例分别为 8.0%、14.4%、19.3%、16.2%、16.7% 和 14.3%。见表 6-124。

表 6-124　不同地区 0~23 月龄婴幼儿过去一周钙补充剂服用频率比例 /%

月龄/月	频率	全国合计	城市小计	农村小计	大城市	中小城市	普通农村	贫困农村
0~3	≥1 次/天	8.0	13.0	3.0	17.1	9.6	4.0	1.0
	4~6 次/周	0.4	0.6	0.2	0.7	0.4	0.2	0.0
	1~3 次/周	1.3	1.5	1.2	1.5	1.5	0.6	2.4
	<1 次/周	1.4	1.7	1.0	1.0	2.3	1.3	0.5
	未补充	88.8	83.0	94.6	79.4	86.1	93.9	96.1
4~5	≥1 次/天	14.4	21.0	6.0	28.4	14.5	8.1	1.8
	4~6 次/周	0.5	0.7	0.2	1.0	0.4	0.4	0.0
	1~3 次/周	2.1	1.8	2.5	2.6	1.1	1.1	5.4
	<1 次/周	4.0	4.5	3.3	4.8	4.3	4.3	1.4
	未补充	78.5	71.1	87.7	61.9	79.3	85.9	91.4
6~8	≥1 次/天	19.3	28.7	7.9	33.9	23.6	9.5	4.7
	4~6 次/周	0.9	1.1	0.6	1.8	0.5	0.9	0.0
	1~3 次/周	3.0	3.3	2.5	3.6	3.1	1.6	4.4
	<1 次/周	7.7	8.6	6.6	8.0	9.2	8.2	3.5
	未补充	68.6	57.4	82.1	51.6	63.1	79.5	87.4
9~11	≥1 次/天	16.2	25.7	7.6	32.6	20.8	10.3	2.4
	4~6 次/周	1.1	1.2	1.0	1.9	0.6	1.4	0.0
	1~3 次/周	4.2	4.7	3.7	4.7	4.7	2.4	6.4
	<1 次/周	12.0	12.6	11.4	8.7	15.3	12.4	9.5
	未补充	66.3	55.4	76.1	51.3	58.3	73.3	81.8
12~17	≥1 次/天	16.7	27.6	7.1	32.6	24.0	10.2	2.0
	4~6 次/周	1.3	2.1	0.6	2.4	1.9	0.9	0.0
	1~3 次/周	4.4	4.7	4.1	5.6	4.1	2.9	5.9
	<1 次/周	13.4	16.2	11.0	12.7	18.7	14.7	4.9
	未补充	63.7	48.6	77.1	45.4	50.8	70.9	87.3
18~23	≥1 次/天	14.3	23.1	6.3	34.3	14.9	8.1	2.9
	4~6 次/周	1.1	1.9	0.4	2.0	1.8	0.5	0.0
	1~3 次/周	3.5	3.6	3.4	3.5	3.7	2.9	4.3
	<1 次/周	18.2	22.0	14.7	17.8	25.2	18.4	7.6
	未补充	62.7	49.1	75.0	42.0	54.3	69.8	84.9

　　0～3月龄、4～5月龄、6～8月龄、9～11月龄、12～17月龄和18～23月龄婴幼儿过去一周补充铁的比例分别为3.2%、5.3%、9.8%、11.7%、14.0%和13.7%,城市分别为4.6%、5.9%、11.8%、14.7%、20.3%和17.1%,农村分别为1.9%、4.5%、7.4%、9.0%、8.4%和10.7%。6～8月龄、9～11月龄、12～17月龄和18～23月龄婴幼儿过去一周补充铁达到每天1次及以上的比例分别为5.1%、4.3%、4.8%和4.0%。见表6-125。

表6-125　不同地区0～23月龄婴幼儿过去一周铁补充剂服用频率比例/%

月龄/月	频率	全国合计	城市小计	农村小计	大城市	中小城市	普通农村	贫困农村
0～3	已补充	3.2	4.6	1.9	4.9	4.2	1.4	2.9
	未补充	96.8	95.5	98.1	95.1	95.8	98.6	97.1
4～5	已补充	5.3	5.9	4.5	6.1	5.7	3.8	6.1
	未补充	94.7	94.2	95.5	93.9	94.3	96.3	93.9
6～8	≥1次/天	5.1	7.0	2.9	8.2	5.8	4.3	0.3
	4～6次/周	0.1	0.1	0.1	0.2	0.0	0.2	0.0
	1～3次/周	1.6	1.3	1.9	1.5	1.1	0.4	4.7
	<1次/周	2.9	3.3	2.4	3.1	3.5	3.4	0.3
	未补充	90.2	88.2	92.6	86.9	89.4	91.5	94.7
9～11	≥1次/天	4.3	7.2	1.7	8.8	6.1	2.3	0.5
	4～6次/周	0.5	0.5	0.6	1.1	0.2	0.8	0.0
	1～3次/周	2.0	1.7	2.3	1.9	1.5	0.2	6.4
	<1次/周	4.8	5.1	4.4	4.1	5.9	5.7	1.9
	未补充	88.3	85.3	91.0	83.8	86.4	90.8	91.2
12～17	≥1次/天	4.8	8.6	1.4	8.2	8.9	1.9	0.5
	4～6次/周	0.3	0.4	0.2	0.4	0.5	0.3	0.0
	1～3次/周	2.4	2.1	2.6	3.2	1.4	0.7	5.6
	<1次/周	6.3	8.7	4.2	7.0	9.9	5.7	1.9
	未补充	86.0	79.7	91.6	80.4	79.3	91.3	92.1
18～23	≥1次/天	4.0	5.7	2.4	6.7	4.9	3.3	0.8
	4～6次/周	0.1	0.2	0.1	0.2	0.1	0.1	0.0
	1～3次/周	1.6	1.2	2.0	1.3	1.1	1.0	3.9
	<1次/周	7.9	9.9	6.1	10.1	9.8	8.8	1.0
	未补充	86.3	82.9	89.3	81.6	83.9	86.7	94.2

　　0～3月龄、4～5月龄、6～8月龄、9～11月龄、12～17月龄和18～23月龄婴幼儿过去一周补充锌的比例分别为3.7%、7.0%、12.9%、17.9%、21.4%和23.5%,城市分别为4.9%、8.6%、15.6%、21.9%、30.0%和30.7%,农村分别为2.5%、4.9%、9.8%、14.3%、13.7%和17.0%。6～8月龄、9～11月龄、12～17月龄和18～23月龄婴幼儿过去一周补充锌达到每天1次及以上的比例分别为7.1%、7.8%、7.9%和7.6%。见表6-126。

表6-126　不同地区0~23月龄婴幼儿过去一周锌补充剂服用频率比例/%

月龄/月	频率	全国合计	城市小计	农村小计	大城市	中小城市	普通农村	贫困农村
0~3	已补充	3.7	4.9	2.5	5.8	4.2	2.0	3.6
	未补充	96.3	95.1	97.5	94.2	95.8	98.0	96.4
4~5	已补充	7.0	8.6	4.9	10.7	6.7	3.8	7.2
	未补充	93.1	91.4	95.1	89.3	93.3	96.3	92.8
6~8	≥1次/天	7.1	9.7	4.0	9.4	10.1	5.6	0.9
	4~6次/周	0.0	0.0	0.1	0.0	0.0	0.2	0.0
	1~3次/周	1.6	1.2	2.0	1.2	1.3	0.6	4.7
	<1次/周	4.0	4.4	3.6	3.5	5.3	4.3	2.3
	未补充	87.1	84.4	90.2	85.7	83.2	89.3	92.1
9~11	≥1次/天	7.8	11.6	4.4	13.5	10.2	6.0	1.4
	4~6次/周	0.5	0.5	0.6	0.6	0.5	0.8	0.0
	1~3次/周	2.6	2.5	2.6	3.2	2.0	0.6	6.6
	<1次/周	6.8	7.1	6.6	4.9	8.7	7.9	4.0
	未补充	82.1	78.1	85.7	77.1	78.8	84.5	87.9
12~17	≥1次/天	7.9	13.4	3.0	13.6	13.3	4.4	0.8
	4~6次/周	0.6	0.9	0.3	0.9	1.0	0.3	0.2
	1~3次/周	3.2	3.4	3.0	4.4	2.7	1.3	5.7
	<1次/周	9.5	11.8	7.4	8.4	14.3	10.3	2.7
	未补充	78.6	70.0	86.3	71.9	68.7	83.6	90.6
18~23	≥1次/天	7.6	11.8	3.8	16.0	8.7	5.2	1.0
	4~6次/周	0.5	0.9	0.2	0.7	1.0	0.2	0.2
	1~3次/周	2.3	2.3	2.3	2.8	1.9	1.5	3.9
	<1次/周	12.9	15.6	10.4	13.9	16.9	13.7	4.1
	未补充	76.5	69.3	83.0	66.6	71.4	79.0	90.7

第七章
0~5岁儿童的健康状况

一、早产

纳入统计分析的有效样本量为 34 213 人。2013 年 0~5 岁儿童早产率为 9.9%（95%CI: 9.4%~10.3%）；男童、女童的早产率无差异（P=0.91），但不同年龄组之间、城乡之间、母亲文化程度之间和家庭人均收入之间的儿童早产率有显著差异。其中，不同年龄组之间儿童早产率显著不同（P=0.009），1 岁组儿童早产率最高（10.8%），3 岁组次之（10.6%），2 岁组最低（8.8%），见表 7-1。城市高于农村（P<0.001），城市为 10.3%（95%CI: 9.7%~10.9%），农村为 9.5%（95%CI: 8.9%~10.1%）。城乡不同年龄段儿童早产情况见表 7-2。

表 7-1　0~5 岁儿童分性别和年龄的早产率 /%

年龄 / 岁	合计		男		女	
	%	95%CI	%	95%CI	%	95%CI
0~	9.8	9.0~10.6	9.9	8.7~11.0	9.7	8.6~10.9
1~	10.8	9.7~11.9	11.1	9.6~12.6	10.4	8.8~12.0
2~	8.8	7.8~9.8	8.8	7.4~10.2	8.8	7.4~10.3
3~	10.6	9.5~11.7	10.8	9.3~12.4	10.4	8.8~11.9
4~	9.8	8.8~10.9	9.8	8.3~11.3	9.9	8.3~11.5
5~<6	9.3	8.1~10.4	8.3	6.9~9.8	10.3	8.6~12.0

注：统计样本 34 341 人，缺失 128 人，有效样本 34 213 人。

表 7-2　0~5 岁儿童分城乡、性别和年龄的早产率 /%

年龄 / 岁	城市						农村					
	合计		男		女		合计		男		女	
	%	95%CI	%	95%CI	%	95%CI	%	95%CI	%	95%CI	%	95%CI
0~	11.1	9.9~12.2	10.8	9.2~12.4	11.4	9.7~13.1	8.8	7.6~9.9	9.1	7.5~10.8	8.3	6.8~9.9
1~	11.4	9.8~12.9	12.6	10.4~14.8	9.9	7.8~11.9	10.3	8.8~11.8	9.9	7.9~11.8	10.9	8.5~13.2
2~	9.8	8.2~11.3	9.7	7.5~11.9	9.8	7.7~11.9	8.0	6.7~9.4	8.0	6.2~9.9	8.1	6.0~10.1
3~	10.1	8.6~11.5	9.7	7.6~11.7	10.5	8.4~12.7	11.1	9.5~12.7	11.8	9.5~14.1	10.2	8.0~12.4
4~	10.1	8.6~11.7	11.2	9.0~13.4	8.9	6.7~11.0	9.6	8.1~11.1	8.7	6.7~10.7	10.7	8.5~13.0
5~<6	9.4	7.8~11.0	9.2	7.0~11.3	9.6	7.3~12.0	9.1	7.6~10.7	7.7	5.7~9.7	10.9	8.5~13.4

注：统计样本 34 341 人，缺失 128 人，有效样本 34 213 人。

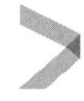

母亲教育水平不同的儿童早产率有显著差异（$P<0.001$），母亲文化程度为大专的儿童早产率最高（11.5%），见表 7-3。城乡母亲不同文化程度儿童早产情况见表 7-4。不同家庭年人均收入的儿童早产率有显著差异（$P<0.001$），家庭人均收入在 20 000~39 999 元的儿童早产率最高（11.2%），见表 7-5。城市儿童早产率、农村儿童早产率按家庭年人均收入的存在显著差异（$P=0.040$；$P<0.001$），见表 7-6。

表 7-3　0~5岁儿童分性别和母亲文化程度的早产率 /%

母亲文化程度	合计		男		女	
	%	95%CI	%	95%CI	%	95%CI
小学及以下	9.7	8.7~10.6	9.3	8.0~10.6	10.1	8.7~11.4
初中	9.4	8.8~10.0	9.4	8.6~10.2	9.4	8.6~10.3
高中/中专	10.6	9.5~11.7	10.5	9.0~12.0	10.7	9.1~12.3
大专	11.5	10.0~13.1	11.9	9.7~14.2	11.1	8.9~13.3
大学及以上	10.4	8.7~12.0	10.8	8.5~13.1	9.9	7.6~12.1

注：统计样本 34 341 人，缺失 131 人，计算样本 34 210 人。

表 7-4　0~5岁儿童分城乡、性别和母亲文化程度的早产率 /%

母亲文化程度	城市						农村					
	合计		男		女		合计		男		女	
	%	95%CI	%	95%CI	%	95%CI	%	95%CI	%	95%CI	%	95%CI
小学及以下	11.0	9.2~12.8	12.3	9.5~15.0	9.6	7.3~11.9	9.2	8.1~10.3	8.2	6.8~9.7	10.2	8.6~11.9
初中	9.2	8.2~10.1	9.2	7.9~10.5	9.1	7.8~10.5	9.6	8.8~10.4	9.5	8.4~10.6	9.6	8.5~10.8
高中/中专	11.0	9.7~12.4	11.0	9.1~12.8	11.1	9.2~13.1	9.9	8.0~11.7	9.7	7.3~12.2	10.0	7.2~12.7
大专	12.0	10.3~13.7	12.3	9.8~14.7	11.8	9.3~14.2	9.4	5.4~13.3	10.2	4.3~16.2	8.6	3.4~13.8
大学及以上	10.3	8.7~12.0	11.0	8.5~13.4	9.6	7.4~11.8	10.7	4.0~17.5	9.2	0.6~17.9	12.2	1.9~22.5

注：统计样本 34 341 人，缺失 131 人，计算样本 34 210 人。

表 7-5　0~5岁儿童分性别和家庭人均年收入的早产率 /%

家庭人均年收入 / 元	合计		男		女	
	%	95%CI	%	95%CI	%	95%CI
<5 000	10.1	9.1~11.1	9.7	8.3~11.1	10.5	9.0~12.1
5 000~9 999	9.1	8.2~10.0	9.3	8.1~10.6	8.9	7.5~10.2
10 000~14 999	8.9	8.0~9.8	9.1	7.9~10.4	8.6	7.3~9.8
15 000~19 999	10.4	9.1~11.8	10.1	8.2~11.9	10.9	8.9~12.9
20 000~39 999	11.2	10.1~12.3	11.1	9~6~12.6	11.3	9.7~12.8
≥40 000	9.6	8.1~11.1	8.8	6.9~10.8	10.5	8.3~12.7
拒答	10.9	9.3~12.5	11.0	8.8~13.1	10.9	8.6~13.2

注：统计样本 34 341 人，缺失 144 人，有效样本 34 197 人。

表 7-6　0~5岁儿童分城乡、性别和家庭人均年收入的早产率 /%

家庭人均年收入 / 元	城市						农村					
	合计		男		女		合计		男		女	
	%	95%CI	%	95%CI	%	95%CI	%	95%CI	%	95%CI	%	95%CI
<5 000	11.5	9.6~13.3	11.7	9.1~14.4	11.2	8.6~13.8	9.5	8.2~10.7	8.8	7.2~10.5	10.2	8.3~12.1
5 000~9 999	8.8	7.4~10.2	10.0	8.0~12.0	7.3	5.5~9.1	9.3	8.1~10.5	9.0	7.4~10.6	9.7	7.9~11.5
10 000~14 999	9.8	8.3~11.3	10.1	7.9~12.2	9.5	7.5~11.5	8.3	7.2~9.5	8.6	7.0~10.2	8.0	6.3~9.6
15 000~19 999	9.7	7.9~11.5	9.9	7.5~12.4	9.3	6.6~12.0	11.0	9.1~13.1	10.1	7.4~12.9	12.2	9.3~15.0
20 000~39 999	11.0	9.7~12.4	11.0	9.1~12.9	11.1	9.2~13.0	11.5	9.7~13.3	11.3	8.9~13.8	11.7	9.0~14.3
≥40 000	9.8	8.1~11.5	9.0	6.7~11.3	10.6	8.1~13.2	9.1	6.2~12.1	8.1	4.3~12.0	10.1	5.6~14.6
拒答	11.3	9.5~13.1	11.2	8.8~13.7	11.4	8.7~14.0	9.9	6.6~13.1	10.2	3.5~14.9	9.5	4.9~14.2

注：统计样本 34 341 人，缺失 144 人，有效样本 34 197 人。

二、腹泻和呼吸系统疾病

1. 过去两周呼吸系统疾病患病率　儿童过去两周呼吸系统疾病发生率纳入统计分析的有效样本量为 34 219 人。2013 年 0~5 岁儿童过去两周呼吸系统疾病发生率为 21.8%（95%CI：21.2%~22.4%），年龄、城乡、母亲文化程度和家庭人均收入之间有显著差异，性别之间无统计学差异。其中，不同年龄组之间儿童过去两周呼吸系统疾病患病率显著不同（P<0.001），3~<4 岁儿童组最高（25.9%），1 岁以内儿童组最低（17.4%）；3~<6 岁儿童随年龄增加，患病率依次降低，5~<6 岁组达到 19.5%，见表 7-7。男童为 22.0%（95%CI：21.2%~22.8%），女童为 21.5%（95%CI：20.7%~22.3%），男、女童患病率差异不显著（P=0.68）。城市为 27.6%（95%CI：26.7%~28.6%），农村为 16.9%（95%CI：16.2%~17.7%），城市儿童患病率显著高于农村（P<0.001）。城乡不同年龄组过去两周呼吸系统疾病患病情况见表 7-8。母亲文化程度高的儿童患病率高于母亲文化程度低的儿童，大专最高（27.1%），大学及以上次之（26.2%），小学及以下的最低（18.9%），母亲不同文化程度的儿童患病率有显著差异（P<0.001），见表 7-9。城乡母亲不同文化程度儿童过去两周呼吸系统疾病患病情况见表 7-10。不同家庭年人均收入的儿童患病率有显著差异（P<0.000 1），家庭年人均收入在 5000~9999 元的儿童患病率最低（20.1%），见表 7-11。城乡不同家庭年人均收入儿童过去两周呼吸系统疾病患病情况见表 7-12。

表 7-7　0~5岁儿童分性别和年龄的过去两周呼吸系统疾病患病率 /%

年龄 / 岁	合计		男		女	
	%	95%CI	%	95%CI	%	95%CI
0~	17.4	16.4~18.5	18.1	16.6~19.6	16.6	15.2~18.1
1~	23.8	22.3~25.3	23.5	21.4~25.6	24.2	22.0~26.3
2~	20.7#	19.2~22.1	20.9	18.8~22.9	20.4	18.3~22.5
3~	25.9	24.3~27.5	25.7	23.5~27.9	26.1	23.8~28.4
4~	22.8	21.3~24.2	23.3	21.3~25.4	22.1	20.0~24.2
5~<6	19.5	18.1~21.0	19.9	17.8~22.0	19.1	17.0~21.2

注：总样本量为 34 340 人，缺失 121 人，有效样本量 34 219 人。# 男童、女童之间存在显著差异。

表7-8 0~5岁儿童分城乡、性别和年龄的过去两周呼吸系统疾病患病率/%

年龄/岁	城市						农村					
	合计		男		女		合计		男		女	
	%	95%CI	%	95%CI	%	95%CI	%	95%CI	%	95%CI	%	95%CI
0~	18.8	17.2~20.4	19.8	17.6~22.1	17.6	15.4~19.8	16.3	14.9~17.7	16.7	14.8~18.6	15.8	13.8~17.9
1~	28.4	26.0~30.7	26.9	23.6~30.1	30.2	26.8~33.5	20.0	18.1~21.9	20.8	18.1~23.5	19.0	16.2~21.8
2~	27.5	25.1~29.9	27.2	23.9~30.6	27.8	24.3~31.2	15.1	13.4~16.8	15.8	13.3~18.2	14.3	11.9~16.8
3~	34.8	32.3~37.3	34.4	30.8~37.9	35.4	31.8~38.9	18.3	16.4~20.2	18.4	15.8~21.0	18.2	15.4~21.0
4~	29.7	27.4~32.1	30.8	27.5~34.1	28.5	25.1~32.0	17.2	15.4~18.9	17.5	15.0~19.9	16.9	14.4~19.4
5~<6	25.5	23.1~27.9	26.1	22.7~29.5	24.8	21.5~28.1	14.7	12.9~16.5	14.9	12.4~17.4	14.4	11.9~16.9

注:总样本量为34 340人,缺失121人,有效样本量34 219人。

表7-9 0~5岁儿童分性别和母亲文化程度的过去两周呼吸系统疾病患病率/%

母亲文化程度	合计		男		女	
	%	95%CI	%	95%CI	%	95%CI
小学及以下	18.9	17.7~20.2	19.0	17.2~20.7	18.9	17.2~20.6
初中	21.7	20.8~22.6	22.1	20.9~23.3	21.2	19.9~22.4
高中/中专	22.0	20.5~23.4	21.6	19.6~23.6	22.4	20.3~24.5
大专	27.1	25.0~29.3	27.3	24.3~30.3	26.9	23.9~30.0
大学及以上	26.2	23.9~28.4	26.8	23.6~29.9	25.4	22.2~28.6

注:总样本量为34 340,缺失124人,有效样本量34 216人。

表7-10 0~5岁儿童分城乡、性别和母亲文化程度的过去两周呼吸系统疾病患病率/%

母亲文化程度	城市						农村					
	合计		男		女		合计		男		女	
	%	95%CI	%	95%CI	%	95%CI	%	95%CI	%	95%CI	%	95%CI
小学及以下	27.2	24.3~30.0	27.0	23.0~31.0	27.4	23.4~31.3	15.9	14.6~17.2	16.0	14.2~17.9	15.8	13.9~17.6
初中	28.3	26.8~29.9	28.8	26.6~31.0	27.8	25.5~30.1	17.6	16.7~18.6	18.1	16.8~19.5	17.0	15.6~18.4
高中/中专	25.9	24.0~27.8	24.8	22.2~27.4	27.1	24.4~29.8	15.8	13.7~17.9	16.7	13.7~19.7	14.6	11.7~17.6
大专	29.0	26.7~31.4	29.3	26.0~32.6	28.7	25.4~32.0	18.6	13.7~23.5	17.1	10.5~23.7	19.9	12.8~26.9
大学及以上	27.0	24.7~29.3	27.4	24.2~30.7	26.5	23.2~29.8	17.3	9.3~25.3	19.2	6.8~31.6	15.5	5.4~25.5

注:总样本量为34 340,缺失124人,有效样本量34 216人。

2. 过去两周腹泻患病率 过去两周腹泻率纳入统计分析的有效样本量为34 218人。2013 年 0~5 岁儿童腹泻率为 7.5%(95%CI:7.1%~7.9%),不同年龄、不同性别、不同地区、不同母亲文化程度或不同家庭年人均收入之间的儿童腹泻率有显著差异。其中,不同年龄组之间腹泻率显著不同(P<0.001),0~<1 岁儿童组和 1~<2 岁儿童组腹泻率最高(均为12.6%),2~5 岁的儿童随年龄增加,腹泻率降低,5~<6 岁组最低(3.9%),见表 7-13。男童腹泻率为 8.0%(95%CI:7.5%~8.6%),女童腹泻率为 6.9%(95%CI:6.3%~7.4%),男童显著高于女童(P=0.008)。城市儿童腹泻率为 8.9%(95%CI:8.3%~9.5%),农村为 6.4%(95%CI:

5.9%~6.9%），城市显著高于农村（P<0.001）。城乡不同年龄组男女童过去两周的腹泻率见表 7-14。母亲文化程度为高中 / 中专文化程度的儿童腹泻率最高（8.2%），母亲初中文化程度或大专文化程度的儿童腹泻率次之（7.9%），母亲不同文化程度的儿童腹泻率有显著差异（P=0.02），见表 7-15。城乡母亲不同文化程度各年龄组儿童过去两周的腹泻率见表 7-16。不同家庭年人均收入的儿童腹泻率有显著差异（P=0.008），见表 7-17。城市儿童腹泻率按家庭年人均收入存在显著差异（P<0.001），见表 7-18。

表 7-11　0~5岁儿童分性别和家庭人均年收入的过去两周呼吸系统疾病患病率 /%

家庭人均年收入 / 元	合计		男		女	
	%	95%CI	%	95%CI	%	95%CI
<5 000	20.7	19.3~22.1	20.4	18.5~22.3	21.0	18.9~23.0
5 000~9 999	20.1	18.9~21.4	20.5	18.8~22.3	19.6	17.8~21.4
10 000~14 999	20.9	19.6~22.2	20.6	18.8~22.4	21.2	19.3~23.1
15 000~19 999	22.2	20.3~24.1	22.9	20.2~25.6	21.4	18.7~24.1
20 000~39 999	23.5	22.1~25.0	24.1	22.1~26.2	22.8	20.8~24.9
≥40 000	24.3	22.1~26.4	25.9	22.8~29.0	22.4	19.4~25.3
拒答	26.7	24.6~28.8	26.6	23.6~29.5	26.8	23.8~29.7

注：总样本量为 34 340 人，缺失 137 人，有效样本量 34 203 人。

表 7-12　0~5岁儿童分城乡、性别和家庭人均年收入的过去两周呼吸系统疾病患病率 /%

家庭人均年收入 / 元	城市						农村					
	合计		男		女		合计		男		女	
	%	95%CI	%	95%CI	%	95%CI	%	95%CI	%	95%CI	%	95%CI
<5 000	28.8	25.9~31.7	28.4	24.3~32.4	29.3	25.1~33.4	16.9	15.4~18.4	16.7	14.7~18.7	17.2	14.9~19.4
5 000~9 999	27.2	24.8~29.7	27.4	24.1~30.8	27.0	23.5~30.5	16.4	15.0~17.8	16.9	14.9~18.9	15.7	13.8~17.7
10 000~14 999	26.9	24.6~29.3	26.1	22.8~29.5	27.9	24.5~31.2	17.3	15.8~18.8	17.5	15.3~19.6	17.1	14.9~19.2
15 000~19 999	28.9	26.6~32.1	29.2	24.8~33.7	28.4	23.9~33.0	16.8	14.7~19.0	17.9	14.8~20.9	15.6	12.6~18.5
20 000~39 999	26.3	24.5~28.2	26.8	24.1~29.4	25.8	23.3~28.4	18.3	16.2~20.5	19.5	16.5~22.5	16.9	13.8~19.9
≥40 000	27.9	25.3~30.5	29.4	25.7~33.0	26.1	22.5~29.8	12.3	9.1~15.6	13.6	8.6~18.6	11.1	7.0~15.1
拒答	28.9	26.4~31.4	28.2	24.7~31.7	29.9	26.3~33.4	20.0	16.5~23.5	21.6	16.5~26.7	18.4	13.6~23.2

注：总样本量为 34 340 人，缺失 137 人，有效样本量 34 203 人。

表 7-13　0~5岁儿童分性别和年龄的过去两周腹泻率 /%

年龄 / 岁	合计		男		女	
	%	95%CI	%	95%CI	%	95%CI
0~	12.6	11.7~13.6	12.4	11.1~13.7	12.9	11.5~14.4
1~	12.6	11.3~13.8	13.1	11.4~14.9	11.9	10.1~13.7
2~	7.1[#]	6.1~8.0	8.2	6.7~9.7	5.7	4.4~7.0
3~	5.3	4.4~6.1	5.9	4.6~7.1	4.6	3.4~5.7
4~	4.1	3.3~4.8	4.6	3.6~5.7	3.4	2.5~4.3
5~<6	3.9	3.1~4.6	4.3	3.2~5.4	3.4	2.4~4.4

注：总样本量为 34 341 人，其中缺失 123 人，有效样本量为 34 218 人。# 男童、女童之间存在差异。

表 7-14 0~5岁儿童分城乡、性别和年龄的过去两周腹泻率 /%

年龄/岁	城市						农村					
	合计		男		女		合计		男		女	
	%	95%CI	%	95%CI	%	95%CI	%	95%CI	%	95%CI	%	95%CI
0~	13.7	12.3~15.2	13.2	11.3~15.1	14.4	12.3~16.4	11.7	10.4~13.0	11.7	9.9~13.5	11.7	9.8~13.7
1~	16.8	14.8~18.9	17.7	14.8~20.6	15.8	13.0~18.7	9.0	7.5~10.5	9.3	7.3~11.4	8.5	6.4~10.7
2~	7.5	6.0~9.0	8.5	6.3~10.8	6.3	4.5~8.2	6.7#	5.3~8.0	7.9	6.0~9.9	5.2	3.4~6.9
3~	5.8	4.6~7.0	6.6	4.7~8.4	4.9	3.3~6.4	4.8	3.6~6.0	5.3	3.6~7.0	4.3	2.7~5.9
4~	5.0#	3.8~6.1	6.1	4.3~7.9	3.6	2.2~5.1	3.3	2.5~4.2	3.4	2.2~4.7	3.2	2.0~4.4
5~<6	4.8	3.6~6.0	5.6	3.8~7.5	3.9	2.4~5.3	3.1	2.2~4.1	3.3	1.9~4.6	3.0	1.6~4.3

注：总样本量为 34 341 人，其中缺失 123 人，有效样本量为 34 218 人。# 男童、女童之间存在差异。

表 7-15 0~5岁儿童分性别和母亲文化程度的过去两周腹泻率 /%

母亲文化程度	合计		男		女	
	%	95%CI	%	95%CI	%	95%CI
小学及以下	6.3#	5.5~7.1	7.3	6.1~8.5	5.2	4.2~6.2
初中	7.9	7.3~8.4	8.2	7.4~9.1	7.4	6.5~8.2
高中/中专	8.2	7.2~9.2	8.5	7.1~9.9	7.8	6.4~9.2
大专	7.9	6.6~9.1	7.7	5.9~9.4	8.1	6.3~10.0
大学及以上	6.8	5.5~8.1	8.0	6.0~9.9	5.4	3.9~6.9

注：总样本量为 34 341 人，其中缺失 126 人，有效样本量为 34 215 人。# 男童、女童之间存在显著差异。

表 7-16 0~5岁儿童分城乡、性别和母亲文化程度的过去两周腹泻率 /%

母亲文化程度	城市						农村					
	合计		男		女		合计		男		女	
	%	95%CI	%	95%CI	%	95%CI	%	95%CI	%	95%CI	%	95%CI
小学及以下	8.8	6.9~10.7	10.5	7.6~13.3	7.0	4.7~9.3	5.4	4.5~6.2	6.2	4.9~7.4	4.5	3.5~5.6
初中	9.6	8.6~10.7	10.3	8.8~11.8	8.9	7.4~10.3	6.8	6.1~7.5	7.0	6.1~8.0	6.4	5.4~7.4
高中/中专	8.8	7.5~10.0	9.1	7.3~10.9	8.4	6.7~10.1	7.3	5.7~8.9	7.6	5.5~9.8	6.9	4.7~9.2
大专	8.4	7.0~9.8	8.4	6.4~10.5	8.3	6.4~10.2	5.7	2.8~8.6	3.7	1.1~6.3	7.4	2.5~12.2
大学及以上	7.0#	5.7~8.3	8.3	6.2~10.3	5.6	4.0~7.1	4.4	0.3~8.5	5.1	0.0~11.0	3.8	0.0~9.4

注：总样本量为 34 341 人，其中缺失 126 人，有效样本量为 34 215 人。# 男童、女童之间存在显著差异。

表 7-17 0~5岁儿童分性别和家庭年人均收入过去两周腹泻率 /%

家庭人均年收入/元	合计		男		女	
	%	95%CI	%	95%CI	%	95%CI
<5 000	7.7	6.8~8.6	7.0	5.8~8.2	8.5	7.1~10.0
5 000~9 999	8.2	7.3~9.1	8.4	7.1~9.6	8.0	6.7~9.2
10 000~14 999	7.3	6.5~8.2	9.0	7.7~10.3	5.3	4.3~6.4
15 000~19 999	6.2#	5.0~7.4	6.7	4.9~8.4	5.7	4.0~7.3
20 000~39 999	6.3	5.5~7.2	7.3	6.0~8.5	5.3	4.3~6.3
≥40 000	8.3#	6.9~9.7	9.3	7.1~11.5	7.1	5.3~8.9
拒答	8.4#	7.0~9.8	9.6	7.5~11.7	6.9	5.1~8.7

注：总样本量为 34 341 人，其中缺失 139 人，有效样本量为 34 202 人。# 男童、女童之间存在显著差异。

表 7-18 0~5岁儿童分城乡、性别和家庭年人均收入过去两周腹泻率 /%

家庭人均年收入/元	城市						农村					
	合计		男		女		合计		男		女	
	%	95%CI	%	95%CI	%	95%CI	%	95%CI	%	95%CI	%	95%CI
<5 000	9.0	7.2~10.8	7.9	5.6~10.3	10.2	7.6~12.9	7.1	6.0~8.2	6.6	5.2~8.0	7.8	6.1~9.4
5 000~9 999	12.2	10.4~14.0	12.8	10.2~15.4	11.5	9.0~14.0	6.0#	5.1~7.0	6.0	4.7~7.3	6.1	4.7~7.5
10 000~14 999	8.4#	6.9~9.9	11.1	8.7~13.5	5.4	3.8~7.0	6.7#	5.6~7.7	7.8	6.3~9.4	5.3	4.0~6.6
15 000~19 999	7.2	5.4~9.1	7.6	5.0~10.2	6.8	4.2~9.4	5.4	3.8~7.0	5.9	3.6~8.3	4.7	2.6~6.8
20 000~39 999	6.9	5.9~8.0	7.7	6.1~9.3	6.0	4.7~7.3	5.3#	4.0~6.5	6.5	4.5~8.4	3.7	2.3~5.2
≥40 000	9.0	7.4~10.7	9.1	6.8~11.4	8.9	6.6~11.2	5.9	2.8~9.0	10.0	4.3~15.8	1.6	0.2~3.1
拒答	8.8#	7.2~10.5	9.9	7.5~12.3	7.5	5.3~9.7	7.0	4.4~9.6	8.6	4.5~12.7	5.4	2.3~8.5

注：总样本量为 34 341 人，其中缺失 139 人，有效样本量为 34 202 人。# 男童、女童之间存在显著差异。

三、食物过敏自报率

纳入统计分析样本量为 34 341 人。2013 年 0~5 岁儿童食物过敏自报率为 3.9%（95%CI：3.6%~4.1%），常见的过敏食物依次为虾、鸡蛋、蟹、鱼、牛奶、花生、大豆、小麦，见表 7-19 和表 7-20。男童的食物过敏自报率为 4.0%（95%CI：3.6%~4.4%），女童为 3.7%（95%CI：3.3%~4.1%），性别差异无统计学意义（P=0.23）。不同年龄段之间儿童食物过敏率显著不同（P<0.001），3 岁组儿童食物过敏率最高（4.6%），2 岁组次之（4.4%），0 岁组最低（2.7%），见表 7-21。城市儿童食物过敏率高于农村儿童（P<0.001），城市为 5.8%（95%CI：5.3%~6.3%），农村为 2.3%（95%CI：2.0%~2.5%），见表 7-22。

表 7-19 0~5岁儿童各类食物过敏自报率 /%

年龄/岁	鸡蛋		牛奶及奶制品		花生		大豆		小麦	
	%	95%CI	%	95%CI	%	95%CI	%	95%CI	%	95%CI
合计	1.2	1.0~1.3	0.6	0.5~0.7	0.3	0.2~0.3	0.2	0.1~0.3	0.2	0.1~0.2
0~	1.2	1.0~1.5	0.6	0.4~0.8	0.2	0.1~0.4	0.2	0.1~0.4	0.2	0.1~0.3
1~	1.7	1.3~2.0	0.7	0.5~1.0	0.3	0.1~0.5	0.2	0.1~0.4	0.2	0.1~0.3
2~	1.1	0.8~1.5	0.6	0.3~0.9	0.1	0.0~0.3	0.2	0.0~0.4	0.1	0.0~0.2
3~	1.3	1.0~1.7	0.8	0.5~1.1	0.3	0.1~0.5	0.2	0.0~0.4	0.3	0.1~0.5
4~	1.0	0.7~1.3	0.7	0.4~1.0	0.3	0.1~0.5	0.1	0.0~0.3	0.1	0.0~0.3
5~<6	0.8	0.4~1.1	0.4	0.1~0.6	0.3	0.1~0.6	0.2	0.0~0.5	0.2	0.0~0.4

表 7-20 0~5岁儿童各类食物过敏自报率（续）/%

年龄/岁	鱼		虾		蟹		其他	
	%	95%CI	%	95%CI	%	95%CI	%	95%CI
合计	0.9	0.8~1.0	1.7	1.5~1.8	1.0	0.8~1.1	0.6	0.5~0.8
0~	0.6	0.4~0.8	1.0	0.7~1.3	0.6	0.4~0.8	0.2	0.1~0.3
1~	1.1	0.8~1.4	1.6	1.2~2.1	0.8	0.6~1.1	0.6	0.3~0.8
2~	1.1	0.7~1.4	1.9	1.4~2.4	0.9	0.6~1.3	0.8	0.5~1.1
3~	1.0	0.7~1.4	1.9	1.4~2.0	1.1	0.8~1.5	0.8	0.5~1.2
4~	0.7	0.4~1.0	1.7	1.3~2.2	1.2	0.8~1.6	0.7	0.5~1.0
5~<6	0.8	0.4~1.2	1.6	1.2~2.1	1.0	0.6~1.4	0.7	0.4~0.9

表7-21 0~5岁儿童分性别和年龄的食物过敏自报率 /%

年龄/岁	合计		男		女	
	%	95%CI	%	95%CI	%	95%CI
0~	2.7	2.3~3.1	2.8	2.2~3.4	2.6	2.0~3.2
1~	4.2	3.6~4.9	4.3	3.4~5.2	4.1	3.2~5.0
2~	4.4	3.7~5.1	4.4	3.4~5.3	4.4	3.3~5.4
3~	4.6	3.8~5.3	5.1	4.0~6.1	3.9	3.0~4.9
4~	3.9	3.3~4.6	4.0	3.0~4.9	3.8	2.9~4.7
5~<6	3.2	2.6~3.8	3.3	2.4~4.2	3.1	2.2~3.9

表7-22 0~5岁儿童分城乡、性别和年龄的食物过敏自报率 /%

年龄/岁	城市						农村					
	合计		男		女		合计		男		女	
	%	95%CI	%	95%CI	%	95%CI	%	95%CI	%	95%CI	%	95%CI
0~	4.5	3.7~5.2	5.1	3.9~6.2	3.8	2.8~4.8	1.3	0.8~1.7	0.9	0.5~1.4	1.7	0.9~2.4
1~	7.0	5.8~8.2	7.4	5.7~9.1	6.6	4.8~8.3	1.9	1.4~2.4	1.8	1.1~2.5	2.0	1.3~2.8
2~	6.4	5.1~7.7	6.4	4.6~8.1	6.5	4.6~8.4	2.7	1.9~3.4	2.8	1.7~3.8	2.6	1.5~3.6
3~	6.4	5.1~7.6	7.1	5.3~8.8	5.5	3.8~7.2	3.0	2.2~3.9	3.4	2.1~4.7	2.6	1.5~3.7
4~	6.1	4.9~7.3	6.1	4.4~7.8	6.2	4.5~7.9	2.1	1.5~2.8	2.3	1.3~3.3	1.9	1.1~2.8
5~<6	4.2	3.2~5.2	4.1	2.7~5.5	4.3	2.8~5.8	2.4	1.6~3.2	2.7	1.5~3.9	2.1	1.2~3.0

四、身体活动状况

1. 每日睡眠时间 不论男童还是女童,城市还是农村,随着年龄的增加睡眠时间逐渐减少。见表7-23、表7-24。0岁组的平均睡眠时间约为12.8小时,5岁组的平均睡眠时间为10.3小时。

表7-23 0~5岁儿童分城乡、性别和年龄的平均睡眠时间(加权调整后)/分钟

性别	年龄/岁	合计		城市		农村	
		$\bar{x}$	SE	$\bar{x}$	SE	$\bar{x}$	SE
男	0~	764	8	787	10	746	10
	1~	694	6	708	5	683	9
	2~	654	5	664	4	645	7
	3~	639	4	649	4	632	7
	4~	627	4	636	3	620	6
	5~<6	618	3	622	3	614	5
女	0~	768	8	791	12	750	10
	1~	693	5	707	7	681	7
	2~	654	5	663	4	647	7
	3~	639	5	649	4	630	8
	4~	626	3	637	3	618	5
	5~<6	618	4	622	3	615	7

表 7-24 0～5岁儿童分四类地区、性别和年龄的平均睡眠时间（加权调整后）/分钟

性别	年龄/岁	大城市		中小城市		普通农村		贫困农村	
		$\bar{x}$	SE	$\bar{x}$	SE	$\bar{x}$	SE	$\bar{x}$	SE
男	0～	804	7	785	11	744	13	750	12
	1～	713	5	707	6	682	13	686	6
	2～	684	7	661	4	645	9	646	11
	3～	653	5	648	4	623	8	650	9
	4～	638	3	636	3	615	7	628	8
	5～<6	627	5	621	4	611	6	621	6
女	0～	797	8	790	13	754	13	742	11
	1～	713	6	706	7	681	9	680	7
	2～	683	7	661	4	641	9	660	8
	3～	651	6	649	4	626	11	638	6
	4～	643	5	636	4	613	6	629	7
	5～<6	618	5	623	3	611	8	624	8

2. 每日户外活动时间　0岁组不论男童，还是女童户外活动时间约为2小时。1岁组开始户外活动时间增加至3小时。除0岁组女童外，农村儿童的户外活动时间较城市儿童长，特别是从3岁组开始，两者相差约0.5小时。见表7-25、表7-26。

表 7-25 0～5岁儿童分城乡、性别和年龄的平均户外活动时间（加权调整后）/分钟

性别	年龄/岁	合计		城市		农村	
		$\bar{x}$	SE	$\bar{x}$	SE	$\bar{x}$	SE
男	0～	124	9	114	15	132	10
	1～	187	12	179	21	193	14
	2～	188	8	175	14	198	10
	3～	177	7	161	11	191	9
	4～	173	6	153	11	190	7
	5～<6	169	6	146	9	189	7
女	0～	124	9	121	17	125	9
	1～	183	13	174	21	191	15
	2～	184	8	171	15	195	10
	3～	172	7	157	11	185	9
	4～	165	6	144	9	181	8
	5～<6	163	6	144	9	179	8

表 7-26 0～5岁儿童分四类地区、性别和年龄的平均户外活动时间（加权调整后）/分钟

性别	年龄/岁	大城市		中小城市		普通农村		贫困农村	
		$\bar{x}$	SE	$\bar{x}$	SE	$\bar{x}$	SE	$\bar{x}$	SE
男	0～	94	15	117	18	138	12	119	12
	1～	145	20	183	24	213	12	154	14
	2～	152	18	179	17	198	13	199	16
	3～	127	13	165	12	186	10	201	17
	4～	127	16	156	13	191	10	186	7
	5～<6	123	10	148	10	187	10	192	10

性别	年龄/岁	大城市		中小城市		普通农村		贫困农村	
		$\bar{x}$	SE	$\bar{x}$	SE	$\bar{x}$	SE	$\bar{x}$	SE
女	0~	88	13	126	19	128	11	120	14
	1~	140	17	179	25	210	15	153	13
	2~	134	15	176	17	191	13	201	14
	3~	122	15	162	13	181	12	192	9
	4~	124	15	146	11	180	12	183	7
	5~<6	122	14	146	11	174	11	190	10

3. 每日总活动时长　0岁组不论男童，还是女童总的活动时间约为2小时。1岁组开始总活动时间增加至3.9小时。城市儿童的总活动时间较农村儿童长，两者相差0.2~1.2小时，见表7-27、表7-28。

表7-27　0~5岁儿童分城乡、性别和年龄的平均活动时间（加权调整后）/分钟

性别	年龄/岁	合计		城市		农村	
		$\bar{x}$	SE	$\bar{x}$	SE	$\bar{x}$	SE
男	0~	112	14	127	23	99	15
	1~	231	18	271	29	198	14
	2~	241	14	272	23	216	14
	3~	234	14	261	25	211	10
	4~	232	13	244	26	222	10
	5~<6	222	11	237	21	209	10
女	0~	114	14	129	25	101	14
	1~	233	18	275	28	197	15
	2~	236	13	266	23	211	11
	3~	230	10	249	18	213	10
	4~	227	11	233	20	222	12
	5~<6	219	14	236	22	205	17

表7-28　0~5岁儿童分四类地区、性别和年龄的平均活动时间（加权调整后）/分钟

性别	年龄/岁	大城市		中小城市		普通农村		贫困农村	
		$\bar{x}$	SE	$\bar{x}$	SE	$\bar{x}$	SE	$\bar{x}$	SE
男	0~	123	8	128	28	112	20	73	16
	1~	262	15	273	34	220	13	152	21
	2~	272	17	272	27	225	16	197	24
	3~	228	15	266	29	211	14	212	13
	4~	208	17	249	31	234	11	198	15
	5~<6	217	17	240	24	216	14	195	10
女	0~	117	7	131	30	113	17	78	18
	1~	265	19	277	33	218	17	155	21
	2~	259	20	267	27	217	13	197	20
	3~	223	18	253	21	212	12	214	17
	4~	215	18	235	24	232	16	204	11
	5~<6	208	16	239	26	212	24	191	13

4. 静态时间和频次 0~5岁儿童近一个月内读书、画画及玩玩具比例随年龄增加而增加，城市儿童读书、画画、玩玩具率显著高于农村儿童（$P<0.001$）。不同性别儿童的读书、画画、玩玩具率无显著差异，3岁组和4岁组女童读书、画画、玩玩具率高于男童（$P<0.05$），见表7-29。城乡、不同地区、不同年龄段、男女童静态活动情况见表7-30至表7-38。

表7-29 0~5岁儿童分性别和年龄的月读书、画画、玩玩具率/%

年龄/岁	合计		男		女	
	%	95%CI	%	95%CI	%	95%CI
0~	33.5	27.9~39.1	33.7	28.1~39.2	33.4	27.5~39.3
1~	74.8	67.5~82.0	74.0	66.8~81.2	75.7	68.1~83.3
2~	82.4	78.1~86.8	82.1	78.1~86.2	82.8	77.7~87.8
3~	87.6	84.6~90.6	86.5	83.0~89.9	89.0	86.0~91.9
4~	89.4	85.9~93.0	88.5	84.6~92.4	90.6	87.2~94.0
5~<6	91.3	88.1~94.6	91.5	87.8~95.3	91.1	87.7~94.5

表7-30 0~5岁儿童分城乡、性别和年龄的月读书、画画、玩玩具率/%

年龄/岁	城市						农村					
	合计		男		女		合计		男		女	
	%	95%CI	%	95%CI	%	95%CI	%	95%CI	%	95%CI	%	95%CI
0~	43.0	34.7~51.3	42.5	33.9~51.1	43.6	35.2~51.9	25.8	20.5~31.0	26.5	21.2~31.8	24.9	19.3~30.5
1~	87.6	81.2~94.0	86.4	79.2~93.5	89.0	83.3~94.7	64.0	55.6~72.4	63.8	55.4~72.3	64.3	55.2~73.4
2~	92.5	90.0~95.0	91.9	89.2~94.5	93.2	90.5~95.9	74.1	68.7~79.5	74.2	69.2~79.2	74.1	67.4~80.7
3~	93.9	91.2~96.6	92.8	89.2~96.5	95.2	93.1~97.2	82.3	78.3~86.2	81.1	77.1~85.2	83.7	79.4~88.0
4~	96.3	94.4~98.2	95.1	92.3~98.0	97.7	96.4~98.9	84.0	79.3~88.7	83.2	78.1~88.4	84.9	80.3~89.5
5~<6	97.0	95.6~98.3	98.0	96.5~99.4	95.8	94.0~97.6	86.7	81.9~91.5	86.3	81.0~91.7	87.2	81.7~92.7

表7-31 0~5岁儿童分城乡、性别和年龄的平均读书、画画、玩玩具时间（加权调整后）/分钟

性别	年龄/岁	合计		城市		农村	
		$\bar{x}$	SE	$\bar{x}$	SE	$\bar{x}$	SE
男	0~	18	2	24	4	13	2
	1~	49	5	67	11	33	3
	2~	47	3	53	5	42	3
	3~	54	4	59	6	50	4
	4~	54	4	61	6	48	5
	5~<6	57	4	63	6	52	5
女	0~	22	4	33	8	12	2
	1~	45	3	52	5	40	5
	2~	47	3	53	4	41	3
	3~	50	3	57	5	44	3
	4~	59	6	57	5	61	10
	5~<6	57	4	57	5	56	5

表7-32　0~5岁儿童分四类地区、性别和年龄的平均读书、画画、玩玩具时间（加权调整后）/分钟

性别	年龄/岁	大城市		中小城市		普通农村		贫困农村	
		$\bar{x}$	SE	$\bar{x}$	SE	$\bar{x}$	SE	$\bar{x}$	SE
男	0~	38	5	23	4	17	2	6	2
	1~	73	7	67	12	35	3	29	7
	2~	62	3	52	5	45	4	34	3
	3~	67	4	58	7	55	6	42	5
	4~	67	4	60	7	48	5	48	9
	5~<6	70	8	62	7	57	7	41	6
女	0~	33	4	33	9	15	2	6	1
	1~	68	7	49	5	47	7	25	3
	2~	60	5	52	5	44	4	36	6
	3~	69	6	55	5	48	3	35	7
	4~	60	5	56	6	61	12	61	18
	5~<6	62	4	56	6	56	6	57	10

表7-33　0~5岁儿童分性别和年龄的每月屏幕使用率/%

年龄/岁	合计		男		女	
	%	95%CI	%	95%CI	%	95%CI
0~	26.3	21.6~31.0	25.9	21.7~30.1	26.8	21.3~32.2
1~	75.1	67.9~82.3	74.0	66.5~81.5	76.5	69.3~83.8
2~	90.7	87.7~93.8	90.5	87.5~93.5	91.0	87.7~94.4
3~	95.3	93.8~96.7	95.4	93.6~97.2	95.2	93.7~96.6
4~	97.0	96.2~97.8	97.0	96.2~97.8	97.0	95.8~98.1
5~<6	96.8	95.9~97.7	97.0	95.9~98.2	96.5	95.4~97.6

表7-34　0~5岁儿童分城乡、性别和年龄的每月屏幕使用率/%

年龄/岁	城市						农村					
	合计		男		女		合计		男		女	
	%	95%CI	%	95%CI	%	95%CI	%	95%CI	%	95%CI	%	95%CI
0~	34.5	27.4~41.6	32.9	26.4~39.3	36.3	28.4~44.3	19.6	16.6~22.7	20.3	17.1~23.5	18.8	15.7~21.9
1~	85.3	81.7~89.0	83.1	77.5~88.8	88.0	85.4~90.6	66.5	56.5~76.6	66.4	55.9~76.9	66.7	56.9~76.5
2~	95.4	94.1~96.6	94.9	93.0~96.7	95.9	94.6~97.3	87.0	82.8~91.1	86.9	82.8~91.1	87.0	82.2~91.7
3~	96.6	95.5~97.7	97.2	95.9~98.4	96.0	94.1~97.8	94.1	91.8~96.5	93.9	91.0~96.8	94.5	92.3~96.6
4~	97.7	96.8~98.6	97.4	96.3~98.5	98.0	96.9~99.1	96.4	95.3~97.6	96.7	95.6~97.8	96.1	94.4~97.9
5~<6	97.3	96.0~98.6	97.5	96.2~98.7	97.1	95.6~98.6	96.4	95.2~97.6	96.7	95.0~98.4	96.0	94.6~97.3

表 7-35 0~5岁儿童分性别和年龄的屏幕使用率 /%

年龄 / 岁	频次	合计		男		女	
		%	95%CI	%	95%CI	%	95%CI
0~	0 次 / 周	73.7	69.0~78.4	74.1	69.9~78.3	73.2	67.8~78.7
	<1 次 / 周	0.1	0.0~0.2	0.0	0.0~0.1	0.2	0.0~0.5
	1~<3 次 / 周	1.7	1.1~2.2	1.6	0.7~2.4	1.8	1.3~2.4
	3~<7 次 / 周	1.9	1.3~2.5	1.8	1.2~2.4	2.0	1.3~2.7
	1~次 / 天	9.5	7.8~11.2	9.7	8.1~11.3	9.3	7.1~11.5
	2~次 / 天	7.6	6.1~9.0	7.6	6.1~9.2	7.5	5.9~9.1
	3 次及以上 / 天	5.5	3.4~7.7	5.2	3.1~7.3	5.9	3.6~8.3
1~	0 次 / 周	24.8	17.6~32.1	25.9	18.5~33.4	23.5	16.2~30.7
	<1 次 / 周	0.0	0.0~0.1	0.0	0.0~0.1	0.0	0.0~0.1
	1~<3 次 / 周	2.0	1.4~2.6	2.1	1.2~3.1	1.8	1.1~2.4
	3~<7 次 / 周	4.2	3.2~5.2	3.8	2.7~4.8	4.7	3.6~5.9
	1~次 / 天	27.2	24.0~30.4	27.9	24.4~31.4	26.3	23.1~29.5
	2~次 / 天	21.7	18.6~24.8	20.3	17.5~23.1	23.5	19.7~27.3
	3 次及以上 / 天	20.1	15.1~25.0	19.9	14.7~25.1	20.2	15.5~25.0
2~	0 次 / 周	9.2	6.2~12.2	9.5	6.4~12.5	8.9	5.5~12.2
	<1 次 / 周	0.2	0.0~0.3	0.1	0.0~0.3	0.3	0.0~0.5
	1~<3 次 / 周	1.3	0.8~1.8	1.1	0.5~1.7	1.6	0.9~2.3
	3~<7 次 / 周	2.9	2.1~3.8	2.9	1.8~3.9	3.0	1.9~4.2
	1~次 / 天	34.4	29.8~39.0	34.2	28.4~40.1	34.6	30.9~38.4
	2~次 / 天	28.1	25.3~30.9	28.7	25.0~32.5	27.4	24.6~30.1
	3 次及以上 / 天	23.8	18.7~28.9	23.5	17.8~29.2	24.2	19.6~28.9
3~	0 次 / 周	4.7	3.2~6.1	4.6	2.8~6.4	4.7	3.3~6.2
	<1 次 / 周	0.3	0.0~0.7	0.4	0.0~0.8	0.2	0.0~0.6
	1~<3 次 / 周	1.4	1.0~1.8	1.3	0.8~1.8	1.5	0.7~2.3
	3~<7 次 / 周	4.0	2.3~5.7	4.0	2.0~5.9	4.0	2.4~5.6
	1~次 / 天	40.2	36.1~44.3	39.2	34.9~43.5	41.3	36.1~46.5
	2~次 / 天	27.3	24.9~29.8	28.1	25.4~30.8	26.5	23.7~29.3
	3 次及以上 / 天	22.1	17.7~26.6	22.5	17.5~27.5	21.7	17.4~26.1
4~	0 次 / 周	3.0	2.2~3.8	2.9	2.1~3.7	3.0	1.9~4.2
	<1 次 / 周	0.8	0.0~1.9	0.8	0.0~2.2	0.8	0.0~1.7
	1~<3 次 / 周	1.2	0.8~1.5	0.9	0.5~1.4	1.4	0.8~2.0
	3~<7 次 / 周	2.8	1.6~4.1	2.7	1.4~4.0	3.0	1.6~4.4
	1~次 / 天	43.0	38.0~48.0	41.7	36.8~46.7	44.4	39.0~50.0
	2~次 / 天	28.0	25.1~31.0	28.1	25.2~31.0	27.8	24.5~31.2
	3 次及以上 / 天	21.3	17.3~25.2	22.8	18.6~27.0	19.4	15.6~23.3
5~<6	0 次 / 周	3.1	2.2~4.1	2.8	1.7~4.0	3.5	2.4~4.6
	<1 次 / 周	0.8	0.0~2.1	1.4	0.0~3.6	0.1	0.0~0.3
	1~<3 次 / 周	1.3	0.8~1.8	1.3	0.7~1.9	1.4	0.7~2.1
	3~<7 次 / 周	3.5	1.7~5.3	3.2	1.1~5.3	3.9	2.2~5.6
	1~次 / 天	46.7	41.9~51.6	46.0	40.8~51.2	47.6	42.6~52.6
	2~次 / 天	24.8	21.6~28.1	25.1	21.9~28.3	24.5	20.2~28.9
	3 次及以上 / 天	19.6	15.6~23.7	20.2	15.8~24.6	19.0	14.7~23.2

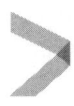

表7-36 0~5岁儿童分城乡、性别和年龄的屏幕使用率/%

年龄/岁	频次	城市 合计 %	95%CI	男 %	95%CI	女 %	95%CI	农村 合计 %	95%CI	男 %	95%CI	女 %	95%CI
0~	0次/周	65.5	58.4~72.6	67.1	60.7~73.6	63.7	55.7~71.6	80.4	77.3~83.4	79.7	76.5~82.9	81.2	78.1~84.3
	<1次/周	0.2	0.0~0.3	0.0	0.0~0.1	0.3	0.0~0.5	0.1	0.0~0.3	0.0	0.0~0.1	0.2	0.0~0.5
	1~<3次/周	1.8	1.2~2.5	1.6	0.8~2.3	2.2	1.3~3.0	1.6	0.7~2.4	1.6	0.2~2.9	1.6	0.9~2.3
	3~<7次/周	2.1	1.0~3.2	1.9	0.8~2.9	2.4	1.1~3.7	1.7	1.1~2.3	1.7	1.1~2.4	1.7	1.0~2.3
	1次/天	10.8	8.0~13.7	10.2	8.0~12.4	11.6	7.7~15.4	8.4	6.6~10.2	9.3	6.9~11.7	7.3	5.8~8.9
	2次/天	10.2	8.5~11.9	10.3	8.6~12.1	10.1	8.2~12.0	5.4	4.1~6.7	5.5	3.9~7.0	5.3	3.6~7.0
	3次及以上/天	9.3	5.6~13.0	8.9	5.4~12.4	9.8	5.7~13.9	2.5	1.4~3.5	2.2	1.0~3.5	2.7	1.6~3.8
1~	0次/周	14.6	11.0~18.1	16.7	11.2~22.1	12.0	9.4~14.6	33.5	23.4~43.5	33.6	23.1~44.1	33.3	23.5~43.1
	<1次/周	0.1	0.0~0.2	0.1	0.0~0.1	0.1	0.0~0.3	0.0	—	0.0	0.0~0.1	0.0	—
	1~<3次/周	1.7	1.0~2.4	1.4	0.7~2.2	2.0	0.8~3.2	2.2	1.3~3.1	2.7	1.2~4.3	1.6	0.8~2.3
	3~<7次/周	4.3	3.1~5.4	4.3	2.8~5.7	4.2	2.8~5.7	4.1	2.7~5.6	3.3	2.0~4.7	5.1	3.3~7.0
	1次/天	24.7	21.2~28.3	26.1	21.8~30.4	23.1	19.6~26.5	29.3	24.4~34.1	29.4	24.2~34.6	29.1	24.4~33.7
	2次/天	25.1	22.6~27.6	22.0	19.4~24.6	28.8	25.5~32.1	18.9	14.4~23.4	18.9	14.4~23.3	18.9	14.1~23.7
	3次及以上/天	29.6	24.7~34.6	29.4	23.8~35.1	29.8	25.2~34.4	12.0	7.9~16.2	12.0	7.5~16.5	12.0	8.0~16.1
2~	0次/周	4.6	3.4~5.8	5.0	3.2~6.8	4.1	2.7~5.4	13.0	8.8~17.1	13.1	8.9~17.2	12.9	8.1~17.7
	<1次/周	0.1	0.0~0.4	0.2	0.0~0.7	0.0	0.0~0.1	0.2	0.0~0.4	0.0	0.0~0.1	0.4	0.0~0.9
	1~<3次/周	1.1	0.3~2.0	0.7	0.1~1.3	1.6	0.2~3.0	1.5	0.9~2.1	1.5	0.5~2.4	1.6	0.9~2.3
	3~<7次/周	2.4	1.6~3.3	2.5	1.2~3.8	2.3	1.3~3.3	3.4	2.0~4.7	3.1	1.6~4.6	3.6	1.8~5.4
	1次/天	28.3	23.3~33.4	27.1	21.4~32.7	29.8	24.9~34.8	39.4	33.7~45.2	40.1	32.7~47.5	38.6	33.9~43.3
	2次/天	29.4	27.2~31.6	30.2	26.7~33.8	28.4	25.4~31.4	27.0	22.5~31.6	27.5	21.6~33.4	26.5	22.2~30.8
	3次及以上/天	34.0	28.7~39.3	34.2	27.5~40.8	33.7	29.7~37.8	15.5	10.9~20.1	14.7	10.1~19.4	16.3	11.6~21.1

续表

年龄/岁	频次	城市						农村					
		合计		男		女		合计		男		女	
		%	95%CI	%	95%CI	%	95%CI	%	95%CI	%	95%CI	%	95%CI
3～	0次/周	3.3	2.2~4.4	2.8	1.6~4.1	3.9	2.1~5.7	5.8	3.4~8.2	6.1	3.2~9.0	5.5	3.3~7.6
	<1次/周	0.0	0.0~0.1	0.1	0.0~0.2	0.0	0.0~0.1	0.5	0.0~1.2	0.6	0.0~1.4	0.4	0.0~1.0
	1～<3次/周	1.2	0.6~1.8	1.0	0.4~1.5	1.5	0.6~2.4	1.6	1.0~2.2	1.6	0.7~2.4	1.6	0.3~2.8
	3～<7次/周	3.1	1.9~4.4	3.0	1.6~4.4	3.3	1.9~4.6	4.7	1.9~7.5	4.8	1.6~8.0	4.6	2.0~7.3
	1次/天	34.7	30.2~39.2	33.6	26.5~40.6	36.0	31.3~40.7	44.8	39.3~50.3	43.9	39.7~48.1	45.8	37.8~53.8
	2次/天	27.6	25.4~29.8	28.0	25.2~30.8	27.2	24.3~30.1	27.1	23.0~31.2	28.1	23.7~32.4	25.8	21.3~30.3
	3次及以上/天	30.0	24.6~35.4	31.6	25.2~37.9	28.2	22.3~34.0	15.5	11.0~20.0	14.9	10.5~19.3	16.2	10.9~21.6
4～	0次/周	2.3	1.4~3.2	2.5	1.5~3.6	2.0	0.9~3.1	3.5	2.4~4.7	3.3	2.1~4.4	3.9	2.1~5.6
	<1次/周	0.3	0.0~0.7	0.0	0.0~0.0	0.6	0.0~1.4	1.2	0.0~3.2	1.4	0.0~3.9	1.0	0.0~2.3
	1～<3次/周	1.4	1.0~1.9	1.2	0.4~2.0	1.7	0.9~2.4	1.0	0.5~1.5	0.8	0.3~1.3	1.3	0.4~2.1
	3～<7次/周	3.0	1.9~4.1	3.2	2.0~4.3	2.9	1.3~4.4	2.7	0.7~4.7	2.3	0.2~4.4	3.1	0.9~5.3
	1次/天	36.8	32.9~40.8	33.5	29.4~37.5	40.8	35.8~45.7	47.8	40.8~54.9	48.2	42.0~54.5	47.3	38.8~55.9
	2次/天	29.2	26.7~31.6	30.0	27.2~32.8	28.2	24.8~31.6	27.0	22.4~31.7	26.6	22.2~31.0	27.6	22.2~33.0
	3次及以上/天	27.0	22.5~31.4	29.6	24.8~34.4	24.0	19.2~28.7	16.7	11.9~21.5	17.5	12.5~22.4	15.8	11.0~20.7
5～<6	0次/周	2.7	1.4~4.0	2.5	1.3~3.8	2.9	1.4~4.4	3.5	2.3~4.7	3.1	1.4~4.8	4.0	2.7~5.4
	<1次/周	0.2	0.0~0.4	0.3	0.0~0.8	0.0	0.0~0.1	1.3	0.0~3.6	2.2	0.0~6.2	0.2	0.0~0.5
	1～<3次/周	1.2	0.3~2.0	0.8	0.1~1.5	1.5	0.3~2.8	1.5	0.9~2.1	1.7	0.8~2.5	1.2	0.4~2.0
	3～<7次/周	3.1	1.8~4.4	2.9	1.5~4.3	3.3	1.8~4.8	3.9	0.8~7.0	3.5	0.0~7.0	4.4	1.6~7.2
	1次/天	41.2	36.2~46.3	40.8	35.6~46.0	41.8	36.0~47.5	51.2	44.1~58.4	50.2	42.2~58.1	52.5	45.5~59.5
	2次/天	25.7	22.5~29.0	25.4	22.3~28.5	26.0	21.2~30.9	24.1	18.9~29.3	24.8	19.6~30.0	23.3	16.6~30.0
	3次及以上/天	26.0	21.1~30.8	27.2	21.6~32.9	24.4	20.0~28.8	14.5	9.5~19.5	14.6	9.5~19.7	14.4	8.7~20.2

注:"—"未检出。

表 7-37 0~5岁儿童分城乡、性别和年龄的每日平均屏幕使用时间（加权调整后）/分钟

性别	年龄/岁	合计		城市		农村	
		$\bar{x}$	SE	$\bar{x}$	SE	$\bar{x}$	SE
男	0~	11	1	13	2	9	1
	1~	51	6	62	10	43	6
	2~	79	5	90	5	70	7
	3~	90	4	99	7	81	5
	4~	102	6	110	8	95	8
	5~<6	96	4	110	5	86	6
女	0~	12	2	15	3	10	2
	1~	47	4	52	5	42	5
	2~	77	4	84	6	70	5
	3~	85	4	92	4	80	6
	4~	92	4	97	4	88	7
	5~<6	92	4	102	5	84	6

表 7-38 0~5岁儿童分四类地区、性别和年龄的每日平均屏幕使用时间（加权调整后）/分钟

性别	年龄/岁	大城市		中小城市		普通农村		贫困农村	
		$\bar{x}$	SE	$\bar{x}$	SE	$\bar{x}$	SE	$\bar{x}$	SE
男	0~	15	3	13	2	10	1	8	3
	1~	48	4	63	13	47	7	32	11
	2~	86	5	91	6	77	8	56	11
	3~	90	5	101	8	89	4	66	10
	4~	92	6	112	9	108	8	70	10
	5~<6	91	9	112	6	94	5	69	11
女	0~	13	3	15	3	10	2	8	2
	1~	60	7	51	5	50	7	25	6
	2~	83	6	85	7	73	5	64	10
	3~	84	7	93	5	86	8	67	8
	4~	73	4	100	5	95	9	74	9
	5~<6	77	8	105	5	89	8	75	9

第八章

中国0~5岁儿童的主要营养问题及其改善建议

过去十几年来,中国0~5岁儿童营养状况取得显著改善。同2002年相比,全国5岁以下儿童营养不足(低体重、生长迟缓)的患病率明显降低,低体重率达到了联合国千年发展目标。微量营养素缺乏率也显著降低。贫血率提前达到《中国儿童发展纲要(2011—2020年)》的目标。然而随着社会经济快速发展和居民膳食的变迁,我国儿童营养出现新的问题与挑战。

一、问题与挑战

1. 贫困地区儿童的营养不足问题依然显著存在 我国儿童营养改善存在严重的地区之间的不平衡、不充分。从全国平均水平来看,中国儿童营养状况总体大幅改善,低体重率已达到联合国千年发展目标,贫血率达到我国儿童发展纲要的目标,生长迟缓率亦显著降低。但地区之间的差异仍然突出,贫困地区儿童营养不良发生率显著高于城市。贫困地区6岁以下儿童维生素A边缘缺乏率仍然较高。生长迟缓和微量营养素缺乏在婴幼儿时期表现尤为严重,今后需要更加重视贫困地区婴幼儿的营养改善。

2. 超重肥胖迅速上升 一方面,中国儿童营养状况整体改善。另一方面,由于体重增长速度过快,导致儿童超重肥胖问题凸显。5岁以下儿童的超重率与肥胖率持续增长,城乡差距变得不明显。超重率从2000年的3.4%增加到2013年的6.9%,增加了1倍;城市增加0.6倍,农村增加1.4倍,城乡差距趋于不明显。肥胖率从2000年的0.7%增加到2013年的2.2%,增加了2倍;城市增加1.4倍,农村增加2.7倍,城乡差距趋于不明显。国际范围看,我国儿童超重肥胖增速过快,防控形势严峻。仅2000—2010年十年期间,5岁以下儿童超重率增幅达到94%,是同期世界高等收入国家增幅水平7%的13.4倍。据估算,2013年中国6岁以下超重儿童数已达到750万,肥胖儿童数达到280万。按目前我国儿童超重肥胖发展势头,WHO预计2025年超重率不超过11%的目标任务无法实现,遏制儿童肥胖发展任务更是紧迫。

3. 母乳喂养状况堪忧 母乳喂养是婴幼儿最理想的喂养方式,是全球2025年营养改善的六项目标之一。但中国婴幼儿母乳喂养现状堪忧,6月龄内婴儿纯母乳喂养率整体偏低,并有下降趋势。20世纪50~60年代,全国4月龄内婴儿基本纯母乳喂养比例较高,如北京地区近80%的城区婴儿和90%的农村婴儿基本纯母乳喂养。至80年代中期,全国4月龄内婴儿基本纯母乳喂养率快速下降,城区下降至33.6%,郊区下降至60.2%。自2000年之后,全国4月龄内婴儿基本纯母乳喂养率降至50%左右。特别是6月龄内婴儿纯母乳

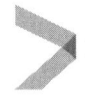

喂养率，2008年为27.6%，2013年仅为20.8%，五年期间年均降幅超过1个百分点。相比之下，中国纯母乳喂养率低于世界平均水平（41%）。同《国民营养计划》2020年超过50%的目标还有较大距离。

4. 儿童营养教育与指导有待提升　中国6岁以下儿童喂养和营养指导仍存在不同程度的问题。2010—2013年，2岁以下儿童的辅食喂养情况不理想，辅食添加种类单一，富含铁食物摄入较少，辅食添加种类和频次城乡差异明显，仅27.4%的婴幼儿其辅食喂养达到了WHO（2010年）推荐的最基本可接受膳食要求，仅55.8%的婴幼儿在过去24小时内摄入添加富含铁的食物比例；2~5岁儿童膳食结构也有待改善，盐、脂肪和含糖饮料摄入过多，蔬菜、水果和蛋类摄入不足，饮奶量也没有达到推荐标准。

5. 局限性与不足　受现场工作量、工作难度和经费等因素的制约，调查内容中相对复杂的膳食回顾和调味品称重调查以及部分生化指标（如3~5岁儿童铁营养状况、维生素A营养状况、维生素D营养状况、锌营养状况等）检测的样本量相对全国儿童数较小。同时，对于3岁以下儿童并未开展有创伤性操作（如静脉血采集）的调查，因此缺乏这部分人群相关实验室结果指标的报道。本报告中的这些指标可能在一定程度上反映我国儿童的膳食营养状况，但广大读者在使用和解释结果的过程中应考虑具体样本量及实际情况。

二、建议与策略

儿童是国家的未来，是社会可持续发展的重要资源，是实现中华民族伟大复兴的主要力量。营养是人类维持生命、促进生长发育和健康的重要物质基础，是国民素质提高和经济社会发展的重要基础。提升我国儿童的营养健康状况，充分发挥每个儿童生长发育的潜能，对于今后我国优质人力资源的可持续供给不可或缺。现阶段营养改善的策略与措施应围绕：

1. 政策标准的制定与实施　落实《中华人民共和国母婴保健法》《中华人民共和国食品安全法》和《中华人民共和国广告法》中关于母乳喂养、母婴营养服务和产品的规范化管理，推动《母乳代用品销售管理办法》的修订，推进产假制度的完善。制定母乳喂养促进政策，践行《国际母乳代用品销售守则》。完善爱婴医院的管理，整顿儿童食品市场环境，提高市场准入门槛并规范儿童食品广告。进一步完善妇幼营养与健康法规政策标准体系，推进有关妇女儿童的营养工作的法制建设，使妇幼人群营养服务在行政管理、监督检查和技术规范等各环节实现有据可查，有法可依。积极推动妇幼人群营养相关的标准制定、修订和宣贯工作。推动《孕产期保健管理办法》、《孕产期保健工作规范》和《全国儿童保健工作规范（试行）》的实施。

推进新一轮的《中国食物与营养发展纲要》和《中国儿童发展纲要》的制定，将儿童营养目标作为纲要目标的重要组成部分，并辅以相应的策略与举措。以实现《国民营养计划》儿童营养目标为指引，落实完善营养法规政策标准体系、加强能力建设、强化营养和食品安全监测与评估、发展食物营养健康产业、发展传统食养服务、加强营养健康基础数据共享、普及营养健康知识等七项实施策略。加快实施生命早期1000天营养健康、贫困地区营养干预等儿童营养重大行动，以提高儿童的营养健康水平。

制定和修订孕妇乳母、儿童膳食指南与婴幼儿喂养指南，以正确引导孕妇、乳母、儿童看护人合理地安排其膳食和食物消费,满足孕产妇、婴幼儿以及学龄前儿童的营养健康需要。另一方面也为政府引导孕产妇及幼儿相关食物(辅食)的供给提供依据。

2. 深化基本公共卫生服务　逐步消除地区和城乡之间的基本公共卫生服务的不平衡,使人群中0~6岁儿童健康管理和孕产妇健康管理服务实现均等化。在新生儿家庭访视、新生儿满月健康管理、婴幼儿健康管理、学龄前儿童健康管理、孕早期健康管理、孕中期健康管理、孕晚期健康管理、产后访视和产后42天健康检查中,加强儿童生长发育监测、心理行为评价、喂养评价与指导、膳食指导、孕产妇营养和膳食指导等服务,使各项服务内容实现均等化。基本公共卫生服务是全人群儿童营养改善的重要支撑,关乎每个儿童的营养与健康。我们要不断加强与深化基本公共卫生服务的内涵与质量。将科学喂养和儿童肥胖预防控制等工作与基本公共卫生服务有机结合,起到事半功倍的效果。

3. 实施重大公共卫生行动与项目　继续推进"农村妇女孕前和孕早期增补叶酸预防神经管缺陷"(叶酸补充项目)和"贫困地区儿童营养改善项目"(儿童营养改善项目)。在全国农村妇女中开展增补叶酸预防神经管缺陷项目,为向全国农村准备怀孕的妇女免费增补叶酸补充剂,探索开展包括叶酸在内的多种微量营养素在孕期的补充。为项目地区6~24月龄婴幼儿免费提供营养包,开展项目人员管理和技术培训、开展社会动员、宣传活动及多种形式的健康教育活动等方式,普及婴幼儿科学喂养知识与技能,预防婴幼儿营养不良和贫血,提高贫困地区儿童健康水平。逐步实现贫困地区儿童营养改善项目覆盖全部的贫困地区和城市的低收入人群。着力解决发展不平衡问题,重点关注贫困地区、农村地区以及流动人群集中及新型城镇化地区,缩小城乡和地区儿童营养状况之间的差距。

支持和推进照护服务工作,不断加强爱婴医院、爱婴工作场所和爱婴社区的建设。开展适合中国国情的6个月内纯母乳喂养干预和宣传教育项目;针对学龄前儿童,与教育部门合作开展营养知识宣传教育项目,树立儿童正确的膳食理念。

4. 全面开展中国儿童营养与健康状况监测　历次全国性调查为全面评估和掌握中国儿童生长发育、营养及健康状况提供了科学依据,也为国家制定儿童营养改善、儿童健康、儿童发展、食物生产等方面的政策提供了基础数据和信息支撑。将儿童营养监测制度化,定期开展儿童营养监测结合不定期儿童营养的专项调查,为解决与时代相适应的儿童营养问题提供科学可靠和及时的数据支持。

附录 1

各省及各监测点工作队名单

北京市

北京市

马彦、赵耀、黄磊、沙怡梅、金庆中、李红、喻颖杰、滕仁明、马晓晨、李春雨、马蕊、王超、信信、郭丹丹、余晓辉

西城区

周红玲、杨青俊、简友平、徐俊、高平、关红焱、王冰、宋超、曹玮、杨宏、吴金霞、魏泽明、李丽

崇文区

卢建霞、常志荣、宋美芳、苑建伟、陈艳华、李楠、孙志锋、段旭、续文阁、孙鑫、宋光辉、田飞、刘宏杰、顾金龙、张力伟、张昊添、沈中波、高玉林、高鹏、王英娣

怀柔区

张武力、孙继东、路海英、赵明星、刘建荣、赵艳华、常姗姗、张伟涛、赵娟、张海龙、坑斌、孟晓娟、李宏刚、王红卫、孙建飞、柳丹、陈玲霞、杨丽梅、李福军、郭雪

延庆区

王晓云、陈静、姜德元、王凤兰、汪会文、张琨、王绍华、张镇权、万帝、赵铁云、刘鑫、刘凡、赵璐、刘艳妍、李美丽、林强、李行行、张立峰、付代生、李淑君

东城区北部

潘京海、邹艳杰、黄露、付秀影、顾凯辰、闫银锁、崔禾、王琳、魏祥、赵丹宁、吴伟、许晓玲、王峥、李玉梅、李珊珊、王婷、刘芳

东城区南部

王联君、刘晶磊、常志荣、孙志锋、孙中华、杨晓霞、王东瑞、高鹏、阚然、李艳宇、王璞、徐斌斌、段旭、孙鑫、续文阁、宋光辉、满洋、沈中波、高玉林

天津市

天津市

韩金艳、张磊、江国虹、常改、李静、刘昊、潘怡、王文娟、徐忠良

河西区

吴宗毅、王宝奎、丁祝平、张之健、郑鸿庆、温来欣、王淼、韩玉莹、李爱民、王玉、高菲、张黎波、曹明丽、王旭、张璐、袁丽宏、李旺、王偲

北辰区

刘文利、张景江、李玉梅、徐国和、冯润洲、顾文奎、虞宝颖、李娟、戴晓荣、朱金雷、霍兰英、张志英、吴玉丽、薛春杰、王淑惠、赵娣伟、杨光、孙增勇、董建霞、王敏、赵长龙、

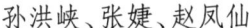

孙洪峡、张婕、赵凤仙

静海县

强淑红、刘绍英、李勇、陈忠花、王娅、张婵、赵光义、刘东、刘蕾、王金栋、姜雪晴、冯娟、杨敬金、翟庆生、董伟、刘寒、郝杰、刘金星、胡艳恒、胡子强、于英红、马娟娟、陈静、马俊红、骆春梅、张婵、杨丽、刘光燕、郑惠文、翟丹、胡琴

河北省

河北省

李建国、朱小波、宋立江、刘长青、田美娜、石永亮、陈磊、何玉伏、吕佳、叶坤

唐山市迁安市

马宝贵、李成林、刘海峰、许志海、韩秀新、张建中、王小辉、王秀娟、张刚、王娜、周翠侠、刘长英、厉艳欣、刘芳、王翠玲、肖淑玉

唐山市开平区

邓伟、高静、林海霞、刘建新、刘建业、杨鸽、肖福胜、孙长志、刘蕾、郑杰、韩蕊、董国会、孙晶、王秀华、何洁、陈赛丹、王建伟、吴丽媛、董珍珍

石家庄市新华区

赵川、周吉坤、吴立强、陈凤格、赵伟、李波、徐保红、高伟利、贾志刚、白萍、范尉尉、杨军、翟士勇、陈雨、倪志红、楚秋霞、王月敏、杜亚青、马月兰、李秀娟

邯郸市邯山区

杨永清、董伯森、张卫平、王树森、王立生、李梦轩、郝敏、李秀霞、朱永芳、张雪玲、高鹏、孙红梅、邢洁、郭智斌、杜新荣、褚松玲、王海涛、李媛媛、石坤、叶志萍

石家庄市井陉县

赵川、周吉坤、李彦春、李占军、陈凤格、赵伟、徐保红、高伟利、刘会林、郝吉琳、冯冬颖、李贺、左彦生、白萍、张静、高玲、梁晓娟、高丽芳、赵艳宾、李秀娟

秦皇岛市昌黎县

杨希存、刘波、龙和平、李东运、张玉民、马艳玲、霍长有、刘兰吉、李莉、时晨、张伏静、贾玉海、张晓东、张德云、马辉、徐春梅、李建辉、刘洋、宋仲越、赵东

邯郸市涉县

杨永清、董伯森、张卫平、王树森、王立生、李梦轩、郝敏、刘永为、陈长华、李秀忠、江军平、史二丽、谢和平、宋小会、于立新、张跃秋、杨然、刘保英、孟卫丽、马海芳

衡水市武强县

林彦全、王玉春、吴蕊丽、夏晴、白平章、高江华、谷旭阳、段景涛、康世明、李颖、张书玲、刘飞、宋魁武、郑珊珊、张宁、栗念东、耿建芬、闻雅婷、王凤霞、贾翠翠、马新静、孙帅、郝娜、魏国亮、王敏伦、刘佳帅、孙贺、张会

山西省

山西省

柴志凯、任泽萍、李成莲、李学敏、边林秀、李淑琴

太原市迎泽区

赵艳红、郭淑赟、蔡娜、李潭香、田志忠、董静、李红梅、续伟明

晋中市榆次区

成广明、倪金喜、李燕青、连永光、郑永萍、曹晓玲、郭秀峰、胡云

临汾市大宁县
雷瑞芳、温清秀、房淑娟、马云平、李晓芳、刘婕、李艳婕、尚教平

忻州市河曲县
杜永田、吕维林、张继业、赵艳梅、张高峰、苗艳青、薛艳华、张馨天

忻州市河曲县
杜永田、吕维林、岳增池、张继叶、张高峰、宋国荣、张伟平、苗艳青、薛艳花、赵艳梅、韩艳萍、武贞平、张淑琴、王丽芳、翟改莲、王舒晴

长治市襄垣县
郭彦中、解茂庭、何敏、张李玲、连先平、李强、高红、连建军

阳泉市平定县
王芝纯、白海林、贾源瑶、张向涛、武金平、韩有志、吴艳红、康平、白丽、白建丽、李璐、吕之珺、侯晓雁、潘雅菊、杨艳

内蒙古自治区

内蒙古自治区
王文瑞、王海玲、宋壮志、崔春霞、蒲云霞

呼和浩特市
王红霞

包头市
贾恩厚、戴纪强、张素艳

赤峰市
崔旭初、靳桂才

通辽市
何玉龙

巴彦淖尔市
王洪亮、韩爱英

呼和浩特市新城区
丛中笑

包头市石拐区
雒引

赤峰市敖汉旗
曹国峰

通辽市库伦旗
范广飞

巴彦淖尔市五原县
杨佐鹏

通辽开鲁县
王国华

辽宁省

辽宁省
赵卓、李绥晶、栾德春、李欣、刘钟梅、刘向军、金旭伟、王瑞珊、任时、石铁跃、孙静、

崔玉丰、李卓芳、于欣、王凯琳、宋蕴奇、高邦乔、程艳菲、丛源、麻懿馨、范文今、邹淼

沈阳市

董丽君、杨楠、陈慧中、刘博、苏孟、刘雪梅、张迅、常春祥、候哲、张虹、连英姿、张玉黔、张强、杨海佳、李延军、刘东义、许志广、郭永义

大连市

赵连、张建群、孟军、袁玉、王凡、李瑞、宋晓昀、郑晓南、张磊、徐小冬、徐峰、杨丽君、陈颖、王晓静、姜振华、白欣、李倩、杜玉洁、许莹

阜新市

文永红、包昕、黄立冬、蒋春梅、马玉霞、路大川、罗周正、徐艳、李木子、杜波、张涛、韩立新、张宏生、林伟亮、郭铁志、王敏

丹东凤城市

隋立军、朱文利、魏杰、白杨、曲晟鸣、王帅、洪江、徐丽娟、刘靖瑰、康宵萌、管先聪、李杰、赫英飞、张晓美、蔡克锋、付大成、刘丽华、崔丹、刘力田、佟成训

沈阳市沈河区

王铁元、张革、于路阳、韩磊晶、马萍、何婧、李梅梅、牟玉、谷领、孙宇

大连市中山区

曲海、谌启鹏、吕德贤、赵京漪、初高峰、孙旭、刘学东、于世才、吕忠楠、汪洋、朱杰、姜大栋、郭琪

大连市沙河口区

曹苏、王浩、迟志远、张晓航、夏京、崔为军、吕嫔、孙海、关黎明、张雪、许晓琪、王慧楠、黄鹤、马丽丽、王卓文、徐桂花、张烨、刘成程、滕勇胜、赵秀秀、刘晓梅、高雪、张波、于丽辉、陈丽

阜新市太平区

孟宇、张建瑞、卢伟、马玉宏、项微、穆艳涛、丁春露、马桂玲、康红梅、胡颖、王玥、郭玉兰、周万丽

抚顺市抚顺县

张英莉、王伟、郭大为、高晓秋、刘景坤、孙继发、纪伟、陈淼、金明德、徐光、王林、孙志强、吴娜、秦昊、孙晓颖、张燚、于淼、徐哲、祝喆、关涛、孙志刚、张辉、叶永青、王海、王瑞伟、吴跃环、罗广田

丹东市宽甸满族自治县

杨成武、张忠敏、胡志钢、姜福娜、王成都、刘雯雯、王玉明、武黎明、姜文明、谢通、张凤媛、徐志刚、贾宽、肖万玲、孙吉毓、赫英智、姜忠胜、吴贵安、吴丽娜、李爽、刘丽华、王晓霞

吉林省

吉林省

方赤光、刘建伟、白光大、张丽薇、付尧、翁熹君、郭金芝、张晶莹、吴晓刚、寇泊洋

长春市朝阳区

吴静、李为群、许勇、邰晓维、姜学敏、陈辉、李英、李向丽、金英淑、孙兰华、安楠、马维峰、孙晓波、王伟、李民、付昕光、杨静、刘志成、陈洪、李国明、马翠萍、马强

吉林市龙潭区

王旭东、周世忠、李心焱、于玲、李晶、张国富、张成海、吴云、郑敏、李立杰、郝桂玲、闫春玲、高学军、董晓雪、孙丹、刘丹、李昕、焦玉国、姜巍、殷智红、张莹、刁红时

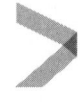

辽源市东丰县

于浦青、王庆仁，丛玉玲、刘亚芬、张莹、王曦、郑祥庚、宋飞、郭颖、孙继红、于祥宇、陈洪浩、王宝库、赵晶、相恒红、姜丽、聂颖坤、耿冬梅、钟艳丽、尹志君、李敏、潘春林、张继娟、郑丽萍、刘小斌、郑微、武烨、于德发

黑龙江省

黑龙江省

姜戈、秦爱萍、许丽丽、李美娇、靳林、庞志刚、刘丽艳、刘淑梅

宁安市

马艳萍、曹玉梅、杨秀丽、李晶、彭晶、刘欣、樊海、王效彬、陈红娜、吴红霞、李秀成、郑喜红、廉明浩、贾青鑫、刘香、夏季峰、张淑华、徐虎善、朱静彬、朱嘉宁

哈尔滨市道外区

赵丽红、李红叶、陈爽、张萍、李岐东、汤大开、李淑环、臧伯夫、蒋玉宏、聂秀敏、杨守力、管永斌、刁映红、张波、陈俊儒、李秀彬

哈尔滨市南岗区

杨丽秋、何慧、于波、任娇娇、马滨胜、范玉松、何晓东、刘晓巍、单晓丽、王威娜、宁琳琳、范玉松

哈尔滨市延寿县

王岩峰、鲍金亮、刘岩松、姜立冬、杜凤娇、韩波、吕淼、张志冬、孙伟、杨磊、叶冬军、杨亦然、孙国伟、张佳文

黑河市孙吴县

裴秀荣、张伟、张司宇、刘同鑫、王国栋、毕帅、郭晓岩、李富强、唐明宇、郑龙军、齐欣、李婷婷、赵莉、王玉英、万晓慧、白华、丛桂敏、代梦楠、吕姗、仲崇民、赵青锋、潘丽

齐齐哈尔市依安县

娄铁峰、李英杰、李利涛、翟立辉、孙永忠、温殿勇、杨敬东、陈月梅、聂永新、石金刚、宿福生、王军、陈居英、赵红、宿阳、李晶鑫、仇荣英、马凤勤

上海市

上海市

郭常义、邹淑蓉、宋峻、施爱珍、朱珍妮、黄翠花、汪正园、臧嘉捷、姜培珍、宓铭

黄浦区

周建军、王烨菁、马立芳、何霭娜、单成迪、周伟明、曹云、王黎红、邵丹丹、姜计二、陈慧娟、姚伟庆、杨辰玲、钟月秋、戚宏磊、董琳娟、张汝芸、王静、钟莹、王芸

长宁区

孙晨光、张泽申、许浩、吴金贵、黄峥、唐传喜、刘小祥、金蓓、吴国莉、徐慧萍、卢国良、陆敏、沈斌杰、施理达、史徽君、王鑫、沈佳颖

虹口区

龚向真、姚文、亓德云、付泽建、林可、沈静、许犟、唐漪灵、宦群、张斌、余秋丽、魏伟健、陈琰、朱嘉琳、金弘毅、徐婷婷、朱敏、刘宝珍、茅美萍、祝杰

青浦区

吴健勇、高红梅、马英、朱忆闻、杨洋、李燕、付红、蔡静莲、陈云、李丹华、张彩娟、沈茜妍、费琼、张亚军、蔡红妹、俞春明、姚卫英、马春来、吴建刚、徐军

崇明县

钟萍、龚飞、黄菊慧、王雪蕾、陈锦岳、陈丽、沈乃钧、朱小称、王锦香、朱菁、成纲、钱志华、顾玉美、陈泉、陈辰、顾胜萍、张卫星

江苏省

江苏省

周明浩、周永林、戴月、甄世祺、张静娴、朱谦让

南京市

谢国祥、郭宝福、金迪、祝白春

海门市

陆洪斌、陆鸿雁、卫笑冬、丁爽

泰州市

胡金妹、黄久红

淮安市

过晓阳

南京市秦淮区

朱亦超、冯佩蓉

南京市浦口区

林其洲、郑爱林

南京市溧水区

吴涛、章红顺

泰州市高港区

王金宏

淮安市洪泽区

于浩、刘海强、成艳

浙江省

浙江省

丁钢强、章荣华、黄李春、孟佳、周标、黄恩善、方跃强

杭州市江干区

蒋雪凤、高海明、方叶珍、胡春容、钟小伶

杭州市下城区

周晓红、席胜军、王峥、商晓春、陈国伶、李旭东、方来凤

宁波市江东区

张立军、戎江瑞、蒋长征、胡丽明、杨双喜

金华市金东区

郑寿贵、黄礼兰、王翠蓉、王会存、严瑶琳

桐乡市桐乡县

钱一建、许皓、施坤祥、王春梅、方惠千、姚炜、徐迪波

丽水市松阳县

赵永伟、叶金龙、黄丽燕、洪秉晖、王春红、兰陈花

湖州市安吉县

刘波、郑芝灵、梁志强、徐明

安徽省

安徽省

金少华、王淑芬、徐粒子、朱剑华、鲍军辉、孟灿、陈志飞

巢湖市

王义江、肖东民、叶正文、宋玉华、魏道文、杨志刚、金姗姗、吕少华、苏光明、王迎春、魏瑞芳、周敏、张志宽、董翠翠、王红、马晓林、汤华、张玲、倪琴琴、俞华

合肥市瑶海区

王俊、许阳、胡俊、朱晴晴、刘川玲、任平、方其花、汪婷、季宏霞、马慧、黄洋、刘芳宇、黄敏

安庆市迎江区

王学明、陈述平、李贤相、王敏、金育红、陈剑、冯皓、查玮、王祥瑞、刘斌、高伟林、武辛勤、张红梅、丁绮荣、方青、黄德威

安庆市大观区

程立、陈静、张志平、王林

安庆市怀宁县

朱厚定、何家权、何红霞、汪利兵、刘观友、张亚毅、汪小岊、汪媛、王慧、查琰、杨兰兰、李珏、江宜兰、刘芳、凌麟、琚海琴、李道具、吕凤英、王大春

亳州市利辛县

李传涛、武卫东、赵磊、卢洁萍、马雨露、孙保勤、刘琳（女）、闫伟、刘琳（男）、李影、赵梦媛、胡东平、乔晓燕、张颖、李杰、王海青、康伟伟、侯萍银、张硕、苏欣

阜阳市蒙城县

彭鸥、王勇、李银梅、薛柯华、王彬彬、李艳丽、慕孟侠、龙芳红、谭博、王伟、许辉、乔峰、李伟、陈勇、葛琛琛、桂朋、赵玲、李凡、李凤、李杰龙

福建省

福建省

郑奎城、赖善榕、陈丽萍、苏玲、薛春洪、何达、吴慧丹、阳丽君、张振华、林在生

福清市

林茂祥、黄圣兴、陈祖凰、郑德斯、罗镇波、何道逢、施育珍、赖晓燕、张敦明、钟红华、王财福、刘开武、林少华、黄于玲、林星、薛兵、林东、邓国权、何立强、何忠清

厦门市思明区

牛建军、荣飚、梁英、白宏、洪华荣、王娟、陈剑锋、黄小金、王宝珍、叶秀恋、施红、曾妍、李恩、林炜、骆和东、黄建炜、李莉、徐雪荣、沈惠燕、黄世杰

福州市仓山区

张晓阳、郑高、徐幽琼、刘小华、王晓旭、何颖荣、谢廼鸿、张秋、邱凤金、汪攀、陈国兴、杨红、陈善林、王代榕、潘素敏、林天坦、陈鑫星、陈勤、陈玲芳、林瑾琼

福州市闽清县

邓邦昌、吴仙忠、刘雅芬、张银川、温联煌、陈诗江、郑燕慈、刘珠华、黄夏钗、黄潘、余玲莺、张剑萍、李志敏、郑祥萍、张凤娇、张莹

漳州市南靖县

黄春兰、简必安、黄小凤、彭汉真、肖振海、吴征峰、肖艺红、吴思全、黄滨、游锦加、林宝财、吴小玲、韩毅锋、成方昇、王惠燕、郭月荫、庄云婧、张新荣、王素卿、吴国梁

江西省

江西省
付俊杰、何加芬、秦俊、王永华、徐岷、刘晓玲、宋迎春、宋孝光

樟树市
皮林敏、邹小平、敖水华、邹珍珍、黄庆、羊晓辉、钟琪

南昌市东湖区
颜兴伟、樊吉义、胡堂秀、徐幼莉

抚州市广昌县
温木贵、崔万庆、唐晓龙、王志珍

上饶市万年县
冯敏、王址炎、蔡丹娜、胡军、张甫生、李小青、蔡燕、盛根英、李小霞、程水娥、应萍、李美华、董思伟、吴少莲、李鸿春、陈国安

宜春市宜丰县
李斌、王建平、周苏、熊斌洪、欧阳文秀、余良

赣州市龙南县
曾政国、钟灵、曾景、廖峻峰、赖永赣、彭旻微、傅秋生、钟雄文

山东省

山东省
周景洋、赵金山、张俊黎、闫静弋、唐慧、吴光健、肖培瑞、于连龙、张天亮、李蔚

潍坊市昌邑市
刘子洪、李出奎、毛兴林、韩大伟、明大勇、张京章、元修泰、孙洪波、姜在东、孙晓峰

烟台市蓬莱市
宁福江、牛田华、张利泉、张强、纪经海、秦宏展、马恒杰、张文华、曲艳、赵冲、葛安民、李波、李振、刘姗姗、吴涛、董鹏、马进海、陈红、张静、张国英、李莹、李金环、巩丽华

济南市历下区
马守温、范莉、张广莉、郑燕、刘萍、邵传静、周敏、王甲芳、陈曦、王立明、李春蕾、陈兢波、张俊涛、焦桂华

青岛市市北区
惠建文、辛乐忠、薛守勇、杨敏、邹健红、张海静、朱志刚、刘侠、王春辉、王康、曹玮琳、孟泉禄、王铁一、宋永宁、宁昌鹏、刘志翔、王霞、田海珍、于文霞、张绍华

莱芜市莱城区
高永生、王金刚、吴莉、孙国锋、狄芳、朱翠莲、许玉荣、亓哲、毕顺霞、王宁、韩东、亓霞、董爱凤、亓金凤、邱伟、卢清春、宋涛、吕慎军

济宁市泗水县
王孟祯、孔祥坤、李锋、姚守金、吴运良、刘蕾、徐艳、张元晴、张建国、颜艳、张玉凤、赵凤德、杨洪俊、刘科、董燕、董文军、李东升、王爱敏、朱宁兵、纪炜、冯甲星、冯广丽、张伟

泰安市宁阳县
张尚房、张军、薛兴忠、刘婷婷、于庆国、曹晶、杜秋霞、张汉新、张振、张兆喜、薛跃、赵婷婷、刘静静、崔金朋、崔克阶、王刚、张伟、许笑振、黄士泉、朱星光

滨州市利津县

薄其贵、赵观伟、张沐霞、延进霞、尚英霞、李志彬、张春华、田育秋、许丽丽、陈雪璐、张岩江、李安华、张连庆、李月美、李俊珊、李金波、张彬、张秀英、王霞、刘芳芳

河南省

河南省

张丁、张书芳、付鹏钰、叶冰、周昇昇、詹瑄、钞凤、李杉、苏永恒、张二鹏

洛阳市

杨晓华、李克伟、张玉兰、宋现、郭燕、杨宗义、赵卫

郑州市

郭亚玲、韶声波、郑天柱、董志伟、窦红星、张静清、贺凯新、徐向东、王志涛、沈艳丽、程春荣、董珂

郑州市金水区

王慧敏、陈瑞琴、刘纪军、张威娜、杨军燕、杨彦宾、丁照宇、宋岩、白玮志、付俊生、张洁、冯璐、王豪佳、田玉翡、郑丽红、卢静、王晓峰、王培培、李瑞燕、杨岚

洛阳市吉利区

崔振亚、张兴波、郭建立、张春华、席兵、高静

洛阳市西工区

周梦甲、曹元平、姚孝勋、潘建丽、曲红、沈斌、张建民、张军

濮阳市台前县

李志刚、王瑞卿、麻顺广、孙冬焕、刘广学、李梦河、陆全银、姚如春、陈祥金、侯永昌、仇爱英、刘瑞英、张爱华、姚琪、徐婧、侯宪清、侯平、王洪伦、吕寻斌、邱素萍

商丘市虞城县

张婷、刘运学、王渊祥、宋爱君、贺霞、王咏梅、李灏阳、王庆丽、祁冬梅、霍苑苑、王迎春、席珂、崔艳秋、杨臻、张贝贝、崔奇、史秋峰、张占营、谢梦琪、张野

周口市商水县

徐宝华、师全中、赵磊、李志红、杨雪琴、邵海峰、王丽敏、王艳、朱弘伟、王兵、周俊丽、张发亮、许丽雅、刘培

南阳市唐河县

邢运生、何昌宇、张付豪、郭庆敏、顾玉娟、龚改玲、王付雅、白雁、刘金富、赵璐、和颖、王燕、方圆、李飒、刘琼、刘宇勇、房培培、刘佳音、张潜毅、仝梅岭

开封市开封县

耿振新、马师、杨家峰、杨红波、张文玉、耿红彬、张玉祥、耿圆圆、崔彩丽、范梦晓、张林静、孟红艳、张丽、郭永慧、田高杰、郭盈志、邢美丽、李雪、李冰、董玉军

平顶山市宝丰县

李月红、郭建慧、何晓辉、郝宝平、郭永亮、张慧娟、吴一凡、程向勋、陈东耀、余新民、王恩宽、赵俊鹏、王淑娜、宋耀丽、郭强、李志红、邢海娜、魏大旭、宋亚涛

湖北省

湖北省

史廷明、龚晨睿、刘爽、程茅伟、刘晓燕、李骏、张弛、易国勤、周学文

鄂州市

杨爱莲、陈敬义、熊伟、秦艺、严松、王守槐、朱雷、陈思、余双、丁建林、刘汉贵、李莎、

曹秀珍、赵敏、李君、罗敏、王浩、严绍文、夏超、柏良梅、詹刚、吴礼俊、李隽

武汉市江汉区

孙福生、周方、陈莉、陈再超、卢俊、黄凌云、胡革玲、杨琳、王珊珊、刘凯、涂钟玲、刘汉平、吕东坡、黄金华

襄阳市襄州区

李家洪、杨艳玲、祝贵才、孟红岩、骆敏、陈向云、邓少勇、郭凤梅、晏高峰、李凤琴、马新萍、邵英、窦凤丽、陈诗阳、范丽梅、王建春、石磊、彭珍、罗秀梅、武俊敏、杭连菊、张德让、张海波、卓永弟

武汉市黄陂区

韩墨、夏子波、吴艺军、董爱珍、王兵、宋程华、梅耀玲、甘晋、陈应乾、梁燕平、白长根、杜美芳、董晓琴、姜春才、陈自松、谢静、甘久思、喻腊梅、梅敏、谌智明、胡新明、王勇华、彭林、刘俊松、彭国和、魏沨

十堰市房县

张宗跃、邓发基、赵大义、易新欣、宋贝贝、李洪乔、马跃、刘运秀、朱晓红、徐开琴、杨培凤、李远娥、代菊华、杨鹏、王多为、李广平、刘青青、李奎、吴成群、郭盛成、朱华、田荣、徐耀国、朱经伟、刘清国

宜昌市远安县

谢广明、王刚、刘泽春、王晓华、付祖明、汪杰、姜鄂、余安胜、温燕华、车孝静、徐晓东、向惠莉、黄诗珉、李平、张晓红、沈正红、陈刚、朱雪莉、李燕超、王静、刘德清、李昌军、崔庆虎、徐同武、周善财、刘刚、张庭福、边厚军、罗元宗

孝感市云梦县

蔡明忠、卢旻、张少泉、周浩、帅春仙、潘芳、熊心、陈谦、鄂云、万桂华、杜杰、左晶、李胜东、陈格山、褚友祥、张明玉、王青霞、邹新平、李传凯、周游、周敏、邓倩、张冬武、熊青群、丁红波、黎媚、丁红玲

湖南省

湖南省

黄跃龙、刘加吾、付中喜、陈碧云、李光春、金东辉、刘慧琳、殷黎

长沙市天心区

陈法明、张锡兴、龙建勋、朱彩明、陈艳、付志勇、张华成、谢知、李洋、朱应东、马翅、颜慧敏、肖萌、马元、朱智华、左郑、罗国清、谈柯宏、邓园园、彭媛

长沙市芙蓉区

张运秋、胡辉伍、陈海燕、杨俊峰、王国利、杨福泉、刘娟惠、黄丰华、吴萍、成练、周玲玲、邓敏、何艳红、李茜、郭静、肖叶、刘红秀、廖杰夫

常德市武陵区

涂林立、康兴中、于奎、郑红辉、戴珺、袁璧君、徐虹、李先知、戴晓婉、杨芬、楚国科、龚小惠、王立亚、李慧、李园

岳阳市君山区

李文斌、廖银辉、张赛男、黄涧菲、汪杨、程芳、张宏、彭霞、李红霞、毛洋、钟小燕、李丹、李桁、李拓、许国筹、肖平、周圆圆

湘西土家族苗族自治州保靖县

王建波、胡炎、姚钧、龙艳兵、刘清香、向迎波、吴永凰、金晓丽、胡金铭、彭瑛、彭勇生、

彭秀琼、向珊、腾建

株洲市攸县

罗锋、符三乃、欧阳四新、周胜勇、王优桃、邓永成、易巧明、刘欢、李邹武、刘小英、向小春、刘谭莹、刘璇、晏远程、文菲、孙月臣、喻钢建

怀化市靖州苗族侗族自治县

陈几生、蒋秀豪、杨通万、黄民隆、李任华、储昌宇、胡昌才、唐昭柏、周鲜珍、粟凤秀、吴祥莲、王先虹、邱元元、黄慧珍、赵宏、陈晓军、毛志华、王小燕、田召、梁芝

芷江侗族自治县

彭刚德、刘雅、蒋平、李宗文、尹秀菊、吴仁英、刘蓓、雷满花、唐力、张道明、邓长光、李琳、田丽玲、邓艳芳、肖金梅、吴琦卓、刘馨萍、李漠贤

广东省

广东省

闻剑、李世聪、林协勤、谭剑斌、龙朝阳、张永慧

广东省公共卫生研究院

陈子慧、纪桂元、蒋琦、马文军

广州市

何洁仪、余超、张维蔚、张旭、徐建敏、张晶、夏丹、陶霞、曹毅敏、邓志爱、梁雪莹、麦惠霞、刘俊华

珠海市

谭爱军、陈琦、张秋平、孙亚军、陈丹丹、黄多女、张志雄、朱妹芳、吴秀娟、吴水宾、吴兆伦、刘丹、黄进福、黄岳嶙、黄石锋、林俊润、丁虹、肖惠芹、刘苹、杨洁云

佛山市

钟国强、肖兵、廖乐华、高峰、顾春晖、何耀能、何秀榕、雷雨绯、边翔、陈典鹏、叶碧懿、周文浩、周志伟

肇庆市

李建艺、何汉松、蔡健生、郭赐觇、李仲兰、叶坚、陈华、刘昶、何小芬、孙勇、梁敏妮、罗彦亨、廖雅芬、苏乐斌、黎健萍、谭锦权、陈志健、黄智勤、梁志勇、周日辉

南雄市

陈日新、姚为东、刘丽英、谢康林、王金龙、叶光军、邱美英、雷莲、张艳艳、温聪、朱海辉、李雪梅、谭北京、钟辉萍、凌秀芳、王军喜、孔德桂、蔡珊、吴树兰、汪忠豪

深圳市慢性病防治中心

刘小立、杨应周、徐健、卓志鹏、宋金萍、袁雪丽、池洪珊、王俊、尚庆刚、周继昌、谭洪兴、朱李佳、冯里茹、付寒、管有志、林世平、何嘉茵、傅钰、陈钢

深圳市罗湖区慢性病防治院

王瑞、谢奎、卢水兰、王斯妍、郭春江、谢震华、崔平、符科林、戴国才、周慧敏、于淮滨、童鼎

广州市天河区

张宏、李标、陆文捷、黄志玲、王莉娜、李素允、刘丽娟

佛山市禅城区

王玉梅、邵昭明、梁飞琼、易华俊

惠州市博罗县

杨科明、高群威、朱雪文、谢素芳、张月容、陈丽琼、张继东、张旭初、邱贵平、徐红妹、

苏雪珍、曾考考、苏玉梅、张巧华、钟伟锋、曾福英、蔡军、游良珍、周碧兰、彭意婷

阳江市阳西县

卢灿、胡业敬、程小芳、陈茂举、谢爱仪、姚关妹、刘振品、梁秀容、苏练、柯李兼、陈娴、冯贵嫦、谢国祥、叶桂思、陈奇帅、陈丽艳、陈结红、陈缓意、姚传冰、李文思

广西壮族自治区

广西壮族自治区

唐振柱、刘展华、蒋玉艳、方志峰、陈玉柱、陆武韬、陈兴乐、周为文、李忠友、李晓鹏

南宁市

林新勤、葛利辉、刘海燕、梁惠宁、施向东、陆丽珍、王孔前、龙兮、赵丽娜、刘凤翔、梁雪坚

北海市

吴德仁、沈智勇、黄坚、谢平、白海涛、陈玲、许翠玲、宋雪琴、茹立、彭莹、苏娟、卢峰、邓积昌、李彩英、叶永梅、钱小燕、韦洁、郭波、胡小婷、韩沪影

桂林市

潘定权、石朝晖、秦友燕、李玲、何柳莹、张明杰、周清喜、黄茜、秦金勇、刘志冰、蒋立立、宾小燕、杨丽、方芳、邓莹莹、周云、韩丹丹、蒋铁翼

靖西市

王福春、黄德胜、谢继杰、韦彬、林鑫、冯学铭、吴俊斌、许朝仁、刘继红、农波、黄振兴、梁宏章

百色市凌云县

蔡立铭、冉光义、陆守龙、陆世格、覃凌峰、罗宗业、罗东、李天泽、刘一萱、王正毅、李文胜、李大明、黄诗琪、张凤玲、岑炳业、杨秀卿、班庆丰、王泽斌、张婷、陈庆祥

南宁市宾阳县

罗宗宾、陈源珍、莫奔强、邓赞民、陈珍、黄海燕、刘水金、黄英哲、覃善玲、吴树勤、李秋兰、戚强、蒙炜、马富诗、陈威、吴国荣、韦洁、韦宇、何作凡、葛兰香

桂林市兴安县

盘兴和、宋卫、王非非、李海燕、石灵华、谭良梅、杨德保、杨丽君、彭峥勇、蒋松言、秦琼、刘艳波、邹玉萍、王家峰、张丽娟、郑桂芳、宋运华、秦素娟、罗金凤、王雄文

北海市合浦县

苏福康、吴寿荣、王引琼、李秀兰、易丽德、吴润梅、杨述明、梁红、张晋浦、陈小芬、严冰、石艳梅、刘立球、罗静、陈志斌、苏广和、廖英、陈成富、刘必庆

海南省

海南省

江苏娟、杨斌、邢坤、吴青珊、张韵虹、邝欣欣、刘姚若、冯礼明、林峰

海口市

魏金梅、林春燕、吴云英、符卫东、秦宁宁、陈垂华、邝辉、吴芳芳、叶海媚、寇彦巧、陈红、袁坚、朱明、关清、魏仕玉、梅玉炜、林丽君、李健、何婷、王庭、李烨、符宁、容敏婷、陈小欣、何春萍、符学师、张亚伟、张志明、林海英、叶桦、黄海

海口市秀英区

欧昌明、吴清扬、王海涛、谢小凌、吴运杰、王吉晓、周昌雅、周笑冰、罗娟、邝华玲、吴秋娟、王丹、冯兴、张友标、阳香英、申娟妮、李燕、刘玉莲、林先全

海口市琼山区

蔡笃书、陈文英、王秋强、曹军、吴坚、王中元、肖思铭、张琮斌、周天敏、邓影、许丽薇、曾繁德、黄小舒、陆乙钧、吴剑雄、向治宇、史春霞、肖海菊、杨丽桦、王敦雄、吴文姬、符晓妹、曾梅、符尊忠、黄世明

海口市琼山区道客社区服务站

陈叶、陈亚香、徐应利、张雪、林丽丽、陈奕琴

海口市琼山区大园社区服务站

陈文儒、李文玲、王和芳、陈英桂、冯晶晶、云春燕、李春霞

海口市琼山区云龙卫生院

符晓、周瑞婷、王裕山、曾春妹、林云青

重庆市

重庆市

罗书全、熊鹰、杨小伶、向新志、陈京蓉、李志锋、许静茹、王正虹、陈静、张洁

江津区

林晓光、刘思扬、张凯、张英、王利、廖楷、冷崇莉、胡贵萍、王渔、庄雯雯

南岸区

康渝、田渝、伏峙浩、王鹏、罗青梅、缪银玲、王效梅、魏泽静、郝翔、丁长蓉

綦江区

金明贵、陈明亮、谢宜羚、李晓旭、罗春亮、矣肖镭、张良、张集琴、覃家燕、李凤彬

奉节县

廖和平、宋西明、周安政、张克燕、黄萍、陈玮、单勇、陈步珍、杨毅、刘兴学、简斌

四川省

四川省

兰真、毛素玲、刘祖阳、颜玲、许毅、刘蒙蒙、张誉、马梦婷、陈文、彭科怀

成都市

梁娴、李明川、李晓辉、毛丹梅、何志凡、曹晋原、王瑶、冯敏、周蓓欣、马辉勇、赖诗韵、徐萍、周自强、朱昆蓉、杨梅、杨晓松、文君、陈超、刘晓辉、周铮

乐山市

邱学朴、王勇胜、王远、王佳、罗应勤、张翼、余曦、谢忠涛、王加莉、韩革、汪冰、赵彬茜、韩祝、李铭、黄妍、谢莉亚、陈霞、李钰、章厚安、牟怀德

华蓥市

李胜春、赵吉春、邹世福、龙世新、滕彩俊、吉雄、李凤霞、邓玉华

雅安市名山区

李江、黄定华、张学斌、庞亚琴、柏同飞、卢华贵、练永国、罗惠、胡启源、陈健、赵耀、冯济尧、高树芬、江莉、高光芬、李继江、周端和、李峰、郑智静、葛晋川

自贡市贡井区

李青志、毕凤安、张菊英、周宗慧、何萍、黄喻梅、王雪莲、代东惠、李林春、汪永进、曹艳、张卫、谭玉仙、林江、叶娟、刘强、商静

广元市旺苍县

周跃金、肖汉平、米家君、齐大勇、张旭虎、赵斌、刘景、黄强、伏良、李静、赵海英、辜菊花

阿坝藏族羌族自治州黑水县

罗尔基、唐晓均、兰卡、唐志、杨佳军、安瑛、何仕有、姜琼玲、占塔木、压木见、茸基、徐琼辉、科玛芝、王昪平、何仕有、常英华、泽若满、谢先泽、刘玉娥、匡丽

南充市南部县

邓元辉、刘东、孙建华、梁东、姚先林、李小波、李群英、杨金蓓、杨亚韬、张艳、柴东、朱薇、王小阳、何莉、李小霞、李敏、熊燕、敬丽萍、李邱芳、兰蓓

贵州省

贵州省

何平、汪思顺、赵松华、刘怡娅、陈桂华、李忻、姚鸣、兰子尧

凯里市

黄贵湘、杜中瑜、程妙、孔凡琴、吴琴、乐慧星、吴胜元、谭臻、孙燕萍、王真理

贵阳市云岩区

段齐恺、温建、张江萍、王艳、张威、吴雅冬、刘力允、晏家玲、刘小平、李鹏华、周义仁

贵阳市白云区

袁华、刘一丹、周艳霞、刘俊、王继艳、王刚、崔建华、高立新、秦大智、王顺丽

毕节市黔西县

米涛、刘智明、张玉明、刘忠平、朱德春、李静、杨晓笛、徐静、柳春江、陈恒林

铜仁市德江县

邓应高、田剑波、陈锐、姚燕、陈勇、张玲莉、肖忠敏、全权、吕洪光

黔东南苗族侗族自治州三穗县

吴昭峰、李秀良、张金云、蒋德伟、杨祖炎、周扬四、石敏、李洪富、万昌、陈荣彬、刘相东

云南省

云南省

陆林、赵世文、杨军、万蓉、刘志涛、万青青、张强、李娟娟、阮元、刘辉、赵江、彭敏、胡太芬、王晓雯、余思洋、刘敏、秦光和、徐晓静

个旧市

普毅、孙立、雷金、李保山、张跃辉、廖玲、蒋平洲、吴兴平、李永康、杨建彪、余伟、杨潋、梁雪飞、黄欢、唐春、李纪鑫、许维克

昆明市盘龙区

何丽明、邓明倩、王睿翊、马琳玲、李红梅、石云会、杨纪涛、姚金呈、施艳萍、唐秀娟、李佳、何晓洁、杜开顺、王红

昆明市盘龙区妇幼保健中心

李春阳、喻勋芸、贺江云、谢红群、陈莉、何丽涓

红河哈尼族彝族自治州泸西县

王汝生、孙锐莲、李华昌、朱彦波、魏琳、赵永芝、梁诚、李向勤、毕华、赵云珍、杨艳、李永明、闻琼芝、高岳忠、王建红、高立鹏、陈哲、尚聪林、王家宽、吴卫平、赵云焕

普洱市孟连县

刘华、杨绍红、李纯辉、李建敏、叶罕胆、张其良、罗燕、王永、彭玉产、岩真、李然、叶佤、叶英、冯志刚、张昆、岩依相、陶顺强、叶涛、李扎迫

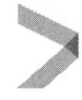

丽江市宁蒗县

张绪宏、陆雁宁、张龙林、曾忠林、李金友、朱桂兰、林万美、成敏、邰先茂、毛永忠、杨玉惠、彭美芬、杨国才、王爱英、张守菊、祝阿各

昭通市水富县

唐艳霞、杨文秀、梁朝琳、杨宜秀、李华夏、肖明国、董梅、王芳、杨丛芳、陈昌琴、周焕英、罗春芳、李绍江、杨金聪、田琪、李玉龙、李杨、赵君、罗晓燕

文山壮族苗族自治州广南县

庞明江、蒙礼正、李燕琼、王竹、刘加梅、何志安、唐乘舜、黄云娟、陈有杰、岑炳兆、安世慧、罗伟、李明杰、朱华光、颜传菊

西藏自治区

西藏自治区

白国霞、嘎玛仓决、丹措、郭文敏、次旺晋美、李素娟、聂立夏、苟晓琴、次珍、罗布卓玛

拉萨市

唐辉、次仁多吉、平措旺堆

林芝市

杨晓东、李晓菊、海波、龙廷松、曹燕娥、张宪英

拉萨市城关区

次仁旺拉、阿旺晋美、巴桑、拉珍、白吉、德吉

林芝市朗县

索朗央金、何玉萍、邓少平、次仁拉姆、田君、德庆、唐雪梅

陕西省

陕西省

张同军、常锋、王林江、徐增康、孟昭伟、刘建书、赵静珺、陈萍

华阴市

孙军、王晓莹、黄晓鸽、王梓如、钱鑫、庞骓、王朝启、贠桂萍、党晓峰、孙桦、王莹、穆莎、颜彪、张荣、郭红英、杨润、汪玉红

西安市新城区

平洁、袁颖、熊建芳、郑学义、杨阳、韩宗辉、赵蕊、董晨阳、赵林、王泉龙、郭建华、董建莉、吕晓蕾、李丛芳

安康市紫阳县

雷安、龚世友、李桦、伍荣兵、钟卫斌、许金华、秦振明、王玲、刘长松、李圆圆、刘国清、李万海、郑学民、徐德强、苏仁玉、徐春、柯丽、方祥、高长友、程同林

延安市安塞县

牛贵侠、刘海利、侯树来、闫忠学、李延琦、李天社、杜凯、王振刚、张婷、郭延峰、周卫峰、刘桂荣、纪宏、雷鑫、艾甜甜、李和娜、高美丽、王小梅、拓娜娜、李玉光

咸阳市乾县

侯利孝、王都行、陈琛、李亚峰、黄军党、王正团、张小兵、王鹏军、谢宇、邹军超、李学毅、陈欣、赵快利、马彦涛、徐琳、周颖、康亚庆、韩心怡、王华、赵双战

宝鸡市眉县

王宏、杨彩玲、刘剑飞、马建奇、谭文、安宁、贾利萍、兰志超、康芳侠、廉小妮、杜水泉、

王兰、张芳、朱文丽、赵芸、李翠玲、张亚丽、刘建利、孙玉玉、赵兴翰

安康市汉阴县

黄兴平、郭保宏、吴涛、刘厚明、黄露、何云、陈世巧、彭博、肖斌、刘红霞、陈小志、张汉利、李经富、吴丹、徐倩、刘彬休、郭凯、陈善美、朱林、张浩

甘肃省

甘肃省

何健、杨海霞、陈瑞、赵文莉、杨建英、王文龙、蔡美、张清华、康芬艳、韩莹

兰州市

张英、余加琳、贾清、焦艳

兰州市安宁区

李勇、袁帆、李恺祺、岳桂琴、闫莉、鲁继英、赵鑫、尤桂凤、何秀芬、令玲、黄鲜、苏霞、刘玉琴

兰州市城关区

齐跃军、杨海峰、张英、来进韬、刘洁瑞、陈春、漆晓平、陈海燕、宋国贤、张彩虹、张雅瑾、陈福睿、高若华、李杰、鲁明骅、刘燕婷、刘欣辉、李文连、冯杰、魏孔龙、王玉琴、郭莉莉、张敏、杨玉冰、张亚楠

天水市麦积区

文具科、张辉、毛恩科、王佩、何平、张煜、胡明科、郭升卯、刘社太、何鹏先、张天生、赵小良、刘飞鹏、王建福、李忠孝、何军、雷玉龙、董澜、周凤兰、郭永兵、张亚奇、薄向红、田颖、程名晖、吕仲杰、刘星、马佩珠、程东刚、王小平、杨洁

临夏州康乐县

段永刚、张海涛、周亚鹏、刘建科、姬红、马志荣、段燕琴、赵龙、马仲义、张华、张莉、董莉、刘芸香、杨瑞芳、张亚琴、马有礼、张春英、李晓华、庄淑娟、线紫薇、杨灵君、罗正英、雍玉霞、牛文祥、马秀英、吴芳英、马春燕、吴霞

定西市通渭县

姚占国、姜铁军、崔海燕、张铎、姜亚红、白月娟、王立明、刘君、李小光、张亚敏、巩治军、段永德、李维艳、贾颖祯

陇南市成县

任晓明、马国强、任艳红、刘文娟、邱波、任军锐、陈谢会、钟莉、冯二丽、唐琳会、李海林、陈轶枫、李茸茸、权兴平、胡亚娟、李艳芳、李国斌、潘滢、张明、冯力秒、安对强、杨菲、费芳芳、石林平、吴晓芳、李宁宁

青海省

青海省

周敏茹、李溥仁、张晟、马福昌、星吉、车吉、沙琼玥、周素霞、郭淑玲

西宁市

何淑珍、陈抒、李生春、王亚丽、朱海鲁、王金东、李云章、马海滨、赵振川、祁世荣、李志红、郭占清、李虓、孙莉妹、张志芳、张敏、任亚利、崔鹏、耿海杰、黄元、祁志祥、吴黎明、陶宜新

西宁市城西区

石泉霖、冯海建、王玉萍、祁兆斌、张丁鑫乐、祁松奎、陈永志、马震霖、苏燕、祁超、胡海清

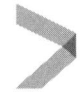

海南藏族自治州贵德县

周珉、祁贵海、马晓玲、桑德卓玛、王菊、贺永庆、仲晓春、文化源、杨晓云、王建忠、司太平、陈广海

黄南藏族自治州尖扎县

马克勤、冶海成、辛文清、王清祥、贾翠玲、陈晓莲、王霞、夏吾吉、万玛才让、李生芳

宁夏回族自治区

宁夏回族自治区

赵建华、杨艺、张银娥、舒学军、袁秀娟、曹守勤、马芳、关健、田园、王晓莉

青铜峡市

刘锦平、姚占伏、李晓军、赵仲刚、马丽、李广琴、贾丽萍、王宏玲、史红娟、余兴勤、沙萍、朱桂清、刘萍娥、夏艳荣、姜晓丽、张成霞、马巧玲、周进才、朱芳、师莉娟

中卫市

雍东播、宁怀军、李生荣、韩雅雯、冯学红、王晓燕、樊彩霞、张月芬、李悦丰、刘萍、杨新凤、王菲、宋自忠、王占明、雍晓燕、张娣娟、龙文杰、房桂兰、王忠恩、闫泽山、康彦伟、杨磊、郭文平、宋瑜、孟海波

中卫市海原县

杨应彪、李进刚、田兴梅、董尚斌、谢文明、金玉发、何兴明、冯国英、谢文明、冯敏、刘鹏、张武、王志平、张毅、刘平、贾学农、金学芬、马海山、邰俊、马宏武、何海东、薛向阳、梁怀宇、田桂、田梅花、杨洁

新疆维吾尔自治区

新疆维吾尔自治区

马龙、马明辉、地力夏提、亚合甫、符俐萍、倪明建、葩丽泽、王辉、米娜娃、安瓦尔、张俊、阿斯亚、阿西木、祝宇铭

乌鲁木齐市

巴特尔、成翎、吴亚英、刘健、杨浩峰、阿巴百克力、陈超、张凯伦、黄河、刘泓、马玲、伊力努尔、孙磊、罗新、李翔、茹建国、王红、阿不都、王新迪、陈文亮、张为胜、赛力汗、高枫、沙日吐亚、杨阳、李国庆、杨艳梅、李卫东、官蕾、张妍、杨毅、王东菊、陈爽、韩志国、曹琦、李红、木尼热、桑小平、宋霞、王琴、沈晓丽、刘丽、孙磊

克拉玛依市

拜迪努尔

克州

阿不都热依木江

克孜勒苏柯尔克孜自治州阿克陶县

印安红、阿不拉艾买提、库热西、巴克、艾山江托合提、陈西荣、李剑锋、阿扎提古丽、汗克孜、李俊、依克拉木、吐热不古、艾尔肯、艾拉克孜、茹先姑力、买买提江、阿依木莎、哈尼克孜、阿力木江、热依木古力、买买提图尔荪、阿提姑力、阿不都热依木江、阿斯木古丽、玛依拉、阿提古丽、古丽努尔、米热姑力、阿提古丽、乔力番古力、艾力江、阿依努尔赛买提、阿丽米热、古拉依木、再努尔、阿帕尔、姑海尔妮萨

附录 2

2010—2013 年中国居民营养与相关健康状况监测样本点与样本分布情况

省/自治区/直辖市	大城市	中小城市	贫困县	非贫困县
北京	西城区 崇文区 东城区	怀柔区		延庆县
天津	河西区	北辰区		静海县
河北	石家庄市新华区	邯郸市邯山区 唐山市迁安市 唐山市开平区	衡水市武强县 邯郸市涉县	石家庄市井陉县 秦皇岛市昌黎县
山西	太原市迎泽区	晋中市榆次区	临汾市大宁县 忻州市河曲县	长治市襄垣县 阳泉市平定县
内蒙古	呼和浩特市新城区	包头市石拐区	通辽市库伦旗 赤峰市敖汉旗	巴彦淖尔市五原县 通辽市开鲁县
辽宁	沈阳市沈河区 大连市中山区 大连市沙河口区	阜新市太平区 丹东凤城市		抚顺市抚顺县 丹东市宽甸满族自治县
吉林	长春市朝阳区	吉林市龙潭区		辽源市东丰县
黑龙江	哈尔滨市道外区 哈尔滨市南岗区	牡丹江市宁安市	哈尔滨市延寿县	黑河市孙吴县 齐齐哈尔市依安县
上海	长宁区 虹口区 黄浦区	青浦区		崇明县
江苏	南京市秦淮区	泰州市高港区 南京市浦口区 南通市海门市		南京市溧水县 淮安市洪泽县
浙江	杭州市下城区 杭州市江干区 宁波市江东区	金华市金东区 嘉兴市桐乡市		湖州市安吉县 丽水市松阳县
安徽	合肥市瑶海区	巢湖市居巢区 安庆市迎江区 安庆市大观区	亳州市利辛县	安庆市怀宁县 亳州市蒙城县
福建	福州市仓山区 厦门市思明区 福州市福清市		福州市闽清县 漳州市南靖县	
江西	南昌市东湖区	宜春市樟树市	抚州市广昌县	九江市武宁县 宜春市宜丰县 上饶市万年县 赣州市龙南县

续表

省/自治区/直辖市	大城市	中小城市	贫困县	非贫困县
山东	济南市历下区 青岛市北区	潍坊市昌邑市 莱芜市莱城区 烟台市蓬莱市	东营市利津县 济宁市泗水县 泰安市宁阳县	
河南	郑州市金水区	洛阳市吉利区 洛阳市西工区	濮阳市台前县 商丘市虞城县	平顶山市宝丰县 开封市开封县 周口市商水县 南阳市唐河县
湖北	武汉市江汉区	鄂州市华容区 武汉市黄陂区 襄阳市襄州区	十堰市房县	宜昌市远安县 孝感市云梦县
湖南	长沙市天心区 长沙市芙蓉区	岳阳市君山区 常德市武陵区	湘西土家族苗族自治州保靖县	怀化市靖州苗族侗族自治县 株洲市攸县 芷江侗族自治县
广东	广州市天河区 深圳市罗湖区	珠海市金湾区 肇庆市端州区 佛山市禅城区 南雄市		阳江市阳西县 惠州市博罗县
广西	南宁市兴宁区	北海市海城区 桂林市象山区	百色市凌云县 百色市靖西县	桂林市兴安县 南宁市宾阳县 北海市合浦县
海南		海口市秀英区 海口市琼山区	琼中黎苗族自治县	定安县
重庆	南岸区	江津区	奉节县	綦江县
四川	成都市金牛区	广安市华蓥市 乐山市市中区 自贡市贡井区	阿坝藏族羌族自治州黑水县 广元市旺苍县 南充市南部县	雅安市名山县 内江市隆昌县
贵州	贵阳市云岩区	贵阳市白云区 凯里市	黔东南苗族侗族自治州三穗县	毕节地区黔西县
云南	昆明市盘龙区	红河哈尼族彝族自治州个旧市	普洱市孟连傣族拉祜族佤族自治县 丽江市宁蒗彝族自治县 红河哈尼族彝族自治州泸西县 文山壮族苗族自治州广南县	昭通市水富县
西藏		拉萨市城关区		林芝地区朗县
陕西	西安市新城区	渭南市华阴市	延安市安塞县 安康市紫阳县 安康市汉阴县	咸阳市乾县 宝鸡市眉县
甘肃	兰州市安宁区 兰州市城关区	天水市麦积区	临夏回族自治州康乐县 定西市通渭县	陇南市徽县
青海		西宁市城西区	黄南藏族自治州尖扎县	海南藏族自治州贵德县
宁夏		吴忠市青铜峡市 中卫市沙坡头区	中卫市海原县	
新疆	乌鲁木齐市沙依巴克区		克孜勒苏柯尔克孜自治州阿克陶县	

45